Kohlhammer

Nada Ralic

Expertenstandards in der ambulanten Pflege

Ein Handbuch für die Pflegepraxis

Verlag W. Kohlhammer

Wichtiger Hinweis

Dieses Werk einschließlich aller seiner Teile ist urheberrechtlich geschützt. Jede Verwendung außerhalb der engen Grenzen des Urheberrechts ist ohne Zustimmung des Verlags unzulässig und strafbar. Das gilt insbesondere für Vervielfältigungen, Übersetzungen, Mikroverfilmungen und für die Einspeicherung und Verarbeitung in elektronischen Systemen.

Die Wiedergabe von Warenbezeichnungen, Handelsnamen und sonstigen Kennzeichen in diesem Buch berechtigt nicht zu der Annahme, dass diese von jedermann frei benutzt werden dürfen. Vielmehr kann es sich auch dann um eingetragene Warenzeichen oder sonstige geschützte Kennzeichen handeln, wenn sie nicht eigens als solche gekennzeichnet sind.

1. Auflage 2013
Alle Rechte vorbehalten
© 2013 W. Kohlhammer GmbH Stuttgart
Umschlag: Gestaltungskonzept Peter Horlacher
Gesamtherstellung:
W. Kohlhammer Druckerei GmbH + Co. KG, Stuttgart
Printed in Germany

ISBN 978-3-17-021168-1

Geleitwort

Qualität wird als essenzieller und unverzichtbarer Bestandteil der Gesundheitsversorgung und als reguläre Eigenschaft jeder Versorgungsmaßnahme angesehen. Dabei wird jedem Bürger ein Recht auf Zugang zur Gesundheitsversorgung von guter Qualität zugestanden (siehe Europarat 1997). Bereits 1980 forderte die Weltgesundheitsorganisation (WHO) in ihrem Programm „Gesundheit für alle im Jahr 2000" in der 31. Zielsetzung alle Mitgliedsstaaten auf, bis 1990 im Rahmen ihres jeweiligen Gesundheitssystems effektive Verfahren zur Qualitätssicherung in der Patientenversorgung zu entwickeln und anzuwenden. Damit waren die Gesundheitsberufe in den Mitgliedsstaaten aufgerufen, die fachlichen und methodischen Anforderungen „guter Qualität" in der Gesundheitsversorgung zu definieren und ihren spezifischen Beitrag zur Entwicklung geeigneter Verfahren zur Qualitätsförderung und -messung zu leisten.

Die 31. Zielsetzung der WHO hat in den Pflegeberufen eine erstaunliche Dynamik ausgelöst. Ihr ist es zu verdanken, dass sie sich auf europäischer und nationaler Ebene vernetzt haben, um sich gemeinsam um wirksame Methoden und Instrumente zur Förderung der Pflegequalität zu kümmern. Von der europäischen Vernetzung konnten besonders die deutschsprachigen Länder profitieren, denn sie gehörten vor 30 Jahren in den Bereichen Qualitäts- und Qualifikationsentwicklung in der Pflege zu den Schlusslichtern Westeuropas.

Die Hochschule Osnabrück hat 1992 mit dem Aufbau des Deutsches Netzwerks für Qualitätsentwicklung in der Pflege (DNQP) begonnen und konnte dabei auf die eigenen grundlegenden Erfahrungen und den Wissensvorsprung der europäischen Partnerorganisationen aus dem europäischen Netzwerk für Qualitätsentwicklung in der Pflege (EuroQUAN) zurückgreifen. Seit 1999 arbeitet das DNQP in Kooperation mit dem Deutschen Pflegerat (DPR) an der Entwicklung evidenzbasierter Expertenstandards, die für alle Aufgabenfelder der Pflege als richtungweisend anzusehen sind. Die Arbeit des DNQP wurde zwischen 1999 und 2008 finanziell und ideell durch das Bundesministerium für Gesundheit (BMG) gefördert. Ein wichtiger Anstoß für die Projektförderung von Expertenstandards auf nationaler Ebene war der Beschluss der Gesundheitsministerkonferenz der Länder (GMK) von 1999 über „Ziele einer einheitlichen Qualitätsstrategie im Gesundheitswesen". Mit der Entscheidung, Qualitätsvereinbarungen in Form von Expertenstandards auf nationaler Ebene zu treffen, verfügen die Pflegeberufe in Deutschland über weitere notwendige Voraussetzungen zur Lenkung der Professionalisierung und Ausbildung. Mit diesem Schritt war es außerdem möglich, Anschluss an die internationale Entwicklung herzustellen.

Inzwischen konnten sieben Expertenstandards zu den Themen „Dekubitusprophylaxe", „Entlassungsmanagement", „Schmerzmanagement bei akuten oder malignen Schmerzen", „Sturzprophylaxe", „Förderung der Harnkontinenz", „Pflege von Menschen mit chronischen Wunden" und „Ernährungsmanagement zur Sicherstellung und Förderung der oralen Ernährung" entwickelt, konsentiert und mit beachtlichem Erfolg modellhaft implementiert werden. Weitere Themenschwerpunkte, die zur Bearbeitung anstehen, sind u. a. „Schmerzmanagement bei chronischen nicht-malignen Schmerzen", „Pflege von demenziell erkrankten Menschen" und „Medikamentenmanagement". Die Auswahl der Themen ist primär pflegeepidemiologisch begründet. Dekubitalgeschwüre, Inkontinenz, Stürze, Mangelernährung, Schmerzzustände, Medikamentenfehler oder demenzielle Erkrankungen gehören zu den großen Pflegeproblemen unserer Gesellschaft.

Das qualitätsmethodische Vorgehen des DNQP zur Entwicklung, Konsentierung, Implementierung und Aktualisierung von Expertenstandards stützt sich auf aktuelle, international anerkannte Regeln zur Entwicklung von Leitlinien und Standards im Gesundheitswesen und wird kontinuierlich weiterentwickelt (siehe „Methodenpapier" (2011) www.dnqp.de).

Expertenstandards haben sich als ausgezeichnete Instrumente der Verbreitung evidenten, handlungsrelevanten Wissens erwiesen. Sie stellen der Praxis dieses Wissen zu wichtigen Risiken und Handlungsbereichen der Pflege zur Verfügung und optimieren damit den ansonst mühsamen Transfer von Fortbildungswissen in die Praxis. Nicht zuletzt ergibt sich eine Ausstrahlung vom Niveau und von der Arbeitsweise der Expertenstandards auf andere Themen. Der Einsatz von Assessment-Verfahren, die Einbeziehung von Patienten/Patientinnen und Angehörigen sowie deren Schulung und Beratung und die Evaluation der Pflegeergebnisse mithilfe eines themenspezifischen standardisierten Audit-Instruments werden über das jeweilige Standardthema hinaus zur Richtschnur für pflegerisches Handeln.

Die vorliegenden Expertenstandards haben nicht nur innerhalb der Pflegeberufe große Wirkung entfaltet, sondern auch in der Gesundheitspolitik, bei Kostenträgern, Juristen und Standesorganisationen der Ärzte und anderer Gesundheitsberufe für erhebliche Aufmerksamkeit gesorgt. Ihre Wirksamkeit als Qualitätsinstrumente und ihre Praxistauglichkeit in ambulanten und stationären Gesundheits- und Pflegeeinrichtungen konnten in den vergangenen Jahren unter anderem in allen sieben bundesweiten Implementierungsprojekten des DNQP überzeugend nachgewiesen werden. An den Implementierungsprojekten waren bislang weit über 100 Praxiseinrichtungen beteiligt, die den aktiven Teil des Netzwerks bilden und allen Netzwerkpartnern als Referenzeinrichtungen zur Verfügungen stehen. Sie sind auf der Webseite des DNQP zu finden.

Die Diakonie Düsseldorf mit ihren dreizehn Altenpflegeeinrichtungen und einem ambulanten Pflegedienst gehört zu denjenigen Referenzeinrichtungen, in denen die für sie relevanten sechs Expertenstandards nicht nur modellhaft, sondern auch betriebsweit eingeführt worden sind. Dort ist Dr. Nada Ralic seit 2001 als Qualitätsmanagementbeauftragte tätig. Aufgrund ihrer hochkarätigen Ausbildung, ihrer erfolgreichen Qualitätsarbeit in der eigenen Einrichtung, ihrer engagierten Mitwirkung im DNQP – insbesondere im Rahmen der modellhaften Implementierung und der Netzwerk-Workshops – sowie als erfahrene Referentin auf Tagungen und Fortbildungsveranstaltungen, gilt sie zum Thema Expertenstandards inzwischen bundesweit als gefragte Fachexpertin. Dass sie ihre wertvollen Praxiserfahrungen über den Prozess und die strukturellen Voraussetzungen der Standardeinführung in der ambulanten Pflege nun in einem Fachbuch zusammengetragen hat und der interessierten Fachöffentlichkeit zur Verfügung stellt, ist sehr zu begrüßen. Schließlich wird die nachhaltige Einführung der vorliegenden Expertenstandards mancherorts immer noch als ein nahezu unerreichbares Ziel erachtet.

Prof. Dr. Doris Schiemann
Deutsches Netzwerk für Qualitätsentwicklung in der Pflege (DNQP)
Hochschule Osnabrück

Inhalt

Geleitwort 5

Vorwort 11

1   Einführung 15
    1.1   Die Qualität 15
    1.2   Die Pflegequalität 17
    1.3   Die Rolle der Expertenstandards bei der Qualitätsentwicklung 17
    1.4   Gesetzliche Rahmenbedingungen 22

2   Ambulante Dienste 28
    2.1   Leistungen der häuslichen Pflege 28
    2.2   Organisationsformen und Strukturen 31
    2.3   Besonderheiten in der ambulanten Pflege 34
    2.4   Das Erstgespräch in der ambulanten Pflege 34
    2.5   Beratung in der ambulanten Pflege 35

3   Die Expertenstandards allgemein 39
    3.1   Von der Entwicklung bis zur Implementierung 39
    3.2   Standardaufbau 42
    3.3   Implementierung eines Expertenstandards im ambulanten Dienst 43
          3.3.1   Bedarfsanalyse 43
          3.3.2   Implementierung 48
          3.3.3   Rollenverteilung bei der Implementierung der
                  Expertenstandards 59

4   Expertenstandards 61
    4.1   Dekubitusprophylaxe in der Pflege 61
          4.1.1   Definition „Dekubitus" 61
          4.1.2   Gesundheitspolitische Relevanz 61
          4.1.3   Die Standardebenen 62
          4.1.4   Praxisbezug 86

4.2	Pflege von Menschen mit chronischen Wunden		91
	4.2.1	Definition „Chronische Wunden"	91
	4.2.2	Gesundheitspolitische Relevanz	92
	4.2.3	Die Standardebenen	93
	4.2.4	Praxisbezug	130
4.3	Schmerzmanagement in der Pflege		139
	4.3.1	Definition „Schmerz"	139
	4.3.2	Gesundheitspolitische Relevanz	140
	4.3.3	Die Standardebenen	141
	4.3.4	Praxisbezug	169
4.4	Sturzprophylaxe in der Pflege		175
	4.4.1	Definition „Sturz"	175
	4.4.2	Gesundheitspolitische Relevanz	175
	4.4.3	Die Standardebenen	177
	4.4.4	Praxisbezug	196
4.5	Förderung der Harnkontinenz in der Pflege		200
	4.5.1	Definition „Harnkontinenz"	200
	4.5.2	Gesundheitspolitische Relevanz	200
	4.5.3	Die Standardebenen	201
	4.5.4	Praxisbezug	229
4.6	Ernährungsmanagement zur Sicherstellung und Förderung der oralen Ernährung in der Pflege		233
	4.6.1	Definition „Mangelernährung und Flüssigkeitsmangel"	233
	4.6.2	Gesundheitspolitische Relevanz	234
	4.6.3	Die Standardebenen	235
	4.6.4	Praxisbezug	265
4.7	Entlassungsmanagement in der Pflege		276
	4.7.1	Definition „Entlassungsmanagement in der Pflege"	276
	4.7.2	Gesundheitspolitische Relevanz	277
	4.7.3	Die Standardebenen	278
	4.7.4	Entlassungsmanagement in der häuslichen Pflege	286
	4.7.5	Praxisbezug	287

5 Pflegeprozess und Pflegeplanung 288
   5.1 Pflegeprozess und Pflegedokumentation bei Frau Meier 288
   5.2 Pflegeprozess und Pflegedokumentation bei Herrn Müller 304

6 Wechselwirkungen von Expertenstandards 313

7 Fazit 318

Literaturverzeichnis 319

Stichwortverzeichnis 331

Anhang 333
Anhang 1 – Risikoassessmentbogen 333
Anhang 2 – Lebensweltkonzept RiP® 334
Anhang 3 – Audit Dekubitusprophylaxe – Teil 1: Patienten-/bewohner-
            bezogenes Audit 335
Anhang 4 – Würzburger Wundscore 338
Anhang 5 – WAS-VOB 340
Anhang 6 – Interprofessionelle Verfahrensregelung Wundmanagement 348
Anhang 7 – Pflege von Menschen mit chronischen Wunden –
            Kompressionsverband mit zwei Kurzzugbinden 349
Anhang 8 – Pflege von Menschen mit chronischen Wunden – Pütterverband ... 350
Anhang 9 – Interdisziplinäre Verfahrensregelung zum Schmerzmanagement
            in der Diakonie Düsseldorf 353
Anhang 10 – Sturzprophylaxe: Checkliste für die eigenen Wohnung 354
Anhang 11 – Sturzprotokoll 356
Anhang 12 – Miktionsprotokolle 357
Anhang 13 – Verfahrensregelung Kontinenzförderung 359
Anhang 14 – MNA 360
Anhang 15 – Ernährungsmanagement (MUST) 361
Anhang 16 – PEMU – Pflegerische Erfassung von Mangelernährung
            und deren Ursachen 362
Anhang 17 – Verfahrensregelung Ernährungsmanagement 370

Vorwort

Sehr geehrte Leserinnen und Leser,

Sie haben sich mit dem Erwerb dieses Buches dazu entschlossen, es durchzublättern, einige Kapitel zu lesen oder vielleicht haben Sie vor, das komplette Buch zu lesen. Was immer Sie auch vorhaben, Ihre Motivationsgründe sind an Ihre Erwartungen angelehnt.

Ich habe mich entschlossen, dieses Buch zu schreiben nach mehrjähriger Erfahrung in der Implementierung der Expertenstandards in verschiedenen Einrichtungen, in der stationären und ambulanten Pflege, in der Kurzzeitpflege und in der Tagespflege.

Meine Erfahrungen möchte ich nun weitergeben und damit ein Stück weit meinen Beitrag zur Entwicklung der Pflegequalität in Deutschland leisten.

Das Buch behandelt sieben verschiedene Fachthemen, sieben Standards, die ein kompaktes und aktuelles Fachwissen beinhalten. Ich habe versucht, die ausschlaggebenden Qualitätskriterien und Qualitätsniveaus, die die Standards an die Pflege stellen, hervorzuheben, einen Umriss des aktuellen Fachwissens zu vermitteln und vor allem aufzuzeigen, wie dieses Wissen in den Alltag und bei den pflegebedürftigen Menschen in der Häuslichkeit umgesetzt werden kann. Das Buch widmet sich in erste Linie den Leitenden und verantwortlichen Fachpflegepersonen, die im ambulanten Bereich tätig sind. Darüber hinaus kann das Buch auch den Kolleginnen, die keine fachliche Ausbildung in der Pflege haben, als unterstützende Literatur dienen. Es würde mich sehr freuen, wenn auch die Auszubildenden in der Pflege das Buch als Literaturquelle entdecken. Vielerlei Prozesse sind in allen Bereichen der Pflege umsetzbar und somit auf sie übertragbar. Deshalb lade ich die Kolleginnen aus dem Krankenhausbereich, aus der teilstationären und stationären Pflege dazu ein, dieses Buch als praxisgeleitete Literatur zur Umsetzung der Expertenstandards in Anspruch zu nehmen.

Das Buch ist so konzipiert, dass Sie nach einem allgemeinen Einführungsteil in den ersten beiden Kapiteln dann im dritten Kapitel die allgemeine Ausführung über die Expertenstandards und die Umsetzung der Expertenstandards auf Institutionsebene finden. Die Umsetzung ist an die in den modellhaften Implementierungen vielfach erprobte und bewährte vierphasige Methode, erweitert um die Phase der nachhaltigen Implementierung, angelehnt. Beispielhaft finden Sie dort auch eine Entscheidungshilfe für die zutreffende Entscheidung, welcher Standard soll/kann in einem Pflegedienst wann implementiert werden.

Ab dem vierten Kapitel finden Sie die Beschreibung der einzelnen Expertenstandards. Sie folgt der Aufbaulogik jedes Standards. Dafür gibt es zwei verschiedene Gründe: zum einen, damit sie einen Wiedererkennungswert haben und Ihnen die Standards vertraut werden, zum anderen, weil die Standards in ihren Strukturen den Pflegeprozess abbilden. Die im Buch empfohlenen und beschriebenen Maßnahmen werden aus dem jeweiligen Standards abgeleitet. Am Ende jedes einzelnen Standards finden Sie unter dem Punkt „Praxisbezug" die konkrete Umsetzung des jeweiligen Standards bei einem oder zwei Patienten. Es sind zwei konstruierte Pflegefälle mit verschiedenen Krankheitsbildern und pflegerischen Beeinträchtigungen, mit unterschiedlichem Pflegebedarf und familiären

Situationen dargestellt. Die Fälle sind in dem Expertenstandard „Dekubitusprophylaxe" ausführlich beschrieben, bei weiteren Standards finden Sie Auszüge aus den Fallbeschreibungen, die einen schnellen Einstieg in die dort beschriebene Problematik ermöglichen. Dennoch müssen und sollen beide Fälle im Gesamtkontext betrachten werden.

Die Rangfolge, in der die Standards beschrieben sind, ist keine chronologische, sondern aus meiner Sicht eine thematische. So wird z. B. der Expertenstandard „Pflege von Menschen mit chronischen Wunden" nach der Dekubitusprophylaxe beschrieben, weil sich beide Standards zum Teil thematisch überschneiden (Dekubitus) und sich ergänzen.

Im fünften Kapitel ist die Umsetzung aller Standards bei beiden Pflegefällen im Rahmen des pflegerischen Auftrags beschrieben. Die Umsetzung ist in den Pflegeprozess eingebettet. Dabei werden die Komplexität des pflegerischen Handelns und ein hoher Anspruch an Fachlichkeit, Management- und Kommunikationskompetenzen deutlich. Durch die Anwendung der Pflegeprozessmethode soll den Mitarbeiter ein sicherer und bekannter Rahmen gegeben werden, um sie zu ermutigen, die Expertenstandards in der Praxis anzuwenden.

Im sechsten Kapitel finden Sie eine Darstellung über die gegenseitige Beeinflussung aller Standards (Wechselwirkung) und zwar auf mehreren Ebenen, die Synergieeffekte sowie die gegenseitigen Hindernisse.

Ich möchte an dieser Stelle *ausdrücklich* hervorheben, dass dieses Buch weder die veröffentlichten Expertenstandards des DNQP noch die Lehr- und anderen Fachbücher zu den einzelnen Themen ersetzt. Das Buch und die darin enthaltenen Beschreibungen geben nur einen Teil des Fachwissens wieder, um Ihnen, liebe Leserinnen und Leser, die Dimension der in den Expertenstandards geforderten Qualität näherzubringen und meine Erfahrungen bei der Umsetzung zu vermitteln.

Einer der häufigsten Fehler, der bei der Planung der Implementierung unterläuft, ist die Unterschätzung der damit verbundenen Arbeit, der zu knapp geplante zeitliche Aufwand und eine fehlende Begleitung bei der Einführung sowie bei der nachhaltigen Implementierung. Wenn auch die Rahmenbedingungen in der Pflege suboptimal bis gefährlich für den festgesetzten Qualitätsanspruch zu verzeichnen sind, möchte ich Sie trotzdem bitten und dazu ermutigen, sich auf den Weg zu machen und einen Standard nach dem anderen in Ihren Diensten zu implementieren, denn dadurch besteht die größte Chance für die Pflege.

Im Buch wird wegen der besseren Lesbarkeit die männliche Geschlechtsform verwendet, die weibliche Form ist damit gemeint.

Dass ich dieses Buch geschrieben habe, habe ich vielen Menschen und Kolleginnen zu verdanken: meinem Träger, der Diakonie Düsseldorf, die mir in allen Berufsjahren viel Vertrauen geschenkt und viele Gestaltungsmöglichkeiten gestattet hat, die dazu geführt haben, bei der Entwicklung in der Pflege dabei zu sein; meinen zahlreichen Kolleginnen aus allen pflegerischen Einrichtungen, die ich immer wieder gewinnen konnte, sich auf „Mehr-Arbeit" einzulassen, um erfolgreiche Projekte durchführen zu können, die interne Pflegequalität weiterzuentwickeln und wertvolle praktische Erfahrungen zu sammeln, den Kollegen aus allen modellhaften Implementierungsprojekten, die deutschlandweit aus verschiedenen pflegerischen Bereichen ihre Erfahrungen zur Verfügung gestellt haben, dem DNQP-Team unter Leitung von Frau Prof. Dr. Schiemann, mit dem ich alle Jahre sehr gut zusammen gearbeitet habe, das mich bei der Projektarbeit unterstützt, mir viel

Vertrauen geschenkt hat und meine Rückmeldungen aus der Projektarbeit mit großem Interesse und Ernsthaftigkeit entgegengenommen hat; meinen Freunden und meiner Familie, die meine Verzweiflung aufgefangen und mir Mut gegeben haben, auszuhalten und weiterzumachen.

Mein bester Dank geht auch an Frau Anne Krüger, die die redaktionelle Bearbeitung dieses Buches übernommen hat, an die Kolleginnen Dorte Kretschmar, Petra Hanschen und Beate Groß, die Teile des Buchentwurfs gelesen und mir ein Feedback gegeben haben.

Nun wünsche ich Ihnen, liebe Leserinnen und Leser, viel Freude beim Lesen und viel Erfolg bei der Umsetzung der Expertenstandards.

Düsseldorf, im September 2012

Dr. med. Nada Ralic
Master of Public Health
Assessorin für EFQM
Qualitätsmanagementbeauftragte Diakonie Düsseldorf

1 Einführung

Pflegerische sowie medizinische und rehabilitative Einrichtungen sind verpflichtet, ihre Leistungen „entsprechend dem allgemein anerkannten Stand medizinisch-pflegerischer Erkenntnisse" zu erbringen (SGB XI § 11; SGB V § 70). Die sogennanten SGB-XI Einrichtungen sind ab 01.07.2008 gemäß § 113a SGB XI auch zur Umsetzung der Expertenstandards verpflichtet. Die Zulassung zur Pflege erhalten (SGB XI § 71; § 113a) nur die Einrichtungen, die sich dieser Verpflichtung stellen. Die Qualitätskriterien der Expertenstandards sind bereits vor dieser, jetzt im Gesetz verankerten Verpflichtung sukzessive in den Prüfkatalog des Medizinischen Dienstes aufgenommen worden. Somit sind die Kriterien der Expertenstandards durch das „Hintertürchen" der Qualitätsmaßstab für die Pflege geworden, ohne dass sie in der Vergangenheit explizit gesetzlich „vorgeschrieben" wurden. In der Pflegepraxis sowie in der Pflegewissenschaft wird oft über den „allgemein anerkannten Stand der medizinisch-pflegerischen Erkenntnisse" kontrovers diskutiert. Was sind die allgemein anerkannten Erkenntnisse und wer erkennt diese an? Wo ist der Stand des gegenwärtig, gültigen Wissens beschrieben? Noch 2001 schrieb Entzian, dass in der Pflege „gegenwärtig [....} auf einen Stand der Erkenntnisse nicht zurückgegriffen werden kann" (Entzian 2001, S.15). Damit die Erkenntnisse allgemein anerkannt werden, müssen sie von allen Akteuren anerkannt werden, das heißt von der Wissenschaft, von den Praktika und nicht zuletzt von den Kunden. Die Pflegewissenschaft erkennt die Erkenntnisse dann an, wenn diese aus den qualitativen Forschungsarbeiten gewonnen werden. Die Pflegepraxis erkennt sie an, wenn diese in der Praxis umsetzbar sind und die Kunden, wenn sich deren gesundheitlich-pflegerischer Zustand durch die Anwendung der wissenschaftlichen Erkenntnisse zumindest aufrechterhält, wünschenswert auch verbessert.

1.1 Die Qualität

Der nach der EN DIN ISO-Norm 9000:2000 ziemlich neutral definierte Qualitätsbegriff – als „Grad, in dem ein Satz inhärenter Merkmale Anforderungen erfüllt" (Deutsches Institut für Normung e. V. 2000, S. 18) oder „Qualität ist die Beschaffenheit einer Einheit [....] bezüglich ihrer Eignung, festgelegte und vorausgesetzte Erfordernisse zu erfüllen" (Deutsches Institut für Normung e. V. 1995) – erlebte vielfältige Anpassungen an die verschiedenen Branchen und Gegebenheiten: von ganz komplizierten und für viele unverständlichen bis hin zu jedermann verständlichen Definitionen, wie z. B.: „Qualität ist Einhalten von Zusagen und Versprechungen" (Leineweber 2002, S. 6). Zwischen diesen beiden Extrempolen der Qualitätsdefinition fand inzwischen eine Umwandlung statt. Ein nach ISO-Normen wertfreier Qualitätsbegriff wird von allen bewusst und unbewusst mit den hochwertigen Leistungen und erstklassigen Produkten in Verbindung gesetzt. In der Umgangssprache wird unter *Qualität* eigentlich immer eine *sehr gute Qualität* verstanden, die bei Dienstleistungen sehr oft am subjektiven Empfinden eines Individuums gemessen wird (Hildebrandt 2000). Das subjektive Empfinden ist zwar

richtig, aber nicht der einzige Maßstab für die Bewertung der Qualität. Diese zu definieren, zu messen und objektiv zu beurteilen, ist eine der größten Herausforderungen für die Dienstleistungsunternehmen. Die Dienstleistungen sind (Meffeert 1986) selbstständige Leistungen, die marktfähig sind, sie sind auf die Bereitstellung bzw. den Einsatz von Potenzialfaktoren gerichtet (Betzold 1996):
- Dienstleistungspotenzial
- Dienstleistungsprozess
- Dienstleistungsergebnis

Die menschlichen Ressourcen bilden das Dienstleistungspotenzial. Der Dienstleistungsprozess ist ein Interaktionsprozess zwischen Dienstleistungserbringer und -abnehmer (Leinweber 2002), und dessen Qualität hängt von der Interaktionsintensität und Produktionsstandardisierung ab. Die Intensität definiert sich aus Häufigkeit und Dauer der Interaktionen bzw. aus Kontakten zwischen den Mitarbeitern und Kunden. Die Produktionsstandardisierung hilft, in einem Dienstleistungsprozess die häufig nicht gewünschten negativen Einflüsse kontrolliert zu halten (Betzold 1996). Das Dienstleistungsergebnis ist der Zustand, der unmittelbar nach der Produktionsphase vorliegt und einen immateriellen Nutzen für Kunden hat, meistens als Kundenzufriedenheit ausgedrückt.

Die Dienstleistung kann nicht gelagert werden, sie wird zeitnah erbracht und ihre Qualität wird ebenso zeitnah bewertet. Die Dienstleistungserbringer bemühen sich deshalb zunehmend, die Anforderungen (Kundenerwartungen) durch die Kunden bestimmen zu lassen. Der Begriff „Kunde" wird im Gesundheitswesen sehr kontrovers diskutiert (Stoffer 2002). Das Wort „Kunde" deutet darauf hin, dass der Kunde *kundig* ist. Demnach kann sich der Kunde über Dienstleistungen und Anbieter erkundigen, die Qualität fördern, zielgerichtet beeinträchtigen und beurteilen. In den gesundheitlichen Dienstleistungsinstitutionen handelt es sich um verschiedene Kunden: von Versicherten über Patienten bis hin zu Pflegebedürftigen in der Alten- und Behindertenhilfe. In der stationären Altenpflege, wo über 60 % der Bewohner demenziell erkrankt sind (www.gbe-bund.de, Letzter Zugriff am 09.01.2012) ist die Sichtweise kundig sehr fraglich. Der Kunde ist außerdem nicht immer nur derjenige, der die Angebote unmittelbar in Anspruch nimmt (Patient, Bewohner), sondern auch dessen nahestehenden Personen wie Angehörige oder bei den Geschäftsunfähigen, gesetzliche Vertreter. Zudem hat jeder Akteur in einem Prozess seine Sichtweise, anhand der er seinerseits die Qualitätsanforderungen bestimmt. Im Gesundheitswesen sind es zumindest drei (Selbmann 1990).

1) JCHO (Joint Commission on Accreditation of Healtcare Organizations 1988) definiert Qualität aus der Sicht der Kostenträger, die sich nach dem Wirtschaftlichkeitsgebot (§ 12 SGB V und § 4 SGB XI) richten, als angemessene und effiziente Nutzung der für die Gesundheitsversorgung bereitgestellten Ressourcen.
2) Die Mitarbeiter medizinischer und pflegerischer Professionen verbinden Qualität mit den Arbeitsbedingungen und dem Grad der Übereinstimmung zwischen der Versorgung und dem aktuellen Stand der Forschung.
3) Die Kunden erwarten, dass die Mitarbeiter im Gesundheitswesen auf deren subjektiv empfundenen Hilfebedarf unter Beachtung der Menschenwürde einfühlsam eingehen. Sie messen Qualität anhand der Serviceleistungen, der sogenannten weichen Faktoren, wie z. B. Zuwendung, Umgangsform, Erreichbarkeit, Höflichkeit, Kontinuität, emotionale Unterstützung (Roes et al. 2000). Dies kommt in der Altenpflege besonders zum Ausdruck, z. B.: In einer Studie des Bundesministeriums für Familie, Senioren, Frauen und Jugend zu Qualitätsmängeln und Regelungsdefiziten der Qualitätssiche-

rung in der ambulanten Pflege zeigt sich eine gewisse „Diskrepanz zwischen Maßstäben und Kategorien zur Qualitätsbeurteilung von Professionellen und Betroffenen" (Roth 2001, S. 97). Die Betroffenen weisen den professionellen Kategorien weniger Bedeutung zu als den persönlichen Merkmalen wie Freundlichkeit, Respekt und Zuverlässigkeit. Nicht selten gibt die Nichterfüllung dieser Kundenerwartungen in Bezug auf die weichen Faktoren der Gesamtqualität einen negativen Beigeschmack.

1.2 Die Pflegequalität

Die Definition der Pflegequalität ist abgeleitet aus der allgemeinen Qualitätsdefinition der Dienstleistung im Gesundheitswesen. Kämmer (Kämmer & Schröder 2000) verbindet in ihrer Qualitätsdefinition die Kundenorientierung mit Professionalität. Sie modifizierte Donabedians Qualitätsdefinition: „Qualität ist der Grad der Übereinstimmung zwischen den Zielen des Gesundheitswesens und der wirklich geleisteten Pflege" in die Definition: „Qualität ist der Grad der Übereinstimmung von Kundenerwartungen und der geleisteten Pflege unter Berücksichtigung des anerkannten fachlichen Standards der Pflege" (ebd., S. 37). Qualität ist hier als ein Mix aus Kundenerwartung und fachlichem Standard dargestellt. Selbmann bringt die Effizienz als dritte Dimension in die Definition der Qualität in der Gesundheitsversorgung ein und definiert diese als optimal, „wenn die vorhandenen Mittel und das vorhandene Wissen effektiv zum Nutzen der Patienten eingesetzt werden" (Selbmann 1990, S. 33).

Die Entwicklung des Verständnisses der Pflegequalität geschah in zwei Schritten (Menche 2011). Im ersten Schritt wurden die Kriterien festgelegt, im zweiten Schritt wurde jede dieser Kriterien in vier Stufen bewertet: optimale, angemessene, sichere und gefährliche Pflege. Das Pflegemodell von Monika Krohwinkel (Büsch 2000), Pflegewissenschaftlerin, ist heutzutage in der Altenpflege maßgeblich. Es stuft die Pflegequalität in optimale, angemessene, mangelhafte und gefährliche Pflege ein. Für das Erreichen einer dieser Stufen müssen bestimmte Bedingungen (Strukturqualität, Produktpotenzial) vorliegen, so Krohwinkel. Sie weist dabei ausdrücklich darauf hin, dass die Bedingungen (Dienstleistungspotenzial) nicht mit dem Erfüllen der Qualitätskriterien (Dienstleistungsergebnis) gleichzusetzen sind, sondern von der Interaktion (Dienstleistungsprozess) zwischen der Pflegeperson und dem zu Pflegenden abhängig sind.

1.3 Die Rolle der Expertenstandards bei der Qualitätsentwicklung

Die Entwicklung der nationalen Expertenstandards in der Pflege ist die Konsequenz der ziemlich unbefriedigenden Lage im Gesundheitswesen in den neunziger Jahren des vergangenen Jahrhunderts. Im europäischen und internationalen Vergleich produzierte das deutsche Gesundheitswesen hohe Kosten, leistete aber mittelmäßige Qualität (Geraedts 2001). Was für andere Länder in Europa schon selbstverständlich war, nämlich eine nationale Strategie für die Qualitätsentwicklung im Gesundheitswesen, war in Deutschland Neuland. 1998 fand eine Tagung der Weltgesundheitsorganisation (WHO) am Niederrhein statt, die impulsgebend für die Entwicklung der nationalen Strategie im deutschen Gesundheitswesen war. Bereits im darauf folgenden Jahr wurden bei der

Gesundheitsministerkonferenz elf Qualitätsziele festgelegt, die die Gesundheitsversorgung qualitativ verbessern sollten (Grühl 2002, S. 15).

> Qualitätsziele für das deutsche Gesundheitswesen (Gesundheitsministerkonferenz 1999):
> 1. Konsequente Patientenorientierung im Gesundheitswesen
> 2. Ärztliche Leitlinien und Pflegestandards für die Qualitätsentwicklung nutzen
> 3. Qualitätssicherung und Qualitätsmanagement-Sektoren übergreifend gestalten
> 4. Qualitätsmanagement in den Einrichtungen des Gesundheitswesens stärken
> 5. Datenlage zur Qualitätsbewertung verbessern
> 6. Qualität darlegen
> 7. Qualitätsorientierte Steuerung weiterentwickeln
> 8. Weitere Anreize zur kontinuierlichen Qualitätsverbesserung geben
> 9. Unterstützung und Moderation für die Qualitätsentwicklung weiterentwickeln
> 10. Verstärkte Koordination bei der Umsetzung der Qualitätsziele auf Bundes- und Länderebene
> 11. Professionalität auf dem Gebiet von Qualitätssicherung und Qualitätsmanagement weiterentwickeln

Zwar wird die Pflege außer im zweiten Ziel nicht explizit benannt, aber da sie ein Teil des Gesundheitswesens ist, beziehen sich alle oben genannten Ziele auch auf die Pflege. Das zweite Ziel sieht vor, dass neben medizinischen Leitlinien pflegerische Standards zu entwickeln sind. So sollten bis zum 01.01.2005 für zehn prioritäre Krankheiten ärztliche Leitlinien und Pflegestandards in der Diagnostik und Behandlung entwickelt und von einer Spitzenorganisation anerkannt werden. Ebenso sollten bis zum 01.01.2005 für prioritäre Krankheiten und Krankheitsfolgen sektorenübergreifende ärztliche Leitlinien und pflegerische Standards zur Verfügung gestellt werden, die die Umsetzung der integrierten Versorgungskonzepte ermöglichen. Beides ist bis heute noch nicht in geplantem Umfang geschehen, jedoch bemühen sich seitdem sowohl die medizinischen als auch die pflegerischen Fachgesellschaften, den Auftrag zu erfüllen und die gesundheitliche Versorgungsqualität zu erhöhen. Das Deutsche Netzwerk für Qualitätsentwicklung in der Pflege (DNQP) mit Sitz an der Fachhochschule in Osnabrück ist in Deutschland die koordinierende Stelle für die Qualitätsentwicklung in der Pflege. Das DNQP definiert sich als ein bundesweiter Zusammenschluss von Fachkollegen in der Pflege und eine weitreichende Hand des europäischen Netzwerks (EuroQuan, European Quality in Nursing Network, die europäische Dachorganisation nationaler Qualitätsnetzwerke in der Pflege). Bei der Entwicklung orientierte sich die Gruppe am Konzept der Pädiatrischen Fachgesellschaft des Royal College of Nursing (RCN) in Großbritannien. Das DNQP kooperiert mit dem Deutschen Pflegerat sowie mit anderen pflegerischen und medizinischen Berufs-, Fachverbänden und Patientenvertreterorganisationen. Somit ist auch ein Netz auf der fachpolitischen Ebene sichergestellt. Zentrale Aufgabenschwerpunkte des DNQP sind (www.dnqp.de):
- Entwicklung, Konsentierung und Implementierung evidenzbasierter Expertenstandards
- Beforschung von Methoden und Instrumenten zur Qualitätsentwicklung und -messung

Wie werden pflegerische Problemfelder ausgewählt, für die ein standardisiertes Verfahren entwickelt werden soll? Die Themenauswahl erfolgt in der Regel unter pflegeepidemiologischen und gesundheitsökonomischen Gesichtspunkten. Dabei sind folgende Bedingungen zu erfüllen: Einerseits muss festgestellt werden, dass aufgrund inadäquater oder mangelnder Versorgung (gesundheitsökonomische Gesichtspunkte) viele Menschen unter einem bestimmten Problem leiden oder von Betroffenheit bedroht sind (pflegeepidemiologische Gesichtspunkte). Dadurch entstehen hohe und unnötige Kosten im Gesundheitswesen. Andererseits müssen auf dem Markt wissenschaftlich gesicherte Interventionen und Hilfsmittel bestehen, durch deren Umsetzung das Problem reduziert und sogar dessen Entstehen vermieden werden kann. Mit fachlich gesteuerten standardisierten Verfahren sollten somit die Qualität erhöht und die Kosten reduziert werden.

Die Expertenstandards in der Pflege stellen „ein professionell abgestimmtes Leistungsniveau" dar, „das den Bedürfnissen der damit angesprochenen Bevölkerung angepasst ist und Kriterien zur Erfolgskontrolle dieser Pflege mit einschließt. Standards geben die Zielsetzung komplexer pflegerischer Aufgaben" (www.dnqp.de) vor. Sie konkretisieren pflegerische Handlungen, geben aber gleichzeitig Handlungsalternativen und Spielräume an die Managementebene und Mitarbeiter weiter. Ebenso geben sie Auskunft darüber, welche Verantwortung die Pflege gegenüber der Gesellschaft, den Pflegebedürftigen, dem Gesetzgeber aber auch gegenüber den Berufsgruppen selbst und ihren einzelnen Mitgliedern übernimmt. Sie verbinden die Experten- und Praxisebene (ebd.). Somit gelten sie heute als *allgemein anerkannter Stand der pflegerischen Erkenntnisse*. Darüber herrscht aber nach wie vor kein Konsens.

Haben solche Instrumente den Charakter eines Standards, einer Leit- oder Richtlinie? Welche Unterschiede gibt es zwischen Experten- und Praxisstandards? Welchen Nutzen bringen sie? Tragen sie tatsächlich zur Verbesserung der Pflegequalität bei? Diese und ähnliche Fragen werden immer wieder gestellt und zum Teil heftig diskutiert.

Standards bestimmen nach einer Definition der WHO (World Health Organization) ein professionell abgestimmtes Leistungsniveau der Pflege, das den Bedürfnissen der zu versorgenden Bevölkerung entspricht. *Leitlinien* ermöglichen, auf übergeordneter Ebene allgemeine Aussagen und Regelungen zu treffen. *Richtlinien* sind konkrete Handlungsanweisungen (Tätigkeits- und Ablaufbeschreibung), in denen die Vorgehensweise einer spezifischen pflegerischen Handlung beschrieben wird. Unter den Wissenschaftlern selbst, aber auch zwischen Wissenschaft und Praxis wird über die Gütekriterien der Expertenstandards kontrovers diskutiert, das dort zusammengefasste Expertenwissen als „allgemein anerkanntes Wissen" wird infrage gestellt. Die Mitglieder des Fachbereichs Pflege und Gesundheitsförderung des Deutschen Netzwerkes Evidenzbasierte Medizin (DNEbM) nahmen eine kritische Stellung zum Begriff Expertenstandard, zur Berücksichtigung international anerkannter Kriterien für die Entwicklung der Leitlinien und Transparenz der Methodik sowie zu den in den Standards ausgesprochenen und laut DNEbM zum Teil nicht evidenzbasierte Empfehlungen. Solche und ähnliche Diskussionen sind für die Forschung und Qualitätsentwicklung in der Pflege wünschenswert und wichtig. Dennoch verbreiten sie in der Praxis Unsicherheit, Unmut und führen zum Teil zu Verwirrungen. Fast in jedem Standard findet man ansatzweise ein sogenanntes Expertenurteil, das nicht auf einer wissenschaftlich gesicherten Basis beruht, sondern vielmehr auf Praxiserfahrung. Warum greifen die Experten darauf zurück? Durch die Entwicklung der Expertenstandards wurde gleichzeitig ein enormer Forschungsbedarf in der Pflege festgestellt. Das ist nur logisch, da die Pflegewissenschaft in Deutschland eine relativ junge Wissenschaft ist. Sie hat sich in den 1980er Jahren aus der Sozialwissenschaft und Medizin als selbstständiger Wissenschaftszweig entwickelt und nahm in Deutschland erst in den 1990er Jahren mit der Etablierung der pflegewissenschaftlichen Studiengänge an den Hochschulen ihren Lauf. Die qualitative pflegewissenschaftliche

Studienlage in Deutschland ist noch sehr dünn. Deshalb greifen die Experten auf eigene Erfahrungen und Erfahrungen anderer Praktiker zurück und empfehlen die Interventionen oder Hilfsmittel, die eben eine schwache Evidenz haben (Evidenzstufe IV) (s. Tab. 1.1). Solange sich die Studienlage nicht verbessert, wird in der Pflege weiterhin über allgemein anerkanntes Wissen kontrovers diskutiert. Trotz aller Schwierigkeiten, die sich auch in der Praxis bemerkbar machen, sind die Expertenstandards heute der Maßstab für die Beurteilung, ob die pflegerischen Einrichtungen ihre Arbeit auf den State of the Art ausrichten.

Tab. 1.1: Einteilung der Evidenzstärke in Evidenzklassen (Quelle: Europarat 2001)

Klasse	Stärke der Evidenz
1 a	Metaanalyse von RCTs (wenigstens eine systematische Review auf der Basis methodisch hochwertiger, kontrollierter, randomisierter Studien (engl. Randomised controlled trial", RCT)
1 b	Wenigstens ein ausreichend großer, methodisch hochwertiger RCT
2 a	Wenigstens eine hochwertige kontrollierte Studie ohne Randomisierung (CCT)
2 b	Wenigstens eine hochwertige Studie eines anderen Typs, quasi-experimenteller Studien
3	Mehr als eine methodisch hochwertige, nicht-experimentelle deskriptive Studie (z. B. Vergleichsstudie (Vorher-Nachher-Studie), Korrelationsstudie, Querschnittsstudie, Fall-Kontroll-Studie)
4	Meinungen und Überzeugungen von angesehenen Autoritäten (aus klinischer Erfahrung); Expertenkommissionen; Konsensuskonferenzen, beschreibende Studie

Mit ihrer Trias Struktur, Prozess und Ergebniskriterien geben die Expertenstandards in der Pflege erkennbare Qualitätsdimensionen wieder. Jeder Expertenstandard hat den gleichen Aufbau.

Standardaussage/Ziel des Expertenstandards:
Im Ziel werden die erwarteten Effekte, das pflegerische Problem sowie die Zielgruppe, die mit der Umsetzung des Expertenstandards erreicht werden soll, definiert.

In der *Begründung* wird das Problem aus gesundheitsepidemiologischer und -ökonomischer Sicht kurz beschrieben.

Die *Strukturqualität* definiert die erforderlichen (optimalen) personellen und sachlichen Strukturen bzw. den Rahmen, der für die Umsetzung des Pflegeprozesses zur Verfügung gestellt werden muss. Jeder Expertenstandard definiert für die Herstellung des optimalen Rahmens zwei Verantwortliche:
- die Pflegefachkraft für die Planung, Gestaltung, Durchführung und Evaluation des Pflegeprozesses und
- die Einrichtung bzw. das Management für die Anschaffung der notwendigen Materialien und für die Gewährleistung der interdisziplinären Arbeit.

Die Strukturqualität ist somit dem Dienstleistungspotenzial gleichzusetzen. Die Fähigkeit und der Wille des Managements sowie die fachliche Kompetenz der Mitarbeiter bilden den Rahmen bzw. die Potenziale für die Ingangsetzung eines Prozesses bzw. einer Interaktion.

Die *Prozessqualität* definiert den Pflegeprozess, beschreibt die konkrete Umsetzung vom Beginn bis hin zur Evaluation. Die prozesshafte Interaktion zwischen dem Mitarbeiter und dem Betroffenen sowie seinem sozialem Umfeld und zwischen verschiedenen Fach- und Berufsgruppen untereinander bestimmt die Prozessqualität bzw. den Dienstleistungsprozess. Alle Expertenstandards schreiben eine abgestimmte Zusammenarbeit aller Professionen untereinander sowie die Einbeziehung des Kunden und seines Umfelds vor.

Die *Ergebnisqualität* definiert die zu erreichenden Effekte/Ziele und zwar personenbezogen und auf der Ebene der Pflegedokumentation. Das Dienstleistungsergebnis ist das Ergebnis des zuvor durchgeführten Dienstleistungsprozesses unter den gegebenen Bedingungen (Struktur) und kann mittels Dokumentation objektiv gemessen werden. Auch die erzielten Effekte bei den Kunden sind insofern messbar, indem die vorzubeugenden Probleme nicht eingetreten oder reduziert sind. Die Fragen, die sich auf die Information, Aufklärung und Beratungen bei Kunden beziehen, sind weiche Kriterien, denn der erzielte Qualitätsgrad hängt hier von Erwartungen und Fähigkeiten des Betroffenen ab.

Ausgehend von „standardisierten", oben beschriebenen Definitionen eines Standards, einer Leit- und Richtlinie verbinden die Expertenstandards Elemente aller drei Instrumente, das professionell abgestimmte Qualitätsniveau (Zielsetzung, Struktur- und Ergebniskriterien), teilweise leitlinienähnliche und im Kern die richtlinienähnliche Prozessqualität. Sie ermöglichen im Rahmen der Pflegeprozessmethode, verschiedene einrichtungsbezogene und an der Zielgruppe angepasste Methoden und Wege zu nutzen, um die zuvor definierten Ergebnisse zu erzielen. Das ist eine Besonderheit der Expertenstandards in der Pflege, die damit der Pflege eine Chance bietet, die erwarteten Effekte (Ergebnisse) auf individuelle, die Besonderheiten des pflegerischen Settings und die Besonderheiten der Zielgruppe (Bewohner, Patienten in der ambulanten Pflege und im Krankenhaus, altersabhängig etc.) angepasste Art und Weise zu erreichen. Dabei gilt es, für alle die gleiche Pflegeprozessmethode anzuwenden. Dort, wo noch keine oder nur wissenschaftlich schwach begründete Interventionen vorhanden sind, werden Empfehlungen ausgesprochen. Da die Kriterien der Expertenstandards maßgeblich für die Beurteilung der Pflegequalität, insbesondere bei externen Qualitätsprüfungen, geworden sind, ist die Pflege herausgefordert, die Aussagen in den Expertenstandards zu differenzieren und sich gegen „verselbstständigende" Verpflichtungen, die daraus abgeleitet werden, fachlich und souverän wehren zu können.

Die Expertenstandards in der Pflege fordern die pflegerischen Einrichtungen auf, *optimale* Bedingungen für die Umsetzung des Pflegeprozesses zu schaffen, um die *Erwartungen* der Kunden in Übereinstimmung mit *fachlichen Kriterien* zu erzielen.

1 Einführung

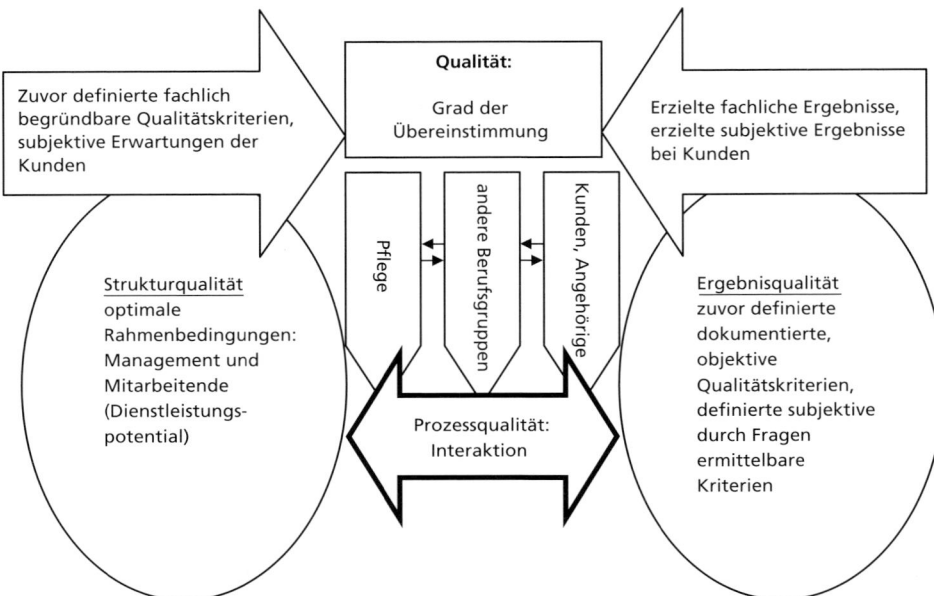

Abb. 1.1: Zusammenspiel und Interaktion von verschiedenen Qualitätsdimensionen (eigene Darstellug)

1.4 Gesetzliche Rahmenbedingungen

Gesetzliche Rahmenbedingungen stellen einen öffentlich-verbindlichen Rahmen für die Erbringung der pflegerischen Leistungen dar. Sie heben den gegenwärtig allgemein anerkannten Stand des Wissens (§ 70 SGB V und § 11 SGB XI) zur allgemein gültigen Qualitätsanforderung an die Leistungserbringer an. Um dieser Anforderung gerecht zu werden, gibt der Gesetzgeber an, welche Qualitätskriterien auf Struktur-, Prozess- und Ergebnisqualitätsebene erfüllt werden müssen.

Für die ambulante Pflege sind zwei Gesetzbücher maßgebend: das Sozialgesetzbuch XI (gesetzliche Pflegeversicherung) und das Sozialgesetzbuch V (die gesetzliche Krankenversicherung). Die Versicherten nach Sozialgesetzbuch V haben im Krankheitsfall einen Anspruch auf folgende Leistungen:
- Häusliche Krankenpflege (§ 36)
- Soziotherapie (§ 37a)
- Spezialisierte ambulante Palliativversorgung (§ 37b)
- Hauhaltshilfe (§ 38)

Der Gemeinsame Bundesausschuss hat zur Sicherung der ärztlichen Versorgung die erforderlichen Richtlinien über die Gewährung für eine ausreichende, zweckmäßige und wirtschaftliche Versorgung der Versicherten beschlossen (SGB V § 92). Im Punkt 6 ist der Gemeinsame Bundesausschuss beauftragt, die Richtlinie über die Verordnung von Arznei-, Verbands-, Heil- und Hilfsmitteln, Krankenhausbehandlung, häuslicher Krankenpflege und Soziotherapie zu beschließen und in Punkt 13 über die Qualitätssicherung.

1.4 Gesetzliche Rahmenbedingungen

In § 132a–d sind Beziehungen zwischen der Krankenkasse und sonstigen Leistungserbringern festgeschrieben.

Der Spitzenverband Bund der Krankenkassen gibt die Rahmenempfehlungen für die einheitliche Versorgung in der häuslichen Pflege ab. Diese Rahmenempfehlungen bilden die Vorlage für die vertraglich-rechtliche Beziehung zwischen dem Leistungserbringer (ambulanter Pflegedienst) und -bezieher (Patient) und dem Kostenträger (Krankenkasse).

In den Rahmenverträgen nach §§ 132a–d SGB V werden die organisatorischen und personellen Qualitätskriterien (Strukturkriterien), die Qualitätskriterien zur Ablauforganisation (Prozesskriterien) sowie die Ergebniskriterien festgelegt (§ 135a, P.1 SGB V).

Das SGB XI, gesetzliche Pflegeversicherung, sieht vor, dass die Versorgungsverträge nur mit den Einrichtungen abgeschlossen werden können, die nach § 72, P „3. sich verpflichten, nach Maßgabe der Vereinbarungen gemäß § 113 einrichtungsintern ein Qualitätsmanagement einzuführen und weiterzuentwickeln, 4. sich verpflichten, alle Expertenstandards gemäß § 113a anzuwenden; ein Anspruch auf Abschluss eines Versorgungsvertrages besteht, soweit und solange die Pflegeeinrichtung diese Voraussetzungen erfüllt".

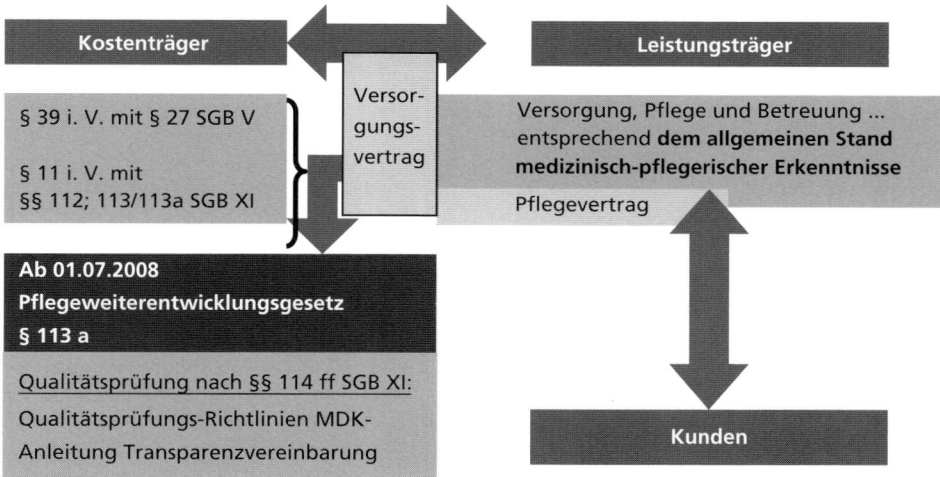

Abb. 1.2: Rechtlich-vertragliches Verhältnis zwischen den Akteuren in der ambulanten Versorgung (eigene Darstellung)

Die Anforderungen des § 113a beziehen sich auf die in Zukunft zu entwickelnden Standards; die bis Inkrafttreten dieses Paragraphen entwickelten Expertenstandards sind nach ihrer Aktualisierung automatisch hiermit gemeint.

Der Gesetzgeber bzw. die Leistungsträger behalten sich vor, durch Qualitätsprüfungen die Umsetzung der gesetzlich-vertraglichen Verpflichtungen beim Leistungserbringer zu überprüfen (§ 112–115 SGB XI) und verpflichten die pflegerischen Einrichtungen mitzuwirken. Der Medizinische Dienst der Krankenkasse (MDK) ist ein unabhängiges und von den Kassen beauftragtes Organ, das die Qualität in den Einrichtungen nach den Qualitätskriterien der §§ 113, 113a SGB XI prüft. Grundlage der MDK-Qualitätsprüfungen bilden die Qualitätsprüfungsrichtlinien (QPR) und die als Anlage dazugehörigen

1 Einführung

Erhebungsbögen (MDS 2009). Einige dieser Kriterien sind seit dem 01.07.2009 als Kriterien im Zuge der Transparenzvereinbarungen (PTVA) für die zu veröffentlichen Qualitätsberichte relevant. In der sogenannten MDK-Anleitung zur Prüfung der Qualität in der ambulanten Pflege sind die Qualitätskriterien differenziert dargestellt. Die Qualitätsprüfer, vom Medizinischen Dienst der Krankenkassen ausgebildete Personen, sind verpflichtet, sich bei der Prüfung an die dort beschriebenen Kriterien zu halten und anhand des Erfüllungsgrads die Pflegequalität zu beurteilen.

Im Folgenden sind die Qualitätskriterien aus dem MDK-Erhebungsbogen, die sich direkt auf die Expertenstandards beziehen, dargestellt:

6.3 Werden die für die ambulante Pflege relevanten Aussagen der Expertenstandards des DNQP im Rahmen des Qualitätsmanagements berücksichtigt oder sind konkrete Maßnahmen in dieser Hinsicht geplant?
- Dekubitusprophylaxe
- Pflegerisches Schmerzmanagement
- Sturzprophylaxe
- Kontinenzförderung
- Chronische Wunden

Die Frage bezieht sich auf die Strukturqualität in den Einrichtungen. In seiner Anleitung begründet der MDK die Aufnahme des Kriteriums in den Prüfkatalog: „Auch wenn die Expertenstandards des Deutschen Netzwerks für Qualitätsentwicklung in der Pflege keine direkte Verbindlichkeit für die Pflegekräfte und Pflegeeinrichtungen entfalten, können die Expertenstandards als ‚vorweggenommene Sachverständigengutachten' gewertet werden. Das heißt, dass sie bei juristischen Auseinandersetzungen als Maßstab zur Beurteilung des aktuellen Stands der medizinisch-pflegewissenschaftlichen Erkenntnisse herangezogen werden. Bereits bei mehreren Bundessozialgerichtsurteilen (BSG Urteile vom 24. September 2002, Az. B 3 KR 9/02 R und Az. B 3 KR 15/02 R) wurde auf den Expertenstandard Dekubitusprophylaxe Bezug genommen. Die bisher vom DNQP entwickelten Expertenstandards konkretisieren den Stand der pflegewissenschaftlichen Erkenntnisse und sind bis zu einem Aktualisierungs- bzw. Einführungsbeschluss eines neuen Expertenstandards nach § 113a SGB XI relevant" (MDK Anleitung ambulant, S. 90).

Die Kriterien, die mittels Umsetzung des Expertenstandards bewertet werden können, sind im Folgenden abgebildet:

6.5 Wird das einrichtungsinterne Qualitätsmanagement entsprechend dem kontinuierlichen Verbesserungsprozess (im Sinne des PDCA-Zyklus) gehandhabt?
    a. Istanalyse, Zielformulierung und Maßnahmenplanung (Plan)
    b. Umsetzung (Do)
    c. Überprüfung der Wirksamkeit (Check)
    d. Anpassung der Maßnahmen (Act)

10 Behandlungspflege
„Grundsätzlich sind bei den Fragen zu den behandlungspflegerischen Maßnahmen immer folgende Aspekte zu bewerten:
- Gezielte Sammlung von Informationen, die für die Durchführung der Maßnahmen erforderlich sind

1.4 Gesetzliche Rahmenbedingungen

- Maßnahme erfolgt entsprechend dem aktuellen Stand des Wissens
- Auswertung der Nachweise und ggf. Information an den Arzt
- Durchführung der Maßnahmen in verordnetem Umfang

10.1 Ist bei behandlungspflegerischem Bedarf eine aktive Kommunikation mit dem Arzt nachvollziehbar?

10.5 Wird mit Blasenspülungen sachgerecht umgegangen?

10.10 Wird mit der Flüssigkeitsbilanzierung sachgerecht umgegangen?

10.21 Erhält der Pflegebedürftige bei Leistungen der häuslichen Krankenpflege zur Schmerztherapie ein angemessenes pflegerisches Schmerzmanagement?

10.22 Wird die Katheterisierung der Harnblase entsprechend der ärztlichen Verordnung nachvollziehbar durchgeführt, dokumentiert und bei Komplikationen der Arzt informiert?

10.26 Beschreibung vorliegender Wunden

10.27 Verwendete Materialien zur Behandlung vorliegender Wunden (Verbandsmaterial, Medikamente)

10.28 Sind Ort und Zeitpunkt der Entstehung der chronischen Wunde/des Dekubitus nachvollziehbar?

10.29 Basieren die pflegerischen Maßnahmen zur Behandlung der chronischen Wunden oder des Dekubitus auf dem aktuellen Stand des Wissens?

10.30 Erfolgt eine differenzierte Dokumentation bei chronischen Wunden oder Dekubitus (aktuell, Verlauf nachvollziehbar, Größe Lage, Tiefe)?

10.31 Werden die Nachweise zur Behandlung chronischer Wunden oder des Dekubitus (z. B. Wunddokumentation) ausgewertet und die Maßnahmen ggf. angepasst?

10.32 Wird mit Kompressionsstrümpfen/-verbänden sachgerecht umgegangen?

11.4 Liegt ein Sturzrisiko vor?

11.5 Wurde bei vorliegendem Sturzrisiko eine Beratung durchgeführt?

11.6 Liegt ein Dekubitusrisiko vor?

11.7 Werden Pflegebedürftige/Pflegepersonen über Risiken und geeignete Maßnahmen zur Vermeidung eines Druckgeschwürs beraten (z. B. Bewegungsplan, Einsatz von Hilfsmitteln, Hautinspektion)?

11.8 Wenn bei der Erbringung von vereinbarten Leistungen beim pflegebedürftigen Menschen für den Pflegedienst ein individuelles Dekubitusrisiko erkennbar ist, wird dieses dann erfasst?

11.9 Wird im Rahmen der vereinbarten Leistungen eine gewebeschonende Lagerung zur Vermeidung von Druckgeschwüren vorgenommen?

12.3 Bestehen Risiken/Einschränkungen im Bereich der Ernährung?

12.4 Bestehen Risiken/Einschränkungen im Bereich der Flüssigkeitsversorgung?

12.5 Werden Pflegebedürftige/Pflegepersonen über Risiken und erforderliche Maßnahmen zur Flüssigkeitsversorgung beraten (z. B. Angaben zur Trinkmenge, Einsatz geeigneter Hilfsmittel, Berücksichtigungen individueller Besonderheiten, Vorlieben, Abneigungen)?

12.6 Wird der pflegebedürftige Mensch bzw. sein Angehöriger informiert bei erkennbaren Flüssigkeitsdefiziten?

12.7 Werden die individuellen Ressourcen und Risiken bei der Flüssigkeitsversorgung erfasst, wenn hierzu Leistungen vereinbart sind?

12.8 Wurde die vereinbarte Leistung zur Flüssigkeitsversorgung nachvollziehbar durchgeführt?

> 12.9 Werden Pflegebedürftige/Pflegepersonen über Risiken und erforderliche Maßnahmen zur Ernährung beraten (z. B. Angaben zur Nahrungsmenge, individuelle Gewichtskontrollen, Einsatz geeigneter Hilfsmittel, Berücksichtigung individueller Besonderheiten, Vorlieben, Abneigungen, Diäten, Unverträglichkeiten)?
> 12.10 Wird der pflegebedürftige Mensch bzw. sein Angehöriger informiert bei erkennbaren Ernährungsdefiziten?
> 12.11 Werden die individuellen Ressourcen und Risiken bei der Ernährung erfasst, wenn hierzu Leistungen vereinbart sind?
> 12.12 Wurde die vereinbarte Leistung zur Nahrungsaufnahme nachvollziehbar durchgeführt?
> 12.13 Werden die individuellen Wünsche zum Essen und Trinken im Rahmen der vereinbarten Leistungserbringung berücksichtigt?
> 13.2 Bestehen Einschränkungen im Bereich der Kontinenz bzw. bei der selbstständigen Versorgung einer bestehenden Inkontinenz?
> 13.3 Werden Pflegebedürftige/Pflegepersonen über erforderliche Maßnahmen beraten (z. B. Kontinenztrainingsplan, Miktionsprotokoll, Einsatz von Hilfsmitteln, personeller Hilfebedarf, z. B. beim Aufsuchen der Toilette, Hautinspektion)?
> 13.4 Werden individuelle Ressourcen und Risiken im Zusammenhang mit Ausscheidungen erfasst, wenn hierzu Leistungen vereinbart sind?
> 13.5 Wurde die vereinbarte Leistung zur Unterstützung bei Ausscheidungen/Inkontinenzversorgung nachvollziehbar durchgeführt?

33 (1/3) von insgesamt 107 Fragen (ohne Patientenbefragungen) beziehen sich direkt auf die Inhalte der Expertenstandards. Wenn man die Fragen zur Strukturqualität der Einrichtung (45) von 107 abzieht, machen die Kriterien der Expertenstandards die Hälfte der zu prüfenden Kriterien über die Prozessqualität aus. Die Erfüllung oder Nicht-Erfüllung der 16 Expertenstandard-Kriterien werden gemäß der Vereinbarung nach § 115 Abs. 1a Satz 6 SGB XI über die Kriterien der Veröffentlichung sowie die Bewertungssystematik der Qualitätsprüfungen der Medizinischen Dienste der Krankenversicherung sowie gleichwertiger Prüfergebnisse von ambulanten Pflegediensten vom 29. Januar 2009 veröffentlicht. Das macht ebenso eine Hälfte von insgesamt 37 Kriterien aus (ohne Befragung der Kunden).

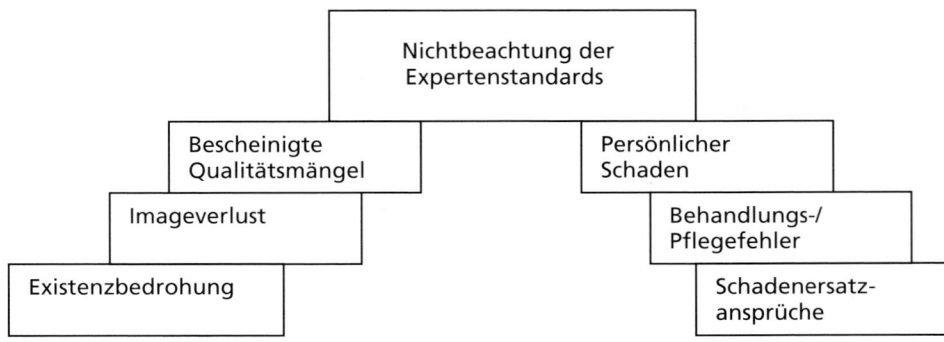

Abb. 1.3: Mögliche Konsequenzen bei Nichtbeachtung der Expertenstandards (eigene Darstellung)

Auch wenn sich die Verpflichtungen aus § 113a nicht explizit auf die bisher entwickelten Expertenstandards beziehen, ist es mehr als eindeutig, dass alle pflegerischen Einrichtungen, die einen Versorgungsvertrag gemäß § 72 SGB XI abgeschlossen haben, ein starkes Interesse haben sollten, die Expertenstandards einzuführen und für nachhaltige Implementierung zu sorgen. Auch die SGB V-Einrichtungen (Krankenhäuser und Rehabilitationseinrichtungen) sind gut beraten, die Expertenstandards zu berücksichtigen, weil sie ebenso nach allgemein anerkanntem Stand der pflegerischen Erkenntnisse arbeiten müssen.

Die Nicht-Einhaltung der Expertenstandards kann zu verschiedenen Konsequenzen führen. Die Nicht-Beachtung des fachlichen Standards kann zu persönlichen Schäden bei den Kunden führen und als Behandlungsfehler definiert werden. Dies zieht negative Urteile für die Einrichtung nach sich und Schadenersatzansprüche seitens des Betroffenen und Kostenträgers. Die Prüfinstitutionen bescheinigen der Einrichtung einen Qualitätsmangel, der zum Imageverlust führt. Sollte es sich um schwerwiegende Mängel handeln, kann die Existenz der Einrichtung bedroht sein.

2 Ambulante Dienste

Ambulante Pflegeeinrichtungen (Pflegedienste) im Sinne des SGB XI sind „selbstständig wirtschaftende Einrichtungen, die unter ständiger Verantwortung einer ausgebildeten Pflegefachkraft Pflegebedürftige in ihrer Wohnung pflegen und hauswirtschaftlich versorgen" (§ 71, Abs.1 SGB XI). Das SGB V definiert nach § 132 die Pflegedienste als Leistungserbringer, die zur ärztlich verordneten häuslichen Krankenpflege gem. § 37 und Familienpflege/Haushaltshilfe gem. § 38 SGB V mittels eines Rahmen- und Versorgungsvertrages zugelassen sind. Grundlagen für die Erbringung der vertraglichen Leistungen sind der Vertrag gem. §§ 132, 132 a SGB V (NRW) zur ambulanten Versorgung und der Rahmenvertrag über die ambulante pflegerische Versorgung gem. § 75 Abs. 1 SGB XI (NRW), der Versorgungsvertrag, die Vergütungsvereinbarung des Pflegedienstes mit den Kostenträgern sowie die Qualitätsstandards gem. § 113 SGB XI (s. Kap. 1.4).

2.1 Leistungen der häuslichen Pflege

Das Ziel der ambulanten Versorgung besteht darin, den Pflegebedürftigen ein möglichst langes Leben zuhause, unter Beachtung des Selbstbestimmungsrechts (§ 2 SGB XI) zu ermöglichen. Der ambulante Dienst steht in einem zivilrechtlichen Vertragsverhältnis mit den Patienten und in einem gesetzlichen Vertragsverhältnis mit dem Kostenträger (s. **Abb. 1.2**). Die Leistungen, die die Patienten in der häuslichen Pflege in Anspruch nehmen können, sind in den §§ 36–40 SGB XI definiert. Es handelt sich um die Leistungen der Grundpflege und der hauswirtschaftlichen Versorgung. Diese sind wiederum im § 14 SGB XI (Begriff der Pflegebedürftigkeit) genau ausgewiesen.

Im Krankheitsfall haben die Patienten einen Anspruch nach §§ 36–38 SGB V auf die Leistungen der häuslichen Krankenpflege, der Soziotherapie, der spezialisierten ambulanten Palliativversorgung und der Haushaltshilfe. Die Leistungen nach SGB V werden durch den Arzt verordnet. Für die Inanspruchnahme der Leistungen aus SGB XI muss bei den Patienten die Pflegebedürftigkeit festgestellt werden. Je nach Pflegestufe stehen den Patienten bestimmte Pflegesätze (Geld) zur Verfügung. Der Patient hat drei Optionen, wie er die ihm zustehenden Pflegeleistungen in Anspruch nehmen möchte, und zwar als
- Pflegesachleistung (§ 36),
- Pflegegeld für selbst beschaffte Pflegehilfe (§ 37) oder
- Kombination von Geldleistung und Sachleistung (Kombinationsleistung) (§ 38).

Bei der Pflegesachleistung stehen dem Patienten für die Pflegeeinsätze folgende monatliche Beiträge zu:
- Pflegestufe 1
  - 450 Euro ab 1. Januar 2012
- Pflegestufe 2
  - 1.100 Euro ab 1. Januar 2012

- Pflegestufe 3
  - 1.550 Euro ab 1. Januar 2012

Die Sachleistungen erbringt ein Pflegedienst, der mit der Pflegekasse einen Versorgungsvertrag abgeschlossen hat. Er rechnet seine Leistungen direkt mit der Pflegekasse ab.

Bei Inanspruchnahme von Pflegegeld stehen den Pflegebedürftigen folgende monatliche Beiträge zur Verfügung:
- Pflegestufe I
  - 235 Euro ab 1. Januar 2012
- Pflegestufe 2
  - 440 Euro ab 1. Januar 2012
- Pflegestufe 3
  - 700 Euro ab 1. Januar 2012

Die Pflegebedürftigen, die das Pflegegeld in Anspruch nehmen, beschaffen sich selbst die Hilfe. Damit die Pflege sichergestellt wird, verpflichtet der Gesetzgeber diese Patienten bei Pflegestufe 1 und 2 einmal halbjährlich und bei Pflegestufe 3 einmal pro Quartal nach § 37 Abs. 3 zu einer „Beratung in der eigenen Häuslichkeit durch eine zugelassene Pflegeeinrichtung, durch eine von den Landesverbänden der Pflegekassen nach Absatz 7 anerkannte Beratungsstelle mit nachgewiesener pflegefachlicher Kompetenz oder, sofern dies durch eine zugelassene Pflegeeinrichtung vor Ort oder eine von den Landesverbänden der Pflegekassen anerkannte Beratungsstelle mit nachgewiesener pflegefachlicher Kompetenz nicht gewährleistet werden kann, durch eine von der Pflegekasse beauftragte, jedoch von ihr nicht beschäftigte Pflegefachkraft".

Die Patienten können beide Leistungen auch kombinieren. Das Pflegegeld wird verhältnismäßig vermindert, indem der Pflegebedürftige Sachleistungen in Anspruch genommen hat. An die Entscheidung, in welchem Verhältnis er Geld- und Sachleistung in Anspruch nehmen will, ist der Pflegebedürftige für die Dauer von sechs Monaten gebunden.

Rechenbeispiele:
- Ein Pflegebedürftiger der Pflegestufe 1 nimmt im Januar 2012 Sachleistungen im Wert von 235 € in Anspruch. Der ihm zustehende Höchstbetrag beläuft sich auf 450 €, er hat somit die Sachleistungen zu 52,22 % ausgeschöpft. Vom Pflegegeld in Höhe von 235 € stehen ihm noch 47,77 % also 112,27 € zu (s. **Tab. 2.1**).

Tab. 2.1: Rechenbeispiele

Pflegestufe	Zustehender Höchstbetrag für Sachleistungen	In Anspruch genommene Sachleistungen	Anteil Sachleistungen (%)	Anteil Pflegegeld (%)	Zustehender Höchstbetrag Pflegegeld	Pflegegeld
1	440,00 €	235,00 €	53,4 %	46,60 %	225,00 €	104,85 €
2	1.040,00 €	500,00 €	48,07 %	51,93 %	430,00 €	223,29 €
3	1.510,00 €	1.000,00 €	66,26 %	33,74 %	685,00 €	231,12 €

Die Patienten der häuslichen Pflege haben bei Verhinderung der Pflegeperson Anspruch auf Verhinderungspflege (§ 39 SGB XI). Die Pflegekasse übernimmt in dem Fall die Kosten für die Ersatzpflege für längstens vier Wochen je Kalenderjahr ab 01.01.2012 in

Höhe von 1.550 €. Zusätzlich haben die Patienten Anspruch auf Kurzzeitpflege, wenn häusliche Pflege nicht im ausreichenden Maße sichergestellt werden kann oder als Ergänzung oder Stärkung der häuslichen Pflege erforderlich ist. Ebenso können die Patienten die Tagespflege in Anspruch nehmen und mit der häuslichen Pflege kombinieren (s. **Tab. 2.2**).

- Wird die Tagespflege mit Pflegesachleistungen kombiniert, dürfen die Aufwendungen insgesamt 150 % des Sachleistungsanspruchs der jeweiligen Pflegestufe nicht übersteigen. Der Anspruch auf Pflegesachleistungen verringert sich, wenn mehr als 50 % für den Besuch einer Tagespflege verwendet werden.
- Bei der Kombination von Tagespflege und Pflegegeld dürfen die Aufwendungen insgesamt 150 % der jeweiligen Pflegestufe nicht übersteigen. Der Pflegegeldanspruch verringert sich, wenn mehr als 50 % für den Besuch einer Tagespflege verwendet werden.
- Wenn bei der Kombination von Tagespflege, Pflegegeld und Pflegesachleistung höchstens die Hälfte der Leistungen für die Tagespflege verwendet wird, werden keine Leistungen gekürzt. Der Anteil von Pflegesachleistungen und Pflegegeld berechnet sich entsprechend den Regelungen zur Kombinationsleistung (nach § 38 SGB XI).

Tab. 2.2: Kombination von Tagespflege und häuslicher Pflege

Pflegestufe	Betrag (100 %) Sachleistungen (für Tagespflege oder häusliche Pflege)	50 % für Tagespflege (in Kombination mit häuslicher Pflege)
Pflegestufe I	440 €	220 €
Pflegestufe II	1.040 €	520 €
Pflegestufe III	1.510 €	755 €

Des Weiteren haben Patienten mit eingeschränkten Alltagskompetenzen (§ 45a berechtigter Personenkreis) einen Anspruch auf die zusätzlichen Betreuungsleistungen gemäß § 45b in Höhe von 100–200 € monatlich, maximal 2.400 € jährlich.

Nach § 40 SGB XI haben Pflegebedürftige den Anspruch auf die Pflegehilfsmittel, die zur Erleichterung der Pflege oder Linderung der Beschwerden des Pflegebedürftigen beitragen. Von den Aufwendungen

- für Hilfsmittel, die zum Verbrauch bestimmt sind, werden höchstens Aufwendungen von 31,- € monatlich bezahlt.
- für technische Hilfsmittel werden Aufwendungen in Höhe von 90 % der Kosten erstattet, unter Berücksichtigung von höchstens 25,- € Eigenbeteiligung je Hilfsmittel.
- für Maßnahmen zur Verbesserung des Wohnumfeldes sind Kosten bis zu 2.557,- € je Maßnahme erstattungsfähig, unter Berücksichtigung einer angemessenen Eigenbeteiligung.

Über die Leistungen der Pflegekasse hinaus können die Patienten mit dem Pflegedienst weitere Zusatzleistungen vereinbaren, die sie dann selbst finanzieren. Ebenso können die nicht pflegebedürftigen Menschen die gewünschten Leistungen in Anspruch nehmen, für die sie dann finanziell selbst aufkommen. Die Pflegekassen verpflichten die Pflegedienste nach § 120 SGB XI, mit dem Patienten einen schriftlichen Pflegevertrag abzuschließen, in dem die vereinbarten Leistungen und die Finanzierung transparent dargestellt sind.

Die Pflegedienste können ihre Preise nur eingeschränkt selbst gestalten. In einer Vergütungsvereinbarung verhandelt i. d. R. der Spitzenverband des Pflegedienstes mit dem Landesverband der Pflegekassen über einen Punktwert. Dieser ausgehandelte Punktwert wird mit dem Zeitfaktor multipliziert, der einem Leistungskomplex zugrunde gelegt ist. So ergibt sich der Preiswert für einen Leistungskomplex, z. B. Leistungskomplex 1 (NRW) Ganzwaschung ist mit 410 Punkten (41 Minuten) bewertet und beinhaltet folgende Einzelleistungen:
- Waschen, Duschen, Baden
- Mund-, Zahn- und Lippenpflege
- Rasieren
- Hautpflege
- Haarpflege (Kämmen, ggf. Waschen)
- Nagelpflege
- An- und Auskleiden inkl. An- und Ablegen von Körperersatzstücken
- Vorbereiten des Pflegeumfelds und der Einzelleistungen

Wenn ein Punktwert 0,041 € beträgt, ergibt sich ein Preiswert für den Leistungskomplex 1 von 16,81 €.

2.2 Organisationsformen und Strukturen

Der ambulante Dienst versorgt meist die Patienten einer Stadt, einer Region oder eines Stadtteils. Die Pflegedienste können zentral oder dezentral organisiert werden. Zentrale Organisation heißt, dass die Leitung und Verwaltung, der Fuhrpark und das Qualitätsmanagement für den gesamten Dienst von einer „Zentrale" gemanagt werden. In der Regel sind Verwaltungsprozesse zentralisiert, wie Leistungsabrechnungen, Personalwirtschaft, Fuhrparkmanagement und Qualitätsmanagement. Bei solchen Diensten sind alle Mitarbeiter einer Pflegedienstleitung bzw. Einsatzleitung unterstellt. Die „Tourenpläne" (Einsatzpläne) werden ebenso von einer zentralen Stelle erstellt. Bei dezentralen Diensten sind einzelne Mitarbeitergruppen meistens einer Einsatzleitung oder Gruppenleitung unterstellt, die für ihre Mitarbeiter Dienst- und Tourenpläne erstellt. Auch die anderen Bereiche (Verwaltung und Fuhrpark) sind der jeweiligen Einsatz-/Gruppenleitung unterstellt. Die jeweilige Mitarbeitergruppe versorgt mehrere Patienten, die entweder regional nah beieinander wohnen oder die eine spezielle Fachpflege benötigen. In dem Fall ist eine Gruppe spezialisiert, z. B. psychiatrische ambulante Pflege oder Wundmanagement.

Der ambulante Dienst kann gleichzeitig zentral und dezentral organisiert werden, die übergreifenden Verwaltungsprozesse sind zentral organisiert, wobei die Mitarbeiter in regional- oder fachspezifischen Gruppen organisiert sind. Die Dienst- und Einsatzplanung obliegt der jeweiligen Gruppenleitung.

Welche Organisationsform der einzelne Pflegedienst für sich wählt, hängt von vielen Faktoren ab: zur Verfügung stehende Mitarbeiterstruktur inkl. Leitungskräfte, Patientenstruktur, Träger, zu versorgende Region etc.

Die räumliche Zentralisierung in der heutigen, digitalisierten Zeit spielt für die Entscheidung, ob der Dienst zentral oder dezentral organisiert werden soll, keine große Rolle mehr. Die Organisationsformen sind beispielhaft in den **Abbildungen 2.1, 2.2** und **2.3** mittels Organigrammen abgebildet.

2 Ambulante Dienste

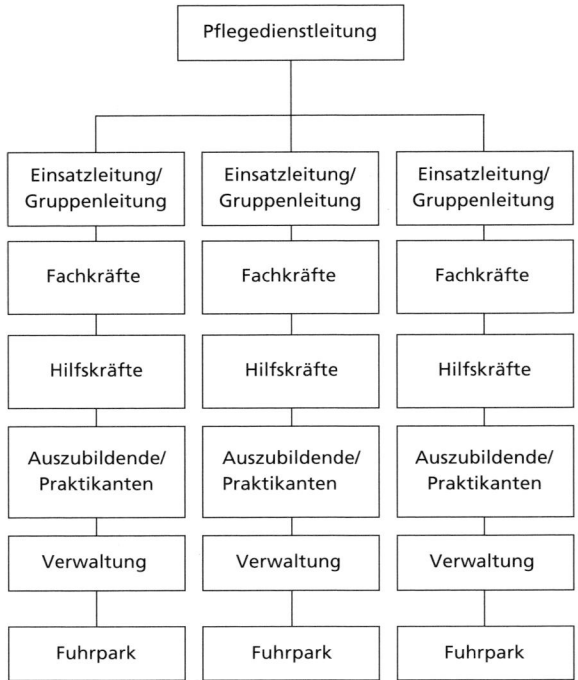

Abb. 2.1: Dezentral organisierter ambulanter Pflegedienst

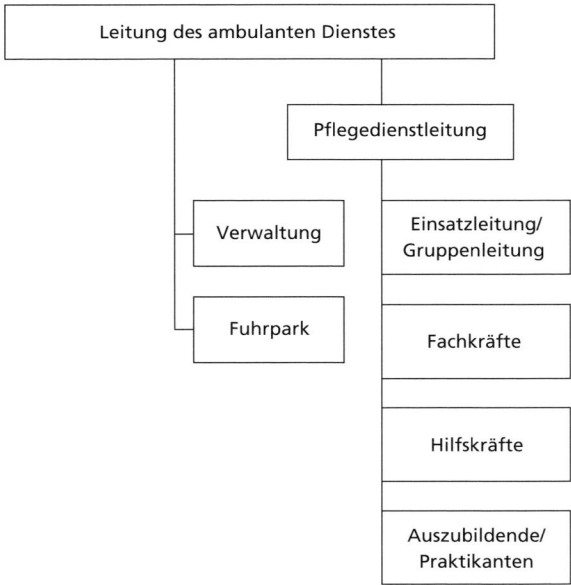

Abb. 2.2: Zentral organisierter ambulanter Dienst

2.2 Organisationsformen und Strukturen

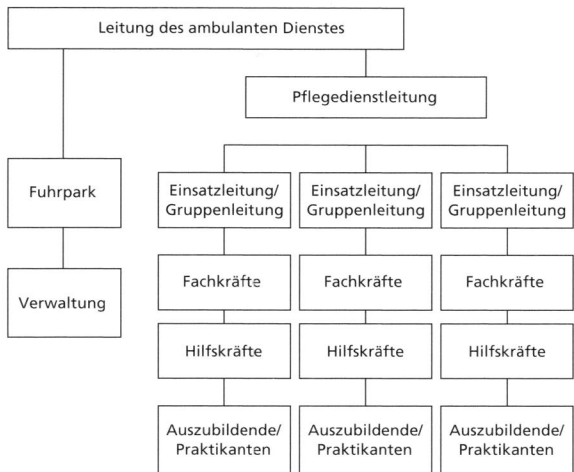

Abb. 2.3: Kombination von zentral und dezentral organisiertem ambulanten Dienst

Nach § 72 SGB XI haben zugelassene ambulante Pflegedienste eine personelle Besetzung in der Pflege im rechnerischen Umfang von drei Vollzeitkräften nachzuweisen. Abgesehen davon sind Pflegedienste im Gegensatz zu den stationären Einrichtungen bezüglich des Stellenplans an keine Personalrichtlinien angebunden. Sie gestalten den Personaleinsatz nach den vereinbarten Leistungen. Leistungen der häuslichen Krankenpflege gemäß 132, 132a SGB XI dürfen nur von ausgebildeten Pflegefachkräften durchgeführt werden mit Ausnahme von Leistungen der Leistungsgruppe 1 (NRW), die durch sonstige Pflegekräfte durchgeführt werden dürfen, die eine Fortbildung im Umfang von 140 Stunden abgeleistet haben. Beim Einsatz von Pflegehilfskräften ist zudem sicherzustellen, dass Pflegefachkräfte die fachliche Überprüfung des Pflegebedarfs, die Anleitung der Hilfskräfte und die Kontrolle der geleisteten Arbeit gewährleisten. Die Qualitätsanforderungen an einen Pflegedienst bezüglich personeller und sachlicher Ausstattung, die Qualität der zu erbringenden Leistungen, das Abrechnungsverfahren und die Dokumentationspflicht sind Gegenstand der einzelnen Versorgungsverträge. Die spezialisierten Pflegedienste (palliativpflegerische Dienste, psychiatrische Pflegedienste etc.) unterliegen zusätzlichen Qualitätsanforderungen.

Der Mitarbeitereinsatz wird mittels Einsatzplänen, auch „Tourenpläne" genannt, organisiert. In einer Tour werden mehrere Patienten von einem Mitarbeiter versorgt. Die Zusammensetzung der Patienten wird entweder regional oder krankheits- und pflegespezifisch vorgenommen. Von deren Pflegebedarfen und benötigten Hilfestellungen hängt auch die Zuordnung eines bestimmten Mitarbeiters der jeweiligen Tour ab. Mehrere Faktoren beeinflussen gleichzeitig die Erstellung eines Tourenplans:
- Zu erbringende Leistungen – welcher Mitarbeiter mit welcher Qualifikation soll/muss/darf bei welchen Patienten eingesetzt werden
- Patienten – Wünsche und Gewohnheiten, z. B. nach Versorgungszeiten
- Patienten – Wohnort und damit verbundene Fahrtzeiten
- Versorgungsdauer

Eine „wirtschaftliche" Tour muss sich finanziell selbst tragen; häufig ist das nicht möglich. Aufgrund dessen bestehen verschiedene Kalkulationen, vom „wirtschaftlichen" Einsatz bis hin zur Tages- oder Monats-Mischkalkulation, damit der Pflegedienst wirtschaftlich arbeiten kann. Welches dieser Modelle für den einen oder anderen Pflegedienst von Vorteil ist, ist ganz individuell und liegt in der Geschicklichkeit und Fähigkeit der Leitung.

2.3 Besonderheiten in der ambulanten Pflege

Die Pflegekräfte sind Gäste in den Patientenwohnungen. Neben der Personal- und Einsatzplanung sowie Leistungsabrechnung unterscheidet sich die Versorgung in der ambulanten Pflege von der in der stationären Pflege durch dieses Merkmal. Diese Tatsache bestimmt im Wesentlichen die Haltung der Mitarbeiter und die daran gekoppelte Versorgungsplanung. Der Patient, insbesondere der geistig rege Patient, behält seine Autonomie und bestimmt selbst, wie er versorgt werden möchte, angefangen von Aufsteh- und Zubettgehzeiten über den Umfang und die Art der zu erbringenden Leistungen bis hin zu dem Grad, wie stark er sich noch an durchgeführte Maßnahmen beteiligen möchte. Sein soziales Umfeld, insbesondere nahestehende Angehörige, sind in jedem Fall mehr als im stationären Bereich in die Versorgung involviert. Die Mitarbeiter in der ambulanten Pflege müssen sich bei jedem Patienten auf sein individuelles Wohnumfeld einrichten. Die Wohnungen sind zwar Räume, in denen gepflegt wird, sollen aber nicht zu Pflegeorten gemacht werden. Die Mitarbeiter müssen darauf achten, dass die Wohnungseinrichtung, die den Patienten Individualität, Geborgenheit, Sicherheit und Identität bietet, durch die Pflege nicht beeinträchtigt wird. Aus fachlicher und menschlicher Sicht sind diese Aspekte zu vertreten und zu begrüßen, setzen aber bei der Organisation des Einsatzes einen hohen qualitativen Maßstab voraus. Nicht selten werden diese Rahmenbedingungen als Hindernisse erlebt: für die Leitung, in eine wirtschaftliche Tourenplanung die Wünsche mehrerer Patienten in Einklang mit dem Möglichen zu bringen, für die einzelnen Mitarbeiter, sich nach dem Verlassen des einen auf den nächsten Haushalt einzustellen und die dritte Dimension, alles in einem vorgegebenen, wirtschaftlich vertretbaren Zeitfenster zu erbringen. Die Gewohnheiten und Wünsche des Patienten in seinem Wohnumfeld unterstützen nicht immer die fachlichen Erfordernisse. Wie kann aus Gegensätzen eine Synergie erzielt werden, die die fachliche Versorgung des Patienten ermöglicht, ohne ihn in seiner Autonomie zu beschränken? Am Anfang steht das Erstgespräch.

2.4 Das Erstgespräch in der ambulanten Pflege

Das Erstgespräch in der ambulanten Pflege findet in der Regel in der häuslichen Umgebung des Patienten statt. Häufig wird das Erstgespräch auch Erstbesuch genannt und dient
- dem gegenseitigen Kennenlernen,
- der Erhebung der Patientenwünsche und des pflegerisch-medizinischen Status,
- der Ermittlung des Versorgungsbedarfs und
- der Analyse des Wohnungsumfelds, der sozialen Umgebung, der finanziellen Situation des Patienten sowie des Hilfsmittelbedarfs.

Häufig befinden sich, und das ist auch gewünscht, nicht nur Patienten in der Wohnung, sondern auch die Angehörigen oder andere, bei der Versorgung bereits engagierte Personen, z. B. ehrenamtliche Helfer, Nachbarn oder eine Hauswirtschaftshelferin. Die häusliche Pflege wird in der Regel beansprucht, wenn das vorhandene Hilfsnetz überfordert ist. Es ist davon auszugehen, dass jede Partei eine eigene Erwartung an die Versorgung hat, die auch konfliktreich oder krisenhaft sein kann. Für ein solch komplexes Vorgehen, für die Aufnahme aller relevanten Dimensionen, für die gezielte Beobachtung und Wahrnehmung der unterschiedlichen Erwartungen soll der Erstbesuch durch eine erfahrene Pflegefachkraft, die in der Lage ist ein strukturiertes Gespräch zu führen, durchgeführt werden. Sie muss des Weiteren in der Lage sein, dem Patienten im Rahmen seiner finanziellen Möglichkeit eine für seine Bedürfnisse fachlich notwendige Versorgung vorzuschlagen. Für das Erstgespräch muss genügend Zeit eingeplant werden (40–60 Minuten). Sollte das Erstgespräch im Krankenhaus oder in der Rehaklinik durchgeführt werden, entfällt die Analyse des Wohnumfelds. Das Erstgespräch soll in dem Fall in den Entlassungsprozess eingebettet werden (s. Kap. 5.7). Bereits beim Erstgespräch soll der Pflegedienst dem Patienten signalisieren, dass ihm seine Wünsche und Bedürfnisse wichtig sind, aber auch die Möglichkeiten und Grenzen des ambulanten Dienstes in der Versorgung offenlegen sowie die fachliche Notwendigkeit erläutern. Oft, und das hängt von der Dringlichkeit und dem ersten Eindruck ab, den der Pflegedienst hinterlässt, wird am Ende des Erstgesprächs ein Pflegevertrag besprochen und möglicherweise abgeschlossen. Damit dieses komplexe Verfahren strukturiert ablaufen kann, benutzen Pflegedienste dafür entwickelte Fragebögen (Checklisten), in denen die Erstinformationen dokumentiert, die Wünsche festgehalten und konkrete Vereinbarungen festgehalten werden. Somit ist der Pflegeprozess in Gang gesetzt (Informationssammlung). Die konkreten Vereinbarungen, die in den Pflegevertrag einfließen, sind das Ergebnis der im Erstgespräch eingebetteten Beratung. Im Pflegevertrag werden konkrete Leistungen und deren Häufigkeit sowie Kosten niedergeschrieben (Brunnen & Herold 1995). Neben der Informationsvermittlung und Aufklärung des Patienten wird bereits beim Erstbesuch eine fachkompetente Beratung durchgeführt.

2.5 Beratung in der ambulanten Pflege

Der Beratung in der Pflege kam immer eine große Bedeutung zu. In der ambulanten Pflege ist es eine der wichtigsten Maßnahmen überhaupt. Der Patient, der der Pflegeperson gegenübersteht, besitzt in der Regel keine fachlichen Kompetenzen. Er weiß zwar, was er möchte und was er benötigt, kann aber nicht abwägen, ob das für die Verbesserung seines Zustands und die Kompensation seiner Defizite das Richtige ist. Mit der Übernahme des pflegerischen Auftrags übernimmt der professionelle Pflegedienst die Verantwortung für eine ganzheitliche Versorgung, auch wenn bestimmte Verrichtungen durch den Pflegedienst nicht durchgeführt werden. Das bedeutet für die Mitarbeiter, dass sie alles im Blick haben sollen und mit fachgerechter adäquater Beratung den möglichen negativen Konsequenzen entgegenwirken. Damit die ganzheitliche Versorgung gewährleistet werden kann, berät der Pflegedienst über alle von ihm festgestellten Situationen bzw. geht auf die Fragen und Sorgen des Patienten ein. Der Patient von heute erwartet, dass er an seiner Versorgung aktiv beteiligt wird. Das heutige Gesundheitswesen fordert alle Beteiligten auf, die Verantwortung für Teile des Behandlungs- und Pflegeprozesses zu übernehmen. Das ist auch eine wichtige Voraussetzung, um eine Beziehung auf Augenhöhe zwischen Patienten und Therapeuten zu ermöglichen (Köpke & Meyer 2010). Eine gleichberechtigte Beziehung soll mit Achtsamkeit und gegenseitigem Respekt gestaltet werden. Heute sind Patienten und ihre Angehörigen viel aufgeklärter als früher, weil der Zugang zu relevanten Informationen fast für jedermann erreichbar ist (TV, Rundfunk, Internet, Printmedien, Beratungsstellen etc.). Nicht selten sind die Patienten mit verschiedenen Informationen „überfrachtet" und auch das kann ein Problem darstellen.

Beratung wird unterschiedlich definiert. Koschorke definiert professionelle Beratung als einen „Prozess der Interaktion und Kommunikation zwischen zwei oder mehr Personen ... – der aus einem bestimmten Anlass bzw. Grund zustande kommt, sich in einem bestimmten äußeren Rahmen abspielt, bestimmte Ziele verfolgt mithilfe bestimmter Methoden" (Koschorke 1995, S. 88). Dieser Beratung liegt die methodische Kompetenz zugrunde. Sie wird daher von den Menschen durchgeführt, die diese Kompetenz durch ihre Qualifikation erworben haben und sie als Hauptwerkzeug in ihrer Arbeit benutzen (Psychotherapeuten, Sozialarbeiter etc.). Die Mitarbeiter in der Pflege besitzen diese Kompetenz in dem Maße nicht, dagegen besitzen sie die fachliche Kompetenz. Die Beratung die durch fachkompetente Personen ohne professionelle methodische Kompetenzen durchgeführt wird, wird als halbprofessionelle fachkompetente Beratung bezeichnet (ebd., S. 88). Ziele der fachkompetenten Beratung sind (Brunnen & Herold 1995, S. 89),
- Probleme so zu lösen, dass die Ratsuchenden damit leben können,
- das Wohlbefinden der Pflegebedürftigen zu erhöhen,
- die Pflege im häuslichen Umfeld zu verbessern und
- Laienpflegepersonen zu fördern.

Spezifische Inhalte fachkompetenter Beratung sind
- Beratung über pflegerische Methoden und Techniken,
- Beratung über Hilfsmittelbeschaffung und -einsatz,
- Beratung in sozialen Fragen,
- Gesundheitsberatung und
- Beratung zur Selbstpflege durch die Laienpflegeperson.

Hinzu kommt die Beratung in Alltagsfragen, in Krisensituationen sowie die finanzielle Beratung im Rahmen des Pflegeversicherungsgesetzes.

Für die Durchführung der Beratung reichen die fachlichen Kompetenzen selbst nicht aus. Neben den fachlichen Kompetenzen müssen die beratenden Personen soziale Kompetenzen besitzen oder diese erwerben. Die wichtigen sozialen Kompetenzen sind nach Bamberger (Bamberger 2009, S. 655):
- Zeit: Zeit bedeutet, sich Zeit für einen Menschen zu nehmen
- Achtsamkeit: die Achtsamkeit ist die „uneingeschränkte Offenheit für das, was im Moment ist [...], für die ganze Situation, einschließlich [der} eigenen Person in der Interaktion mit dieser Situation"
- Wertschätzung: „Wertschätzung dessen, was hier und jetzt passiert"
- Ressourcenorientierung und Lösungsfokussierung

Das heißt nach Bamberger, dass die „an sich vorhandenen Energien" bei den Patienten, die unter bestimmten Umständen „verschwunden sind" (ebd.), durch Assistenz des Beraters freigesetzt werden sollen. Der Berater sucht demnach nach vorhandenen Ressourcen (Ressourcenorientierung) bei Klienten und bringt neue „Verhaltens- und Gestaltungsmöglichkeiten ins Spiel als [...] Möglichkeiten" (ebd.); das definiert Bamberger als Lösungsfokussierung.

Das methodische Vorgehen bei einer Beratung beinhaltet fünf Phasen, die zu planen und zu beachten sind:
1. In der ersten Phase soll die Situation geklärt werden. Das setzt voraus, dass das Problem erkannt und definiert wird. Daraus soll das Beratungsziel abgeleitet werden. Das Problem soll aus Sicht des Ratsuchenden geschildert und mithilfe der beratenden Person definiert werden. Ebenso soll der Ratsuchende für sich das Ziel benennen.
Zum Beispiel:
Das Problem: Der Patient kann sich nicht mehr selbstständig anziehen.
Das Ziel: Er möchte jeden Tag seinen Bekleidungswünschen entsprechend angezogen werden.
2. In der zweiten Phase sollen die Gefühle angesprochen werden, und zwar von beiden Parteien, zum Beispiel wie sie das beschriebene Problem erleben. Das öffnet die Tür und schafft Vertraulichkeit, was für den Beziehungsaufbau wichtige Voraussetzungen sind.
Zum Beispiel:
Gefühl des Ratsuchenden: Der Patient findet die Situation belastend.
Gefühl des Beraters: Der Berater teilt die Meinung und gibt an, dass die Situation zu lösen ist.
3. In der Phase des Informierens knüpft der Berater an die zweite Phase an und unterbreitet die Hilfsmöglichkeiten.
Zum Beispiel:
Inanspruchnahme von häuslichen Pflegeleistungen inkl. Hilfsmitteln und Anschaffung von pflegeleichter Bekleidung.
4. In der vierten Phase sollte der Ratsuchende eigene Lösungsansätze ansprechen. Der Berater soll sich zurückhalten und zuhören.
Zum Beispiel:
Der Patient stellt sich vor, zweimal wöchentlich professionelle Hilfe in Anspruch zu nehmen, da er an diesen zwei Tagen den Altenclub besucht. An den anderen Tagen wird er in der Wohnung die legerere Kleidung (Jogginghose und Hausschuhe) anziehen, was er nach Anleitung durch die Pflegekraft hoffentlich schafft.
Der Berater fügt hinzu, dass der Patient seine Tochter, die in der Nähe wohnt und ihn zu späteren Vormittagszeiten besucht, anspricht, ob sie bereit wäre, ihren Rhythmus zu ändern, um dem Patienten an den üblichen Tagen beim Anziehen behilflich zu sein.
5. In der letzten (fünften) Phase wird eine Entscheidung über das weitere Vorgehen getroffen. Der Patient bzw. der Ratsuchende trifft unter Zuhilfenahme des Beraters selbst die Entscheidung.
Zum Beispiel:
Der Patient entscheidet sich, im ersten Monat die häusliche Pflege zweimal wöchentlich in Anspruch zu nehmen, die Tochter fürs Anziehen am Sonntag anzusprechen und an den üblichen Tagen selbstständig die legere Kleidung anzuziehen.

Die hier dargestellte Beratungssituation ist eine, die normalerweise geplant ist, wie zum Beispiel der geplante Erstbesuch bzw. das Erstgespräch oder die Beratungseinsätze nach §§ 37,3 und SGB XI. Für solche Beratungssituationen werden die zeitlichen Rahmenbedingungen geschaffen.
In der Pflege werden aber andauernd die Gespräche zwischen „Tür und Angel" geführt. Es handelt sich dabei um die Gespräche, die im Rahmen der Einsätze mit dem Patienten geführt werden und bei denen es in den allermeisten Fällen um die fachlichen Beratungen über die pflegerischen Methoden und Techniken, Umgang mit Hilfsmitteln,

Selbsthilfe und Gesundheitsberatung geht. Die Beratungen in sozialen Fragen sowie über die gesetzlichen Rahmenbedingungen sind seltener Bestandteil solcher Gespräche. Wie werden diese „Zwischen-Tür-und-Angel-Gespräche" von der Pflege selbst bewertet und von den Patienten empfunden? Die Pflegenden nehmen diesen Beratungseinsatz unterschiedlich wahr – einerseits berichten sie, dass sie die Patienten ständig beraten, anderseits werden solche Beratungseinsätze als solche nicht dokumentiert, weil sie eben „keine echten Beratungen" sind! Die Wahrheit liegt irgendwo dazwischen. Tatsache ist, dass die Mitarbeiter in der ambulanten Pflege unter einem enormen Zeitdruck stehen und die Zeit für ein „Kaffeetrinken" nach der Versorgung, wo die Beratung durchgeführt werden könnte, nicht haben. Da sie diesen Zeitdruck nicht verheimlichen können, trauen sich die Patienten und die Angehörigen auch kaum, um eine Beratung beim Kaffeetrinken zu bitten. Wenn es jedoch dazu kommt, haben alle Beteiligten wiederum ein schlechtes Gewissen gegenüber dem nächsten Patienten, der schon wartet (Rust et al. 2009). Weil diese Situationen in der ambulanten Pflege viel häufiger vorkommen als geplante Beratungseinsätze, sollen sich die Mitarbeiter dieser Situation bewusst sein und versuchen, „das eine zu machen, ohne das andere zu lassen" (Bamberger 2009, S. 860). Zum Ausdruck kommen hierbei insbesondere die sozialen Kompetenzen, sich Zeit zu nehmen und dies zu legitimieren, den Ratsuchenden in seiner Not zu beachten, ihm Achtsamkeit zu schenken, ohne das bevorstehende Problem (evtl. Verspätung beim nächsten Patienten) zu unterbewerten, trotzdem mit der Bereitschaft fürs Zuhören die Tür öffnen, anstatt diese zu verschließen (ebd.). Bamberger nennt diese Begegnung „Kommunikation auf einer gemeinsam definierten Grundlage" (ebd., S. 861). Egal, in welchem Setting und unter welchen Umständen die Beratung erfolgt, den Patienten soll ermöglicht werden, „informierte Entscheidungen auf Basis der eigenen Präferenzen zu treffen" (Köpke & Meyer 2010, S.13).

Die Beratung nimmt als Maßnahme in jedem Expertenstandard eine zentrale Rolle ein. Jedem Pflegedienst ist zu empfehlen, sich mit dem Thema Beratung in der Pflege auseinanderzusetzen und für sich zu entscheiden, in welcher Form die Beratung qualitativ leistbar ist und wie diese dokumentiert werden soll.

Für bestimmte Fragestellungen bzw. Themen sowie für die Anwendung der Beratungsmethode können einzelne Mitarbeiter qualifiziert werden, so dass sie dann die geplanten und strukturierten Beratungen übernehmen; für alle anderen „Beratungssituationen" sollen alle Mitarbeiter sensibilisiert werden, die Wichtigkeit solcher Gespräche wahrzunehmen und diese zu dokumentieren.

3 Die Expertenstandards allgemein

3.1 Von der Entwicklung bis zur Implementierung

Bisher sind durch das Deutsche Netzwerk für Qualitätsentwicklung in der Pflege (DNQP) sieben Expertenstandards (s. folgende Kapitel) für die Pflege entwickelt worden. Die Expertenstandards in der Pflege werden von der Pflege für die Pflege entwickelt. Insofern unterscheiden sie sich von den Qualitätsniveaus der Bundeskonferenz zur Qualitätssicherung im Gesundheits- und Pflegewesen e. V. (BUKO-QS), die multidisziplinär erstellt werden und sich den verschiedenen Disziplinen widmen (s. **Abb. 3.1**).

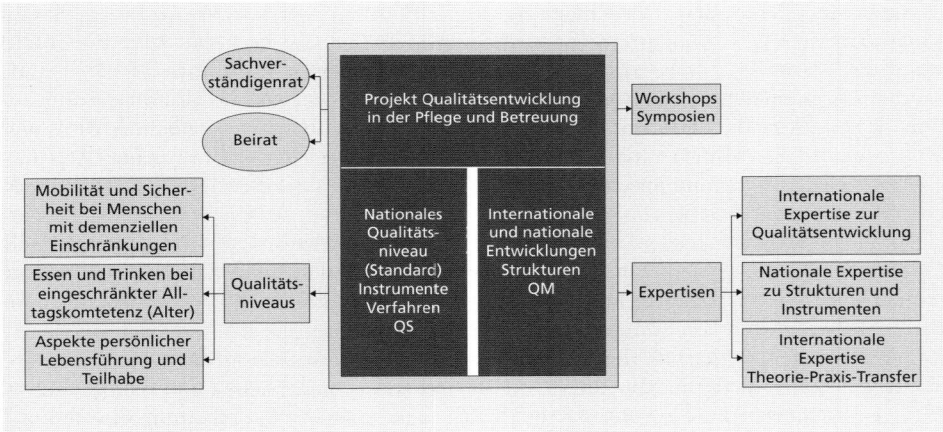

Abb. 3.1: Das Projekt Qualitätsentwicklung in der Pflege und Betreuung (Bundeskonferenz zur Qualitätssicherung im Gesundheits- und Pflegewesen e. V.(BUKO-QS))

Die Entwicklung eines Expertenstandards verläuft in verschiedenen Phasen. In Zusammenarbeit mit dem Gesundheitsministerium wird das pflegerische Thema/Problem ausgewählt, für das ein standardisiertes Verfahren in Form eines Expertenstandards erstellt werden soll. Das Problem muss gesundheitlich und wirtschaftlich relevant sein, das heißt, dass von diesem Problem viele Menschen bereits betroffen sind bzw. betroffen werden können und dass aufgrund einer inadäquaten Versorgung gesundheitliche Schäden bzw. Folgeschäden auftreten, für deren Behandlung sehr viel Geld aus dem Gesundheitssystem generiert werden muss. Außerdem müssen für die Vorbeugung, Reduzierung und/oder Beseitigung des pflegerischen Problems wissenschaftlich anerkannte Methoden vorhanden sein.
Die Entwicklungsphasen sind:
- Bildung der Expertengruppe
- Erstellung eines Entwurfs des Standards

- Durchführung von Konsensus-Konferenzen
- Modellhafte Implementierung in den Modelleinrichtungen
- Auditierung
- Dokumentation

Die fachliche Verantwortung für den Expertenstandard liegt bei dem Expertenteam, das nach dem Auswahlverfahren zusammengesetzt wird. Im Expertenteam arbeiten Experten aus Forschung, Wissenschaft und Praxis zusammen. Es handelt sich um der Fachöffentlichkeit schon bekannte Personen, die sich mit dem ausgewählten Thema sowohl in der Lehre und Forschung als auch in der Praxis auseinandersetzen, durch ihre Arbeit zur Wissensentwicklung beigetragen und darüber publiziert haben. Die gemischte Zusammensetzung der Expertengruppe hat den Vorteil, dass bereits beim Entwerfen der Standards Theorie und Praxis verzahnt sind. Die Wissenschaftler achten darauf, dass die Aussagen und Empfehlungen wissenschaftlich begründet sind und die Praktiker, dass diese in die Praxis umsetzbar sind. Das Expertenteam arbeitet nach der Delphy-Methode[1]. Ein Lenkungsausschuss steuert die ganzen Aktionen. Die Experten teilen sich die Aufgaben, so dass nach deren Fähigkeiten und Affinitäten ein bis zwei Experten eine Standardebene zu erstellen haben. Der Erstellung des Standardentwurfs wird eine ausreichende Literaturrecherche voran gestellt, in der die nationale und internationale Literatur in der Regel der letzten 10 Jahre analysiert wird. Die publizierten Forschungsarbeiten bzw. Studien werden nach ihrer Qualität, Relevanz und Aussagekraft (Evidenzstufen, s. **Tab. 1.1**) ausgewählt. Die Standardaussagen und Empfehlungen werden aus den nach wissenschaftlichen Gütekriterien vorhandenen Studien abgeleitet. Sollte es zum Zeitpunkt der Standardentwicklung an wissenschaftlich begründeten Erkenntnissen mangeln, machen die Experten eine begründbare Empfehlung und weisen auf die Forschungspotenziale hin. Die Expertengruppe bildet aufgrund von Literaturforschungsergebnissen und „Expertenmeinungen" ein konsentiertes Expertenurteil und leitet daraus Aussagen zu Standardebenen ab. So entsteht der Expertenstandard-Entwurf. Ein wichtiger Baustein bei der Entwicklung von Standards sind sogenannte Konsensus-Konferenzen, bei denen die entworfenen Standards der Fachöffentlichkeit präsentiert und diskutiert werden. Zahlreiche Mitarbeiter aus der Pflege, die Vertreter der pflegerischen und medizinischen Fachgesellschaften sowie der Berufs- und Spitzenverbände, der Patienteninteressenvertreter haben die Möglichkeit, ihre Fragen zu stellen, Kritik zu äußern und Verbesserungsvorschläge zu liefern. Somit erhöht sich die Qualität und Akzeptanz der Standards. Nach diesem zweiten Konsentierungsschritt werden die nationalen Expertenstandards in der Pflege im Rahmen eines wissenschaftlich begleiteten Projektes modellhaft in über 20

---

1 Bei der Delphi-Methode handelt es sich um eine mehrstufige Befragungsmethode, welche unter Experten verschiedener Fachbereiche schriftlich durchgeführt wird. Es wird dabei nach dem Eintreffen bestimmter Zukunftsereignisse oder nach der Beurteilung von Entwicklungstrends gefragt. Das Verfahren basiert auf dem individuellen und intuitiven Urteil der Fachexperten. Es basiert im Grunde auf zwei Grundannahmen. Es wird davon ausgegangen, dass Experten in ihrem Fachgebiet über besonders viel Wissen verfügen und somit sehr gute Schätzungen über mögliche Entwicklungen abgeben können. Darüber hinaus nimmt man an, dass Experten ihre Schätzungen auf der Basis von „guten" sowie „schlechten" Informationen abgeben. Durch einen entstehenden Rückkopplungsprozess durch die Information der Teilnehmer über die Gruppenantwort wird deshalb versucht, den Gruppenmitgliedern die Möglichkeit einer Überprüfung bzw. eines Vergleichs ihrer Aussagen zu geben. Durch die wiederholte Befragung soll die Spannbreite der Expertenmeinungen verringert und eine Konvergenz der Expertenmeinungen angestrebt werden.

Einrichtungen der ambulanten und stationären Gesundheitsversorgung implementiert. Um die modellhafte Implementierung des Expertenstandards können sich alle Gesundheitseinrichtungen bewerben, die sich in der Lage sehen, den ziemlich aufwändigen Implementierungsprozess in einem halben Jahr durchführen und abschließen zu können. Das setzt voraus, dass diese Einrichtungen bereits ein weit entwickeltes Qualitätsmanagement haben und bereit sind, die erforderlichen Ressourcen zur Verfügung zu stellen: Projektverantwortliche, Materialien, Hilfsmittel, personelle und zeitliche Ressourcen sowie Reise- und Fortbildungskosten. Des Weiteren wird erwartet, dass die Mitarbeiter die Pflegeprozessmethode beherrschen, ein stationsgebundenes Qualitätsmanagement führen, die Projektverantwortlichen das Projektmanagement kennen etc. Innerhalb von sechs Monaten wird der Standard in verschiedenen Gesundheitseinrichtungen nach Möglichkeit aus allen pflegerischen Sektoren – ambulant, stationär und Krankenhaussektor – auf seine Praxistauglichkeit getestet. Der Implementierungsprozess ist in Abschnitt 3.3.2 ausführlich dargestellt. Im Rahmen der letzten Phase der Implementierung wird der Prozess anhand des Audit-Instruments evaluiert. Das Audit-Instrument prüft, ob und in welchen Maße es möglich war, die Struktur-, Prozess- und Ergebniskriterien des jeweiligen Standards zu erzielen. Auch der Prozess der modellhaften Implementierung wird evaluiert. Dadurch werden wichtige Daten gewonnen. Durch die Datenaufarbeitung und -auswertung werden Aussagen zur Praxistauglichkeit des Expertenstandards getroffen und Anforderungen an die Träger und die Politik gestellt, die nötigen Rahmenbedingungen für die Umsetzung des Expertenstandards zu schaffen. Die Ergebnisse dieser Phase werden traditionsgemäß im Februar des darauffolgenden Jahres bei den DNQP-Workshops in Berlin vorgestellt. Somit schließt sich die Entwicklungsphase eines Expertenstandards, der Standard gilt ab diesem Zeitpunkt als verabschiedet.

3.2 Standardaufbau

Jeder Expertenstandard hat den gleichen Aufbau und beschreibt die Qualitätsanforderungen auf fünf bis sechs Ebenen.

Tab. 3.1: Aufbau des Expertenstandards (© Deutsches Netzwerk für Qualitätsentwicklung in der Pflege (DNQP))

Zielsetzung: Im Ziel werden die erwarteten Effekte, das pflegerische Problem sowie die Zielgruppe, die mit der Umsetzung des Expertenstandards in der Pflege zu erreichen sind, definiert.		
Begründung: In der Begründung wird das Problem kurz beschrieben.		

Struktur	Prozess	Ergebnis
S1 **Strukturqualität** definiert die erforderlichen personellen und sachlichen Strukturen bzw. den Rahmen der für die Umsetzung des Pflegeprozesses, der zur Verfügung gestellt werden müssen. Jeder Expertenstandard definiert zwei Verantwortliche, **die Pflegefachkraft** für den Pflegeprozess und **die Einrichtung** bzw. das Management für die Anschaffung der notwendigen Materialien und für die Gewährleistung der interdisziplinären Arbeit.	**P1** **Prozessqualität** definiert den Pflegeprozess, beschreibt die konkrete Umsetzung vom Beginn bis hin zur Evaluation. Wesentliche Eckpunkte des Prozesses sind: • Pflegerisches Assessment (Einschätzung) • Problembeschreibung • Aufklärung, Beratung • Maßnahmenplan • Umsetzung • Beurteilung/Evaluation → in interdisziplinärer Arbeit	**E1** **Ergebnisqualität** definiert die zu erreichenden Effekte/Ziele und zwar auf der Ebene der **Pflegedokumentation** und **personenbezogen**.
S2	P2	E2
S3	P3	E3
S4	P4	E4
S5	P5	E5
S6	P6	E6

3.3 Implementierung eines Expertenstandards im ambulanten Dienst

Der Implementierungsprozess wird am Beispiel der Implementierung im ambulanten Dienst dargestellt.

3.3.1 Bedarfsanalyse

Der Implementierung des Expertenstandards in der ambulanten Pflege soll immer eine Bedarfsanalyse sowie eine Wertediskussion im ambulanten Dienst vorangegangen sein. Die Bedarfsanalyse dient der Feststellung des aktuellen Qualitätsniveaus in Bezug auf die Versorgungssituation des jeweiligen Patienten sowie des aktuellen Qualitätsniveaus im Pflegedienst. Daraus werden die Qualitätsverbesserungspotenziale abgeleitet und diese nach den im Pflegedienst vereinbarten Prioritäten in eine Rangfolge geordnet. Die Bedarfsanalyse soll nach zuvor festgelegten Kriterien durchgeführt werden. Mehrere Aspekte sind dabei zu berücksichtigen:
- Welches Qualitätsniveau erreicht der Pflegedienst in Bezug auf interne Qualitätsanforderungen?
- Welches Qualitätsniveau erreicht der Pflegedienst in Bezug auf externe Qualitätsanforderungen, z. B. SGB V, SGB XI Kriterien?
- Welches Qualitätsniveau hat die Versorgung des Patienten in Bezug auf seine Vorstellung und vertraglich vereinbarte Versorgung?
- Ist die Versorgung des Patienten fachlich vertretbar?

Die Verbesserungspotenziale, die sich daraus ergeben, können nach verschiedenen Prioritäten geordnet werden:
- Patientenbezogene Prioritäten:
  - Wie viele Patienten leiden unter einem bestimmten Problem/einer Krankheit/haben ein Risiko?
  - Wie viele Patienten werden bei einem bestimmten Problem/Risiko mangelhaft versorgt?
  - Welche Risiken ergeben sich aus der mangelhaften Versorgung für den Patienten?
  - Ist die Eintrittswahrscheinlichkeit von Folgeschäden hoch?
- Personalbezogene Prioritäten:
  - Wie ist der Kenntnisstand der Mitarbeiter in Bezug auf die bestimmte Problematik?
  - Wie viele Mitarbeiter müssen fort-/weitergebildet werden?
  - Wie lange dauert die Fort- und Weiterbildung?
  - Gibt es im Pflegedienst bereits interne Experten?
  - Gibt es auf dem Markt verfügbare externe Experten?
- Institutionsbezogene Prioritäten
  - Ist das Image des Pflegedienstes in Gefahr?
  - Können aufgrund von mangelhafter Versorgung betriebswirtschaftliche Schäden auftreten?
  - Kann der Pflegedienst die notwendigen Rahmenbedingungen für die Umsetzung des Expertenstandards für eine bestimmte Zeit zur Verfügung stellen?

Die Bedarfsanalyse kann umfassend oder gezielt auf eine bestimmte Problematik durchgeführt werden. So kann im Rahmen des internen bzw. externen Audits oder mittels Pflegevisiten der Bedarf für die Umsetzung aller pflegerischen Expertenstandards ermittelt werden. Soll die Analyse den Qualitätsstand im Umgang mit z. B. Dekubitus ermitteln, ist diese nach den Qualitätsanforderungen des Expertenstandards „Dekubitusprophylaxe" auszurichten.

Die Wertediskussion steht in unmittelbarem Zusammenhang mit der Planung der individuellen Versorgung des Patienten. Die Erhaltung der Selbstständigkeit und Selbstbestimmung des Patienten haben die größte Priorität, sofern diese für den Patienten selbst keinen Schaden verursachen können. Sollte sich der Patient gegen fachliche Kriterien entscheiden, ist auch abzuwägen, wie groß der Schaden sein kann und was die Lebensqualität des Patienten ausmacht.

Die Auswahl des Expertenstandards, der in einem Pflegedienst demnächst umgesetzt werden soll, kann nach den Prinzipien des Risikomanagements erfolgen (s. **Abb. 3.2**).

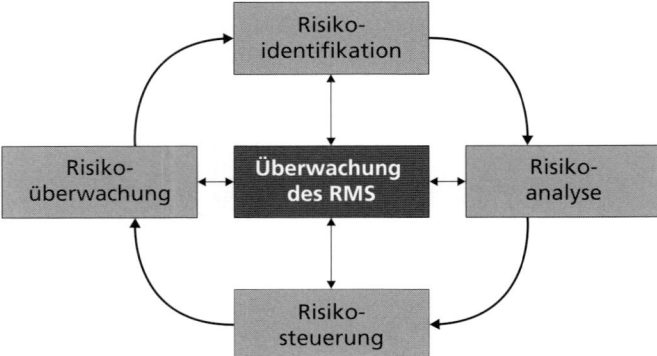

Abb. 3.2: Das Risikomanagementsystem (nach: Integriertes Risikomanagement, 2002)

Das *Risikomanagement* umfasst alle Maßnahmen, die dem kontrollierten Umgang mit Risiken dienen. Das Unternehmensrisiko bedeutet die Gefahr, dass Ereignisse oder Handlungen ein Unternehmen daran hindern, seine Ziele zu erreichen bzw. seine Strategien erfolgreich umzusetzen (Integriertes Risikomanagement, 2002). Die Risiken, die bei den Patienten auftreten können, führen zu gesundheitlichen Schäden. Deren Folgen können zu finanziellen und Imageschäden führen und somit bedeuten diese automatisch und gleichzeitig ein unternehmerisches Risiko. Ein Unternehmen, d. h. hier ein Pflegedienst, muss zunächst die Risiken identifizieren. Dabei ist von strategischer und operativer Ebene auszugehen. Auf strategischer Ebene soll der Pflegedienst die Themen, die die Expertenstandards behandeln, als Risiken identifizieren bzw. zu Risiken erklären. Risikofaktoren für die Kunden sind in einem Pflegedienst:
- Dekubitus
- Stürze
- Mangel-/Fehlernährung
- Pflegeüberleitung
- Harninkontinenz
- Schmerzen
- Chronische Wunden

Der Risikoidentifikation folgt die *Risikoanalyse*. Die Risikoanalyse umfasst die qualitative Beurteilung und quantitative Messung der Risiken. Sie gibt Antwort darauf, wie groß das Problem/das Risiko im Pflegedienst ist und wie viele Kunden unter einem bestimmten Risiko stehen.

Im nächsten Schritt werden Risiken gesteuert *(Risikosteuerung)*. Es sollen Maßnahmen eingesetzt werden, die
- der Verringerung der Eintrittswahrscheinlichkeit dienen (das sind prophylaktische Maßnahmen oder die Maßnahmen der primären Prävention),
- zur Begrenzung der Auswirkungen (Folgeschaden) beitragen (das sind behandlerische Maßnahmen oder die Maßnahmen der sekundären Prävention) und
- zur Verringerung der Wiedereintrittswahrscheinlichkeit beitragen (as sind behandlerische und rehabilitative Maßnahmen oder die Maßnahmen der tertiären Prävention).

Nach der Umsetzung der entsprechenden Maßnahmen, d. h. Expertenstandards, sollen Risiken überwacht werden *(Risikoüberwachung)*. Das bedeutet, dass eine kontinuierliche operative Kontrolle der Wirksamkeit der Risikosteuerungsmaßnahmen sowie Risikoveränderungen durchgeführt werden muss.

Die *Überwachung des Risikomanagementsystems (RMS)* beinhaltet die Überwachung der Wirksamkeit, Angemessenheit und Effizienz der ergriffenen Risikomanagementmaßnahmen. Dies geschieht im Rahmen des internen Qualitätsmanagementsystems und kann auch durch externe Audits erfolgen. Im Rahmen der Überwachung des RMS sollen zukunftsorientierte Beobachtungen der Risikosituation durchgeführt werden. Das bedeutet, dass der Markt und die demografische Entwicklung im Zusammenhang mit Einflüssen aus der Umwelt analysiert und ausgewertet werden.

Beispiel

Der Pflegedienst „Sommer" ist in einer Großstadt ansässig und betreut im Durchschnitt ca. 100 Patienten. Der Träger des Pflegedienstes ist ein christlicher Wohlfahrtsverband. Der Pflegedienst verfügt über ein Leit- und Pflegeleitbild, das sich an christlichen Werten orientiert. Die strategischen Ziele des Pflegedienstes sind daran angelehnt. Der Pflegedienst arbeitet deckungsgleich, erwirtschaftet keinen Gewinn. Das wirtschaftliche Ziel sieht vor, dass der Pflegedienst seine Erlöse in den nächsten fünf Jahren um 5 % steigert. Das fachliche Ziel schreibt vor, die fachlichen und gesetzlichen Anforderungen in den nächsten fünf Jahren vollkommen zu erfüllen. Im Pflegedienst arbeiten 20 Mitarbeiter mit folgender Mitarbeiterstruktur (s. **Tab. 3.2**):

Tab. 3.2: Mitarbeiterstruktur im Pflegedienst „Sommer"

	Anzahl
Examinierte Krankenschwester	4
Examinierte Altenpflegerin	6
Krankenpflegehelferin	1
Altenpflegehelferin	2
Pflegehilfe	6
Auszubildende	1

Zwei Mitarbeiter besuchen in den letzten zwei Jahren Fortbildungen zum Wundmanagement und drei Mitarbeiter Fortbildungen zur Förderung der Harnkontinenz. Im letzten Jahr wurde eine zweitägige Fortbildung „Dekubitus" und eine einmalige Fortbildung über Sturzrisiken für alle Pflegekräfte angeboten. Ein Mitarbeiter besuchte eine Fortbildung zum Entlassungsmanagement. Im Pflegedienst arbeiten keine Experten. Die Pflegedienstleitung verfügt über Projekterfahrung und ist gleichzeitig für das interne Qualitätsmanagement zuständig.

Tab. 3.3: Durchgeführte Fortbildungen im Pflegedienst „Sommer"

Durchgeführte Fortbildugnen	Teilnehmeranzahl
Wundmanagement	2
Förderung der Harnkontinenz	3
Dekubitus	15
Entlassungsmanagement	1
Sturzrisiken	10

Der Pflegedienst wurde bisher zweimal durch den Medizinischen Dienst der Krankenkassen geprüft. Beide Male wurden Defizite im Umgang mit besonderen pflegerischen Problemen festgestellt, wie *Sturz, Dekubitus und Ernährung*.

Die Leitung des Pflegedienstes erklärt die Dekubitalulzera, Stürze, Mangel-/Fehlernährung, Pflegeüberleitung, Harninkontinenz, Schmerzen und chronische Wunden zu Risikofaktoren. Sie beauftragt prozesssteuernde Pflegefachkräfte, interne Qualitätsbeauftragte oder eine interne Prozessbegleiterin, die Risikoanalyse mittels eines Instrumentes durchzuführen. Dies kann ein hausinternes Instrument (s. Anhang 1) oder ein anerkanntes Risikomanagementsystem (Kammer RiP®) sein (s. Anhang 2). Die Daten für die Risikoanalyse werden in einem Quartal gesammelt und ausgewertet.
Die Leitung nutzt die genannte Analyse (s. **Tab. 3.4**), um die Entscheidung für die Einführung eines Expertenstandards zu treffen.

Entscheidungshilfe:
- Wie groß ist das Problem?
  - Eintrittswahrscheinlichkeit
  - Ausmaß
- Welche Auswirkungen kann das Problem auf das Image des Pflegedienstes haben?
- Interaktion mit den Ergebnissen der externen Qualitätsprüfungen
- Welche Ressourcen müssen zur Verfügung gestellt werden (Fortbildungsmaßnahmen, Sachkosten, Zeitfaktor)
- Welche Kosten kommen auf den Pflegedienst zu?
- Der Kenntnisstand der Mitarbeiter?
  - Wie viele Mitarbeiter benötigen eine Auffrischung der Kenntnisse und in welchem Ausmaß?

3.3 Implementierung eines Expertenstandards im ambulanten Dienst

Tab. 3.4: Analyse und Auswertung der Risiken im Pflegedienst „Sommer"

Risiken	Anzahl der Patienten, die unter Risiko stehen (Eintrittswahrscheinlichkeit)	Anzahl der Patienten, die bereits „erkrankt" sind	Anteil der Erkrankten unter Gefährdeten (Risikoausmaß = Folgeschäden)
Dekubitus	40 (40 %)	5	12 %
Stürze	80 (80 %)	20*	40 %
Schmerzen	10** (10 %)	6***	****
Harninkontinenz	60 (60 %)	30	50 %
Mangelernährung	50 (50 %)	10	20 %
Flüssigkeitsmangel	50 (50 %)	6	11 %
Chronische Wunden	40 (40 %)	10	25 %
Überleitungen	100 (100 %)	10	10 %

* Sturzvorgeschichte
** zu erwartende Schmerzen
*** akute/tumorbedingte chronische Schmerzen
**** Hier kann das Risikoausmaß nicht ermittelt werden, da das Eintreten eines akuten Schmerzes nicht absehbar ist, außer bei den Patienten, bei denen ein schmerzhafter Eingriff geplant ist (zu erwartende Schmerzen). Da sich die akute/tumorbedingte chronischen Schmerzen in Spalte 3 ***nicht unbedingt aus den in der Spalte 2 ** zu erwartenden Schmerzen ergeben, wird hier auf die „rechnerische" Risikoprognose verzichtet.

Tab. 3.5: Entscheidungshilfe für Pflegedienst „Sommer"

	Mitarbeiterkenntnisse (FOBI Maßnahmen)	Eintrittswahrscheinlichkeit	Ausmaß	Imagerisiko	Benötigte Ressourcen
Wundmanagement	2	40 %	25 %	-	++
Kontinenz	3	60 %	50 %	-	+++
Dekubitus	15	40 %	12 %	++	+
Entlassungsmanagement	1	100 %	10 %	-	++
Sturzprophylaxe	10	80 %	40 % (OHS 5 %)	+++	++
Ernährungsmanagement	-	50 %	20 %	+++	+++
Schmerzmanagement	-	10 %	6 %	+	+++

Mittels durchgeführter Analyse und unter Berücksichtigung der strategischen Ziele hat die Leitung entschieden, zuerst den Expertenstandard „Sturzprophylaxe" einzuführen.

Warum:
! 80 % der Patienten unterliegen dem Risiko Sturz, 40 % davon stürzen in einem Quartal. 3 % der gestürzten Patienten erlitten einen Oberschenkelhalsbruch mit Mobilitätseinschränkungen und deutlicher Reduzierung der Lebensqualität sowie der Selbstständigkeit. Eine Patientin müsste aufgrund dessen in eine stationäre Einrichtung einziehen.
✓ Berücksichtigung des strategischen Ziels – Kundenorientierung
! Das Imagerisiko ist hoch, da der Mangel durch die externen Qualitätsprüfungen bereits festgestellt wurde und die Einrichtung durch die Pflegekasse aufgefordert ist, entsprechende Maßnahmen einzuführen.
✓ Berücksichtigung des strategischen Ziels, die fachlichen und gesetzlichen Anforderungen in den nächsten fünf Jahren vollkommen zu erfüllen.
! Die zur Verfügung zu stellenden Ressourcen halten sich im mittelmäßigen Bereich. Dem überwiegenden Teil der Mitarbeiter sind Sturzrisiken bekannt. Die zu organisierenden Fortbildungen sollen die Beratungs- und Managementkompetenzen der Mitarbeiter stärken. Die sturzprophylaktischen Hilfsmittel sind entweder durch die Pflege- und Krankenkassen oder durch den Betroffenen selbst anzuschaffen.
✓ Berücksichtigung des wirtschaftlichen Ziels, das vorsieht, dass der Pflegedienst seine Erlöse in den nächsten fünf Jahren um 5 % steigert, was im Umkehrschluss bedeutet, dass die Einrichtung auf die Kosten achten muss.

3.3.2 Implementierung

Die Umsetzung eines Expertenstandards verläuft in verschiedenen Phasen:
1. Vorbereitungsphase
2. Fortbildungs- und Qualifizierungsphase
3. Anpassungsphase
4. Einführungsphase
5. Umsetzungsphase
6. Auditierungsphase
7. Nachhaltige Implementierung

Das Deutsche Netzwerk für Qualitätssicherung in der Pflege unterscheidet vier Implementierungsphasen. Die praktische Erfahrung zeigt, dass die nachhaltige Implementierung in mehr als vier Phasen geschehen sollte. Diese Phasen sind nicht voneinander getrennt, sonst gehen ineinander über, viele Teilprozesse laufen sogar parallel.

Die Vorbereitungsphase

Zur Vorbereitungsphase gehört die Erklärung der Leitung, welcher Standard in welchem Zeitraum zu implementieren ist. Die Leitung beauftragt die für die Einführung des Expertenstandards zuständigen Mitarbeiter. Das kann eine Person oder eine Mitarbeitergruppe sein. Dies hängt von der Aufbauorganisation des ambulanten Dienstes ab. Meistens wird diese Aufgabe der Pflegedienst- oder Einsatzleitung übertragen. Sollte der ambulante Dienst über einen Qualitätsbeauftragten verfügen, ist die Implementierung des Expertenstandards dessen Aufgabe.

Eine Person allein kann keinen Standard implementieren. Dafür müssen die Mitarbeiter motiviert und Mitstreiter gewonnen werden. Jeder „neuer" Auftrag wird per se als „Mehrarbeit" verstanden. Und das ist zu Beginn auch so. Bei an sich knappen Kapazitäten stößt ein solcher Auftrag auf Widerstand. Umso wichtiger ist es deshalb, die Mitarbeiter gut und ausreichend zu informieren sowie einen überschaubaren Zeitraum und guten Implementierungsplan vorzulegen. Der Nutzen der Implementierung, d. h. zu erwartende Effekte bei den Patienten sowie für den Pflegedienst müssen dargestellt werden. Die Implementierung des Expertenstandards ist eine qualitätssichernde Maßnahme und soll in das interne Qualitätsmanagement integriert werden. So hat der interne Arbeitskreis oder Qualitätszirkel zunächst die Implementierung durchzuführen. Sollte der Pflegedienst keinen Qualitätszirkel haben, soll für die Implementierung eine zeitbefristete Arbeits- oder Projektgruppe ins Leben gerufen werden. Wünschenswert ist, dass die Arbeitsgruppe multiprofessionell besetzt wird. Das ist in der ambulante Pflege innerhalb des Dienstes häufig nicht möglich, wenn der ambulante Dienst monodisziplinär besetzt ist. Je nach Thema können externe Berufsgruppen wie Ärzte, Krankengymnasten oder Ernährungstherapeuten intermittierend oder ständig engagiert werden. Es ist auch abzuwägen, zu welchem Zeitpunkt andere kooperierende Berufsgruppen, wie z. B. Ärzte, Krankengymnasten, Ernährungsberater, über den Prozess informiert werden. Das hängt nicht nur vom Thema ab, sondern auch von der Qualität der Zusammenarbeit mit den Kooperationspartnern. Ein solcher Prozess kann die Zusammenarbeit verbessern, kann aber auch zu Missverständnissen führen, falls die Ankündigung zu früh bzw. zu spät oder in schlechter Qualität an die Kooperationspartner gegeben wird. Wenn die Ärzte zum Beispiel bei der Implementierung des Expertenstandards „Schmerzmanagement" nicht genau über den Inhalt des Expertenstandards informiert und aufgeklärt werden, könnten sie den Eindruck bekommen, dass die Pflege ärztliche Aufgaben übernehmen möchte. Wenn alle Zuständigkeiten geklärt sind, soll die Arbeitsgruppe einen Arbeitsplan ausarbeiten. Der Arbeitsplan dient der Arbeitsgruppe selbst als Leitfaden für die Implementierung. Darin sind alle Implementierungsphasen und zugehörigen Arbeitspakete festzulegen. Eine der wichtigsten Aufgaben ist die Planung und Organisation der notwendigen Fortbildungen. Dabei sollen das vorhandene Wissen und die Erfahrungswerte der Mitarbeiter berücksichtigt werden und als Ressource genutzt werden. Auch sind, falls vorhanden, Experten aus „eigener" Reihe zu engagieren.

✓ *Denken Sie an:*
- Regeln Sie Verantwortlichkeiten und Zuständigkeiten
- Beauftragen Sie Projektverantwortliche
- Integrieren Sie die Implementierung in das interne Qualitätsmanagement oder rufen Sie eine Arbeits-/Projektgruppe ins Leben
- Legen Sie einen zeitlichen Rahmen und die Eckpunkte der Implementierung fest
- Informieren Sie alle Mitarbeiter und klären Sie sie auf
- Machen Sie deutlich, welche Effekte erwartet werden
- Planen und organisieren Sie notwendige Fortbildungen
- Beziehen Sie das vorhandene Wissen der Mitarbeiter ein
- Beziehen Sie Experten aus „eigener" Reihe in den Prozess ein
- Die Projektgruppe soll in der Vorbereitungsphase den Implementierungsplan ausarbeiten
- Kooperationspartner bzw. andere am Prozess beteiligte Berufsgruppen frühzeitig über die Implementierung informieren und aufklären
- Einen „Kick-Off-Punkt" festlegen und Implementierung beginnen!

Die Fortbildungsphase

Jeder Expertenstandard beginnt auf der Strukturebene mit der Aussage: „Die Pflegefachkraft verfügt über das notwendige Wissen …". Die Pflegefachkräfte sind aufgrund ihrer Ausbildung fachlich kompetent. Das notwendige Wissen umfasst aber das aktuelle Wissen, was über das in der Ausbildung erworbene Wissen hinausgeht. Auf dem höchsten Bildungsniveau können die Fachkräfte nur durch ständige Fort- und Weiterbildungen gehalten werden. In der Fortbildungsphase wird die in der Vorbereitungsphase erarbeitete Fortbildungsplanung sukzessive umgesetzt. Die Fortbildungen sind sorgfältig zu planen. Der Plan berücksichtigt die vorhandenen Kenntnisse der Mitarbeiter, die Auffrischungsbedarfe sowie die brandneuen Erkenntnisse über das Thema, die Risiken, Interventionsmöglichkeiten, Steuerungs- und Beratungsmöglichkeiten sowie Einschätzungsinstrumente und die Dokumentation des Pflegeprozesses. Die Ergebnisse der modellhaften Implementierung ergeben, dass für die Implementierung eines Standards im Durchschnitt 170 Untersichtsstunden pro Mitarbeiter notwendig sind (s. Implementierung in jedem Expertenstandard). Bei der Planung und Durchführung soll zwischen Fachkräften und angelernten Pflegekräften, deren Verantwortungsradius kleiner ist als bei den Fachkräften, unterschieden werden. Die angelernten Pflegekräfte sollen in ihrer Beobachtungsfunktion sensibilisiert werden, denn häufig kann ein Problem durch genaue, zielgerichtete Beobachtung, ergebnisorientierte Dokumentation und qualitative Informationsweitergabe an die prozesssteuernde Pflegefachkraft vermieden werden.

Bei der Auswahl der Referenten soll sorgsam Acht gegeben werden. Für die Auffrischung und Vermittlung der grundlegenden medizinischen Kenntnisse z. B. über Dekubitus, Schmerz, Harnkontinenz können die kooperierenden Ärzte gewonnen werden. Wenn dem Pflegedienst dies gelingt, hat er einen zusätzlichen positiven Nebeneffekt – die Kooperation wird dadurch gestärkt, die Ärzte sind über den pflegerischen Expertenstandard informiert und können evtl. für die Erarbeitung der multiprofessionellen Verfahrensregelung gewonnen werden. Für die Vermittlung der grundlegenden pflegerischen Kenntnisse kann auf die ausgewiesenen Experten zurückgegriffen werden. Einige der Experten haben bei der Entwicklung des Expertenstandards mitgewirkt; deren Name kann durch das Deutsche Netzwerk für Qualitätsentwicklung in der Pflege in Erfahrung gebracht werden. Sie stehen außerdem in jedem Expertenstandard als Experten aufgelistet und da sie meistens zu dem Thema publiziert haben, sind sie auch als Autoren zitiert worden. Die Experten in eigener Reihe sollen engagiert werden, wie zum Beispiel die Wundexperten. Das motiviert die „hauseigenen" Experten, ist ressourcensparend und gibt den anderen Mitarbeiter eine zusätzliche Sicherheit, denn sie können sich mit ihren Fragen jederzeit an die Kollegen wenden. Des Weiteren sollen „Implementierungsexperten" engagiert werden. Die Implementierungsexperten sind die Personen, die sich mit der Implementierung eines oder mehrerer Expertenstandards vertraut gemacht haben und dadurch Erfahrungen gesammelt haben. Sie können auf ganz praktische Fragen eingehen und Tipps für die Umsetzung geben. Auch diese Personen können über das DNQP ermittelt werden. Mittlerweile gibt es auf dem Markt eine Fülle von Institutionen oder Freiberuflern, die Fortbildungen zu Expertenstandards anbieten. Bei der Auswahl ist genau zu prüfen, welches Interesse solche Institutionen verfolgen, welche Referenten sie zur Verfügung stellen, welchen fachlichen Background und welche praktischen Erfahrungen die Referenten haben und letztendlich für welchen Preis sie ihre Dienstleistungen anbieten!

Einen großen Raum nehmen die Anweisung, Anleitung und Begleitung bei der Umsetzung einschließlich des Dokumentierens des Pflegeprozesses ein. Es werden Fragen gestellt und diese müssen klar und deutlich bearbeitet werden:

- Wie sammle ich die Informationen?
- Wie schätze ich die Risiken ein?
- Wo trage ich es ein?
- Wie beschreibe ich das Problem?
- Welches ist das passende Ziel?
- Welche Maßnahmen plane ich?
- Wie setze ich diese um?
- Wie und wo protokolliere ich die Durchführung der geplanten Maßnahmen?
- Wie plane ich Aufklärung/Beratung?
- Wie dokumentiere ich die Aufklärung und Beratung?
- Wo trage ich die Ergebnisse der Aufklärung und Beratung ein?
- Wann wiederhole ich die Einschätzung?
- Wie beurteile ich die Wirkung der eingesetzten Maßnahmen?
- Wo trage ich den Einsatz der Hilfsmittel und deren Auswirkungen auf den Pflegeprozess ein?
- usw.

Die aufgelisteten Fragen, die bei der Implementierung eines Expertenstandards gestellt und geklärt werden müssen, deuten darauf hin, dass die Fortbildungsphase gar keine zeitlich abgegrenzte Phase ist. Vielmehr läuft die Fortbildungsphase gleichzeitig mit den anderen Phasen ab und sehr häufig über den geplanten Implementierungszeitraum hinaus. Die in der Pflege und Sozialarbeit bekannte Methode „Fallbesprechung" ist auch ein Teil der begleitenden Schulung, bei der die Mitarbeiter praktische Fragen untereinander klären, ihre Sichtweise und dadurch auch unterschiedliche Erfahrungen untereinander austauschen. All diese Ansätze bringen Mitarbeiter weiter und geben ihnen die gewisse Sicherheit in Umgang mit dem Thema.

✓ *Denken Sie an:*
- Legen Sie den Fortbildungsplan fest:
  - Themen
  - Referenten
  - Zeiten
  - Räumlichkeiten
  - Bildungsmaterialien
  - Fachliche Begleitung in der Umsetzungsphase
  - Kosten und Finanzierungsplan
- Informieren Sie alle Mitarbeiter über die Inhalte des Expertenstandards und darüber, welches Wissen erforderlich wird.
- Machen Sie deutlich, welche Effekte erwartet werden.
- Machen Sie deutlich, dass die fachliche Begleitung während der Umsetzung auch ein Teil der Fortbildung ist.

Standardanpassungsphase

Der Expertenstandard gibt einen fachlichen Rahmen für die Steuerung des themenbezogenen Pflegeprozesses vor. Für viele in der Praxis Tätige reicht der Rahmen aber nicht aus. Sie suchen nach Konkretisierungen. Bei der Standardanpassung darf das Qualitätsniveau des Expertenstandards nicht unterschritten werden. Die zentralen Kernaussagen sollen nicht verändert werden und die Wege sind individuell zu gestalten. Zunächst müssen das Problem bzw. Thema, Zielgruppe sowie pflegerische Einheit konkretisiert werden. Deshalb ist es wichtig, den Expertenstandard für die Praxis zu „übersetzen". Übersetzung heißt hier, den Standard auf die praktische Ebene runterzubrechen, so dass er für alle Mitarbeiter verständlich ist. Der Expertenstandard definiert ein Problem, das er behandelt. In der Praxis soll das jeweilige Problem noch genauer betrachtet werden. Ebenso definiert der Expertenstandard die Zielgruppe, bei denen der konkrete Expertenstandard angewandt werden soll. Auch hier benötigt die Praxis Klarheit darüber, ob es sich um die Zielgruppe handelt, die in den jeweiligen Einrichtungen gepflegt und betreut wird.

Was kann das für den ambulanten Bereich konkret bedeuten?

Eine genauere Definition des Problems „Schmerz" kann zum Beispiel sein: Die Schmerzen, die bei versteiften Gelenken während der pflegerischen Maßnahmen auftreten. Sind diese Schmerzen als akute oder als chronische zu definieren? Wie sollen sie gemanagt werden?

Die genauere Definition der Zielgruppe kann zum Beispiel bei dem Expertenstandard „Harninkontinenz" erforderlich werden. Der Expertenstandard spricht von „erwachsenen" Menschen. Was ist mit dem Patient, der möglicherweise 17 Jahre alt ist und aufgrund einer medizinischen Diagnose inkontinent ist?

Die meisten Konkretisierungen beziehen sich auf die Besonderheiten der pflegerischen Einheit. Der ambulante Dienst ist im häuslichen Setting tätig. Die Aufträge in der ambulanten Pflege unterscheiden sich sehr von denen in den stationären und teilstationären Einrichtungen der Altenhilfe, von den Krankenhäusern, Rehabilitationseinrichtungen usw. und somit sind die Interventionsmöglichkeiten jeweils anders. Aber die ambulanten Dienste untereinander sind ebenfalls nicht identisch. So gibt es spezialisierte ambulante Dienste für psychisch Kranke, für Palliativpflege, für Kinderkrankenpflege, Familienpflege etc. Nicht nur die Zielgruppe ist anders, sondern auch die Aufträge, Abläufe und Strukturen. All diese Besonderheiten eines konkreten ambulanten Dienstes müssen in der Anpassungsphase beachtet werden.

Jeder Prozess fängt mit der Aussage an, dass die Pflegefachkraft zu Beginn des pflegerischen Auftrags das Risiko einschätzt, Informationen erhebt, die für eine aktuelle und systematische Beschreibung des Ist-Zustandes und für eine Früherkennung des potenziellen oder bereits vorhandenen Problems benötigt werden. Wann beginnt der pflegerische Auftrag? Ist das die Aufnahme des Patienten, beginnt der Auftrag mit der Schließung des Vertrags oder ist der Beginn des pflegerischen Auftrags der erste Einsatz? Was ist realistisch, in welchem zeitlichen Rahmen können gezielte Informationen, die für die Einschätzung des potenziellen oder vorhandenen Problems notwendig sind, ermittelt und qualifiziert dokumentiert werden? Wer soll die Einschätzung übernehmen? Der Standard definiert die Zuständigkeit eindeutig in Bezug auf die Qualifikation und setzt damit formal ein gleiches fachliches Kompetenzniveau bei allen Pflegefachkräften voraus. Trotzdem unterscheiden sich die Kompetenzniveaus der Pflegefachkräfte untereinander stark von Berufsanfängern bis hin zu berufserfahrenen Pflegeexperten. Nach Benner (Benner 1994) werden fünf Kompetenzstufen unterschieden. Der bennersche Kompetenzbegriff bezieht sich auf pflegerisches Handeln und Urteilen der Pflegenden.

Berufliche Anfänger und Schüler (Stufe 1) verfügen über noch keine Berufserfahrung. Bei der Ausübung ihres Berufs sind sie auf Regeln und Parameter angewiesen, die ihnen in ihrer Arbeitstätigkeit Sicherheit und Orientierungshilfen bieten.

Fortgeschrittene Anfänger (Stufe 2) haben praktische Erfahrungen, so dass ihre Leistungen den Mindestanforderungen genügen. Sie finden sich in wiederkehrenden Situationen zurecht und können entsprechend handeln. Sie können in bekannten Situationen Prioritäten setzen, sind sich dabei aber noch nicht sicher und haben Angst, Fehler zu machen. Sie benötigen feste Regeln innerhalb komplexer Situationen und brauchen Hilfestellungen beim Setzen von Prioritäten durch Krankenschwestern oder -pfleger die sich mindestens in der Stufe 3 „Kompetent Pflegende" befinden und damit über den Blick für das Wesentliche verfügen.

Kompetent Pflegende (Stufe 3) – nach zwei bis drei Jahren Berufstätigkeit – können weitgehend bewusst, abstrakt und analytisch die Problemlage beobachten, ihre Arbeit vorausschauend planen und Pflegeziele erarbeiten. Sie können entscheiden, welche Aspekte in einer bestimmten Situation wichtiger sind als andere. Ihnen fehlen jedoch noch Schnelligkeit und Flexibilität, die gebraucht werden, wenn sich eine Situation ändert und ein Plan nicht mehr angemessen ist. Sie haben aber das Gefühl, ihren Aufgaben gewachsen zu sein und mit allen Anforderungen fertig zu werden, die dieser Beruf an sie stellt. Diese Fähigkeitsstufe ermöglicht bereits ein effizientes und organisiertes Arbeiten.

Erfahrene Pflegende (Stufe 4) – nach drei bis fünf Jahren Berufserfahrung – sind in der Lage, eine Situation in ihrer Gesamtheit zu sehen. Die längerfristigen Pflegeziele steuern ihr Pflegeverhalten. Sie können auf aktuelle Veränderungen flexibel reagieren. Dabei greifen sie in erster Linie auf ihre Erfahrungen zurück und haben den theoretischen Hintergrund oft nicht mehr bewusst präsent.

Pflegeexperten (Stufe 5) benötigen in ihrer Berufsausübung keine expliziten Regeln und Richtlinien mehr. Ihr Erfahrungshintergrund ist sehr groß, sie sind in der Lage, die jeweilige Situation richtig zu erfassen und gehen das Hauptproblem unmittelbar an. Pflegeexperten agieren aufgrund eines umfassenden Verständnisses der jeweiligen Gesamtsituation. Diese Fähigkeit, eine Gesamtsituation direkt zu erfassen, kann man nicht einfach lernen, sie resultiert vielmehr aus langjähriger Erfahrung auf einem bestimmten Gebiet.

In jedem Pflegedienst sollen die Mitarbeiter-Kompetenzen nach diesen Kriterien eingeschätzt werden, damit zunächst die „am meisten kompetenten" Mitarbeiter mit der gesonderten Aufgabe beauftragt werden.

Die Pflegefachkraft schätzt ein, erhebt und ermittelt die notwendigen Informationen mithilfe geeigneter Einschätzungsinstrumente. Die Expertenstandards geben den Diensten an dieser Stelle einen gewissen Spielraum. Sie empfehlen, falls vorhanden, für die Einschätzung und Informationssammlung die wissenschaftlich geprüften Instrumente anzuwenden. Sollten diese auf dem Markt nicht vorhanden sein, erstellt die Expertengruppe neue Instrumente bzw. Checklisten, die die häufigsten Faktoren zusammenfassen, die zu dem Risiko führen. Häufig benutzen die Dienste bereits vorhandene oder diensteigene Instrumente. Der Pflegedienst muss sich in dieser Phase für die Instrumente entscheiden, die für die Zielgruppe, die sie betreuen, und gleichzeitig für die ambulante Pflege geeignet sind. Sollten im ambulanten Dienst eigene Instrumente vorhanden sein, muss geprüft werden, ob diese den Qualitätsanspruch des Expertenstandards erfüllen. Bei Bedarf müssen sie ergänzt oder verworfen werden.

Im Expertenstandard heißt es weiterhin: „Die Pflegefachkraft wiederholt in regelmäßigen Abständen ...." (s. Expertenstandards). Die regelmäßigen Abstände sind auch eindeutig zu definieren. Der Wiederholungsrhythmus steht in engem Zusammenhang mit dem Ausmaß und der Ausprägung des Problems bei dem Patienten oder einer Patientengruppe. Der Expertenstandard betont Individualität, was im Grundsatz korrekt ist. Das ist in der Praxis ziemlich schwer zu organisieren: Wenn die Anforderung auf einem Niveau belassen wird, kann das dazu führen, dass die Pflegefachkraft die erneute Einschätzung wochen- oder monatelang nicht vornimmt. Andererseits gehen bei straffen

Vorgaben die Individualitäten für die wiederholte Einschätzung verloren. Wenn der Pflegedienst zum Beispiel festlegt, dass einmal monatlich die Einschätzung des Dekubitusrisikos bei allen Patienten vorgenommen wird, werden die Patienten mit einem sehr hohen Risiko genauso wie die Patienten mit einem niedrigen oder gar keinem Risiko behandelt. An dieser Stelle ist der Pflegedienst gefordert, den zeitlichen Rahmen so zu gestalten, dass diese beiden Aspekte berücksichtigt werden: das Eingehen auf den individuellen Bedarf sowie feste Zeitpunkte für die Wiederholungsintervalle.

Die Ergebnisse der Analyse sollen schließlich dokumentiert werden, so dass der Prozess für jeden Mitarbeiter und auch für alle beteiligten Berufsgruppen ersichtlich und nachvollziehbar wird. Von der Dokumentationsqualität hängt im höchsten Maße auch die Steuerungsqualität des Pflegeprozesses ab. Ist das im Pflegedienst gängige Dokumentationssystem geeignet für die Darstellung des Pflegeprozesses „Schmerzmanagement"? Wenn ja, muss auch besprochen und festgelegt werden, wo welche Schritte des Pflegeprozesses abzubilden sind.

- Wie und wann werden die Patienten informiert, aufgeklärt und beraten?
- Wie werden die Beratungsergebnisse dokumentiert?
- Wie können diese in die Planung integriert werden?
- Benötigen Mitarbeiter Informationsmaterial?
- Arbeitet die Einrichtung bereits mit Informationsbroschüren? Sind sie „standardtauglich", sind weitere Fragen in der Anpassungsphase zu klären.
- Wer bestellt die Hilfsmittel?
- Wer kommuniziert mit allen am Prozess Beteiligten und koordiniert die Teilprozesse? Die Pflegedienste sind unterschiedlich organisiert.

Es kann sein, dass aufgrund bestimmter Merkmale eines Dienstes solche Aufgaben zentralisiert sind und in den Händen der Leitung, der Verwaltungskraft oder der Qualitätsbeauftragten liegen. Wünschenswert und logisch ist, dass die für den Patienten zuständige Pflegefachkraft diese Teilprozesse auch managt.

- Wie sind die Kooperationen geregelt?
- Wie arbeiten unterschiedliche Berufsgruppen untereinander? Dafür soll eine interprofessionelle Verfahrensregelung erstellt werden. Eine andere Möglichkeit besteht darin, dass diese Regelungen Bestandteil des angepassten Standards sind.
- Wer erfasst die statistischen Daten? Wie werden diese generiert und ausgewertet?

> ✓ *Denken Sie an:*
> - „Übersetzen" Sie den Expertenstandard:
>   – Ist die Definition des Problems eindeutig?
>   – Ist die Zielgruppe geklärt?
>   – Wann beginnt die Einschätzung?
>   – Welche Instrumente werden bei welcher Unterzielgruppe angewandt?
>   – In welchen Intervallen soll die Einschätzung wiederholt werden?
>   – Wo werden die einzelnen Prozessschritte dokumentiert?
>   – Wann findet die Aufklärung/Beratung statt?
>   – Welche Hilfsmethoden oder Instrumente werden dafür genutzt?
>   – Wo werden die Beratungsergebnisse dokumentiert?
>   – Wer koordiniert den gesamten Prozess, die Teilprozesse?
>   – Wo werden die Absprachen mit anderen am Prozess Beteiligten festgehalten und wie werden diese innerhalb des Dienstes kommuniziert?

> - Welche Interventionen können angeboten und durchgeführt werden?
> - Wer erfasst die statistischen Daten?
> - Wer wertet diese aus?
> - Wo fließt die Auswertung ein?
> - etc.
> - Klären Sie alle Fragen bevor Sie den Standard konkret umsetzen!
> - Bereiten Sie alle Instrumente vor und präsentieren Sie den angepassten Standard Ihren Mitarbeitern.

Einführungsphase

In der Einführungsphase wird der angepasste Standard eingeführt. Die Expertengruppe empfiehlt eine zweite „Kick-off-Veranstaltung", um einen deutlichen Akzent für die Fortführung des Implementierungsprozesses anzusetzen. Die Einführung kann im gesamten Dienst zur gleichen Zeit erfolgen, kann aber auch sukzessive durchgeführt werden. Sollte der Standard zur gleichen Zeit bei allen Patienten angewendet werden, muss vorher geklärt werden, wie der Standard bei „alten" Patienten, d. h. bei denen, die bereits länger durch den Pflegedienst betreut werden, angewandt werden soll; denn die gezielten Fragen bspw. nach Kontinenz bei bekannter Inkontinenz können bei Patienten Unsicherheit und Misstrauen hervorrufen. Auch eine Beratung zur Sturzprophylaxe bei den Patienten, die sehr lange in Betreuung sind, wirft Verwunderung auf. Der Pflegedienst kann bei solchen Patienten damit ein Gefühl von Inkompetenz vermitteln – nach dem Motto „Nach welchen Maßstäben haben Sie mich bisher gepflegt?" Der Umgang mit diesen Fragen und die Art der Einführung sind noch in der Vorbereitungsphase zu klären, insbesondere die Informationsweitergabe über den Zeitpunkt der Implementierung an die Patienten bzw. ihre Angehörigen.

In dieser Phase ist von größter Bedeutung, dass die Mitglieder der Projektgruppe und die Experten allen Mitarbeiter mit Rat und Tat zur Seite stehen, um ihre Fragen zu beantworten und somit den Kollegen ein Sicherheitsgefühl zu vermitteln. Die Dauer der Einführungsphase ist unterschiedlich und hängt ab von der Art der Einführung, der Größe des Pflegedienstes und der Anzahl der Patienten, die einem bestimmten Risiko ausgesetzt sind oder das konkrete Problem haben, z. B. chronische Wunden. Die Einführungsphase ist gleichzeitig eine Testphase für den angepassten Standard. Es kommen die entsprechenden Aussagen/Ergänzungen und zusätzlichen Instrumente zum Einsatz und erst bei der Erprobung tauchen weitere Fragen auf. Alle Schwachstellen sollen identifiziert werden, an die Projektgruppe gegeben und dort überarbeitet werden. Die Reflexion des Einführungsprozesses ist eine der wichtigsten Methoden für die Akzeptanz des Expertenstandards. Dafür müssen die dafür benötigten personellen Ressourcen und zeitlichen Freiräume zur Verfügung gestellt werden.

Wie verläuft die Einführung konkret bei einem neuen Patienten? Zu Beginn des pflegerischen Auftrags (im angepassten Standard definiert) werden die notwendigen Informationen erhoben und das Risiko eingeschätzt oder das Problem erkannt. Zur Einschätzung bzw. Informationssammlung werden die im angepassten Standard festgesetzten Instrumente eingesetzt. Die Dokumentation erfolgt in den dafür vorgesehenen Formularen. Es folgen weitere Schritte, wie im Standard beschrieben. Die interdisziplinäre Arbeit ist nach interner Verfahrensregelung organisiert und wird entsprechend durchgeführt. Die Patienten werden informiert, aufgeklärt und beraten, bei Bedarf und nach Möglichkeit geschult; das Informations-, Beratungs-, Schulungsmaterial unterstützt diesen Teilprozess. Die Einbeziehung des Betroffenen in den Prozess ist damit gewährleistet. Der Nachweis findet sich in der Pflegedokumentation wieder. Der ausgearbeitete Maßnahmenplan wird umgesetzt, die Interventionen werden durchgeführt und die Wirksamkeit der Maßnahmen nach den individuellen und zielgruppenspezifischen Intervallen beurteilt. Dem folgt eine neue Einschätzung.

Die Einführungsphase soll zumindest solange laufen, bis ein „Lebenszyklus" des Expertenstandards abgelaufen ist. Der Lebenszyklus des Expertenstandards entspricht dem Demming-Zyklus (Plan, Do, Check, Act). Das ist wichtig für die Beurteilung der Praxistauglichkeit des angepassten Expertenstandards.

✓ *Denken Sie an:*
- Kennen alle Mitarbeiter den angepassten Standard?
- Ist geklärt, wie der angepasste Standard bei „alten" Patienten umgesetzt wird?
- Sind die Patienten bereits informiert und aufgeklärt?
- Wer erhebt die ersten Informationen bei neuen Patienten und wann?
- Stehen die notwendigen Dokumentationsformulare allen Mitarbeitern zur Verfügung?
- Wissen die Mitarbeiter wie diese Formulare auszufüllen sind?
- Kennen alle Mitarbeiter die Verfahrensregelung für interdisziplinäre Zusammenarbeit?
- Sind die Foren für die Reflexion geschaffen und die Mitarbeiter ermutigt, ihre Fragen, Anmerkungen und Verbesserungsvorschläge zurückzumelden?
- Ist die Begleitung der Mitarbeiter durch die Experten und Mitglieder des Projektteams gesichert?
- Stehen den Mitarbeiter die nötigen Hilfsmittel sowie Informations- und Schulungsmaterialien zur Verfügung?
- Sind die Verbesserungsvorschläge aufgenommen und eingearbeitet?

Implementierungsphase

Die Einführungsphase geht langsam in die Implementierungsphase über. Diese Phase zeichnet sich durch die fortlaufende Anwendung des angepassten Expertenstandards aus und erstreckt sich über mehrere Monate. In dieser Phase soll der Expertenstandard bei jedem Patienten angewendet werden. Es gelten die gleichen Schritte wie in der Einführungsphase. Auch während der Implementierungsphase sollen die Mitarbeiter begleitet werden. Sie sollen die Sicherheit in der Anwendung und Beurteilung der Wirksamkeit der durchgeführten Maßnahmen gewinnen. Der Expertenstandard soll mehrere „Lebenszyklen" durchlaufen. Die interdisziplinäre Arbeit verselbstständigt sich. Aus dieser Phase heraus können zusätzliche Leistungen und Produkte wachsen, z. B. dass der Pflegedienst sich auf das pflegerische Schmerz- oder Wundmanagement spezialisiert.

✓ *Denken Sie an:*
- Kennen alle Mitarbeiter den möglicherweise nach der Einführungsphase noch einmal angepassten Standard?
- Ist die Begleitung der Mitarbeiter durch die Experten und Mitglieder des Projektteams gesichert?

> - Stehen den Mitarbeitern die nötigen Hilfsmittel, Informations- und Schulungsmaterialien zur Verfügung?
> - Können alle Mitarbeiter den Prozess beurteilen?
> - Können sie weitere Handlungen umsetzen?
> - Werden die Daten gesammelt?

Evaluationsphase

Die Evaluation des einzelnen Pflegeprozesses geschieht im Fluss und nach individuellen Intervallen während der Umsetzungsphase. Unabhängig davon soll der Implementierungsprozess beurteilt werden. Dafür können die dafür entwickelten Audits eingesetzt und durchgeführt werden oder die vom DNQP für jeden Expertenstandard erstellten Audits genutzt werden. Die zentralen Fragen der Evaluation sind:
- Ist der Implementierungsprozess planmäßig gelaufen?
- Wurde der Fortbildungsplan richtig umgesetzt?
- Wie viele Mitarbeiter mit wie vielen Stunden nahmen teil?
- Besteht ein weiterer Bedarf an Fortbildungen und welcher?
- Konnten die Mitarbeiter die multidisziplinäre Verfahrensregelung umsetzen?
- Konnten die Mitarbeiter den Standard umsetzen, d. h., konnte der Pflegeprozess anhand des Standards gemanagt werden?
- Gab es Hindernisse und wo lagen diese?
- Ist die Dokumentation geeignet und ausreichend?
- Wurden die Prozesse nachweislich dargestellt?
- Sind die gewünschten Ergebnisse bei den Patienten erzielt?
- Liegen die statistischen Daten vor?
- Sind diese ausgewertet?

Die vom DNQP entwickelten Audits stellen ergebnisorientierte Fragen, die anhand der Pflegedokumentation, der Interviews mit den Mitarbeitern und der Befragung des Patienten bzw. seinen Angehörigen beantwortet werden. Dadurch kann der Zielerreichungsgrad der einzelnen Kriterien erhoben werden. Die Daten der Patienten beziehen sich auf die im Standard festgesetzten Ergebniskriterien. Die Erreichung der prozessorientierten Kriterien wird mittels der DNQP-Audits rudimentär ermittelt, da der Aufwand zu groß und im Rahmen der modellhaften Implementierung nicht zu realisieren ist. Der Erreichungsgrad der Strukturkriterien wird durch Personalbefragung ermittelt. Das DNQP-Audit-Instrument ist für die Evaluation des Implementierungsprozesses geeignet. Die Evaluation mittels dieses Instruments ermöglicht der Einrichtung einen Vergleich mit anderen Einrichtungen, die an der modellhaften Implementierung teilgenommen haben, und gibt der Einrichtung selbst Auskunft darüber, wo noch Verbesserungspotenziale liegen, die in der nachhaltigen Implementierung eingesetzt werden können (s. Anhang 3)

Nachhaltige Implementierung

Die nachhaltige Implementierung ist durch die Integration des Expertenstandards in den „routinemäßigen" Pflegeprozess gewährleistet. Erst wenn sich die Anwendung des Expertenstandards bei jedem Patienten „verselbstständigt" hat, kann man von einer nachhaltigen Implementierung reden. Das geschieht in der Regel nur durch ständiges Sensibilisieren der Mitarbeiter für das Thema; es muss präsent bleiben. Häufig sind die

Mitarbeiter in der Praxis mit vielen anderen Themen beschäftigt und vernachlässigen einen Expertenstandard zugunsten eines anderen oder eines anderen Themas. Das ist bei den Rahmenbedingungen, die in der Pflege herrschen verständlich und einleuchtend, trotzdem muss die Pflege selbst dafür sorgen, dass die Versorgungsdefizite, die durch die Umsetzung des Expertenstandards korrigiert werden können, tatsächlich korrigiert werden.

Im Rahmen der pflegerischen Anamnese sind alle Informationen zu erheben, die für die Versorgungsplanung relevant sind. Für die Einschätzung, ob das Risiko für die Entwicklung eines bestimmten pflegerischen und gesundheitlichen Problems besteht, müssen diese Informationen durch bestimmte „Trichter" gefiltert und mittels geeigneter „Waagen" gewogen werden. Deshalb soll der anamnestische Bogen um die Einschätzungsskalen, Risikotabellen und gezielte Fragen ergänzt werden. Es besteht die Möglichkeit, die Skalen miteinander zu kombinieren. Es ist dabei darauf zu achten, dass hier der qualitative Anspruch jedes einzelnen Standards nicht unterschritten wird. Die Einrichtung soll im Rahmen des internen Qualitätsmanagements eine Prioritätenliste erstellen, wann welche Informationen zu ermitteln sind und bis wann welche Risiken eingeschätzt werden müssen. Die Priorität richtet sich nach der zeitlichen Eintrittswahrscheinlichkeit des potenziellen Problems, nach der möglichen Leidenslage und dem Ausmaß der Folgeschäden. So kann z. B. das Schmerzmanagement bei akuten Schmerzen nicht verschoben werden, da dem Patienten das Leiden nicht zugemutet werden kann. Oder bei einem bettlägerigen Patienten kann die Einschätzung des Dekubitusrisikos nicht vertagt werden, wenn sich nach heutigem Kenntnisstand der Dekubitus innerhalb von ein paar Stunden entwickeln kann. Bei einem Patienten, der äußerlich schon Zeichen der Austrocknung zeigt, darf nicht gewartet werden, um dieses Problem Tage später zu erfassen und erst dann zu handeln. Auch wenn der Pflegedienst die Prioritätenliste und Verfahrensregelung für die pflegerische Anamnese erstellt, ist in erster Linie der fachliche Blick der Mitarbeiter gefragt. Die Pflegefachkräfte müssen aufgrund ihrer Qualifikation in der Lage sein, bei jedem einzelnen Patienten die Prioritäten individuell zu setzen und danach die Handlungen auszurichten. Nach der Einschätzung folgt die Beschreibung des Ist-Zustandes, die Gewichtung der Problematik und die konkrete Handlung in Form von Pflegeplanung und Umsetzung des Pflegeplans. Nach gewisser Zeit, die individuell und zielgruppenspezifisch festgelegt ist, sollen die Interventionen ausgewertet werden und – wenn nötig – Anpassungen vorgenommen werden. Bei einer sehr positiven Entwicklung kann der Prozess nach gewisser Zeit verlangsamt werden, wenn z. B. weiter keine Gefahr für die Entwicklung des potenziellen Problems besteht. Die Betonung liegt auf „verlangsamt" und nicht abgeschlossen, denn in regelmäßigen Abständen muss auch bei solchen Patienten der Zustand neu geprüft werden, unterdessen auch die Einschätzung der Risiken. Nichts anderes passiert im normalen Pflegeprozess. Für die Kontrolle der nachhaltigen Umsetzung stehen der Leitung unterschiedliche Instrumente zur Verfügung:

- Beobachtungen
- Wahrnehmungen
- Pflegevisiten
- Überprüfung der Pflegedokumentation
- Mitarbeiterjahresgespräche
- laufende Statistik
- interne Qualitätsprüfungen
- externe Qualitätsprüfungen
- Audits nach DNQP
- usw.

3.3 Implementierung eines Expertenstandards im ambulanten Dienst

Die Integration der Expertenstandards sowohl in den Pflegeprozess als auch in den kontinuierlichen Qualitätsverbesserungsprozess sichert die Nachhaltigkeit (s. **Abb. 3.3**)

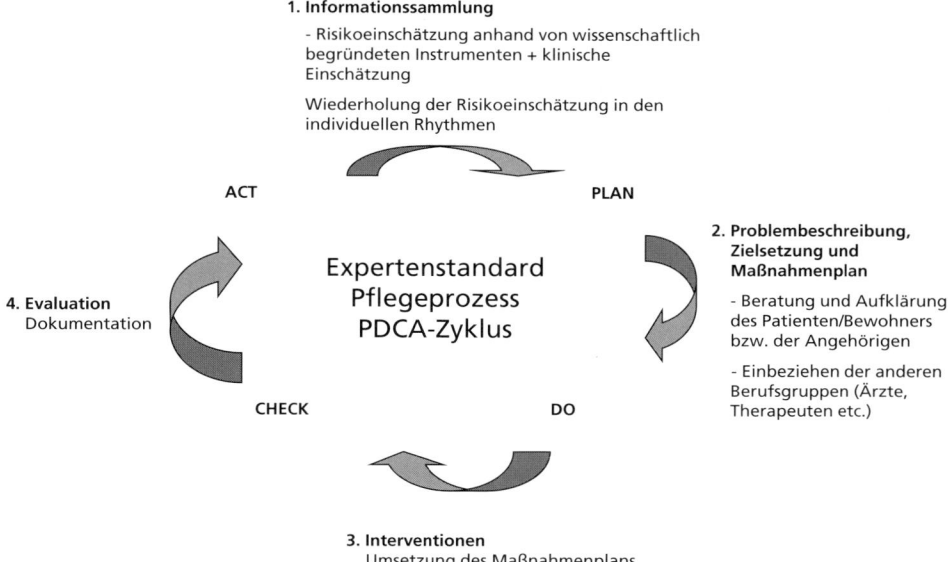

Abb. 3.3: Pflegeprozess und kontinuierlicher Qualitätsverbesserungsprozess (eigene Darstellung)

3.3.3 Rollenverteilung bei der Implementierung der Expertenstandards

Für eine erfolgreiche Implementierung der Expertenstandards ist es wichtig, die Zuständigkeit aller Hierarchien im Unternehmen zu klären.

Die oberste Managementebene (Träger) trifft die strategische Entscheidung.
Das kann z. B. sein: „In allen unseren Einrichtungen wird im Jahr 2012 der Expertenstandard ‚Ernährungsmanagement zur Sicherstellung und Förderung der oralen Ernährung in der Pflege' eingeführt."

Die obere Managementebene (Einrichtungsleitung)
- trägt die Entscheidung und
- plant die Einführung und stellt erforderliche Ressourcen zur Verfügung.

Die mittlere Managementebene (Einsatzleitung)
- trägt die Entscheidung und fordert die erforderlichen Ressourcen,
- organisiert die Implementierung in ihrem Bereich,
- plant den Mitarbeitereinsatz,
- begleitet den Implementierungsprozess,
- evaluiert den Implementierungsprozess und
- sorgt für dessen Nachhaltigkeit.

Die Fachkraft
- steuert den (Pflege-)Prozess für bestimmte Patientengruppen und
- ist für die Einschätzung, Beratung, Pflegeplan, Koordination, Umsetzung, Dokumentation und Beurteilung zuständig.

Die Hilfskraft
- setzt geplante Maßnahmen um und
- berichtet über ihre Beobachtungen.

Auszubildende
- lernen den Stoff und
- setzen ihn um.

Praktikanten, Schüler und ehrenamtliche Mitarbeiter
- helfen bei der Umsetzung.

4 Expertenstandards

4.1 Dekubitusprophylaxe in der Pflege

Mit der Erstellung des Expertenstandards zur Dekubitusprophylaxe wurde in der Pflege Pionierarbeit geleistet. Zum ersten Mal wurde in Deutschland ein bundesweiter Standard, gültig für alle pflegerischen Sektoren veröffentlicht (DNQP 2000) und der erste Meilenstein für die Qualitätsentwicklung in der Pflege entsprechend der Qualitätsziele für das deutsche Gesundheitswesen (DNQP 2002) gelegt. Im Jahr 2004 wurde die zweite Auflage des Standards veröffentlicht, die um eine neue Literaturstudie erweitert war. Dadurch ergaben sich damals keine neuen Gesichtspunkte. Zehn Jahr nach der ersten Veröffentlichung ergaben erneute Literaturanalysen und praktische Erfahrungen neue Erkenntnisse. Infolgedessen ist der Standard 2010 komplett aktualisiert und im Dezember 2010 veröffentlicht worden.

4.1.1 Definition „Dekubitus"

> „Ein Dekubitus ist eine lokal begrenzte Schädigung der Haut und/oder des darunter liegenden Gewebes, in der Regel über knöchernen Vorsprüngen infolge von Druck oder von Druck in Kombination mit Scherkräften. Es gibt eine Reihe weiterer Faktoren, welche tatsächlich oder mutmaßlich mit Dekubitus assoziiert sind; deren Bedeutung ist aber noch zu klären"(DNQP 2010, S. 19).

4.1.2 Gesundheitspolitische Relevanz

Die Studien aus den Pflegeheimen und der ambulanten Pflege ergeben eine Häufigkeit an Dekubitalulzera von 1,4–6 % (vgl. DNQP 2010, S. 43; Reutheret al. 2010). Die Zeitreihenstudien, die an der Humboldt Universität in Berlin seit 2002 durchgeführt wurden, ergeben eine Prävalenz von 7,3 % in den Altenheimen und 12,7 % in den Krankenhäusern (Dassen 2008). Diese Studienreihe von 2002 bis 2010 zeigt, dass die Zahl der Dekubituserkrankten seit 2002 kontinuierlich sinkt, 2002 erkrankten 17,3 % der Altenheimbewohner und 25,1 % der Krankenhauspatienten. 1/3 aller Dekubitalulzera gehören in die höheren Grade (III und IV). Die neueste Studie der Hamburger Rechtsmediziner aus dem Jahr 2009 zeigt, dass 3,3 % der untersuchten Verstorbenen (8518 Leichen) den Dekubitus in höherem Grade hatten (Püschel 2008). 90 % aller Dekubitalulzera entfallen auf die über 65-jährige Population.

Die Primär-Risikofaktoren für die Entstehung des Dekubitus sind die Erkrankungen, die zu Immobilität, motorischen Paralysen und Sensibilitätsverlust führen. Ein Dekubitus kann schwere Folgen haben: Einschränkungen im täglichen Leben, Leid, Schmerz, Pflegebedürftigkeit, verminderte soziale Beziehungen bis hin zur sozialen Isolation, vorzeitige Heimunterbringung, mögliche Infektionen, Behandlungsdauer von im Durchschnitt zwei bis sechs Monaten und nicht so selten Sepsis und Tod.

Der Dekubitus bildet ein „Herzstück" der Pflege (Braun 1997). Das Nicht-Auftreten eines Dekubitus gilt als ein Gradmesser für die Pflegequalität. Seit 2007 ist der Dekubitus in den nach § 108 SGB V zugelassenen Krankenhäusern zum Generalindikator für pflegerisches Handeln erklärt worden. Die Bundesgeschäftsstelle für externe Qualitätssicherung nach § 173 SGB V (BQS) führt jährliche Erhebungen der Dekubitalulzera in den deutschen Krankenhäusern durch und stellt externe Vergleiche vor (www.bqs-qualifi.com.online/public/leistungen/exqual/lbs/2008/dekubitus). Das Auftreten der Dekubitalulzera führt zu einem schlechten Image bei den Kunden, und auf längere Sicht zu einem finanziellen unternehmerischen Risiko. Für eine Gesellschaft, in der über 25 % (Zahlen und Fakten zur Pflegeversicherung 07/09. www.aok-bv.de) der Population über 60 Jahre alt sind, bei der die Lebenserwartung sowie die Anzahl der älteren Population kontinuierlich steigt, heißt das, dass die therapiebedingten Kosten, die auf 0,8–2 Mrd. EURO (DNQP, 2002, 2010) geschätzt wurden, auch kontinuierlich ansteigen. Die internationalen und inzwischen auch deutschen Studien (Dassen 2008) beweisen, dass der gezielte Ansatz von prophylaktischen Maßnahmen die Eintrittswahrscheinlichkeit des Dekubitus reduziert. Damit ergeben sich gleichzeitig Kosteneinsparungen im Gesundheitswesen.

Die Dekubitusprophylaxe beinhaltet die Maßnahmen zur Erkennung und Einschätzung des Dekubitus und geeignete Interventionen zur Vermeidung eines Dekubitusgeschwürs.

In seiner Standardaussage setzt der Expertenstandard folgendes Ziel fest (DNQP 2002, 2010):

> *Jeder dekubitusgefährdete Patient/Bewohner erhält eine Prophylaxe, die die Entstehung eines Dekubitus verhindert.*

Einen Dekubitus zu verhindern, ist das höchste Ziel. Das höchste Ziel wird dann aber begründet ein stückweit relativiert, denn die Entstehung eines Dekubitus kann nicht immer und nicht bei jedem Dekubitusgefährdeten verhindert werden, z. B. bei den Menschen in der Terminalphase. Die Aufgabe der Pflege besteht darin, die Entstehung des Dekubitus mit dem vorhandenen pflegerisch-medizinischen Wissen, den Erkenntnissen und beruflichen Erfahrungen, technischen Möglichkeiten und einem fachlich gesteuerten Pflegeprozess auf ein Minimum zu reduzieren.

4.1.3 Die Standardebenen

Der Expertenstandard „Dekubitusprophylaxe in der Pflege" hat sechs Ebenen.

Erste Ebene

Struktur

> S1: Die Pflegefachkraft verfügt über aktuelles Wissen zur Dekubitusentstehung sowie über die Kompetenz, das Dekubitusrisiko einzuschätzen.

Prozess

P1: Die Pflegefachkraft beurteilt mittels eines systematischen Vorgehens das Dekubitusrisiko aller Patienten/Bewohner, bei denen eine Gefährdung nicht ausgeschlossen werden kann. Dies geschieht unmittelbar zu Beginn des pflegerischen Auftrags und danach in individuell festzulegenden Abständen sowie unverzüglich bei Veränderung der Mobilität, der Aktivität und oder bei Einwirkung von externen Faktoren (z. B. Sonden, Katheter), die zur erhöhter und/oder verlängerter Einwirkung von Druck und/oder Scherkräften führen.

Ergebnis

E1: Eine aktuelle, systematische Einschätzung der Dekubitusgefährdung liegt vor.

Qualitätskriterien/Qualitätsniveaus

- ☺ Pflegefachkraft
    - ✓ Wissen über Dekubitusentstehung
    - ✓ Einschätzungskompetenz des Dekubitusrisikos
        - ⏲ Zeitpunkt der Einschätzung
        - ⏲ Einschätzungsintervalle
- ◉ Pflegeprozess
    - ✓ Aktuelle Einschätzung
    - ✓ Systematische Einschätzung
- 📄 Dokumentation
    - ✓ Aktuelle, systematische Einschätzung liegt vor

Die Pflegefachkraft, die für die Steuerung des Pflegeprozesses zuständig ist, trägt die Hauptverantwortung für die Planung, Umsetzung und Beurteilung der prophylaktischen Maßnahmen. Mit dem Erwerb ihrer Fachqualifikation verfügt sie über das Wissen, das zur Zeit ihrer Ausbildung gültig war. Um die Dekubitusentstehung erst gar nicht zuzulassen, müssen die Pflegekräfte über neuestes, aktuelles Wissen über Haut und -aufbau, -aufgabe und -beschaffenheit, über Dekubitusrisikofaktoren und Dekubituspathogenese verfügen. Ebenso müssen sie Anzeichen eines bestehenden Dekubitus rechtzeitig erkennen, entsprechende Maßnahmen einleiten und die Wirkung dieser Maßnahmen beurteilen können.

Über Dekubitus

Das Wort Dekubitus (lat. = decubitum) bedeutet „sich niederlegen". Dekubitus wird als eine Hautläsion definiert, die durch verlängerte Druckeinwirkung auf bestimmte Hautpartien bzw. Körperstellen entsteht (Philips 2001). NPUAP/EUPAP (European Pressure Ulcer Advisory Panel (EPUAP) und des amerikanischen National Pressure Ulcer Advisory Panel (NPUAP) evidenzbasierte „Leitlinien zur Prävention und Behandlung von Dekubitus") definiert den Dekubitus als „eine lokal begrenzte Schädigung der Haut und/oder des darunter liegenden Gewebes, in der Regel über knöchernen Vorsprüngen infolge von Druck oder von Druck in Kombination mit Scherkräften" (DNQP 2010, S. 19). Rein physikalisch errechnet sich „Druck (pressure = p) als Quotient aus Kraft (Force = F) pro Fläche (Area = A) : p = F/A" (Baisch 2002). Demnach ist die Dekubitusgefahr proportional zum Druck und zur Zeitdauer und mit der Größe der Auflagefläche umgekehrt proportional (Monath 2003). Der lang anhaltende Druck muss über dem Kapillardruck in den Arteriolen (30–35 mmHg) liegen (Füsgen 1996). „Druck und Zeit beeinflussen sich gegenseitig und bilden das Druck-Zeit-Produkt p t" (Braun 1997, S. 63). Die Folge einer längeren Druckeinwirkung ist eine Gewebeischämie, das heißt Unterversorgung mit Sauerstoff und Nährstoffen. Das führt zum Absterben des Gewebes (Nekrose) (Köther & Gnamm 2000). Je nach der Schadenausprägung werden mehrere Dekubitusgrade unterschieden. Sie gehen von einer reversiblen Hautrötung bis hin zur Nekrose der Muskulatur bzw. des Skelettsystems. Die genaue Beschreibung der Stadieneinteilung erfolgt im weiteren Text (s. **Tab. 4.1**).

Die Entstehung der Dekubitalulzera begünstigt neben dem erhöhten Druck, der prolongiert auf eine Stelle einwirkt, weitere ungünstige Faktoren, Umstände und Gelegenheiten (Dispositionen) (Schäffler et al. 2000). Im aktualisierten Standard (vgl. DNQP 2010, S. 49) wird von zwei Dekubitusarten gesprochen; von

- tiefem Dekubitus (Grad 3 und 4), der sich von innen heraus entwickelt und der durch prolongierte Druckeinwirkung auf gesunde Haut verursacht wird und
- oberflächlichem Dekubitus (Grad 1 und 2), der durch Druckeinwirkung auf die geschädigte Haut verursacht wird.

Lüscher (1989) unterteilt die Risikofaktoren in die *intrinsischen* und *extrinsischen* bzw. Reddy (1983) spricht von *primären* und *sekundären* Faktoren.

Intrinsische Faktoren stellen die Erkrankungen, die die Mobilität und/oder Aktivität eines Menschen so stark beeinflussen, dass er nicht mehr selbstständig seine Körperposition wechseln kann und somit bestimmte Körperteile nicht vom Druck entlasten kann.

- Immobilität und eingeschränkte spontane Mobilität stellen das höchste Risiko überhaupt dar und werden als Primärfaktor für die Dekubitusentstehung gesehen.
- Sensibilitätsverluste oder das eingeschränkte Empfindungsvermögen: Wenn ein Mensch den Druckschmerz nicht empfindet, entfällt die Reaktion auf den Schmerz (Dekubitusprävention. Evidenzbasierte Leitlinie des Wissensnetzwerkes „evidence.de").
- Multiple Skelettdeformationen, wie z. B. Beckenschiefstand, Kyphoskoliosen, Fehlstellungen der Knochen, Gelenke oder Beinamputationen sind weitere intrinsische Risikofaktoren (Allman 1997).
- Die peripheren vaskulären Krankheiten, wie arterielle Verschlusskrankheiten und Chronische venöse Insuffizienz, vermindern die Durchblutung, verursachen die Stasen sowie ödematöse Schwellungen und erhöhen somit die Anfälligkeit des Gewebes (Clinical practice guidelines 2002).
- Eine Reihe von Organerkrankungen oder Systemerkrankungen, wie z. B. Anämie, Herzinsuffizienz, Schock, Sepsis, Tumorerkrankungen, akute Erkrankungen mit erhöhter Körpertemperatur und übermäßigem Schwitzen (ebd.), können das Dekubitusrisiko erhöhen.
- Ein bereits vorhandener Dekubitus begünstigt die Entstehung von weiteren Dekubitalulzera. Die negativen Einflüsse auf die Dekubitusentstehung werden dadurch verstärkt und der pathogenetische Prozess beschleunigt. Durch die Folge- und Wechselwirkung verschiedener Faktoren leidet auch die Heilung des vorhandenen Druckgeschwürs (Bienenstein 1997b, S. 17).
- Eine mangelhafte Ernährung, besonders ein verminderter Bluteiweißspiegel hängt mit der Entstehung des Dekubitus zusammen (NutriNEWS 2000). Bei den kachektischen

Menschen ist die Haut über den Knochenvorsprüngen dünner, die natürliche Abpolsterung fehlt, die lokalen Druckwerte steigen an. Eine unzureichende Flüssigkeitsaufnahme vermindert die Nährstoffversorgung der Zellen und verstärkt die Dekubitusgefahr. Es gibt jedoch keine verlässlichen Daten, die ein Ernährungsdefizit als Ursache für die Dekubitusentstehung erklären können. Eher ist davon auszugehen, dass viele ungünstige Faktoren bzw. Einschränkungen, die zum Ernährungsdefizit führen, gleichzeitig die Entstehung des Dekubitus begünstigen (vgl. DNQP 2010, S. 53).
- Ebenso begünstigt das Zusammenwirken von mehreren ungünstigen Faktoren bei einer vorhandenen Harn- und Stuhlinkontinenz die Dekubitusentstehung. Inkontinente Menschen sind multimorbid und schwer- bis schwerstpflegebedürftig. Sie können in der Regel nicht selbstständig die Toilette aufsuchen. Deswegen ist ihre Haut im Intimbereich oft nass, materiert oder entzündet. Der prolongierte Druck auf eine so beschädigte Haut bei Inkontinenten, oder die Scherkräfte, die bei Lagerung und Transferierung verursacht werden, sind die Gründe für die Dekubitusentstehung. Häufig sind Hautmaterationen schwer von Dekubitus zu unterscheiden.

Extrinsische Faktoren sind die, die von außen kommen (Lüscher 1989). Sie beeinträchtigen die Widerstandsfähigkeit des Gewebes und der Hautoberfläche.
- Negativ auf die Dekubitusentstehung wirkt die Druckbelastung durch z. B. harte Matratzen, Operationstische, Fremdkörper im Bett, fehlende Polsterung des Rollstuhls.
- Eine instabile Lage im Sitzen, unprofessionelles Umlagern im Bett sowie eine falsche Sitzposition im Bett verursachen die Reibe- und Scherkräfte auf die Haut, die im Zusammenwirken mit einem senkrechten Druck auf die Auflagefläche das Risiko für einen Dekubitus noch mehr erhöhen.
- Die Situationen, die die Haut „traumatisieren", wie z. B. Massagen, raue Oberflächen, Falten in Bettlaken, Kissen und Kleidern sowie Schädigungen durch die Unter-/Oberkörperhygiene dürfen nicht außer Acht gelassen werden.
- Obwohl die neueren Studien trockene Haut als Dekubitusrisikofaktor nicht eindeutig belegen konnten (vgl. DNQP, S. 12), führen häufiges Waschen, besonders mit hautinvasiven Seifen oder Lotionen, die Entfettung der Haut mit Alkohol, was den pH-Wert der Haut hebt und die wichtige Schutzschicht entfernt, zur Hautanfälligkeit und begünstigt somit die Dekubitusentstehung.
- Heute leiden sehr viele Menschen unter Allergien, die ebenso die Haut schädigen.
- Einige Medikamente wie Sedative, Analgetika, Corticoide etc. beanspruchen die Haut oder wirken durch andere pathogenetische Mechanismen auf die Dekubitusentstehung ein.

Letztendlich stellen die ungünstigen oder inadäquaten institutionellen Rahmenbedingungen einen Risikofaktor dar (Nickel et al. 1995). Wenn die personelle oder materielle Ausstattung nicht dem aktuellen pflegerischen Bedarf entspricht, kann eine fachgerechte Pflege und erforderliche Prävention der Dekubituserkrankung nicht durchgeführt werden.

Der Dekubitus kann im Prinzip an jeder Körperstelle entstehen. Besonders empfindlich sind die Stellen, die direkt über den konvexen Knochenvorsprüngen (Wölbung des Knochen nach außen) liegen, wie z. B. Knöchel, Fersen, Sitzbeine, Steiß, Schulterblatt, großer Rollhügel, Hinterkopf oder Ohrmuschel (s. **Abb. 4.1**). 75 % aller Dekubitalulzera befinden sich im Sitz- und Steißbereich und an den Fersen (Dassen 2008).

Dekubitus

Prädilektionsstellen

In Rückenlage:
- Hinterkopf
- Schulterblätter
- Dornfortsätze der Wirbelsäule
- Ellenbogen
- Steißbein
- Ferse
- Zehenspitzen

In Seitenlage:
- Ohrmuschel
- Schultergelenk
- Beckenkamm
- Großer Rollhügel (Trochanter major)
- Knieaußenseite
- Außenknöchel

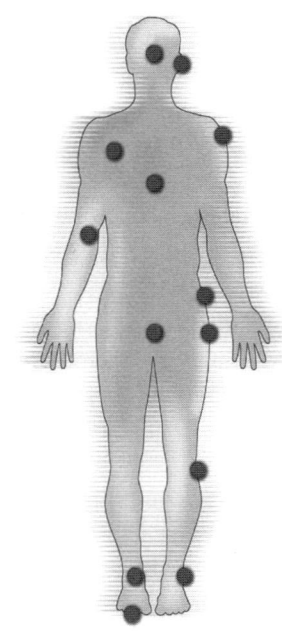

Abb. 4.1: Prädilektionsstellen für Dekubitalulzera (© Lohmann & Rauscher)

Der Dekubitus wird nach EPUAP/NPUAP Leitlinien (2009) je nach Gewebeschäden und Tiefe in die vier verschiedenen Kategorien eingeteilt (s. **Tab. 4.1**). Das DNQP bevorzugt in seinem Entwurf zur Aktualisierung des Expertenstandards statt der bisher verwendeten Begriffe Stufe oder Grad den neutralen Begriff *Kategorie*, da „bisher benutzte Ausdrücke Stufe oder Grad/Schweregrad ein [...] Fortschreiten von Grad I nach III oder IV unterstellen. Dies ist jedoch nicht immer der Fall" (DNQP 2010, Entwurf, S. 7. www.dnqp.de. Zugriff am 15.09.2010). Die Begriffe Stufe oder Grade implizieren nicht nur, dass die Entwicklung eines Dekubitus sondern auch dessen Heilung die Stufen I bis IV oder umgekehrt durchläuft. Deshalb eignet sich die Unterscheidung zwischen verschiedenen Kategorien weder für die Beschreibung des Verlaufs einer Dekubituswunde noch für deren Heilung (s. Kapitel 4.2). In der aktualisierten Fassung (vgl. DNQP, 2010 S. 14) blieb das DNQP auf Rat der Praktiker bei dem alten Begriff Grade, da dieser von der Bundesgeschäftsstelle für externe Qualitätssicherung (BQS) bei Erhebungen der Dekubitushäufigkeit als Generalindikator zur Dekubitusprophylaxe verwendet wird. Die an der Hautoberfläche erkennbaren Hautveränderungen (persistierende Rötung, Grad 1) weisen darauf hin, dass in der Tiefe sehr oft bereits ein faustgroßer Gewebeschaden vorliegt. Das Wissen, dass eine umgrenzte Hautrötung auf die Bildung eines Dekubitus hinweist, ist für das Pflegepersonal von größter Bedeutung. Die beginnende Phase der Dekubitusentstehung lässt sich schwer von anderen oberflächlichen Hautläsionen oder Erkrankungen unterscheiden. Der sogenannte *Fingertest* prüft, ob bei einem Fingerdruck auf die gerötete Stelle die Rötung „*wegdrückbar*" ist. Lässt sich eine Rötung nicht wegdrücken, ist davon auszugehen, dass ein Dekubitus ersten Grades (Kategorie) vorliegt (Phillips 1997, S.17).

4.1 Dekubitusprophylaxe in der Pflege

Tab. 4.1: Klassifikation nach den Pressure Ulcer Treatment Guidelines (EPUAP 2009) (deutsche Übersetzung, vgl. DNQP 2010, S. 41, 78)

Kategorie	Beschreibung
1	Nicht wegdrückbare, umschriebene Rötung bei intakter Haut, gewöhnlich über einem knöchernen Vorsprung. Bei dunkel pigmentierter Haut ist ein Abblassen möglicherweise nicht sichtbar, die Farbe kann sich aber von der umgebenden Haut unterscheiden. Der Bereich kann schmerzempfindlich, verhärtet, weich, wärmer oder kälter sein als das umgebende Gewebe. Diese Symptome können auf eine (Dekubitus-)Gefährdung hinweisen.
2	Teilzerstörung der Haut (bis zur Dermis), die als flaches, offenes Ulcus mit einem rot bis rosafarbenen Wundbett ohne Beläge in Erscheinung tritt. Kann sich auch als intakte oder offene/rupturierte, serumgefüllte Blase darstellen. Manifestiert sich als glänzendes oder trockenes, flaches Ulcus ohne nekrotisches Gewebe oder Bluterguss*. Diese Kategorie sollte nicht benutzt werden, um blasen-, verbands- oder pflasterbedingte Hautschädigungen, feuchtigkeitsbedingte Läsionen, Mazerationen oder Abschürfungen zu beschreiben.
3	Zerstörung aller Hautschichten. Subkutanes Fett kann sichtbar sein, jedoch keine Knochen, Muskeln oder Sehnen. Es kann ein Belag vorliegen, der jedoch nicht die Tiefe der Gewebeschädigung verschleiert. Es können Tunnel oder Unterminierungen vorliegen. Die Tiefe des Dekubitus der Kategorie/Stufe/Grad III variiert je nach anatomischer Lokalisation. Der Nasenrücken, das Ohr, der Hinterkopf und das Gehörknöchelchen haben kein subkutanes Gewebe, daher können Wunden der Kategorie III dort auch sehr oberflächlich sein. Im Gegensatz dazu können an besonders adipösen Körperstellen extrem tiefe Kategorie III Wunden auftreten. Knochen und Sehnen sind nicht sichtbar oder tastbar.
4	Totaler Gewebeverlust mit freiliegendem Knochen, Sehnen oder Muskeln. Belag und Schorf können vorliegen. Tunnel oder Unterminierungen liegen oft vor. Die Tiefe des Kategorie IV Dekubitus hängt von der anatomischen Lokalisation ab. Der Nasenrücken, das Ohr, der Hinterkopf und der Knochenvorsprung am Fußknöchel haben kein subkutanes Gewebe, daher können Wunden dort auch sehr oberflächlich sein. Wunden der Kategorie IV können sich in Muskeln oder unterstützenden Strukturen ausbreiten (Fascien, Sehnen oder Gelenkkapseln) und können dabei leicht Osteomyelitis oder Ostitis verursachen. Knochen und Sehnen sind sichtbar oder tastbar.

Dekubituseinschätzung

Die Einschätzungskompetenz einer Pflegefachkraft zeichnet sich durch ihre Fähigkeiten aus,
- eine klinische Einschätzung durchzuführen,
- den Einschätzungszeitpunkt zu wählen,
- die Einschätzungsintervalle festzulegen und
- unterstützende Einschätzungsinstrumente für eine aktuelle und systematische Beurteilung der Dekubitusgefahr auszuwählen.

Unter klinischer Einschätzung wird die gezielte Beobachtung, Befragung des Patienten in Bezug auf Beschwerden bzw. Schmerzen in den risikobehafteten Körperarealen, Hautinspektion und die Einschätzung des allgemeinen Zustands verstanden (DNQP 2010). Für die Beurteilung des allgemeinen Gesundheitszustands und des Pflegeabhängigkeitsgrades

(Pflegebedürftigkeit) können unterstützend standardisierte Beobachtungsprotokolle und Risikoskalen eingesetzt werden, wie die Pflegeabhängigkeitsskala (PAS) oder das Begutachtungsinstrument zur Feststellung der Pflegebedürftigkeit (vgl. DNQP 2010, S. 24).

Einschätzungszeitpunkt
Die erste Einschätzung soll zu „Beginn des pflegerischen Auftrags" erfolgen. Der zeitliche Rahmen – ausgedrückt in Stunden – ist nicht definiert. Angesichts der Erkenntnisse über die Dekubitusentstehung (Druck x Zeit) sollte bei den Patienten, bei denen „eine Gefährdung nicht ausgeschlossen werden" kann (s. „Einschätzungsintervalle"), spätestens innerhalb von 6 Stunden eine Einschätzung durchgeführt werden (DNQP 2002, S. 75). Erhöhte mechanische Belastungen können bereits bei einer Einwirkung von weniger als zwei Stunden zur Dekubitusentstehung führen. Sollte bei der initialen, das heißt der ersten Einschätzung mittels der Beobachtung und pflegerischen Anamnese das Dekubitusrisiko nicht ausgeschlossen werden, sollte eine differenzierte klinische Einschätzung erfolgen.

Einschätzungsintervalle
Wann das Dekubitusrisiko erneut eingeschätzt werden muss, hängt von individuellen Dekubitusrisikoeigenschaften des Patienten ab. Wird das Dekubitusrisiko durch initiale oder differenzierte Einschätzungen ausgeschlossen, sollte bei diesen Patienten bei einer veränderten Mobilität oder Aktivität oder aus anderen Gründen, die das Risiko für die Entwicklung eines Dekubitus erhöhen, die Einschätzung wiederholt werden. Bei den Patienten, bei denen das Dekubitusrisiko besteht, richten sich die Einschätzungsintervalle nach dem individuellen Zustand des Patienten. Je höher das eingeschätzte Risiko ausfällt, desto häufiger ist die Beurteilung des vorliegenden Zustands durchzuführen. Bei Veränderungen, wie oben beschrieben, ist eine erneute Einschätzung unverzüglich vorzunehmen. Damit die Einschätzung bei jedem Patienten systematisch erfolgt (E1), ist den Pflegekräften ein verbindlicher Wegweiser für die Einschätzungsintervalle vorzugeben. Dieser kann sich nach der Pflegeabhängigkeit und dem Vorhandensein der Hautrötungen an den Prädilektionsstellen (Kategorie 1) richten, denn die Studien zeigen einen starken Zusammenhang zwischen den beiden Parametern und der Dekubitusentstehung (DNQP 2010).

Tab. 4.2: Beispielhafter Wegweiser für die Dekubitus-Einschätzungsintervalle (klinische Einschätzung)

	Pflegestufe 1	Pflegestufe 2	Pflegestufe 3
Hautrötung	2 Wochen	1 Woche	1 Woche
Keine Hautrötung	16 Wochen	12 Wochen	8 Wochen

Bei diesem Wegweiser (s. **Tab. 4.2**) handelt es sich um ein Beispiel, das auf praktischen Erfahrungen der Autorin basiert. Die hier dargestellten Intervalle sind nicht wissenschaftlich fundiert und sollen somit nicht als eine wissenschaftlich begründbare Empfehlung verstanden werden.

Einschätzungsinstrumente
Für die fachliche Steuerung des Pflegeprozesses – Dekubitusprophylaxe – ist es unerlässlich, dass ein standardisiertes Einschätzungsverfahren eingeführt wird. In der aktuali-

sierten Version des Expertenstandards werden keine spezifischen Dekubitusrisiko-Einschätzungsinstrumente mehr empfohlen, weil es keine wissenschaftlichen Nachweise gibt, dass die Einschätzung mittels Dekubitusrisikoskalen der klinischen Einschätzung überlegen ist. Die klinische Einschätzung ist ein klinisch-pflegerisches Urteil, das auf den Fachkenntnissen und beruflichen Erfahrungen basiert. Der Einsatz von speziellen Dekubitusrisikoskalen hat eher dazu geführt, dass sich die Pflegefachkräfte auf deren Skalen- und Schwellenwert verlassen und klinische Einschätzungen ausblenden. So passiert es, dass bei einem Patienten, bei dem das Risiko aufgrund der erzielten Skalenergebnisse ausgeschlossen wurde, dieser Patient einen Dekubitus entwickelt, weil die Pflegefachkräfte den Zusammenhang und die Wechselwirkung verschiedener Risiken übersehen haben. Hinzu kommt, dass die Aussagekraft aller Skalen sehr begrenzt ist, weil es keinen „Goldstandard" für die Validierung der verfügbaren Skalen gibt. Für initiale Einschätzungen hilft **Tabelle 4.3**, die die bedeutsamen Einschränkungen der Mobilität, Aktivität und Veränderungen, die den Druck auf die Haut erhöhen, zusammenfasst.

Tab. 4.3: Ursachen für erhöhte und/oder verlängerte Einwirkung von Druck und/oder Scherkräften (DNQP 2010, S. 23)

Einschränkungen	Definition	Konkretisierung der Einschränkungen
Einschränkungen der Aktivität	Ausmaß, in dem sich ein Patient oder Bewohner von einem Ort zu einem anderen bewegt.	• Abhängigkeit von Gehhilfsmitteln oder personeller Unterstützung beim Gehen • Abhängigkeit beim Transfer, z. B. vom Bett auf den Stuhl • Abhängigkeit vom Rollstuhl bei der Fortbewegung im Raum • Bettlägerigkeit
Einschränkungen der Mobilität	Ausmaß, in dem ein Patient oder Bewohner seine Körperposition wechselt	• Abhängigkeit von personeller Unterstützung bei Lagewechseln im Bett • Kaum oder keine Kontrolle über Körperposition im Sitzen oder Liegen • Unfähigkeit zu selbständigen kleinen Positionsveränderungen (Mikrobewegungen) im Liegen oder Sitzen
Äußerliche Kräfte	Durch medizinische/pflegerische Behandlung bedingte Exposition gegenüber Druck und/oder Scherkräften durch:	• Auf die Körperoberfläche eindrückende Katheter, Sonden oder im Bett/auf dem Stuhl • Nasale Tuben • Zu fest oder schlecht sitzende Schienen oder Verbände, Bein- oder Armprothesen • Unzureichend druckverteilte Hilfsmittel für die Lagerung • Länger dauernde Operationen

Zur besseren und systematischen Identifikation des Dekubitusrisikos können unterstützend die anerkannten Assessment-Instrumente für Pflegeabhängigkeit eingesetzt werden, wie zum Beispiel die gängige Pflegeabhängigkeitsskala (PAS) oder der Erhebungsbogen für die Feststellung des Pflegebedarfs. PAS misst basierend auf den menschlichen Grundbedürfnissen nach Virginia Henderson (Lohrmann 2004) die psychische und körperliche Funktionsfähigkeit des geriatrischen Patienten, dessen Selbstständigkeit, den Behandlungsbedarf und die Pflegebedürftigkeit. Items der Pflegeabhängigkeitsskala sind:

- Essen und Trinken
- Kontinenz
- Körperhaltung
- Mobilität
- Tag- und Nachtrhythmus
- An- und Auskleiden
- Körpertemperatur
- Körperpflege
- Vermeiden von Gefahren
- Kommunikation
- Kontakte mit anderen
- Sinn für Regeln und Werte
- Alltagsaktivitäten
- Aktivitäten zur sinnvollen Beschäftigung
- Lernfähigkeit

Zu jedem dieser Aspekte kann einer von fünf Einschätzungskriterien eingegeben werden:
- 1 – völlig abhängig
- 2 – überwiegend abhängig
- 3 – teilweise abhängig
- 4 – überwiegend unabhängig
- 5 – völlig unabhängig

Die ermittelten Ergebnisse geben einen Wert zwischen 15 und 75. Je kleiner der Wert, desto pflegeabhängiger ist der Patient.

Tab. 4.4: Pflegeabhängigkeitsbereiche nach PAS

Hohe Pflegeabhängigkeit	Mittlere Pflegeabhängigkeit	Niedrige Pflegeabhängigkeit
15–44	45–59	60–5

Das konzeptionelle Modell der *Aktivitäten und existenziellen Erfahrungen des Lebens (AEDL)* von Monika Krohwinkel (1993) wird als Unterstützungsinstrument im Expertenstandard nicht erwähnt. Da es in Deutschland das am meisten verbreitete Modell für die Erfassung des allgemeinen Zustands des Patienten, der vorhandenen Fähigkeiten und Ressourcen, der körperlichen und geistigen Fähigkeitsstörungen ist, möchte ich es zu der PAS hinzufügen. Nach Monika Krohwinkel (1997) versteht sich Pflege als personen- und beziehungsbezogene- sowie fähigkeitsfördernde Problembearbeitung und als Entwicklungsprozess (ABEDL®). Die Kernaussage des Modells lautet: „Lebens- und Entwicklungsprozesse, Krankheits- und Gesundheitsprozesse, unter Umständen des Lebens selbst, hängen ab von den Fähigkeiten und Ressourcen des Menschen, die es ihm ermöglichen Lebensaktivitäten zu realisieren, soziale Beziehungen und Bereiche zu sichern und zu gestalten und dabei mit existenziellen Erfahrungen des Lebens umzugehen und sich dabei entwickeln zu können" (Krohwinkel 1997, S. 8). Unterteilt in 13 Lebensbereiche werden Fähigkeiten und Fähigkeitsstörungen des Patienten beschrieben:
1. Kommunizieren können
2. Sich bewegen können

3. Vitale Funktionen des Lebens aufrecht erhalten können
4. Sich pflegen können
5. Sich kleiden können
6. Ausscheiden können
7. Essen und trinken können
8. Ruhen, schlafen, entspannen können
9. Sich beschäftigen, lernen, sich entwickeln können
10. Die eigene Sexualität leben können
11. Für eine sichere/fördernde Umgebung sorgen können
12. Soziale Kontakte, Beziehungen und Bereiche sichern und gestalten können
13. Mit existenziellen Erfahrungen des Lebens umgehen können

Die Texthilfestellungen zu den einzelnen Bereichen können als pflegeanamnestische Checkliste, eine Art des pflegerischen Assessments genutzt werden, oder anhand dieser Hilfestellungen kann der pflegerische Zustand als Freitext formuliert werden. Das Modell bietet eine Grundlage für die pflegerische Planung. Das AEDL-Modell wurde von allen gängigen Anbietern von Pflegedokumentation in die Dokumentation integriert, so dass eine genauere Erklärung des Modells hier nicht nötig ist.

Die Risikofaktoren für Dekubitus finden sich in all diesen Skalen/Verfahren in verschiedenen Bereichen. Die Pflegefachkräfte müssen diese erkennen können und sie für das Dekubitusassessment verwenden.

Für die Einschätzung des allgemeinen pflegerischen Zustands werden für die Feststellung der Pflegebedürftigkeit und Zuordnung zu einer Pflegstufe Pflegebedürftigkeits-Richtlinien und der dazugehörige Erhebungsbogen angewandt. Die Pflegebegutachtungs-Richtlinien sind sehr umfangreich. Deshalb werden sie hier nicht näher beschrieben. (Sie können unter http://www.mds-ev.org/3319.htm bezogen werden.)

Die für den Dekubitus spezifischen Risikoeinschätzungsskalen werden, wie bereits beschrieben, nicht mehr empfohlen (DNQP 2010). Da die *Bradenskala* aufgrund von Empfehlungen aus dem Jahr 2002 in der Praxis am häufigsten eingesetzt wird und es eine Weile dauern wird, sie wieder abzuschaffen, gehe ich noch kurz auf diese auf.

Die *Bradenskala* wurde von der amerikanischen Krankenschwester Barbara Braden entworfen. Sie baut auf der Nortonskala auf und hat sechs Items:
- Sensorische Fähigkeiten
- Feuchtigkeit
- Aktivität
- Mobilität
- Ernährung
- Reibungs- und Scherkräfte

Diese sind ordinal skaliert. Der jeweiligen Skalierung werden die Punktwerte von 1–4 bzw. den Reibungs- und Scherkräfte die Punkte 1–3 zugeordnet. Je niedriger die ermittelte Punktzahl ist, desto höher ist das Dekubitusrisiko (< 9 Punkte: sehr hohes Risiko; 10–12 Punkte: hohes Risiko; 13–14 Punkte: mittleres Risiko; 15–18 allgemeines oder geringes Risiko) (Braden 2001). Darüber, welcher Punktewert als Trennwert (Cut-off-Punkt) zwischen „at risk" und „not at risk" bestimmt werden soll, sind sich die Wissenschaftler sowie Praktiker nicht einig. Der am häufigsten empfohlene Trennwert ist 16; dies schwankt jedoch je nach Forschung und Setting von 10 bis 19 (DNQP 2002, S. 49) bzw. 20 Punkte. „Braden et al. (1996) empfehlen die Testung der Bradenskala und die

Bestimmung des optimalen Cut-off-Punktes im eigenen Setting" (zit. DNQP 2000, S. 49). Dassen (2002) hat in seiner Studie durch die statistischen Tests den Trennwert bei 20 bestimmt. In einer eigenen Untersuchung (Ralic 2003) wurde festgestellt, dass der Trennwert 16 eher der treffende ist, der die nicht gefährdeten von den gefährdeten Patienten trennt. An dieser Stelle ist noch einmal zu erwähnen, dass die Aussagekraft der Bradenskala eingeschränkt ist und sie die klinische Einschätzung nicht ersetzen kann. Sie kann in der Praxis als unterstützendes Instrument für die unerfahrenen Mitarbeiter eingesetzt werden, um sie für die spezifischen Aspekte bei der Risikoeinschätzung zu sensibilisieren.

Tab. 4.5: Bradenskala (Braden 2001)

	4 Punkte	3 Punkte	2 Punkte	1 Punkt
Sensorisches Empfindungsvermögen	Nicht eingeschränkt	Geringfügig eingeschränkt	Stark eingeschränkt	Vollständig ausgefallen
Feuchtigkeit (der Haut)	Selten feucht	Manchmal feucht	Oft feucht	Ständig feucht
Aktivität	Regelmäßiges Gehen	Eingeschränktes Gehen	An Stuhl/Rollstuhl gebunden	Bettlägerig
Mobilität	Nicht eingeschränkt	Geringfügig eingeschränkt	Stark eingeschränkt	Vollständige Immobilität
Allgemeines Ernährungsverhalten	Gute Ernährung	Ausreichende Ernährung	Wahrscheinlich unzureichende Ernährung	schlechte Ernährung
Reibungs- und Scherkräfte		Kein feststellbares Problem	Potenzielles Problem	Manifestes Problem

Aktuelle, systematische Einschätzung
Die aktuelle Einschätzung liegt vor, wenn der eingeschätzte Zustand dem aktuellen Zustand entspricht. Die eingetretenen Veränderungen, die Auswirkungen auf das Dekubitusrisiko haben können, dürfen nicht aus dem pflegerischen Blickwinkel verschwinden. Die Fokussierung auf die zuvor festgelegten, individuellen und in regelmäßigen Abständen wiederkehrenden Einschätzungsintervalle führt, ohne eine Sensibilität, die aktuellen Veränderungen wahrzunehmen und deren Einfluss auf die Entstehung des Dekubitus zu beurteilen, zum pflegerischen Fehler.

Die aktuelle, systematische Einschätzung setzt voraus, dass sowohl die Einschätzung regelmäßig unternommen wird als auch dass sie aktuell ist und das Maß an Gefährdung dokumentiert wird.

Zweite Ebene

Struktur

> S2: Die Pflegefachkraft beherrscht haut- und gewebeschonende Bewegungs-, Lagerungs- und Transfertechniken.

Prozess

P2: Die Pflegefachkraft gewährleistet auf der Basis eines individuellen Bewegungsplans sofortige Druckentlastung durch die regelmäßige Bewegung des Patienten/Bewohners, Mikrobewegung, scherkräftearmen Transfer und fördert soweit wie möglich die Eigenbewegung des Patienten/Bewohners.

Ergebnis

E2: Ein individueller Bewegungsplan liegt vor.

Qualitätskriterien/Qualitätsniveaus

- ☺ Pflegefachkraft
  - ✓ Wissen und Fähigkeiten über haut- und gewebeschonende Bewegungs-, Lagerungs- und Transfertechniken
- ◉ Prozess
  - ✓ Individuelle bewegungsfördernde Maßnahmen
  - ✓ Förderung der Eigenbewegung
  - ✓ Sofortige Druckentlastung
- 📄 Dokumentation
  - • Individueller Maßnahmenplan/Bewegungsplan

Haut-, und gewebeschonende Bewegungs-, Lagerungs- und Transfertechniken
Sobald eine Gefahr entsteht, soll die prozesssteuernde Pflegefachkraft dafür sorgen, dass das Pflegeteam geeignete prophylaktische Maßnahmen einsetzt. Die prophylaktischen Maßnahmen reichen von Mobilisation über Druckentlastung und Hautpflege bis hin zur Ernährung. Da die Mobilitäts- und Aktivitätseinschränkungen ausschlaggebend für die Entstehung eines Dekubitus sind, ist den Bewegungsmaßnahmen die Priorität zu geben.

Druckentlastende Maßnahmen
Die Druckentlastung wird durch bewegungsfördernde Maßnahmen und Aktivitäten des Patienten erzeugt. Dadurch wird die Dekubitusursache (lang anhaltender Druck auf die bestimmte Auflagefläche) eliminiert. Das Ausmaß der Druckentlastung hängt von der Art der bewegungsfördernden Maßnahmen ab. Man unterscheidet zwischen Makro- und Mikrobewegungen. Unter Makrobewegungen werden die größeren Bewegungen verstanden, die durch Freilagerung bestimmter Körperstellen zur Druckentlastung führen. Die Mikrobewegungen sind kleine Positionswechsel im Sitzen oder Liegen. Sie führen ebenso zur Druckentlastung, wobei deren Wirkung geringer ist als bei Makrobewegungen. Deshalb sind diese ergänzend oder unterstützend einzusetzen (vgl. DNQP 2010, S. 29). Die bewegungsfördernden Maßnahmen können durch verschiedene Techniken und Methoden erfolgen. Bei allen Methoden ist es wichtig, die „biografisch verankerten Ressourcen des Patienten/Bewohners" (DNQP 2010, S. 28) zu erkennen und sie in die Prophylaxe einzubeziehen. Die Menschen bewegen sich aus eigener Motivation, die aufgeweckt werden und für die Aktivierung des Patienten eingesetzt werden soll, z. B. durch Musik, Spiele, Hingehen, um Essen und Trinken zu holen oder zum Essraum, zur Toilette. Die Förderung der Eigenbewegung ist an die Ressourcen und auch an die Fä-

higkeitseinschränkungen des Patienten anzupassen. In der Altenpflege sind druckentlastende oder bewegungsfördernde Maßnahmen als aktivierende Pflege bekannt. Die alltäglichen bewegungsfördernden pflegerischen Maßnahmen wie Aufsetzen im Bett, Aufsetzen auf die Bettkante, Aufstehen, das Gehen mit Unterstützung, Sitzen oder aber auch passive und aktive Bewegungsübungen sind im *Bewegungsplan* (vgl. DNQP 2002, S. 29-31) zu berücksichtigen. Nicht unwichtig sind die Intervalle zwischen den Bewegungsförderungen und/oder Positionswechsel. Sie sind abhängig von (vgl. DNQP 2010, S. 30)

- dem individuellen Dekubitusrisiko des Patienten/Bewohners,
- den therapeutischen und pflegerischen Zielen sowie
- den individuellen Möglichkeiten und der Eigenbewegung des Patienten/Bewohners.

Von einem starren Bewegungsplan, z. B. alle drei Stunden 30 ° Lagerung, wird abgeraten, da dieser nicht ausreichend individuell ist. Auch die Bewegungsreduktion nachts ist bei Risikopatienten nicht zu empfehlen, insbesondere wenn die Patienten Sedativa zu sich nehmen. Die Experten empfehlen hingegen eine engmaschige Beobachtung des Patienten während der Positionierung und Bewegung, insbesondere des Hautzustands und des subjektiven Empfindens wie Schmerzen oder Unbequemlichkeiten, und eine schnelle Reaktion bei solchen Äußerungen oder geändertem Hautzustand. Das Sitzen wird häufig als mobilisierende Maßnahme geplant. Der Druck auf das Gesäß und umliegende Körperareale ist im Sitzen größer als im Liegen. Deshalb soll das stundenlange Sitzen ohne Mikrobewegungen und Positionswechsel vermieden werden. Hierbei sind die Stühle von Vorteil, die einen Positionswechsel ermöglichen.

Die Mobilisations- und Transfertechniken müssen fachgerecht durchgeführt werden, damit durch das fehlerhafte Handeln die Scher- und Reibungskräfte nicht verursacht oder verstärkt werden. Mit *Scherung* wird ein mechanischer Druck bezeichnet, der zu einer Gewebeverschiebung in paralleler Richtung zur Körperfläche führt, auf der ein Patient sitzt oder liegt. Die verschiedenen Gewebe werden von den Strukturen, durch die sie verbunden sind, weggerissen. Ein Beispiel dafür ist das Rutschen nach unten im Bett oder von einem Rollstuhl. Unter *Reibung* wird das Aneinanderreiben zweier Flächen verstanden, z. B. beim Einsatz falscher Hebetechniken.

Druckverteilende Maßnahmen
Die Maßnahmen, die zum Ziel haben, die auf einen bestimmten Körperbereich einwirkende Belastung zu reduzieren und auf andere Körperareale zu verteilen, werden *druckverteilende* Maßnahmen genannt. Es handelt sich um verschiedene Lagerungsarten, deren Grundprinzip darin besteht, dass der Auflagedruck auf möglichst viel Körperoberfläche verteilt wird. Sie werden in der Regel mit Einsatz von Hilfsmitteln durchgeführt. Der aktualisierte Expertenstandard empfiehlt im Gegensatz zur 1. und 2. Auflage keine bestimmten Lagerungsarten mehr, da für keine der Lagerungsarten die Evidenz nachgewiesen werden konnte. In der Praxis werden dennoch nach wie vor verschiedene Lagerungstechniken angewandt, die deshalb hier kurz vorgestellt werden. Das Grundprinzip jeder Lagerungsart ist, dass „unterschiedliche Bedarfslagen der Patienten/Bewohner in Abhängigkeit vom vorhandenen Muskeltonus und den Fähigkeiten zur Eigenbewegung berücksichtigt werden" (DNQP 2010, S. 29). Die üblichen Lagerungsarten sind: 30 °-Lagerung, 135 °-Schräglagerung, schiefe Ebene, 5-Kissen-Lagerung (V-, A-, T-, und I-Lagerung), Mikrolagerung, Lagerung nach Bobath. Bei allen druckverteilenden Lagerungsmaßnahmen sind folgende Aspekte zu berücksichtigen:

- Es ist zu ermitteln, welche Ziele (therapeutisch, pflegerisch) die Patientenlagerung verfolgt.
- Die Selbstständigkeit des Patienten ist zu fördern.
- Die (Rest-)Mobilität des Patienten ist zu erhalten.
- Die Liegegewohnheiten des Patienten sind zu erfassen.
- Es liegt so viel Körperfläche wie möglich auf.
- Es erfolgt immer eine korrekte Hüftabknickung.

Die Experten (DNQP 2000, 2002, 2004, 2010) verweisen darauf, dass durch den Einsatz von Hilfsmitteln die Spontanbewegungen des Betroffenen abnehmen können. Der Betroffene kann dadurch sein Körperschema verlieren. Bei diesen Maßnahmen soll auf die anderen Körperfunktionen geachtet werden, wie z. B. Atmung, Kreislauf, Blasenentleerung und Bewegungsapparat, Wahrnehmung der Reize durch die Sinnesorgane (Schröder et al. 1997, S.25). Die englischsprachigen Richtlinien definieren das Wohlbefinden (comfort of the individual) als eines der wesentlichen Kriterien für die Entscheidung (DNQP 2004, S. 84), welches druckreduzierende/-verteilende Hilfsmittel eingesetzt werden soll.

Bei der *30-Grad-Schräglagerung* wird entweder die rechte oder linke Gesäß- bzw. Körperhälfte belastet, da an diesen Stellen die Gewebemuskulatur gut abgepolstert ist. Die Stellung wird mithilfe von zwei großen Kissen erreicht, die auf die Hälfte (Schiffchen) gefaltet werden. Das erste Kissen wird rechts oder links der Wirbelsäule unter den Rücken gelegt, das zweite unter den entsprechenden Oberschenkel.

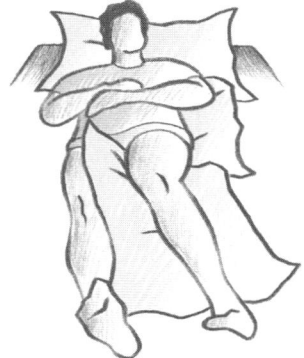

Abb. 4.2: 30 °-Lagerung (© IGAP – Institut für Innovationen im Gesundheitswesen und angewandte Pflegeforschung e. V.; www.igap.de)

Die *135-Grad-Lagerung* eignet sich bei bereits vorhandenen Druckgeschwüren im Steißbein-Bereich. Mithilfe von zwei Kissen wird die Lagerung hergestellt: eines unter eine Hälfte des Oberkörpers, das andere unter die entsprechende Hüfte und Oberschenkel.

Bei den Patienten, die sich nicht ausreichend bewegen können, wird die *Mikrolagerung* (s. **Abb. 4.4**) angewendet. Durch schnelle und sanfte Lageveränderungen, indem der Patient nur minimal bewegt wird, verteilt sich der Auflagedruck auf verschiedene Körperareale. Insbesondere bei Schmerzpatienten eignet sich diese Lagerungsart. Angestrebt werden physiologische Positionsveränderungen in den Gelenken sowie unterstützende Lageveränderungen durch Druckverteilung an Kopf, Schultern, Hüfte und Fersenbereich.

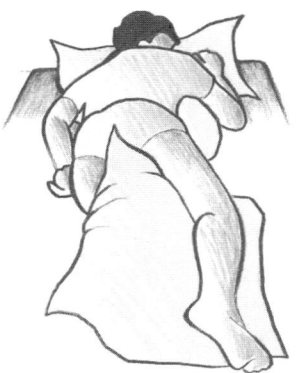

Abb. 4.3: 135 °-Lagerung (© IGAP – Institut für Innovationen im Gesundheitswesen und angewandte Pflegeforschung e. V.; www.igap.de)

Handtücher, Bettdecken (gefaltet/als Rolle) sowie Kissen eignen sich als Lagerungshilfsmittel (s. **Abb. 4.5**). Besteht bereits eine Druckstelle im Bereich des Steißbeins, ist auf die Rückenlage völlig zu verzichten.

4 Expertenstandards

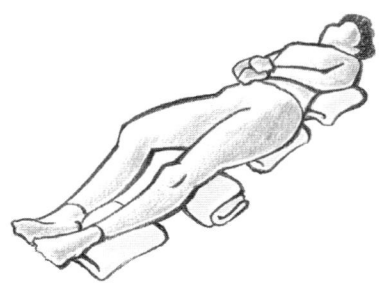

Abb. 4.4: Mikrolagerung (© IGAP – Institut für Innovationen im Gesundheitswesen und angewandte Pflegeforschung e. V.; www.igap.de)

Gefährdete oder betroffene Körperstellen wie z. B. Fersen können auch durch eine *Freilagerung* (s. **Abb. 4.6**) entlastet werden. Dabei muss beachtet werden, dass durch Freilagerung einer Körperstelle keine andere extrem belastet bzw. einem Druck ausgesetzt wird. Daher dürfen Sitzringe aus Schaumstoff oder aus Gummi nicht eingesetzt werden. Ebenso ist bei Freilagerung der Ferse darauf zu achten, dass das Kniegelenk nicht überstreckt ist, was mit einer Handtuchrolle unter dem Knie vermieden werden kann.

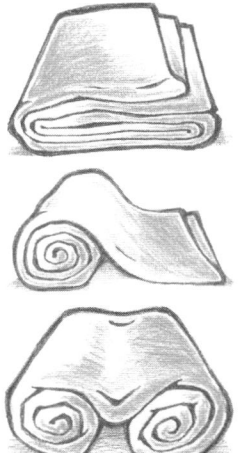

3-fach Faltung
(z. B. zur Lagerung des Schulterblatts)

Rolle
(z. B. zur Lagerung der Gesäßregion)

„Brezel"-Faltung
(z. B. zur Lagerung der Extremitäten)

Abb. 4.5: Falttechniken zur Mikrolagerung (© IGAP – Institut für Innovationen im Gesundheitswesen und angewandte Pflegeforschung e. V.; www.igap.de)

Die *V-Lagerung* (s. **Abb. 4.7**) wird bei Patienten mit vorhandenen Hautschädigungen im Bereich der Wirbelsäule eingesetzt. Für diese Lagerung werden zwei zu Schiffchen geformte Kissen benötigt. Diese werden im Rückenbereich überlappend zu einem V geformt, dessen Spitze oberhalb des Steißbeins liegt. Diese Lagerung kann auch im Sitzen durchgeführt werden. Bei der *A-Lagerung* werden Kissen umgekehrt gelegt und die Spitze liegt im Halswirbelsäulenbereich. Sie eignet sich bei den Hautschädigungen im Sakralbereich oder im Bereich der Lendenwirbelsäule.

Die *T-Lagerung* wird mit zwei T-förmig zusammengelegten Kissen unter dem Oberkörper des Patienten durchgeführt. Sie müssen so platziert werden, dass Schulter und Wirbelsäule unterstützt werden. Der Kopf wird mit separatem Kissen unterstützt.

Die *schiefe Ebene* ist eine einfache Lagerungsart, die durch gerollte Decken oder Schaumstoffkeile, die unter die Matratze gesteckt werden, geschaffen wird. Die Matratze wird um ca. 20 cm angehoben. Die schiefe Ebene soll über die gesamte Bettlänge erreicht werden. Diese Lagerung ist besonders schonend, da der Patient nicht gedreht werden muss und sie eignet sich bei unruhigen Personen, da das Lagerungsmittel weder verrutschen noch aus dem Bett fallen kann.

Die *5(4)-Kissen-Lagerung* trägt zwar noch den alten Titel, wird aber mithilfe von vier sehr weichen Kissen, die quer im Bett liegen, durchgeführt. Das fünfte Kissen, das hochkant am Fußende liegt, ist nicht zu empfehlen, da dadurch die Streckkontraktur der Fußgelenke unterstützt wird – man leistet Gegendruck. Die Kissen sind in folgender Reihenfolge angeordnet:

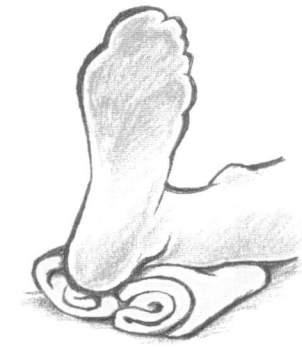

Abb. 4.6: Freilagerung (© IGAP – Institut für Innovationen im Gesundheitswesen und angewandte Pflegeforschung e. V.; www.igap.de)

1. unter dem Kopf,
2. unterhalb der Schulter,
3. unterhalb des Gesäßes und
4. unterhalb der Knie.

Leider schränkt diese Lagerung die Eigenbewegung des Patienten ein.

LiN – Die *L*agerung *i*n *N*eutralstellung wird bei „schwer betroffenen Menschen in den Fachbereichen der Neurologie, Inneren Medizin, Geriatrie, Palliativ- und Intensivmedizin sowie für Bewohner der Phase F" praktiziert (http://www.lin-arge.de/system/start_www.php?public=p4000&nav=n7).

Bei der LiN werden die Körperabschnitte günstig zueinander positioniert.
- Die unstabilen Körperabschnitte werden von außen durch Lagerungsmaterial stabilisiert.
- Der Körper passt sich nicht der Unterlage an, sondern die Unterlage wird an den Körper angepasst bzw. modelliert.

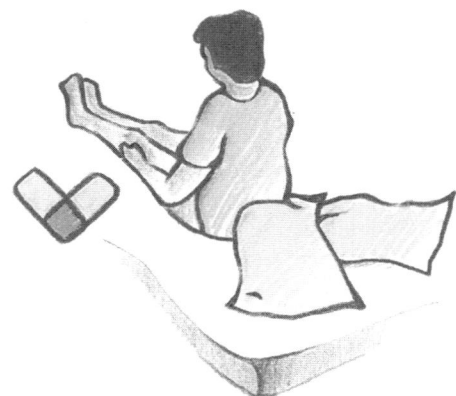

Abb. 4.7: V-Lagerung (© IGAP – Institut für Innovationen im Gesundheitswesen und angewandte Pflegeforschung e. V.; www.igap.de)

Durch die Positionierung der Körperabschnitte in Neutralstellung werden Verkürzungen und Überdehnungen von Muskulatur verhindert. Es muss bei dieser Lagerungsart wie bei jeder anderen auf die Körperkonstitution und auf eventuell bestehende Kontrakturen geachtet werden (Keller & Wolpert 2007).

Es ist auch wichtig, die verschiedenen Lagerungstechniken sowie deren Vor- und Nachteile zu kennen und zu beherrschen. Gleich wichtig ist es, die Konzepte und Methoden zu kennen und zu können, bei denen die eigene Körperbewegung bei Mobilisation und Lagerung des Patienten mit einbezogen wird. Das ist für den Patienten und für die Pflegeperson schonender und effektiver. Obwohl es keine wissenschaftlichen Nachweise für die dekubitusprophylaktische Wirksamkeit dieser Konzepte gibt, die die Körperbewegung der Pflegeperson einbeziehen, sprechen Erfahrungsberichte dafür, dass die Lagerung und Mobilisation der Patienten mittels dieser Methoden haut- und gewebeschonend sind.

„Der Begriff *Kinaesthetics* kann mit ‚Kunst/Wissenschaft der Bewegungswahrnehmung' übersetzt werden. Kinaesthetics basieren auf der Erfahrung und Wahrnehmung der eigenen Bewegung. Es führt zu einer erhöhten Achtsamkeit für die Qualitäten und Unterschiede der eigenen Bewegung in allen alltäglichen Aktivitäten" (http://www.kinaesthetics.net/). Kinästhetik wird durch praktische Anwendung bei Patienten gelernt.

Das Bobath-Konzept ist ein Pflege- und Therapiekonzept zur Rehabilitation von Menschen mit Erkrankungen des ZNS, die mit Bewegungsstörungen, Lähmungserscheinungen und Spastik einhergehen (http://www.bobathpflege.de/Bobath/Einfuhrung/einfuhrung.htm#Inhalt Bewegung durch die Pflege ist Therapie: Pflege von Menschen mit zentralen Lähmungen nach dem Bobath-Konzept). Die Arbeitsprinzipien des Bobath-Konzepts sind die Regulation des Muskeltonus und die Anbahnung physiologischer Bewegungsabläufe. Die zentral bedingte, teilweise oder vollständige Lähmung (Parese bzw. Plegie) eines Körperabschnittes, die Haltungs-, Gleichgewichts- und Bewegungsstörungen, unkontrolliert niedrige Muskelspannung (Hypotonus, schlaffe Lähmung) oder unkontrolliert erhöhte Muskelspannung (Hypertonus, Spastik) sowie die Störungen der Körperselbstwahrnehmung (Propriozeption) werden durch die Arbeit nach dem Bobath-Konzept reduziert. Der Patient soll die Kontrolle über die Muskelspannung (Muskeltonus) und Bewegungsfunktionen zurückgewinnen. Die Lagerung nach Bobath wird bei Schlaganfallpatienten eingesetzt und verfolgt das Ziel, dem Patienten die betroffene Körperseite bewusst zu machen. Die weiteren Ziele sind:
- Vermeiden von Spastik
- Vermeiden von Komplikationen, z. B. Dekubitus, Kontrakturen, Schmerzen
- Wohlbefinden, Bequemlichkeit, Sicherheit schaffen
- Aktivierung (den Fähigkeiten des Patienten entsprechend)

Zu den *Lagerungsintervallen* gibt es heute noch kaum randomisierte, kontrollierte Studien, die wissenschaftlich begründen können, welcher Intervall gültig wäre (Clark 1998; In: DNQP 2010). Deswegen wird empfohlen, dass die Lagerungsintervalle individuell festgelegt werden sollten. Dieses ist wiederum abhängig von der Schwere der Gefährdung und vom eingesetzten Hilfsmittel.

Maßnahmenplan – Bewegungsplan
Unter Beachtung der oben genannten Qualitätskriterien und Entscheidungen, die diesbezüglich getroffen werden müssen, soll als Ergebnis für die Fortführung des Pflegeprozesses ein individueller Bewegungsförderungsplan stehen. Dieser muss die Bewegungs- und Lagerungsarten, die eingesetzten Hilfsmittel sowie die Lagerungs- und Bewegungsintervalle beinhalten und die zuvor festgelegten Ziele verfolgen. Die Ressourcen und die Motivation des Patienten müssen einbezogen werden. Der Bewegungsplan soll ständig an die aktuelle Situation angepasst werden. In der ambulanten Pflege ist die Einbeziehung des Patienten und anderen am Prozess Beteiligten bei der Planung und Umsetzung der geplanten Maßnahmen unverzichtbar.

Dritte Ebene

Struktur

S3a: Die Pflegefachkraft verfügt über die Kompetenz, die Notwendigkeit und die Eignung von druckverteilenden Hilfsmitteln zu beurteilen.
S3b: Dem Risiko des Patienten/Bewohners entsprechende druckverteilende Hilfsmittel (z. B. Weichlagerungskissen und -matratzen, Spezialbetten) sind unverzüglich zugänglich zu machen.

Prozess

P3: Die Pflegefachkraft wendet zusätzlich zu den druckentlastenden Maßnahmen die geeigneten druckverteilenden Hilfsmittel an, wenn der Zustand des Patienten/Betroffenen eine ausreichende Bewegungsförderung bzw. Druckentlastung nicht zulässt.

Ergebnis

E3: Der Patient/Bewohner befindet sich unverzüglich auf einem für ihn geeigneten druckverteilenden Hilfsmittel.

Qualitätskriterien/Qualitätsniveaus

- ☺ Pflegefachkraft
  - ✓ Entscheidungsfindung
  - ✓ Beurteilung und Auswahl von Hilfsmitteln
  - ✓ Unverzügliche Anschaffung von Hilfsmitteln
- ◎ Prozess
  - ✓ Einsatz von geeignetem Hilfsmittel
- ☺ Patient
  - ✓ Erhält das geeignete Hilfsmittel

Hilfsmittel

Auf der zweiten Ebene wurden der Einsatz und die Auswahl von Hilfsmitteln im Zusammenhang mit den druckreduzierenden Bewegungsarten kurz angerissen. Die Entscheidung, welches Hilfsmittel das geeignete ist, stellt für die Pflegefachkraft eine große Herausforderung dar. Je nachdem, welche prioritären Pflege- und Therapieziele, (z. B. Schmerzreduktion, Wohlbefinden, Entspannung) gesetzt werden, sollen die Hilfsmittel ausgewählt werden. Die noch vorhandenen Ressourcen des Patienten, die gefährdeten Körperstellen, das Gewicht, die Wünsche des Patienten und nicht zuletzt Kosten und Nutzen sollen sorgfältig abgewägt werden. Heutzutage gibt es zahlreiche Hilfsmittelsysteme, die sich geringfügig voneinander unterscheiden. Es handelt sich um Systeme, bei denen der Patient auf einer *dynamischen* Unterlage liegt, wodurch die *Menge* des auf alle Körperpunkte ausgeübten Drucks in *regelmäßigen* Abständen *reduziert* wird. Empfohlen werden großzellige, dynamische Matratzen, Auflagesysteme und viskoelastische Schaumstoffmatratzen. Die Superweichmatratzen, Seitenlagerungssysteme, Gelauflagen und Kissen, luft-/gelgefüllte Matratzen können auch eingesetzt werden, wobei darauf zu

achten ist, dass die Superweichmatratzen die Eigenbewegung einschränken können. Durch diese Hilfsmittel wird die *Auflagefläche* des Körpers *vergrößert*, wodurch die Drucklast *verteilt* und die Druckwirkung *verringert* wird. Je besser sich die Hilfsmitteloberfläche dem Patienten anpasst, desto größer wird die Auflagefläche. Damit nimmt der Auflagedruck ab. Der Einsatz von druckverteilenden Systemen kann auf Dauer und bei inadäquater Auswahl negative Begleiterscheinungen mit sich bringen. Zum Beispiel kann sich beim Einsatz von Wechseldrucksystemen beim Patienten der Muskeltonus erhöhen oder sogar Spastiken hervorrufen. Bei der Weichlagerung kann es zur Verlangsamung der Feinmotorik kommen. Insofern sollte bei der Auswahl eines Lagerungssystems darauf geachtet werden, dass der Patient genügend Halt auf der Matratze findet. Dieses ist wichtig, damit er bei der Durchführung von Bewegungen Unterstützung findet und das Körperschema des Patienten nicht negativ beeinflusst wird. Der Einsatz der druckverteilenden Lagerungshilfsmittel ersetzt nicht bewegungsfördernde Maßnahmen, sondern ergänzt diese. Beim Einsatz von druckverteilenden Hilfsmitteln können die Lagerungsintervalle verlängert werden. Insgesamt sollen beim Einsatz von Hilfsmitteln folgende Kriterien berücksichtigt werden:
- Grunderkrankung des Patienten
- Höhe des Dekubitusrisikos
- Bewegungsgrad (Mobilitätsgrad) des Patienten
- Geistiger Zustand des Patienten
- Langzeit-, Kurzzeit- bzw. Akutversorgung
- Durch wen der Patient versorgt wird

Beim Vorhandensein eines Druckgeschwürs kommen hinzu:
- Kategorie des Dekubitus
- Wundheilungsphase

Die Raumbedingungen, insbesondere in der eigenen Häuslichkeit, spielen ebenfalls eine Rolle und sollen bei Empfehlungen berücksichtigt werden. Das weitere Kriterium, das einen unmittelbaren Einfluss auf die Wirksamkeit der prophylaktischen Maßnahmen hat, ist wie in allen vorher beschriebenen Schritten die Zeit. Da es unter schlechten Bedingungen sehr schnell zur Unterbrechung der Mikrozirkulation kommen kann und dadurch zur Entstehung eines Dekubitus, müssen alle prophylaktischen Maßnahmen schnell eingesetzt werden. Bei den hochgradig gefährdeten Personen, die keine Eigenbewegung ausweisen, kann der verzögerte Einsatz von druckverteilenden Hilfsmitteln sehr schnell negative Auswirkung haben. Hier ist das Management in den stationären pflegerischen Einrichtungen gefordert, für einen gewissen Vorrat zu sorgen. In der ambulanten Pflege ist bei der Überleitung des Patienten das Entlassungsmanagement (s. Kapitel 4.7) dafür verantwortlich. Sollte sich bei den Patienten, die zuhause das Dekubitusrisikopotenzial entwickeln, die Notwendigkeit des Einsatzes der Hilfsmittel anzeigen, spielt die Managementkompetenz der einzelnen Pflegefachkräfte eine entscheidende Rolle. Sie müssen den Patienten und dessen Angehörige rechtzeitig fachlich darüber beraten, welches Hilfsmittel für ihn gerade das Beste ist. Des Weiteren sind der Patient und seine Angehörigen bei der Antragstellung von Hilfsmitteln zu unterstützen bzw. im Bedarfsfall muss die Koordination zwischen Patienten, Ärzten, Krankenkassen und Sanitätshäusern übernommen werden.

Eine gute Übersicht der auf dem Markt verfügbaren druckreduzierenden Hilfsmittel befindet sich im Artikel „Druckreduzierende Hilfsmittel im Vergleich" in der Pflegezeitschrift 7/2008, S. 392–395.

Dynamische Systeme zur Stimulation von Mikrobewegungen, auch Mikro-Stimulationssysteme (MiS) nutzen die theoretischen Grundlagen der Basalen Stimulation, des Bobath-Konzepts und der Kinästhetik. Bei MiS wird die Körperwahrnehmung erhalten und die Eigenbewegung des Patienten ermöglicht. Mikro-Stimulationssysteme bieten dem Körper des Patienten eine einheitliche Auflagefläche zur gleichmäßigen Druckverteilung (http://www.dekubitus.de/dekubitusprophylaxe-hilfsmittel.htm).

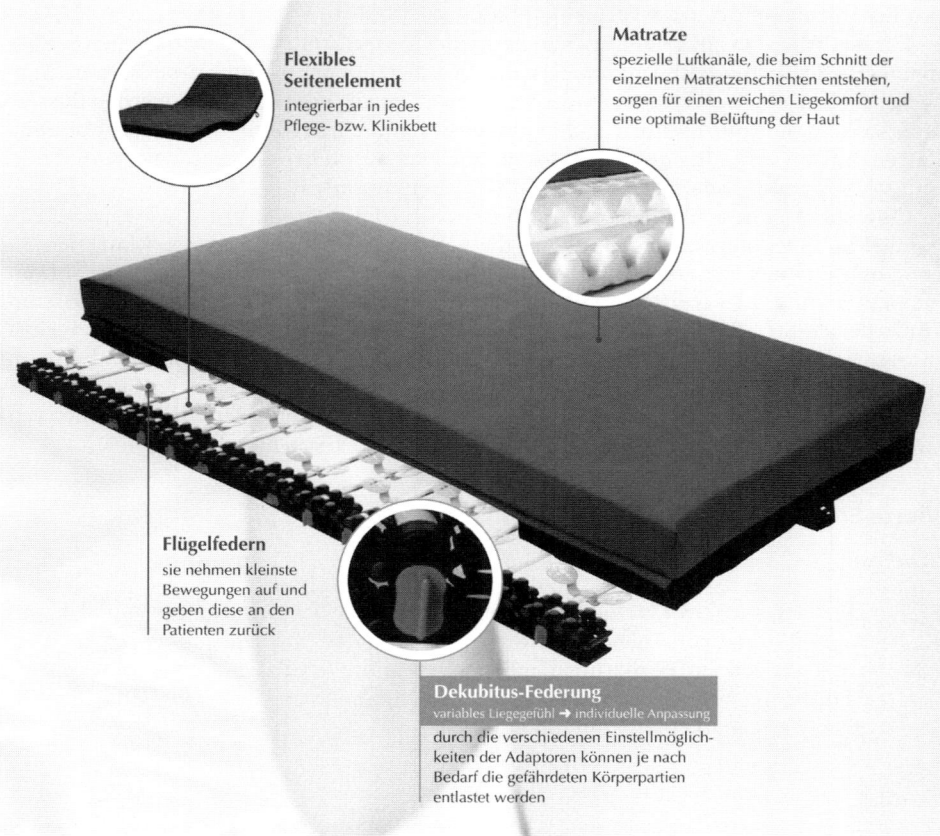

Abb. 4.8: Das passive Mikro-Stimulationssystem Thevo-Adapt der Firma Thomashilfen

Die Experten raten von Fellen, Luftringen und Wassermatratzen und Wätteverbänden ab, da sie teilweise kontraproduktiv sind, wie z. B. Ringe. Zum Teil konnte deren Wirksamkeit noch nicht nachgewiesen werden. Die Hydrokolloid-Pflaster werden ebenso nicht mehr empfohlen.

Allgemeine dekubitusprophylaktische Maßnahmen
Neben den Mobilisierungsmaßnahmen sind weitere pflegerische Maßnahmen, die den allgemeinen Zustand und das Wohlbefinden des Patienten verbessern, zu berücksichtigen und in das Konzept der Dekubitusprophylaxe einzubeziehen.

Die hoch beanspruchte Haut führt zu verminderter Gewebetoleranz und kann dadurch den Krankheitsprozess (Dekubitusentstehung) beschleunigen. Die durch schlechte Ernährung, Exikose, Inkontinenz, Intertrigo, Pilzerkrankungen etc. in Mitleidenschaft gezogene Hautbeschaffenheit kann Ausdruck und Folge von den genannten Faktoren sein. All diese Faktoren sind zu berücksichtigen und je nach deren Ausprägung sind die körperpflegerischen Maßnahmen auszuwählen, deren Ziele folgende sind: die Gewebetoleranz für Druck zu erhalten oder zu verbessern, Hauthygiene, Erhaltung des physiologischen Feuchtigkeitsniveaus, Erhaltung einer stabilen Hauttemperatur, Optimierung des Ernährungsstatus usw. (vgl. DNQP 2004, S. 58, 87).

Für das *Waschen* gilt grundsätzlich, dass jeder Wasserkontakt den natürlichen Schutzmantel der Haut angreift. Am besten ist das Waschen mit neutralem klaren Wasser. Wenn Waschzusätze eingesetzt werden oder vom Betroffenen gewünscht sind, werden flüssige, waschaktive Substanzen mit rückfettendem Bestandteil bevorzugt. Cremes, Lotionen, Pasten müssen sorgfältig ausgewählt und dem Hauttyp angepasst werden (Öl in Wasser – Ö/W-Präparate – oder Wasser in Öl – W/Ö-Präparate).

Obwohl es keine evidente Korrelation zwischen Mangelernährung sowie Flüssigkeitsmangel und Dekubitusentstehung gibt, die Erfahrung lehrt uns anderes. Mangelernährung und Flüssigkeitsmangel führen zu Verlusten von Nährstoffen, Vitaminen, Spurenelementen und Elektrolyten, die für die Hautbeschaffenheit verantwortlich sind. Außerdem führt der Verlust von wichtigen körperlichen Baustoffen zu Energieverlust, infolgedessen die Mobilität eingeschränkt wird. Es kommt zu einer Kettenreaktion, an dessen Ende sich der Dekubitus entwickeln kann. Somit ist eine kalorien- und eiweißreiche, ausgewogene Ernährung und Flüssigkeitsversorgung eine der wichtigen Interventionen, die die Entstehung eines Dekubitus verhindern können (s. Kapitel 4.6).

Vierte Ebene

Struktur

S4: Die Pflegefachkraft verfügt über Fähigkeiten sowie über Informations- und Schulungsmaterial zur Anleitung und Beratung des Patienten/Bewohners und seiner Angehörigen zur Förderung der Eigenbewegung des Patienten/Bewohners, zur Hautbeobachtung, zu druckentlastenden Maßnahmen sowie zum Umgang mit druckverteilenden Hilfsmitteln.

Prozess

P4: Die Pflegefachkraft erläutert die Dekubitusgefährdung und die Notwendigkeit von prophylaktischen Maßnahmen und deren Evaluation und plant diese individuell mit dem Patienten/Bewohner und seinen Angehörigen.

Ergebnis

E4: Der Patient/Bewohner und seine Angehörigen kennen die Ursachen der Dekubitusgefährdung sowie die geplanten Maßnahmen und wirken auf der Basis ihrer Möglichkeiten an deren Umsetzung mit.

Qualitätskriterien/Qualitätsniveaus

☺ Pflegefachkraft
  ✓ Beratungsfähigkeiten
  ✓ Einbeziehung des Patienten/Betroffenen
⌂ Einrichtung
  ✓ Beratungs- und Schulungsmaterial
◉ Prozess
  ✓ Aufklärung, Beratung, Schulung
☺ Patient
  ✓ Compliance (Mitwirkung) des Patienten/Bewohners und anderen am Prozess Beteiligten

Aufklärung/Beratung

Die Wirksamkeit des Pflegeprozesses hängt wesentlich davon ab, wie der Betroffene und seine Angehörigen in den Prozess eingebunden werden. Die pflegerischen Ziele können nur mit Einverständnis des Betroffenen gesteckt werden. Damit die betroffenen Personen die Gefahr einer Dekubitusentstehung erkennen können, müssen sie fachlich aufgeklärt und über die möglichen Interventionen informiert werden. Um diese Situationen professioneller und gewissenhafter managen zu können und somit zum Erfolg zu gelangen, ist es hilfreich, dass die Mitarbeiter das Informations- und Schulungsmaterial zur Hand haben. Das Material kann jedoch nicht einfach nur ausgehändigt werden. Gefordert ist die Fähigkeit, dem Betroffenen und seinem sozialen Umfeld das Beschriebene so zu vermitteln, dass er die Gefahren erkennt und anerkennt, dass er mit den vorgeschlagenen Maßnahmen einverstanden ist und im Rahmen seiner Möglichkeiten mitwirken möchte. Die Pflege soll aus fachlicher Sicht Prioritäten setzen und mit dem Patienten und seinen Angehörigen in einem Aushandlungsprozess den Maßnahmenplan festlegen. Sollen zum Beispiel bestimmte Waschzusätze oder ein bestimmtes Hilfsmittel eingesetzt werden, ist es von großer Bedeutung, dies anzuschaffen. Über die aktiven Bewegungen wurde bereits in der zweiten Ebene geschrieben, dass diese ist nur mit Einsehen und Mitwirkung des Betroffenen umsetzbar sind. Auch die passiven Lagerungen über den Tag verteilt können im häuslichen Bereich nur mit Mitwirkung der pflegenden Angehörigen oder anderen am Prozess Beteiligten, z. B. Haushaltshilfen, durchgeführt werden. Die Pflegekräfte stoßen häufig an die Grenzen, da die Betroffenen nicht in der Lage sind, die Informationen aufzunehmen, die Gefahr einzuschätzen sowie die Notwendigkeit der vorgeschlagenen Maßnahmen zu verstehen und einzusehen. Es gehört auch zu den Aufgaben der Pflegekräfte, diese Grenzen zu identifizieren und andere an dem Prozess Beteiligte in den Prozess zu involvieren. Bei allen Aktivitäten ist das Selbstbestimmungsrecht des Patienten zu gewährleisten. Der Patient/Bewohner entscheidet frei über das Ausmaß seiner Mitwirkung, nachdem er ausführlich informiert, aufgeklärt und beraten ist.

Die Inhalte der Aufklärung und Beratung sind (vgl. DNQP 2010, S. 34):

- Wahrscheinlichkeit (vorhandene individuelle Risikofaktoren) für die Dekubitusentstehung
- Folgen von Dekubitus
- Förderung der Eigenbewegung
- Befähigung der Durchführung der Hautinspektion
- Durchführung druckentlastender Interventionen
- Auswahl und adäquater Einsatz von Hilfsmitteln

Fünfte Ebene

Struktur

S5: Die Einrichtung stellt sicher, dass alle an der Versorgung des Patienten/Bewohners Beteiligten den Zusammenhang von Kontinuität der Interventionen und Erfolg der Dekubitusprophylaxe kennen und gewährleistet die Informationsweitergabe über die Dekubitusgefährdung an externe Beteiligte.

Prozess

P5: Die Pflegefachkraft informiert die an der Versorgung des dekubitusgefährdeten Patienten/Bewohners Beteiligten über die Notwendigkeit der kontinuierlichen Fortführung der Interventionen (z. B. Personal in Arztpraxen, OP-, Dialyse- und Röntgenabteilungen oder Transportdiensten).

Ergebnis

E5: Die Dekubitusgefährdung und notwendigen Maßnahmen sind allen an der Versorgung des Patienten/Bewohners Beteiligten bekannt.

Die Qualitätskriterien/Qualitätsniveaus

- ⌂ Einrichtung
  - ✓ Gewährleistung von Kontinuität
- ☺ Pflegefachkraft
  - ✓ Koordinations- und Kooperationskompetenzen
- ◉ Prozess
  - ✓ Gewährleistung von internen und externen Kooperationen
  - ✓ Multidisziplinarität
- ☺ Beteiligte
  - ✓ Bekanntheitsgrad aller Maßnahmen

Jeder Pflegeprozess, auch die Dekubitusprophylaxe als Zusammenkunft unterschiedlicher, aufeinander abgestimmter Maßnahmen, die sowohl durch interne Mitarbeiter verschiedener Qualifikationen als auch durch externe Fachkräfte und die Betroffenen selbst und ihre Angehörigen durchgeführt werden, kann soweit erfolgreich sein, sofern eine gewisse Kontinuität gewährleistet wird. Dafür ist es wichtig, dass die internen Kooperationen innerhalb einer Einrichtung geregelt und gelebt werden. Sollte ein ambulanter Dienst die pflegerischen und hauswirtschaftlichen Maßnahmen aus „einer Hand" anbieten, müssen diese so durchgeführt werden, als ob sie nur mit „einer Hand" erbracht werden. Wenn die Pflege die Ernährungsinterventionen plant, muss dieser Plan der Kollegin aus der Hauswirtschaft nicht nur bekannt sein, sondern sie muss an dem Prozess so beteiligt werden, dass sie ihre Beobachtungen dokumentiert und weitergibt, das Verhalten des Betroffenen beschreiben und dieses reflektieren kann. Die externen Beteiligten können die Ärzte, Krankengymnasten, Physiotherapeuten, Ernährungsberater, Hilfsmittelberater und Angehörigen sein. Sie alle müssen den mit dem

Betroffenen abgestimmten dekubitusprophylaktischen Plan kennen und die Maßnahmen veranlassen bzw. umsetzen. Die Pflegefachkraft, die den Prozess managt, muss alle Tätigkeiten koordinieren und dafür Sorge tragen, dass diese wie vereinbart kontinuierlich durchgeführt werden. Die Kontinuität ist im Rahmen der Überleitungspflege ebenso sicherzustellen.

Sechste Ebene

Struktur

> S6: Die Pflegefachkraft verfügt über die Kompetenz, die Effektivität der prophylaktischen Maßnahmen zu beurteilen.

Prozess

> P6: Die Pflegefachkraft begutachtet den Hautzustand des gefährdeten Patienten/Bewohners in individuell zu bestimmenden Zeitabständen.

Ergebnis

> E6: Der Patient/Betroffene hat keinen Dekubitus.

Die Qualitätskriterien/Qualitätsniveaus

> ☺ Pflegefachkraft
>   ✓ Beurteilungskompetenz
> ◎ Prozess
>   ✓ Evaluation des Pflegeprozesses
> ☺ Patient
>   ✓ Kein Dekubitus

Die sechste Ebene schließt den Pflegeprozess ab. Die Pflegefachkraft muss in der Lage sein, in regelmäßigen, zuvor definierten Zeitabständen (s. Ebene 1) die Wirksamkeit der geplanten und durchgeführten Maßnahmen zu beurteilen (Ebene 6). Dies erfolgt durch die Hautinspektion. „Die Hautinspektion sollte lokale Erwärmungen, Ödeme oder Verhärtungen, vor allem bei Personen mit dunkler Hautfarbe umfassen" (EPUAP Guidelines, S. 13). Sie gelten als Warnzeichen für einen beginnenden Dekubitus. Zwei Verfahren stehen dabei zur Verfügung: der Fingertest und die Applikation einer transparenten Plastikscheibe auf das gerötete Hautareal (vgl. DNQP 2010, S. 38). Der Fingertest ist eine einfache Methode, die bei täglicher Pflege unkompliziert angewendet werden kann. Wenn eine Hautrötung beim Fingerdruck nicht „weggedrückt" werden kann, handelt es sich bereits um die irreversible Schädigung des Untergewebes, das heißt um den Dekubitus des 1. Grades. Wie nach Pflegeprozesslogik sollen die Anpassungen nach der Beurteilung der Wirksamkeit der prophylaktischen Maßnahmen je nach Ergebnis vorgenommen werden oder die Fortführung des Pflegeplans bestätigt werden. Im besten Falle heißt das, wenn die Maßnahmen wirksam sind, der Patient sich an der Prophylaxe aktiv beteiligt und sein gesundheitlicher Zustand stabil bleibt, dass kein Dekubitus entstanden ist. Dieser Zustand kann nicht immer erreicht werden, auch wenn der prophylaktische Plan konsequent umgesetzt wurde. „Ausnahmen" für Dekubitusverhinderung „sind in pflegerisch oder medizinisch notwendiger Prioritätensetzung oder im Gesundheitszustand der Patienten/Bewohner begründet" (DNQP 2010, S. 21). Die Experten bezeichnen diese Situationen als „Grenzen der Anwendbarkeit" (DNQP 2000). Das sind Situationen, in denen die Entstehung des Dekubitus nicht ausgeschlossen werden kann oder sogar in Kauf genommen wird.

In der Palliativen Versorgung überwiegen andere Ziele. Es geht dann darum, dass die Patienten schonend gepflegt werden, eine sich alle ein bis zwei Stunden ändernde Lagerung oder sogar Aktivierung kann in dem Fall eher quälend als entlastend empfunden werden; oder wenn die Patienten die vorgeschlagenen prophylaktischen Maßnahmen bewusst ablehnen, weil ihnen die anderen Ziele wichtiger sind. Eine Indikation für das Liegen im Bett kann zum Beispiel große Dekubitusgefahr im Sitzen sein. Wenn der Patient nicht im Bett liegen bleiben möchte, weil er an einer Aktivität teilnehmen möchte, für die er aufstehen und sitzen muss, ist dies zu akzeptieren. Wichtig ist, dass die Pflegefachkräfte den Patienten über die Gefahren und deren Ausprägungen informieren und beraten, dass sie die Maßnahmen, die sie mit dem Patienten vereinbart haben, während des Prozesses beobachten und den Patienten immer wieder über die Entwicklung informieren und selbstverständlich alles dokumentieren. Die Dokumentation stellt den Pflegeprozess dar. Nur anhand einer lückenlosen Dokumentation kann die Wirksamkeit der pflegerischen Interventionen beurteilt werden (E 6).

4.1.4 Praxisbezug

Beispiel 1
Informationssammlung/Biografie/Pflegerische Anamnese
Frau Meier, 84 Jahre, lebt allein in ihrer Wohnung. Zwei Häuser weiter lebt ihre Tochter, die sie täglich besucht. Frau Meier leidet unter hohem Blutdruck, Herzinsuffizienz mit Rhythmusstörungen, Chronisch venöser Insuffizienz mit chronischem Ulcus cruris venosum und chronischem Rheumasyndrom. Sie bewegt sich in ihrer Wohnung mithilfe eines Rollators. Die Tochter hilft der Mutter in Haushalt, kauft ein, reinigt die Wohnung und sorgt für saubere Wäsche. Frau Meier konnte sich pflegerisch selbst versorgen, die Tochter half ihr beim Duschen. Vor sechs Wochen stolperte Frau Meier über einen Teppichläufer und stürzte in ihrer Wohnung. Sie erlitt einen Oberschenkelhalsbruch, woraufhin sie operiert wurde und vier Wochen lang im Krankenhaus lag. Ihre Genesung verlief aufgrund ihrer Herzprobleme nicht reibungslos. Sie wurde katheterisiert und zog sich eine fieberhafte Harnwegsinfektion zu. Frau Meier verlor in der Zeit 5 kg. Bei einer Körpergröße von 165 cm wiegt sie 59 kg, ist schwach und hat keinen Appetit. Ihre Gefühlslage ist eher niedergeschlagen. Sie lehnt eine stationäre Rehabilitation ab. Frau Meier kann mittlerweile in ihrer Wohnung mit personeller Unterstützung und mit einem Rollator verlangsamt ein paar Schritte laufen. Zweimal wöchentlich erhält sie Krankengymnastik. Frau Meier klagt über diffuse Schmerzen im ganzen Körper, beim Laufen über Schmerzen in der rechten Hüfte. Sie ist nicht mehr so belastbar, hat sehr schnell beim Bewegen Atemnot und Herzrasen. Nach dem Krankenhausaufenthalt ist Frau Meier harninkontinent geworden. Sie kommt insgesamt mit der neuen Situation nicht gut zurecht, am liebsten würde sie im Bett bleiben. Frau Meier wurde in die Pflegestufe 2 eingestuft. Ihre Tochter beauftragte einen häuslichen Pflegedienst, um Frau Meier bei der Körperpflege zu helfen.

Initiale Einschätzung
Einschätzung des Dekubitusrisikos bei Aufnahme durch die Einsatzleiterin:
- Nach klinischer Einschätzung ist Frau Meier aufgrund der eingeschränkten Mobilität und des schlechten Allgemeinzustands (Pflegestufe 2), des Gewichtsverlustes, der Harninkontinenz und dem niedergeschlagenen psychischen Zustand dekubitusgefährdet.

Die Einsatzleiterin vereinbart mit Frau Meier und ihrer Tochter die körperpflegerischen Leistungen – einmal täglich Ganzkörperpflege morgens und Teilkörperpflege abends. Sie organisiert die Einsätze, teilt Frau Meier in eine Tour ein und informiert die verantwortliche Pflegefachkraft über die Patientin. Die verantwortliche Pflegefachkraft übernimmt den ersten Einsatz.

Differenzierte, klinische Einschätzung
Beim ersten Einsatz inspiziert sie die Haut von Frau Meier und stellt fest, dass sie eine Rötung an der rechten Hüfte hat. Ihre Haut ist trocken. Im Intimbereich ist Frau Meier häufig nass, sie spürt den Harndrang kaum mehr, meldet sich auch nicht. Die Pflegefachkraft wendet den Fingertest an. Die Hautrötung bleibt.

Die Pflegefachkraft dokumentiert und berichtet: Die Patientin ist aufgrund der klinischen Einschätzung dekubitusgefährdet. Sie hat Dekubitus 1. Grades auf der rechten Hüfte. Die Rötung ist 3 x 4 cm groß, die Hautoberschicht ist noch intakt.

Initialer Maßnahmenplan
Die Pflegefachkraft plant aufgrund des vorhandenen Dekubitus zunächst die tägliche Anwendung des Fingertests und in zwei Wochen die erneute Einschätzung. Sie prüft die Bettauflage, die Ernährungs- und Flüssigkeitsversorgung, die Medikamente und den Inkontinenzmitteleinsatz.

Aufklärung/Beratung
Sie informiert Frau Meier und ihre Tochter über die Dekubitusgefahr und den vorhandenen Dekubitus. Sie schlägt folgende Maßnahmen vor:
- Anschaffung einer Anti-Dekubitus-Bettauflage – Antrag bei der Krankenkasse
- Schmerzbekämpfung – Schmerzmedikation (s. Kap. 4.3)
- Mobilisierung morgens, mittags und abends; laufen mit Unterstützung und Rollator dreimal täglich für ca. 20 Minuten, zusätzlich zweimal wöchentlich Fortsetzung der Krankengymnastik (s. Kap. 4.4)
- Schonende Hautpflege – die gerötete Stelle mit klarem Wasser, die restliche Haut mit Wasser in Öl-Präparaten pflegen
- Bei jeder Mobilisation, jedem Setzen auf die Toilette Einsatz von saugfähigen Inkontinenzmitteln (s. Kap. 4.5)
- Beim Liegen 135 °-Seitenlagerung: linke Seite – Ulcus frei lagern (s. Kapitel 4.2) der rechten Seite – Hüfte frei lagern – im Wechsel alle drei Stunden
- Beim Sitzen auf dem Sofa-Gelkissen und Positionswechsel im Sitzen; das Sitzen soweit wie möglich vermeiden
- Bedarfsgerechte kalorienreiche Ernährung (s. Kap. 4.6)
- Mindesteinnahme von 1,5 l Flüssigkeit täglich (s. Kap. 4.6)

Die Pflegefachkraft berät Frau Meier und ihre Tochter. Sie leitet sie in den Lagerungstechniken an. Sie schlägt vor, den Einsatz um das Modul „Mobilisation und Hilfestellung beim Toilettengang einmal täglich" zu erweitern. Sie leitet Frau Meier bei der Mikrolagerung an, die Frau Meier selbstständig durchführen kann. Sie berät sie in Sachen Ernährung und Flüssigkeitsversorgung. Sie bietet Hilfestellung bei der Antragstellung bei der Krankenkasse und vereinbart, sich bezüglich der Schmerzmedikation mit dem Arzt in Verbindung zu setzen.

Die Pflegefachkraft setzt einen Maßnahmenplan ein und integriert die prophylaktischen Maßnahmen in die täglichen Einsätze wie folgt:

Umsetzung des Maßnahmenplans
Morgeneinsatz (Körperpflege am Waschbecken)
- Frau Meier vor dem Aufstehen das Schmerzmittel geben, Trinken anbieten
- Frau Meier beim Aufstehen unterstützen, den Rollator in die Hand geben, zum Badezimmer begleiten, kleine Ruhepause ermöglichen
- Frau Meier auf die Toilette setzen
- Das Bett richten
- Frau Meier auf den Hocker setzen
- Bei der Oberkörperwaschung helfen – Gesicht mit klarem Wasser waschen, für den restlichen Teil in das Waschbecken Waschzusatz W/Ö hinein geben
- gerötete Stelle mit klarem Wasser waschen
- Unterkörperwaschung im Stehen
- Begutachtung der Rötung/Fingertest anwenden
- Körper abtrocknen, die Haut mit Hautlotion eincremen
- Inkontinenzmittel einsetzen, beim Anziehen helfen
- Frau Meier zum Frühstückstisch begleiten
- Frau Meier beim Hinsetzen helfen, die Korrektheit des Gelkissens prüfen

Mittagseinsatz/Mobilisation
- Hilfestellung beim Laufen in der Wohnung
- Hinsetzen auf die Toilette
- Inkontinenzmittelwechsel bei Bedarf
- Hilfestellung beim Anziehen
- Trinken anbieten
- Zum Bett begleiten
- 135 °-Lagerung im Bett (s. oben)

Abendeinsatz
- Aufstehen vom Sofa
- Begleiten zum Bad
- Hinsetzen auf die Toilette
- Intimpflege im Stehen am Waschbecken
- Begutachtung der geröteten Stelle/Anwendung von Fingertest
- Gerötete Stelle mit Hautlotion einreiben
- Unterstützung bei der Mund-/Zahnpflege
- Begleitung zum Bett
- Trinken anbieten
- 135 °-Lagern im Bett
- Tägliches Berichten über den Fingertest und Hautzustand an der geröteten Stelle
- Die Tochter protokolliert zusammen mit der Pflegefachkraft die eingenommene Essensmenge.
- Die Tochter protokolliert zusammen mit der Pflegefachkraft die eingenommene Trinkmenge.

- Einmal wöchentlich wiegen (s. Kap. 4.6)
- Wohlbefinden und Akzeptanz der eingesetzten Hilfsmittel (Antidekubitus-Bettauflage und Inkontinenzmittel) einmal wöchentlich befragen (s. Kap. 4.5)
- Schmerzeinschätzung in Ruhe und bei Belastung (s. Kap. 4.3).

Evaluation in zwei Wochen
- Dekubitusrisiko anhand klinischer Einschätzung
- Auswertung der Ess- und Trinkprotokolle
- Hautzustand
- Probleme bei Ausscheidung
- Auswertung der Schmerzeinschätzung
- Austausch mit Krankengymnastik
- Beschreibung des Zustands, Anpassung der Pflegeplanung bzw. der Dekubitusprophylaxe je nach Befund
- Information an Frau Meier, Tochter, Arzt und Krankengymnasten über den Ist-Zustand
- Vereinbarung und Festlegung der weiteren Maßnahmen
- Information an das Team

Bei einer Verbesserung des Zustands ist zu entscheiden, ob die Einschätzungs- und Evaluationsrhythmen des Pflegeprozesses vergrößert werden können. Ebenso kann das tägliche Protokollieren von Ess- und Trinkmengen wegfallen. Bei einer Verschlechterung sind die Maßnahmen zu verändern und Beurteilungsrhythmen engmaschiger zu gestalten.

Ergebnis
Frau Meier fühlt sich psychisch und physisch viel besser, sie bewegt sich mehr und ist sicherer. Sie nimmt die empfohlenen Kalorien- und Flüssigkeitsmengen zu sich, hat 1 kg an Gewicht zugenommen. Gelegentlich passiert es noch, dass sie bei Anstrengungen den Urin ungewollt verliert, meistens ist die Einlage aber trocken. Nachts passiert es auch schon mal, dass sie aufwacht und spürt, dass die Einlage nass ist. Der Hautzustand hat sich verbessert, es sind keine Rötungen mehr zu beobachten. Aufgrund von noch eingeschränkter Mobilität und noch geschwächtem Allgemeinzustand sowie gelegentlich nasser Haut besteht weiterhin eine Dekubitusgefahr. Weitere Maßnahmen sind:
- Allgemeine Mobilisation
- Hautpflege
- Kontinenztraining/adäquate saugfähige Hilfsmittelversorgung
- Adäquate Ernährung

Eine erneute Einschätzung soll in vier Wochen erfolgen.

Beispiel 2

Informationssammlung/Biografie/Pflegerische Anamnese
Herr Müller ist ein demenziell erkrankter 85-jähriger Patient. Er war beruflich Schlosser, hat sein ganzes Arbeitsleben in einer Firma verbracht. Seit 25 Jahren leidet er an Morbus Parkinson, musste deshalb frühzeitig in Rente gehen, was er nur schwer verkraftete. Seit fünf Jahren hat er einen ausgeprägten Rigor. Hinzu kam Alzheimer-Demenz, erste Anzeichen vor zehn Jahren. Die inzwischen fortgeschrittene Alzheimer-Demenz zeichnet sich aus durch Sprachverlust und komplette Desorientierung. Herr Müller ist seit drei Jahren immobil, hat anschließende und rigorartige Bewegungen im Liegen und im Sitzen.

Seine Körperhaltung ist steif und schief, er kann im Stuhl nicht aufrecht sitzen, im Bett ist er fast stuporos. Herr Müller hat Streckkontrakturen an beiden Kniegelenken, Fußspitzen beiderseits und entwickelt eine Pfötchenposition beider Fäuste. Er hatte in der Vergangenheit zweimal Dekubitalulzera im Sakralbereich, liegt auf einer Wechseldruckmatratze. Herr Müller leidet unter Obstipation, zum Abführen muss er Laksantia zu sich nehmen. Er ist komplett auf fremde Hilfe angewiesen, ist harn- und stuhlinkontinent und kann seine Bedürfnisse sprachlich nicht mitteilen. Bei körperlichen Berührungen stöhnt er und wird handgreiflich. Zwischendurch schreit er, wird unruhig und schaukelt mit dem Oberkörper nach vorn und nach hinten. Er nimmt Antiparkinsonika und Antidementiva ein, zusätzlich Muskelrelaxantien.

Herr Müller wohnt zusammen mit seiner Ehefrau, die sich um ihn kümmert und ihn seit 15 Jahren pflegt. Ein Sohn, der in der Nähe wohnt, entlastet die Mutter am Wochenende. Die Enkeltochter kommt jeden Mittwochnachmittag für drei Stunden, damit Frau Müller zu ihrer Skatgruppe gehen kann. Die Tochter wohnt weit weg, die Eltern haben keinen Kontakt zu ihr. Frau Müller leidet sehr darunter und erzählt, dass ihr Mann davon ebenso sehr betroffen war. Sie glaubt, dass er trotz seiner Desorientiertheit dieses Leid noch immer wahrnimmt.

Der Pflegedienst unterstützt Frau Müller dreimal täglich: morgens und abends große und kleine Grundpflege, mittags Transfer in das Bett, lagern/betten und Inkontinenzversorgung.

Initiale Einschätzung
Pflegefachkraft schätzt das Dekubitusrisiko bei Herrn Müller ein. Herr Müller ist dekubitusgefährdet aufgrund von:
- Immobilität
- Pflegeabhängigkeitsgrad der Pflegestufe 3
- Dekubitusvorgeschichte (zweimal)
- Harn- und Stuhlinkontinenz
- Im Sitzen und im Liegen besteht die Gefahr von Scherkräften

Differenzierte Einschätzung
Herr Müller macht unkontrollierte Armbewegungen im Bett und mit den Armen und Oberkörper im Sitzen. Er sitzt täglich ca. drei Std. im speziellen Rollstuhl, der Sitz ist gut abgepolstert. Die Lagerungsposition im Bett kann bei stabiler Lage eingehalten werden. Die Pflegefachkraft prüft die Korrektheit (den Härtegrad) der Wechseldruckmatratze und inspiziert die Haut, die beansprucht und materiert ist: es sind Narben nach Dekubitus in der Vergangenheit vorhanden. Sie wendet den Fingertest an, die Haut verblasst bei der Druckeinwirkung.

Aufklärung/Beratung/Anleitung
Die Pflegefachkraft berät Frau Meier und leitet sie an bei:
- Hautinspektion
- Prüfung der Wechseldruckmatratze
- Hautpflege
- Inkontinenzversorgung (Hilfsmittel)
- Bewegung/Lagerung
- Korrektem Sitzen im Stuhl, Mikrobewegungen im Sitzen

Es wird die 30 °-Lagerung alle drei Stunden empfohlen, Druckentlastung des Gesäßes, der Hüfte, der Fersen und der Schulter durch Mikrolagerung (Rollen, Brezel-Faltung), in die bequeme Position bringen, Zug auf die Gelenke vermeiden.

Frau Müller wird in den Transfer- und Lagerungstechniken angeleitet.

Die Pflegefachkraft empfiehlt Frau Müller die Wechseldruckmatratze gegen ein MiS (Mikro-Stimulationssystem) oder eine viskoelastische Matratze auszutauschen. Die Pflegefachkraft bietet auch ihre Hilfe im Gespräch mit der Krankenkasse und dem Sanitätshaus an.

Maßnahmenplan
Neue Einschätzung in zwei Wochen, tägliche Anwendung des Fingertests und Hautinspektion bei jeder Versorgung des Intimbereiches. Hautpflege mit W/Ö-Präparaten, Inkontinenzversorgung mit gut aufsaugendem Inkontinenzmittel. Lagerung nach dem Bewegungsplan (s. oben).

Umsetzung des Maßnahmenplans
Integration in die drei Einsätze täglich

Neue Einschätzung in zwei Wochen
Keine Veränderung des Zustands und der Dekubitusgefahren.

Frau Müller hilft im Prozess mit, beteiligt sich aktiv und tauscht ihre Informationen sowie Beobachtungen mit dem Pflegedienst aus. Frau Müller hat mit der Krankenkasse bezüglich des Austauschs der Wechseldruckmatratze gesprochen. Die Krankenkasse wird eine Fachkraft für Hilfsmittel vorbeischicken, um den Bedarf fachlich beurteilen zu lassen.

Neue klinische Einschätzung in vier Wochen
Die Fachkraft für Hilfsmittel war bei Herrn Müller und teilt die Ansicht der Pflegefachkraft. Dem Antrag von Frau Müller wird stattgegeben.

4.2 Pflege von Menschen mit chronischen Wunden

Der sechste Expertenstandard „Pflege von Menschen mit chronischen Wunden" wurde am 06. Oktober 2007 bei der 6. Konsensuskonferenz der Fachöffentlichkeit vorgestellt und bundesweit in 26 Gesundheitseinrichtungen ein halbes Jahr modellhaft implementiert. Die stationäre Pflege beteiligte sich mit sechs Einrichtungen, ambulante Dienste mit sieben Einrichtungen und dreizehn Krankenhäuser waren ebenfalls dabei.

Dieser Expertenstandard widmet sich den drei häufigsten Arten der chronischen Wunden: Dekubitus, Diabetisches Fußsyndrom und Ulcus cruris.

4.2.1 Definition „Chronische Wunden"

> Als chronische Wunden werden die Wunden definiert, die „innerhalb von vier bis zwölf Wochen nach Wundentstehung – hier spielen Wundart und Kontextfaktoren eine bedeutende Rolle – unter fachgerechter Therapie keine Heilungstendenzen zeigen" (DNQP 2009, S. 26).

4.2.2 Gesundheitspolitische Relevanz

Der Expertenstandard richtet sich an alle Menschen mit chronischen Wunden unabhängig davon, wo sie gepflegt und behandelt werden. Den Schätzungen nach leiden drei bis vier Millionen Menschen in der Bundesrepublik unter den chronischen Wunden Dekubitus, Diabetisches Fußsyndrom und Ulcus cruris mit steigender Tendenz. Am häufigsten betrifft es ältere Menschen. Die Kosten werden auf 2,15–3,25 Milliarden Euro im Jahr geschätzt (Pelka 1997, S. 57). Die Häufigkeit verteilt sich wie folgt:

An *Ulcus cruris venosum* leiden ca. 1,2 Millionen Menschen (57–80 % aller Ulcera cruris), der 30 %ige Anteil der Ulcera cruris geht an *Ulcus cruris arteriosum* und ca. 10 % an *Ulcus cruris mixtum* (Schümmelfelder et al. 2009, S. 57–59). Die Prävalenz steigt mit zunehmendem Alter, Frauen sind doppelt so häufig betroffen wie Männer. Die Kosten für die Behandlung von Ulcera cruris wurden bisher nicht ermittelt, jedoch zeigt eine Querschnittstudie aus NRW, dass allein die Personalkosten für den häuslichen Verbandswechsel bei den Ulcera cruris venosum allein jährlich 16 Millionen Euro betragen. Die relativ große Rezidivität dieser Wundarten und die lange Heilungsdauer stellen einen besonderen Erschwernis- und Kostenfaktor dar. 1/3 bis 2/3 der Patienten leiden an ihrem Ulcus cruris mindestens ein Jahr lang, 1/5 zwei Jahre und bei 8 % der Patienten dauert es mehr als fünf Jahre. 1/3 der Patienten leidet an mindestens einem Rezidiv, das weitere Drittel erleidet zwei bis drei Rezidiven und 1/3 mehr als fünf Rezidive (ebd.).

Die Prävalenz des *Diabetischen Fußsyndroms* beträgt 2–10 %. Mehr als sechs Millionen Menschen haben die Diagnose Diabetes Mellitus, die behandelt werden kann. Das Risiko am Diabetischen Fußsyndrom zu erkranken, ist bei Diabetikern sehr hoch, wie auch das Risiko dass erkranke Füße amputieren werden müssen. Zu beobachten ist, dass die Anzahl der Amputationen insgesamt ansteigt; 66 % aller Amputationen gehen auf die Diagnose Diabetisches Fußsyndrom zurück. Die Behandlung des Diabetischen Fußsyndroms ist aufgrund der Chronizität lang und teuer. Internationalen Schätzungen zufolge kostet die Behandlung eines Fußsyndroms von 7.000–10.000 Dollar, die Kosten für Rezidive, soziale Dienstleistungen und häusliche Betreuung über drei Jahre belaufen sich auf 16.100–26.700 Dollar (vgl. DNQP 2009, S. 59).

Erfreulicherweise sinkt die Zahl der Dekubitalulzera in Krankenhäusern und in Altenheimen kontinuierlich (Dassen 2008) (s. Kap. 4.1). Die Dekubitalulzera der höheren Kategorien führen häufig zur Chronifizierung. Die Prävalenz der Kategorien 2 bis 4 beträgt in Pflegeheimen 5,1 % und in Krankenhäusern 8,7 %. Ein Dekubitus bleibt meistens zwei Wochen (50,5 %) oder bis zu drei Monaten (49,5 %) bestehen. Direkte Kosten pro Patient, der aufgrund eines Dekubitus stationär behandelt werden muss, belaufen sich auf 4.550 € bis 19.500 € (vgl. DNQP 2008, S. 46).

In seiner Standardaussage setzt der Expertenstandard folgende Ziele (vgl. DNQP 2008, S. 29):

> „Jeder Patient/Bewohner mit einer chronischen Wunde vom Typ Dekubitus, Ulcus cruris venosum/arteriosum/mixtum oder Diabetisches Fußsyndrom erhält eine pflegerische Versorgung, die seine Lebensqualität fördert, die Wundheilung unterstützt und Rezidivbildung von Wunden vermeidet".

Hiermit drückt der Expertenstandard seine eindeutige Fokussierung auf die Erhöhung der Lebensqualität mithilfe von pflegerischen Maßnahmen aus und nicht auf die reine Wundbehandlung, die nach wie vor im Zuständigkeitsbereich der Ärzte liegt.

4.2 Pflege von Menschen mit chronischen Wunden

4.2.3 Die Standardebenen

Der Expertenstandard „Pflege von Menschen mit chronischen Wunden" hat fünf Ebenen.

Erste Ebene

Struktur

S1a: Die Pflegefachkraft verfügt über aktuelles Wissen und kommunikative Kompetenz, Menschen mit einer chronischen Wunde zu identifizieren und deren Einschränkungen und Selbstmanagementfähigkeiten sensibel zu erkunden.
S1b: Die Einrichtung verfügt über eine intra- und interprofessionell geltende Verfahrensregelung zur Versorgung von Menschen mit chronischen Wunden. Sie stellt sicher, dass eine pflegerische Fachexpertin zur Verfügung steht und hält erforderliche Materialien für Assessment und Dokumentation bereit.

Prozess

P1a: Die Pflegefachkraft erfasst im Rahmen der pflegerischen Anamnese bei allen Patientinnen/Bewohnerinnen wund- und therapiebedingte Einschränkungen sowie Möglichkeiten des gesundheitsbezogenen Selbstmanagements.
P1b: Die Pflegefachkraft holt eine medizinische Diagnose ein. Für das wundspezifische Assessment zieht sie, insbesondere zur Ersteinschätzung und Dokumentation der Wunde, eine pflegerische Fachexpertin hinzu und bindet diese nach Bedarf in die weitere Versorgung ein.

Ergebnis

E1: Die Dokumentation enthält differenzierte Aussagen zu den Punkten:
- Mobilitäts- und andere Einschränkungen, Schmerzen, Wundgeruch, Exsudat, Ernährungsstatus, psychische Verfassung
- Wissen der Patienten/Bewohnerin und der Angehörigen über Ursachen und Heilung der Wunde sowie Selbstmanagementkompetenzen
- Spezifische medizinische Wunddiagnose, Rezidivzahl, Wunddauer, -lokalisation, -größe, -rand, -umgebung, -grund und Entzündungszeichen

Qualitätskriterien/Qualitätsniveaus

☺ Die Pflegefachkraft
  ✓ Das Fachwissen
  ✓ Die Sensibilität für Selbstmanagementkompetenzen des Betroffenen
☺ Fachexpertin
  ✓ Analyse und differenzierte Wundbeschreibung
🏠 Einrichtung
  ✓ Interdisziplinäre Verfahrensregelung
  ✓ Fachexpertin
  ✓ Arbeitsmaterialien

> ◉ Prozess
>   ✓ Wundanamnese
>   ✓ Medizinische Diagnose
>   ✓ Ermittlung von Selbstmanagementkompetenzen des Patienten und Einbeziehung in den Therapieplan
>   ✓ Einbeziehung der Fachexpertin
> 🗐 Dokumentation
>   ✓ Differenzierte Dokumentation

Der Schwerpunkt beim Wundmanagement in der Pflege liegt auf *der Pflege von Menschen* mit chronischen Wunden. Damit ist deutlich ausgedrückt, dass es nicht ausschließlich um die Wunden geht, sondern um die Menschen mit chronischen Wunden, mit ihren Selbstpflegekompetenzen und pflegerischen Einschränkungen. Im Vordergrund steht die Förderung der Selbstpflegekompetenz, die Minimierung der pflegerischen Einschränkungen und somit die Erhöhung der Lebensqualität der betroffenen Menschen. Vorausgesetzt wird das Grundwissen über Pathosphysiologie und Pathogenese von chronischen Wunden und der zugrunde liegenden Erkrankungen.

Ulcus cruris

Unter Ulcus cruris wird ein Unterschenkelgeschwür verstanden, das eine unterschiedliche Genese haben kann (s. **Tab. 4.6**). In der Umgangssprache ist das Ulcus cruris als offenes Bein bekannt.

Die häufigste Form (57–80 %), der *Ulcus cruris venosum*, ist in 70 % der Fälle auf die Chronische Veneninsuffizienz (CVI) zurückzuführen (Münter 2008), wobei eine Reihe anderer Krankheiten bzw. funktioneller Störungen zum Krankheitsbild Ulcus cruris führen (Dissemond & Körber 2008) (s. **Tab. 4.6**). Bei der CVI liegt eine Klappeninsuffizienz vor, die Venen können deshalb ihren Aufgaben nicht mehr nachkommen. Die wesentliche pathophysiologische Grundlage für eine Klappeninsuffizienz ist die ambulatorische venöse und kapillare Hypertonie. Ambulatorische venöse Hypertonie bedeutet eine Erhöhung des intravasalen Drucks im Venensystem in Kombination mit der Unfähigkeit des Systems, beim Gehen (= ambulatorisch) einen adäquaten Druckabfall durch die Aktivierung der Muskel-Pumpe zu bewirken. Infolgedessen kommt es zum verlangsamten Transportieren von sauerstoffarmem Blut mit Abfallprodukten aus der Peripherie zu den zentralen Organen hin. Der dadurch entstandene Blutstau in den Beinen führt zur Ansammlung von Flüssigkeit „im Gewebe mit Schwellung der betroffenen Körperteile (Ödem) sowie zu einer Anreicherung von eigentlich zu entfernenden Stoffen in der Haut" (Münter 2008, S. 14), Hämosiderin und Melanin. Daher kommen die Verfärbungen und Strukturveränderungen der Haut. Das Venensystem kann auf verschiedenen Ebenen betroffen werden: oberflächlich (suprafascial), tief (subfascial) und in den Verbindungsvenen (Vv. perforantes). In der Umgangssprache werden die oberflächlichen Venenveränderungen als Krampfadern, in der Fachsprache als Varikosis benannt. Bei so erweiterten Venen kommt es zur Schlussunfähigkeit der Venenklappen, Trombosierungen und Entzündungsreaktionen (Thromophlebitis), die sehr schmerzhaft sein können. Bei den erhöhten Stauungen entwickelt sich die CVI. Die häufigste Form der Anteilung der CVI ist im deutschsprachigen Raum die nach Widmer (s. **Tab. 4.7**).

Tab. 4.6: Differenzialdiagnose des Ulcus cruris (Quelle:http://www.medizinmedien.at/dynasite.cfm?dsmid=59317&dspaid=687683. Medizin media Austria. DFP-Allgemeinmedizin: Ulcus cruris)

Vaskuläre Ursachen	• Periphere arterielle Verschlusskrankheit, isoliert oder in Kombination mit einer chronischen venösen Insuffizienz • Angiodysplasie • Lymphabflussstörungen
Vaskulitiden	• Begleitvaskulitis bei Autoimmunerkrankungen wie Kollagenosen • Livedovaskulitis/-vaskulopathie • Periartritis nodosa • Pyoderma gangrenosum • Kutane leukozytoklastische Vaskulitis
Vaskulopathie/Mikrozirkulationsstörungen	• Diabetische Mikroangiopathie • Kryoglobulinemie • Nekrobiosis lipoidica • Ulcus hypertonicum Martorell • Cholesterinembolie • Calciphylaxie
Hämatologische Ursachen	• Sichelzellanämie • Sphärozitose • Thalassämie • Sideroachrestische Anämie
Myeloproliferative Erkrankungen	• Polycythämie vera • Thrombozythämie • Morbus Werlhof
Neuropathische Ursachen	• Infektionen • Mykosen • Bakterielle Infektionen • Infektionen durch Protozoen • Virale Infektionen
Metabolische Ursachen	• Arzneimittel • Hydroxyurea-Therapie • Amyloidose • Gicht • Diabetes mellitus
Ulzerierte Hauttumore	
Chemische/physikalische Ursachen	
Artefakte	

Die Erkrankungen des tiefen Venensystems sind Thrombose und das Postthrombotische Syndrom (PTS), infolgedessen der Ulcus cruris venosum als Komplikation entstehen kann. Das postthrombotische Syndrom oder die postthrombotische Krankheit beinhaltet eine Reihe von Symptomen, die nach einer Thrombose der tiefen Bein-/Beckenvenen bestehen bleibt oder sich im Laufe von Jahren entwickelt. Es wird geschätzt, dass

10 Millionen Bürger der Bundesrepublik daran leiden (Venenzentrum, Frankfurt am Main). Venöse Thrombosen können durch verschiedene Mechanismen entstehen (Schäfer 2008), z. B. durch Blutstase bei immobilen Patienten oder durch die Verletzungen des Endothels und darauf folgenden Entzündungen. Das Venensystem reagiert bereits in den ersten Tagen und Wochen nach der Thrombose mit der Reparation und Kompensation. Der Gefäßlumen öffnet sich wieder (Rekanalisation) und es bildet sich ein venöser Umgehungskreislauf (Kollateralisation). Diese Vorgänge sind nach etwa einem Jahr abgeschlossen. Die Venenklappen bleiben meistens jedoch geschädigt. Folgende Symptome sind bei den Patienten mit PTS zu beobachten (Deutsche Liga für Bekämpfung von Gefäßerkrankungen e. V.):

- Massiv geschwollene Unterschenkel und Knöchel
- Dumpfe, ziehende Schmerzen
- Schmerzhafte Verhärtungen der Haut und des Unterhautfettgewebes
- Wadenkrämpfe
- Sekundäre Krampfadern
- Verfärbungen und Veränderungen der Haut (Blauverfärbung, Stauungsflecken, braune Pigmentierungen mit abwechselnd weißen Hautflächen („Atrophie blanche"))
- Juckende, entzündliche Hautausschläge
- Stauungsekzem, Unterschenkelgeschwüre („offenes Bein")

Tab. 4.7: Aufteilung der CVI nach Widmer: Hautveränderungen der CVI. Pathologische Veränderungen des intravasalen Blutflusses werden nicht abgebildet. (http://www.draco.de/abrechnungsinfo/glossar/stadieneinteilung-der-cvi-nach-Widmer?JOB_NAME=DisplayPage)

Grad	Beschreibung
Grad 1	Corona phlebectatica mit Ödem • Lokale Gefäßerweiterungen (Besenreiser) in der Knöchelregion und oberhalb des Fußgewölbes • Typisch auftretende Knöchelödeme
Grad 2	• Unterschenkelödem • Hyperpigmentierung der Haut • Dermatoliposklerose • Atrophie blanche • Purpura jaune d`ocre: ockerfarbene Veränderungen der Haut aufgrund von Hämosiderineinlagerungen
Grad 3a	• Abgeheiltes Ulcus
Grad 3b	• Stark entwickeltes (florides) Ulcus

Jede unklare Hautwunde am Bein, die nicht in einem zu erwartenden Zeitraum abheilt, muss medizinisch diagnostiziert werden. Die Pflege kann bei dem diagnostischen Teil mitwirken. Familiäre Belastung, Begleiterkrankungen, Medikamenteneinnahme, berufliche Belastung, sportliche Aktivitäten, Operationen, Traumatisierungen der unteren Extremitäten und der Beckengürtelregion, Anzahl und Komplikationen von Schwangerschaften, Phlebitiden, Thrombosen, subjektive Symptome und phlebologische Vorbehandlungen sind von Bedeutung für die Entstehung von CVI (Das Informationsangebot der deutschsprachigen Dermatologie. Chronische venöse Insuffizienz). Ausgehend von

den Grundsymptomen – Schwellung und Schmerzen – sollen die Patienten auf folgende Beschwerden angesprochen werden (Münter 2008):
- Ist die Schwellung ein- oder beidseitig?
- Ist sie nachts reversibel?
- Nimmt sie im Laufe des Tages zu?
- Treten die Schmerzen auch im Liegen auf?
- Vermindern sich die Schmerzen beim Gehen?

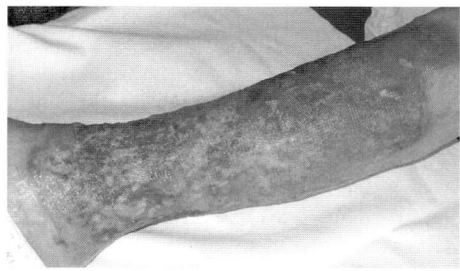

Abb. 4.9: Ulcus cruris venosum

Die klinische Untersuchung, bei der die Pflege mitwirken kann, umfasst:
- die Inspektion:
  - sichtbare Besenreiservarizen in der Knöchelregion
  - Braunverfärbung der Haut
  - Ulcus cruris
  - Narben
- die Palpation:
  - Vorliegen eines einseitigen, eindrückbaren Ödems
  - derbe Anfühlung der Haut des Unterschenkels
  - Pulstastbefund

Neben der anamnestischen und klinischen Untersuchung gehören noch die Duplex-Sonografie und die Phlebografie zu den diagnostischen Methoden.

Beim *Ulcus cruris arteriosum* (s. **Abb. 4.10**) handelt es sich meist um lateral oder dorsal gelegene, scharf begrenzte Defekte. Die Haut der betroffenen Extremität ist blass und kühl, die Beinbehaarung ist reduziert, und die Fußpulse sind nicht mehr zu ertasten.

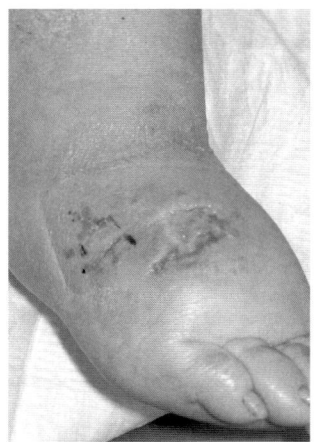

Abb. 4.10: Ulcus cruris arteriosum

Tab. 4.8: Symptome bei Ulcera cruris arteriosum und venosum (Projekt „chronische Wunden" am Beispiel Ulcus cruris)

	Ulcus cruris arteriosum • Extremität bläulich verfärbt • Fußsohlenpuls meist fehlend • Schmerzen bei Hochlagerung • Kühle Haut, leicht livide Hautverfärbung
	Ulcus cruris venosum • Ödematöse Schwellung der Extremität • Spannungsgefühl in den Beinen • Beschwerdezunahme bei Wärme • Nagelveränderungen • Leicht, verletzbare, dünne und glänzende Haut • Vor Ulcusentstehung: harte, rote und schmerzhafte Platten

Ulcus cruris arteriosum entsteht aufgrund der Peripheren Arteriellen Verschlusskrankheit (PAVK). Die Ätiologie für die PAVK ist die zunehmende Verengung der Arterien in den oberen und unteren Extremitäten, zu der es graduell (durch eine Stenose) oder komplett (Okklusion) kommen kann. PAVK kann sich als chronische oder akute Krankheit manifestieren.

Die chronische PAVK, die sich allmählich entwickelt, wird in etwa 95 % der Fälle durch Arteriosklerose bzw. ihre symptomatische Form Atherothrombose bedingt (Arbeitsgemeinschaft der Wissenschaftlichen Medizinischen Fachgesellschaften). Bei Arteriosklerose handelt es sich um einen komplexen Krankheitsprozess. Diese Erkrankung kann alle arteriellen Gefäßregionen des Körpers betreffen und sich durch einen Herzinfarkt oder Schlaganfall manifestieren. Im Alter werden entzündliche, genetische und traumatische Ursachen (insgesamt 5 % der PAVK-Fälle) immer seltener, dafür treten embolische Ereignisse (kardial oder arteriell) häufiger auf (Deutsche Gesellschaft für Angiologie – Gesellschaft für Gefäßmedizin). Neben den großen peripheren Gefäßen sind vielfach auch kleinere, die Haut und Muskulatur versorgenden Gefäße mit betroffen. Die chronische PAVK zeigt sich durch Schmerzen in den Waden, anfangs beim Gehen und später auch im Ruhezustand (s. **Tab. 4.9**), durch geschwächten oder ausbleibenden Puls, Hautblässe und kühlere Hauttemperatur im Vergleich zur gegenüberliegenden Körperseite.

Bei akuten embolischen oder atherothrombotischen Verschlüssen bei bestehenden Gefäßläsionen kommt es zu akuter peripherer Verschlusskrankheit. Die typischen Symptome der akuten PAVK, werden als die „6 P`s„ bezeichnet (Internisten im Netz):
1. Pain = Schmerz
2. Pulselessness = Pulsverlust
3. Paleness = Blässe
4. Paraesthesia = Gefühlsstörung
5. Paralysis = Bewegungsunfähigkeit
6. Prostration = Schock

Die klinische Einteilung der PAVK gemäß der Symptomatik erfolgt in Deutschland nach der Stadieneinteilung von Fontaine, international nach der Rutherford-Klassifikation (DNQP 2010, AWMF). **Tabelle 4.9** zeigt beide Klassifikationen auf.

Tab. 4.9: Klassifikation der PAVK nach den Fontaine-Stadien und Rutherford-Kategorien (Diagnostik und Therapie der peripheren arteriellen Verschlusskrankheit (PAVK). Arbeitsgemeinschaft der Wissenschaftlichen Medizinischen Fachgesellschaften. AWMF)

Fontaine		Rutherford		
Stadium	Klinisches Bild	Grad	Kategorie	Klinisches Bild
I	Asymptomatisch	0	0	Asymptomatisch
II a	Gehstrecke > 200 m	I	1	Leichte Claudicatio intermittens
II b	Gehstrecke < 200 m	I	2	Mäßige Claudicatio intermittens
		I	3	Schwere Claudicatio intermittens
III	Ischämischer Ruheschmerz	II	4	Ischämischer Ruheschmerz
IV	Ulkus, Gangrän	III	5	Kleinflächige Nekrose
		III	6	Großflächige Nekrose

„Die klinischen Stadien werden auch mit den Begriffen ‚Claudicatio intermittens' (‚unterbrochenes Hinken, Schaufensterkrankheit') bzw. im Spätstadium ‚kritische Extremitätenischämie' (critical limb ischemia, CLI) bezeichnet" (AWMF). Diabetische Mikroangiopathie (Wandveränderung kleiner und kleinster arterieller Gefäße), Vaskulitiden (Gefäßentzündung), Hypertonie, Aneurysmen (Aussackungen von Blutgefäßen), Fettstoffwechselstörungen sowie falsche Lebensgewohnheiten (z. B. ungesunde Ernährung, Rauchen usw.) sind weitere Ursachen bzw. Risikofaktoren für Ulcus cruris arteriosum. Sollte der Patient der risikobehafteten Gruppe angehören oder Beschwerden äußern, die einen Verdacht auf PAVK zulassen, ist die Aufgabe der Pflegefachkraft näher zu hinterfragen. Hinzu kommen die Hautinspektion und -beurteilungen, seitenvergleichende Palpation sowie klinische Untersuchungen, die in der Obhut des Arztes liegen. Bei der Untersuchung des Hautstatus sollen Hautintegrität, Turgor, Schweißbildung, Farbe, Muskelatrophie, Deformität und Temperatur beurteilt werden. Dies ist insbesondere beim Diabetiker von Bedeutung. Mit seitenvergleichender Palpation wird der Puls an beiden Beinen untersucht. Ein im Vergleich geschwächter oder ausbleibender Puls muss nicht unbedingt auf PAVK hindeuten, ist aber ein Hinweis auf eine gestörte Funktion und im Zusammenhang mit anderen Symptomen zu untersuchen. Auch tastbare Fußpulse schließen eine PAVK nicht aus. Bei einer Claudicatio-Anamnese können in Kombination mit seitenvergleichendem Tasten des Pulsstatus und Auskultation in 84 % der Fälle klinisch relevante Stenosen entdeckt werden (AWMF). Das Auffinden der Fußpulse durch Tasten hängt von der Raumtemperatur ab. Bei nicht tastbaren Pulsen an den Füßen sollten die Pulse der A. poplitea und der A. femoralis untersucht werden. Weitere Untersuchungen sind:

- Messung des arteriellen Verschlussdrucks über der A. dorsalis pedis und A. tibialis posterior
- Bestimmung des Knöchel-Arm-Druckindexes (ABI = systolischer Knöcheldruck dividiert durch systolischen Blutdruck über der Arteria radialis)

Der Nachweis eines erniedrigten ABI (unter 0,9) mittels Verschlussdruckmessung ist nicht nur ein sehr guter Marker für eine PAVK, sondern auch für eine kardiovaskuläre Erkrankung im Allgemeinen (http://www.deutsche-diabetes-gesellschaft.de/redaktion/mitteilungen/leitlinien/PL_DDG2009_Fusssyndrom).

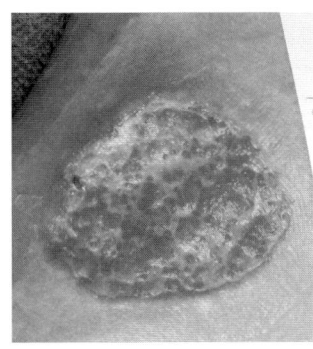

Abb. 4.11: Ulcus cruris mixtum

Ulcus cruris mixtum: In ca. 10 % aller Ulcera cruris handelt es sich um gemischte Formen von Ulcera cruris venosum und arteriosum. Das kommt daher, dass für beide Formen der Beingeschwüre die ätiologischen Faktoren die gleichen oder naheliegende sind. Als Risikofaktoren für Ulcus cruris mixtum werden in der Literatur folgende Ursachen benannt: Belastungen, Übergewicht, Schwangerschaft, Immobilität und tiefe Venenthrombose.

Diabetisches Fußsyndrom (DFS)
Die Prävalenz des Fußulkus bei an Diabetes erkrankten Personen beträgt 0,8–10 % (Morbach et al. 2010) und die Inzidenz 2,2–5,9 %. Dabei muss berücksichtigt werden, dass die meisten dieser Daten auf Querschnittuntersuchungen selektierter Patientenpopulationen diabetischer Personen beruhen, die tendenziell unter 50 Jahre alt sind (DDG 2004a, vgl. DNQP 2008, S. 44). Ein diabetisches Fußsyndrom ist das Ergebnis eines multifaktoriellen Geschehens mit folgenden Kausalfaktoren (Morbach et al. 2010):

- Ungeeignetes Schuhwerk
- Neuropathie (sensorisch, motorisch, autonom)
- Periphere arterielle Verschlusskrankheit
- Eingeschränkte Gelenkmobilität
- Fußdeformitäten
- Hornhautschwielen
- Psychosoziale Konstellation

Wichtig ist, zwischen Faktoren zu differenzieren, die sich auf eine periphere Neuropathie und eine periphere arterielle Verschlusskrankheit beziehen sowie solchen, die mit der Entwicklung von Fußulzera in Verbindung stehen und solchen, die mit der Amputation in Zusammenhang gebracht werden. In den meisten Fällen wurden die Risikofaktoren für die Entwicklung eines Fußulkus mit denen für die untere Extremitätenamputation gleichgesetzt. Dass diese tatsächlich identisch sind, konnte jedoch bisher nicht nachgewiesen werden (ebd. 2008). In der Regel ist eine Fußläsion die Folge mehrerer gleichzeitig aufgetretener Faktoren. Die sensorische Neuropathie führt zum Verlust der Wahrnehmung schädigender Reize oder Verletzungen, was zur Ulkusbildung führen kann. Die motorische Neuropathie bewirkt eine Flexionsdeformität der Zehen und ein anormales Gehmuster. Die Deformitäten führen zu Arealen erhöhten Drucks, z. B. unter den Metatarsale-Köpfchen und den Zehen. Die autonome Neuropathie führt zu trockener Haut mit Rissen und Fissuren. Infolge dieser Veränderungen entwickelt sich die Hornhaut, die selber druckauslösend wirkt und Läsionen verursacht. Die periphere arterielle Verschlusskrankheit führt in Zusammenhang mit kleineren Verletzungen häufig zu schmerzhaften Ulzerationen. Sie tritt häufig in Kombination mit einer Neuropathie auf. Fasst man die Merkmale des neuropathischen diabetischen Fußes zusammen, so können folgende Erscheinungen auftreten:
- Schmerzlose Verletzungen
- Verminderte Sensibilität
- Geschwüre an den Fußsohlen
- Warme und rosige Füße
- Tastbare Fußpulse
- Schwielen
- Lokale Wasseransammlungen (Ödeme)
- Begleitinfektionen

Zur diagnostischen Untersuchung des DFS gehören mindestens folgende Punkte:
- Eine gezielte Anamnese (brennende oder stechende Schmerzen, Parästhesien, Taubheitsempfinden, Berührungsempfinden, Fehlen jeglicher Empfindung)
- Eine beidseitige Fußuntersuchung: Hautstatus (Integrität, Turgor, Schweißbildung), Muskelschwund, Deformitäten, Beweglichkeit, Hauttemperatur etc.

Dekubitus
Der Dekubitus ist in Kapitel 4.1. ausführlich beschrieben.

Erfassung der wund- und therapiebedingten Einschränkungen
Zahlreiche Studien sowie Erfahrungsberichte weisen darauf hin, dass chronische Wunden das Leben der Betroffenen massiv beeinflussen. Das Erleben der Krankheit, der Therapie, der Prognose, der Krankheitskomplikationen sowie der daraus resultierenden funktionellen Einschränkungen ist sehr subjektiv. Die wundbezogenen Einschränkungen diffe-

rieren ein bisschen voneinander, aber im Großen und Ganzen erleben alle Patienten mit chronischen Wunden das veränderte körperliche Bild, haben Schmerzen, leiden unter Wundgeruch und Wundexsudat, Unattraktivität, Scham, Kleidungsproblemen, Mobilitätseinschränkungen etc. Das Leiden kann so groß sein, dass sich die Betroffenen zurückziehen und dadurch ihr soziales Netz schrumpft.

Tab. 4.10: Klassifikation diabetischer Fußläsionen nach Wagner (Quelle: NVL Diabetische Fußkomplikationen, Kitteltaschenversion, September 2007, Ärztliches Zentrum für Qualität in der Medizin (ÄZQ))

0	Keine Läsion, ggf. Fußdeformation oder Zellulitis
1	Oberflächliche Ulzeration
2	Tiefes Ulcus bis zur Gelenkkapsel, zu Sehnen oder Knochen
3	Tiefes Ulcus mit Abszedierung, Osteomyelitits, Infektion der Gelenkkapsel
4	Begrenzte Nekrose im Vorderfuß- oder Fersenbereich
5	Nekrose des gesamten Fußes

Beeinträchtigung der Lebensqualität bei Menschen mit Ulcus cruris
Patienten mit einem Ulcus cruris leiden unter körperlichen, sozialen und psychischen Einschränkungen (vgl. DNQP 2008, S. 58–63). Schmerzen, die nicht nur durch die Wunde, sondern auch durch die Therapie (Wundreinigung, Débridement, Wundverbände, Kompressionen) entstehen, und die eingeschränkte Mobilität werden als die schlimmsten Beeinträchtigungen empfunden (vgl. DNQP 2008, S. 60). Die eingeschränkte Mobilität führt wiederum zu sozialem Rückzug, die Patienten fühlen sich ausgegrenzt. Zu den beiden genannten Beeinträchtigungen kommen Wundgeruch, Wundnässe, Jucken und Schwellungen der Beine, kosmetische Nachteile, Schlafstörungen, Energiemangel und Einschränkung der Aktivitäten hinzu. Die Aktivitäten, die sich dann auf die Wundbehandlung und -vermeidung beziehen, werden als belastend empfunden. Dies schlägt auch die Psyche an. Die Patienten zweifeln an der Therapie, es kommt zu Gefühlen wie Hilflosigkeit, Kontrollverlust und Trauer bis hin zur Depression (vgl. DNQP 2008, S. 59). Die Kompressionsstrümpfe belasten objektiv und subjektiv, das Schuhwerk muss angepasst werden, die Körperpflege, das Waschen der Beine und Füße muss ebenso modifiziert werden. Bei den Patienten, die ihre Wundbehandlung nicht selbstständig durchführen können, kommt hinzu, dass sie ihre komplette Tagesstruktur um die Behandlungszeitpunkte herum organisieren müssen. Die Patienten berichten außerdem, dass sie häufig durch die Professionellen nicht als Person mit chronischer Wunde wahrgenommen werden, sondern der Fokus der Versorgung sich auf die Wunde selbst konzentriert. Die Pflegefachkräfte klären sie unzureichend auf, deswegen verstehen sie die Wundursachen sowie therapeutischen Maßnahmen nicht. Die Compliance bleibt dann aus oder ist geringer als gewünscht und notwendig für einen Therapieerfolg (vgl. DNQP 2008, S.63).

Einschränkungen der Lebensqualität bei Diabetischem Fußsyndrom
Wie die Patienten mit einem Ulcus cruris leiden die Patienten mit DFS an motorischen, psychischen und sozialen Beeinträchtigungen, die sich auf ihre Lebensqualität negativ aus-

wirken. Nicht eindeutig geht aus den Studien hervor, ob die Einbußen in der Lebensqualität dieser Patienten auf den diabetischen Ulcus oder auf die Krankheit selbst, Diabetes Mellitus mit allen anderen Konsequenzen, zurückzuführen sind. Ebenso ist unklar, ob die Patienten mit amputiertem Fuß an Lebensqualität gewonnen haben. Die Patienten fühlen sich müde und lustlos, was mit der unzureichenden Blutzuckereinstellung begründet wird. Belastende Wundbehandlung, das Gefühl von Ohnmacht und Kontrollverlust, eingeschränkte Mobilität und reduziertes soziales Leben sind Begleitsymptome des DFS. Obwohl bei diesen Patienten aufgrund der sensorischen, neuropathischen Veränderungen kein Schmerzempfinden zu erwarten ist, berichten je nach Studie und Messinstrumenten 40–75 % der befragten Patienten (vgl. DNQP 2008, S. 65) davon, Schmerzen zu empfinden. Auch diese Patienten fühlen sich nicht als Person angenommen und ausführlich beraten.

Einschränkung der Lebensqualität bei den Patienten mit einem Dekubitus
Die bereits beschriebenen Begleitsymptome treten auch bei Patienten mit Dekubitus auf. Da sich diese Patienten in der Regel in einem schlechten gesundheitlichen und pflegerischen Zustand befinden, ist es schwer zu sagen, ob ihre verminderte Lebensqualität durch den Dekubitus oder durch einen ohnehin schlechten Allgemeinzustand eingetreten ist. Sie leiden an mäßigen bis starken Schmerzen, verbunden mit stark eingeschränkter Mobilität oder Immobilität, wobei diese eher die Ursache als die Folge eines Dekubitus ist. Die notwendigen prophylaktischen Maßnahmen, wie Liegen auf einer Wechseldruckmatratze, können den Bewegungsradius noch mehr reduzieren. Andererseits kann die Mobilisation, z. B. Sitzen und Positionswechsel, als sehr schmerzhaft und unangenehm empfunden werden. Wegen der häufigen Lagerung müssen Patienten geweckt werden, deren Tag-/Nachtrhythmus gestört ist. Anders als bei anderen chronischen Wunden wird der Dekubitus als ein Merkmal der unzureichenden und unprofessionellen Pflege angesehen. Die Patienten sowie deren Angehörige akzeptieren diesen Zustand weniger. Dies kann eine Versorgung zusätzlich belasten, da die Vertrauensbasis in die Professionalität zerstört ist. Da der Dekubitus am häufigsten im Intimbereich oder um den Intimbereich herum entsteht, kommt erschwerend die Verletzlichkeit der Privatsphäre bei der Versorgung der Patienten mit Dekubitalulzera hinzu (vgl. DNQP 2008, S. 67–70).

Einschätzung der wund- und therapiebedingten Einschränkungen
Für die Einschätzung der wund- und therapiebedingten Einschränkungen gibt es nur wenige standardisierte valide und reliable Instrumente. Die Expertengruppe hat deshalb eine Kriterienliste zusammengestellt, die bei der pflegerischen Anamnese eingesetzt werden soll.

Zwei zusätzliche Instrumente eignen sich für die Selbsteinschätzung wund- und therapiebedingter Einschränkungen bei den Patienten.

1. *Der Würzburger Wundscore* (WWS, s. Anhang 4) ist ein Instrument zur *Selbsteinschätzung der gesundheitsbezogenen Lebensqualität* von Patienten/Bewohnern mit Diabetischem Fußsyndrom, Ulcus cruris venosum, Ulcus cruris arteriosum und Ulcus cruris mixtum. Auch die Patienten mit Dekubitus können anhand dieses Instruments ihre gesundheitsbezogene Lebensqualität selbst einschätzen, ergänzend mit Fragen zur Einschränkung der gesundheitsbezogenen Lebensqualität durch druckentlastende Hilfsmittel (z. B. Matratzen) oder bewegungsfördernde Maßnahmen. Das Instrument eignet sich nicht für Fremdeinschätzung, da die Gefahr von Fehleinschätzungen hoch ist (vgl. DNQP 2008, Anlage C, S. 151–154). Alle Fragen beziehen sich auf die Wunde.

Tab. 4.11: Kriterien zur Einschätzung der wund- und therapiebedingten Einschränkungen sowie der Selbstmanagementkompetenzen von Patienten/Bewohnern und Angehörigen (DNQP 2008, S. 20)

1. Patienten-/ Angehörigenwissen	• Zu Ursachen der Wunde • Zur Heilung der Wunde und Vorstellungen zur Wundheilungszeit • Zu Symptomen (z. B. Geruch, Exsudat, Juckreiz) • Zur Bedeutung spezieller Maßnahmen (z. B. Druckentlastung, Bewegung, Kompression)

2. Wund- und therapiebedingte Einschränkungen:	• Mobilitäts- und Aktivitätseinschränkungen
	• Schmerzen
	  – Stärke (z. B. analog der visuellen Analog-Skala)
	  – Schmerzqualität (z. B. brennend, stechend, krampfartig, klopfend)
	  – Häufigkeit und Dauer
	  – Situationen, die mit Schmerzen einhergehen
	  – (z. B. Verbandwechsel, Beine hochlegen, Bewegung)
	  – Schmerzort (mit Körperskizze)
	  – Erfahrungen mit Maßnahmen zur Verbesserung der Schmerzen
	• Abhängigkeit von personeller Hilfe
	• Schlafstörungen
	• Jucken und Schwellungen der Beine,
	• Schwierigkeiten bei Kleidungs- und Schuhwahl
	• Schwierigkeiten zur Aufrechterhaltung der persönlichen Hygiene
	• Psychosoziale Aspekte (z. B. soziale Isolation, Machtlosigkeit, Energiemangel, Sorgen, Frustrationen, Mangel an Selbstwertgefühl, Hilflosigkeit, Hoffnungslosigkeit, Trauer, Depression, Gefühl des Kontrollverlusts)

3. Vorhandene wundbezogene Hilfsmittel	• Z. B. Kompressionsstrümpfe, Orthesen • Druckreduzierende Matratzen

4. Selbstmanagementkompetenzen von Patient/Bewohner und Angehörigen	• Zum Umgang mit Einschränkungen (siehe oben)
	• Zur Wunde und Verbandwechsel (z. B. Wundgeruch, Schmerzen beim Verbandwechsel)
	• Erhalt von Alltagsaktivitäten (z. B. Einkaufen, Hobbys, spazieren gehen)
	• Krankheitsspezifische Maßnahmen
	entstauende Maßnahmen
	  – Kompression (Anziehen, Pflegen, Umgang mit kompressionsbedingten Beschwerden)
	  – Aktivierung des Sprunggelenks und der Muskelpumpe
	  – Hochlegen der Beine
	  – Fußpflege und -inspektion
	  – Präventive Maßnahmen bei Diabetischem Fußsyndrom: z. B. Fußpflege, -inspektion, Umgang mit Schuhen
	  – Druckentlastung der Wunde
	  – Hilfsmittel (z. B. Orthesen, Matratzen, Kissen)
	  – Bewegungsförderung/Umlagerung
	• Hautschutz, Hautpflege
	• Ernährung, Gewichtsreduktion (z. B. Nahrungsbeschaffung, Ernährungsgewohnheiten)
	• Blutzuckereinstellung
	• Raucherentwöhnung

Die Befragten sollen zu Beginn über den WWS-Bogen aufgeklärt werden. Die Teilnahme an der Einschätzung ist freiwillig. Es muss darauf hingewiesen werden, dass alle Daten unter die Schweigepflicht fallen und dem Datenschutzgesetz unterliegen und nur zur Planung der spezifischen Therapie und Pflege eingesetzt werden. Der Patient soll den WWS in Ruhe ausfüllen und möglichst jede Frage beantworten. Personen, die sich nicht in der Lage fühlen, den Fragebogen selbst auszufüllen, können persönlich mit getreuem Wortlaut der Instrumente (u. U. mehrfach) befragt werden. Bei der Erstbefragung empfiehlt es sich, eine Dokumentation der Ulcusanamnese und -größe vorzunehmen, ebenfalls des Heilungsverlaufs und sonstiger Besonderheiten (wie z. B. Begleiterkrankungen). Dadurch kann jede Frage durch Addieren der vergebenen Zahlen separat quantitativ ausgewertet werden und es können Median- bzw. Mittelwerte gebildet werden. Bei den mit „Ja" oder „Nein" zu beantwortenden Fragen können Häufigkeiten berechnet werden.
2. *Der Wittener Aktivitätenkatalog* (WAS-VOB, s. Anhang 5) der Selbstpflege bei venös bedingten offenen Beinen WAS-VOB erfasst gesundheitsbezogene Selbstpflegefähigkeiten und -defizite des Patienten. Im Rahmen der Anamnese soll die Pflegefachkraft die Antworten mit dem Patienten besprechen. Somit können auch zusätzliche Informationen wie z. B. Gründe für eine Nicht-Ausführung bestimmter Maßnahmen erkannt werden, denn die Fragen richten sich nur darauf, was die Patienten tun und nicht warum. Der WAS-VOB ist hilfreich zur Strukturierung von Beratungsgesprächen in der Pflege. Für einen routinemäßigen Einsatz ist er nach Meinung der Expertenarbeitsgruppe zu umfangreich und zeitaufwändig (vgl. DNQP 2008, Anlage D, S. 160–169). Eine numerische Auswertung des WAS-VOB erfolgt durch die Zuordnung von Zahlen zu den jeweiligen Antworten. Der Gesamtwert (59–236) ergibt sich aus der Addition der Einzelwerte. Je niedriger der Totalwert ist, desto adäquater ist das Selbstpflegeverhalten.

Für die Messung der Selbstpflege bei Menschen mit *Diabetes* und *DFS* bestehen in der deutschsprachigen Fassung kaum Instrumente. Das einzige, das in Deutschland entwickelt wurde, ist der Frankfurter Aktivitätenkatalog der Selbstpflege zur Prävention des DFS (FAS PräDiFuß), der aber in der Praxis noch nicht erprobt wurde und deshalb seitens der Expertengruppe nicht empfohlen wird (vgl. DNQP 2008, S. 80). Für die Schmerzerfassung sollen die geeigneten Schmerzskalen (s. Kapitel 4.3) eingesetzt werden. Die Erfassung der Mobilitätseinschränkungen erfolgt in Rahmen eines umfassenden pflegerischen Assessments über Aktivitäten des täglichen Lebens (s. Kap. 4.1), ebenso wie die Erfassung der Ernährungssituation (s. Kap. 4.6).

Wundanamnese und Wundassessment
In der pflegerischen Wundanamnese sollten neben der präzisen Wundbeschreibung die Informationen über das psycho-soziale Umfeld, wund- und therapiebedingte Einschränkungen, sowie Möglichkeiten des gesundheitsbezogenen Selbstmanagements erfasst werden. All diese Informationen bilden die Grundlage für eine adäquate Wunddokumentation (Initiative chronische Wunden e. V).

Inhalte der Wundanamnese
- Lebensalter des Patienten
- Alter der Wunde
- Entstehungsursache
- Soziales Umfeld

- Wie und mit wem lebt der Patient (Erdgeschoss, Treppenhaus ohne Fahrstuhl, mit Angehörigen etc.)?
- Ist er selbstständig oder benötigt er Hilfe?
- Wer versorgte den Patienten bisher (ärztlich, häuslich, pflegerisch)?
• Psychosoziale Situation und Grundstimmung, Einstellung gegenüber der Erkrankung
• Lebensgewohnheiten: Rauchen, Alkohol, Bewegung
• Immunstatus, Mobilität, Kontinenzsituation, Durchblutung, Allergien
• Ernährungs- und Flüssigkeitszustand
• Begleit- und Stoffwechselerkrankungen, Operationen, Medikamente
• Schmerzen

Wundassessment: Die qualifizierte Wundbeurteilung, -erfassung und -vermessung setzt ein hohes Maß an Fachwissen und Erfahrung voraus. Deshalb sollte die Pflegefachkraft die wundspezifische Einschätzung und Dokumentation zusammen mit einem pflegerischen Fachexperten durchführen.

In der *medizinischen Wunddiagnose* sind die Grunderkrankung, die Art und der Schweregrad der Wunde zu erfassen. Wichtig ist zu dokumentieren, auf Basis welchen Klassifikationssystems die Wunde eingeschätzt wurde, z. B. Dekubitus – Kategorie II (EPUAP). Für die Schweregradeinteilung (Kategorien) liegen unterschiedliche Gradeinteilungen und Klassifikationen vor.

• Für den Dekubitus wird die Verwendung der Gradeinteilung des European Pressure Ulcer Advisory Panel (EPUAP) empfohlen (s. Kap. 4.1). Schweregrade eignen sich nicht zur Evaluation des Heilungsverlaufs, sondern nur zur Erfassung des Ausgangsstadiums. Deshalb sollte prinzipiell immer von der Heilung eines z. B. Dekubitus Grad IV (EPUAP) berichtet werden und nicht über den Heilungsverlauf von Grad IV bis Grad I nach EPUAP.
• Für die Chronisch venöse Insuffizienz wird eine Einschätzung nach der Klassifikation von Widmer empfohlen und für das Ulcus cruris arteriosum die Stadieneinteilung nach Fontaine.
• Der Schweregrad des Diabetischen Fußsyndroms wird durch die Wagner-Armstrong Klassifikation erfasst.

Informationen über bereits durchgeführte diagnostische und therapeutische Maßnahmen sollten in mündlicher oder schriftlicher Form (Arztberichte, Wunddokumentation) eingeholt werden. Damit wird eine weitestgehende Kontinuität der Wundversorgung gewährleistet. Des Weiteren können somit die Heilungsverläufe beurteilt werden.

Die Angabe der *Wundlokalisation* soll durch eine fachliche Beschreibung (z. B. medial, anterior, lateral, posterior, plantar) gestützt durch eine grafische Dokumentation (z. B. anhand eines Körperschemas) erfolgen. Sie kann auch im Uhrzeigersinn in Bezug zum Körper des Patienten erfolgen; z. B. steht „zwölf Uhr" für kopfwärts und „sechs Uhr" für fußwärts.

Wunddauer: Wie lange ein Patient an der Wunde leidet (in Tagen, Wochen, Monaten), ist zur Einschätzung der mit der Wunde zusammenhängenden Belastungen, Einschränkungen sowie des Versorgungsaufwandes notwendig. Zu erheben ist die Zeit vom Auftreten der Wunde bis zur aktuellen Einschätzung (vgl. DNQP 2009, S. 106).

Die *Rezidivzahl* stellt die Häufigkeit des Wiederauftretens einer Wunde nach erfolgreicher Abheilung dar. Häufige Rezidive können Hinweise auf eine unzureichende Behandlung oder Prävention der Grunderkrankung geben. Zu erfassen sind a) die Zahl der Rezidive und b) die rezidivfreie Zeit in Monaten (vgl. DNQP 2009, S. 106).

Tab. 4.12: Kriterienliste für ein wundspezifisches Assessment (DNQP 2008, S. 22)

1.	**Medizinische Wunddiagnose**
	• Grunderkrankung
	• Wundarten und Schweregradeinteilung der Wunde bzw. der Grunderkrankung
	   – Dekubitus: European Pressure Ulcer Advisory Panel (EPUAP)
	                       National Pressure Ulcer Advisory Panel (NPUAP)
	   – Ulcus cruris venosum: Einteilung d. chronisch venösen Insuffizienz nach Widmer, (mod. n. Marshall), CEAP-Schema (clinical condition, etiology, anatomic location, pathophysiology)
	   – Ulcus cruris arteriosum: Schweregrad der Symptome Fontaine, TASC II- Klassifikation (Trans-Atlantic Intersociety Consensus on the Management Of Peripheral Arterial Disease), Rutherford
	   – Diabetisches Fußsyndrom: Wagner-Armstrong
	• Bisherige diagnostische und therapeutische Maßnahmen

2.	**Wundlokalisation:** grafisch und verbal
3.	**Wunddauer**
4.	**Rezidivzahl**
5.	**Wundgröße** • Größte Länge (cm) • Größte Breite (cm) • Tiefe (cm) • Taschen, Fisteln, Unterminierung: Länge, Ausrichtung nach der Uhr
6.	**Wundgrund/häufigste Gewebeart** • Granulationsgewebe • Fibringewebe • Epithelgewebe • Nekrose • Muskel, Faszie, Sehne • Knochen • Fettgewebe • Dermis (G. B.)
8.	**Exsudat/Transsudat** • Quantität: z. B. kein, wenig, mittel, viel • Qualität: z. B. trübe, serös, blutig
9.	**Wundgeruch:** ja/nein
10.	**Wundrand:** z. B. intakt, nekrotisch, unterminiert, wulstig, mazeriert
11.	**Wundumgebung:** z. B. Rötung, Schwellung, Mazeration, trockne Haut, Feuchtigkeit, Farbe, Wärme
12.	**Infektionszeichen**

4.2 Pflege von Menschen mit chronischen Wunden

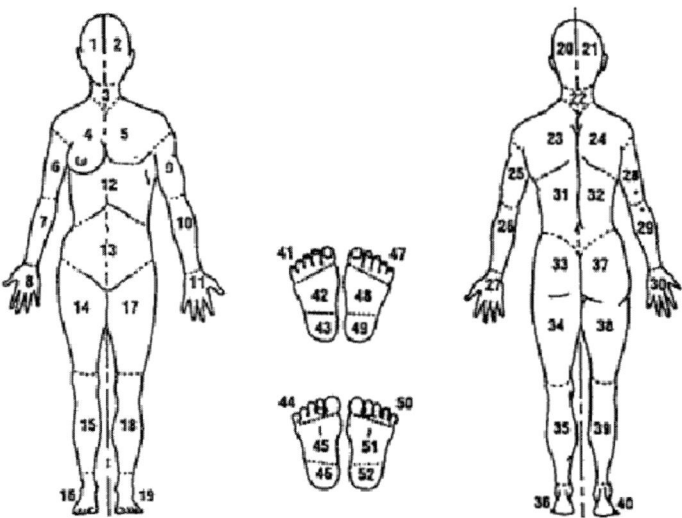

Abb. 4.12: Körperschema für Wundlokalisation Diakonie Düsseldorf Wunddokumentation 2011. Stand 03/2011)

Die *Wundgröße* ist das entscheidende Dokumentationskriterium für die Bewertung und Prognose der Wundheilung und der Unterscheidung heilender und nicht heilender Wunden. Die Wundgröße wird durch folgende Parameter bestimmt:
- Größe, Länge, Tiefe, Taschen, Fisteln, Unterminierung, Wundausrichtung

Die Wundgröße kann mit dem Lineal mit zwei unterschiedlichen Methoden gemessen werden:
- Perpendiculare Methode
- Uhrmethode

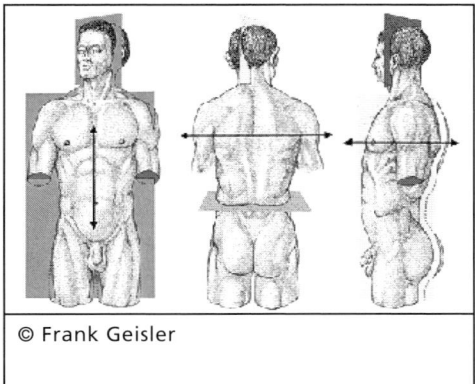

Bestimmung der Wundfläche in cm² nach der Perpendiculären Methode:
- Messen der größten Länge einer Wunde in Zentimetern bezogen auf die Longitudinalachse (Längsachse des Körpers oder einer Extremität, „Fuß-Kopf-Achse", „y-Achse") und
- Messen der größten Breite einer Wunde in Zentimetern bezogen auf die Transversalachse (Querachse des Körpers oder einer Extremität, „x-Achse") oder Sagittalachse (Frontalachse des Körpers oder einer Extremität, „Pfeil-Achse", „z-Achse") (vgl. DNQP 2009, S. 101).

Abb. 4.13: Bestimmung der Wundfläche nach der Perpendiculären Methode (Darstellung von Autorin in inhaltlicher Anlehnung an: DNQP 2009, S. 101).

4 Expertenstandards

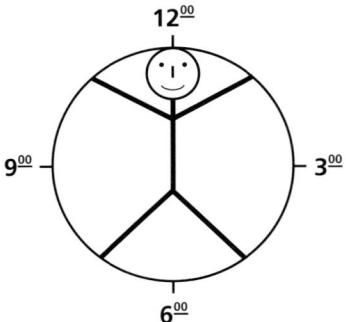

Bestimmung der Wundfläche in cm² nach der Uhrmethode (12 Uhr kopfwärts und 6 Uhr fußwärts):
- Erfassung der größten Länge von 12–6 Uhr und
- Erfassung der größten Breite von 9–3 Uhr (vgl. DNQP 2009, 101)

Abb. 4.14: Räumliche Darstellung von Wunden mittels der Uhrmethode (© Vasel-Biergans A. & Probst W. 2005: Wundversorgung für die Pflege. Wissenschaftliche Verlagsgesellschaft mbH Stuttgart, S. 51)

Planimetrie (Tracing) misst eine Punktzählmethode mittels Rasterflächen. Durch Nachzeichnen auf einer sterilen, gerasterten Wundfolie und anschließendem Kästchenzählen werden die Wundmaße ermittelt. Ein Kästchen entspricht einer Größeneinheit von 1 cm². Ein Schnittpunkt der Rasterlinien ist Repräsentant eines Quadrats („Flächenwert" eines Rasterpunktes). Für die Flächenbestimmung brauchen dann nur die innerhalb der Wundfläche liegenden Schnittpunkte gezählt und mit dem Flächenwert eines Quadrates multipliziert werden. Bei Verwendung einer doppelseitigen sterilen Folie kann die obere, nicht kontaminierte Folie in der Wunddokumentation abgeheftet werden. Vorteil dieser Methode ist die genaue Abbildung der Wundform. Das Datum und die Lage der Wunde sind zu kennzeichnen.

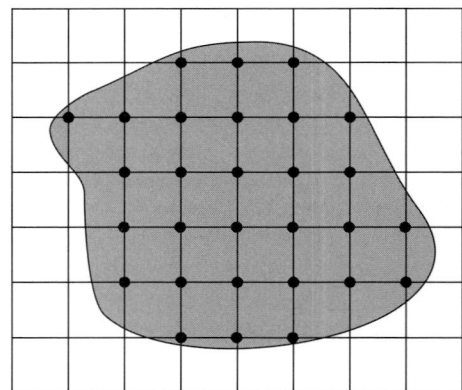

Abb. 4.15: Ermittlung der Wundgröße anhand Tracing/Planimetrie (© Dr. Heinz-Dieter Hoppe, HoppeConsult)

29 Schnittpunkte des Rasters liegen innerhalb der aufgezeichneten Wundfläche, multipliziert mit 1 cm² (Quadratgröße 1 x 1 cm) ergibt eine Fläche von 29 cm

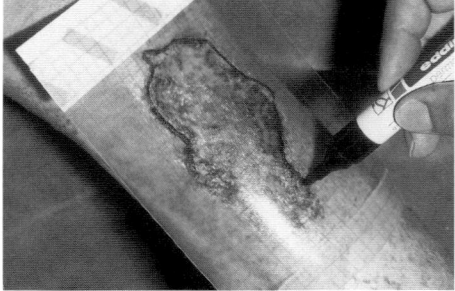

Abb. 4.16: Ermittlung der Wundgröße anhand Tracing/Planimetrie (Quelle: Deutschle G., Coerper S, Gottwald T, Flesch I, Becker HD, Köveker G (1996). Chirurgische Universitätsklinik Tübingen, Abteilung für Allgemeine Chirurgie und Poliklinik. In: 4 HARTMANN WundForum 2/96)

4.2 Pflege von Menschen mit chronischen Wunden

In der Zeit der digitalen Technik wird die Messung EDV-technisch und mit *Fotodokumentation* gestützt. Dabei ist Einiges zu beachten (Hoppe & Hederer 2006). Bei EDV-gestützten Dokumentationssystemen muss die Rechtssicherheit nachgewiesen werden. Die Einträge dürfen nicht nachträglich veränderbar sein. Polaroid-Bilder sind wegen zu kurzer Haltbarkeit unzureichend. Spiegelreflexkameras sind geeignet, wobei die Entwicklung der Negativabzüge in der Einrichtung zu erfolgen hat, da sonst bei einer auswärtigen Entwicklung die Genehmigung des Patienten vorliegen muss. Heutzutage stellt das Fotografieren mit Digitalkameras die beste Alternative dar, da die Qualität der Aufnahmen sehr gut ist, keine Negativabzüge entwickelt werden müssen und die Aufbewahrungspflicht von 30 Jahren eingehalten werden kann. Die Digitalkamera sollte folgende Merkmale besitzen:

- Makrofunktion (Möglichkeit von Nahaufnahmen)
- Blitz
- Großes LCD-Display (mindestens 2 Zoll bzw. 5,1 cm), möglichst schwenkbar
- Programmautomatik
- Datum- und Zeitsystem
- Externe Speicherkarte

Die Digitalbilder werden auf einem Computer oder einem anderen Datenträger (CD, DVD, externe Festplatte) archiviert. Zur Wahrung der Rechtssicherheit muss ein Foto folgende Daten enthalten:

- Erstellungsdatum
- Name des Patienten oder Kürzel oder Patientennummer
- Geburtsdatum des Patienten
- Zentimeterskala

Die Fotodokumentation soll bei der Aufnahme in die Einrichtung und bei der Entlassung gemacht werden, im Regelfall alle 14–28 Tage; unbedingt erforderlich sind neue Aufnahmen bei Wundveränderungen. Dabei sollten Abstand, Winkel, Belichtung und Kameramodell immer gleich sein. Vorteil der Fotodokumentation ist eine kontaktarme Beurteilung der Wunde und eine visualisierte Nachvollziehbarkeit des Wundverlaufs.

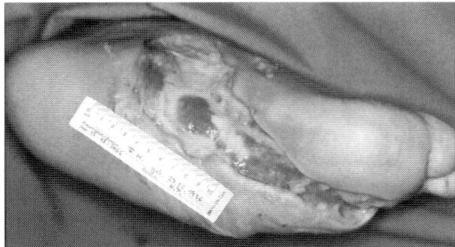

Abb. 4.17: Korrekt fotografierte Wunde: ausreichende Bildschärfe, Zentimetermaß gerade aufgelegt, alle Wundinformationen vorhanden (© Prof. Dr. Ralf Lobmann (modifiziert H.-D. Hoppe), Klinikum Stuttgart, Klinik für Endokrinologie, Diabetologie und Geriatrie)

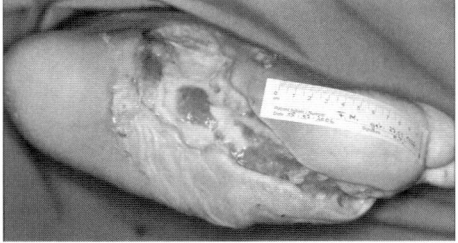

Abb. 4.18: Nicht korrekt fotografierte Wunde: Falsch aufgelegtes Zentimetermaß, die Skala wird verzerrt (© Prof. Dr. Ralf Lobmann (modifiziert H.-D. Hoppe), Klinikum Stuttgart, Klinik für Endokrinologie, Diabetologie und Geriatrie)

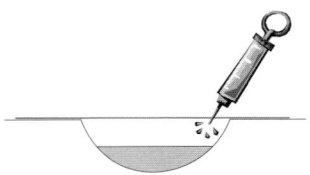

Abb. 4.19: Messung der Wundtiefe (© Dr. Heinz-Dieter Hoppe, HoppeConsult)

Die *Wundtiefe* wird anhand steriler Materialien dargestellt, z. B. Pinzetten, Knopfsonden und Watteträger. Die Messung erfolgt an der tiefsten Stelle, angegeben wird die Tiefe in cm. Bei Wattenträgern besteht der Nachteil des Verbleibs von Watte in den Taschen bzw. Verletzungen durch das stumpfe Ende. Die Tiefe wird unterteilt: 0 cm; > 0–0,4 cm; > 0,4–0,9 cm; > 0,9–1,4 cm; > 1,4 cm.

Für die Messung der Taschen, Fisteln und Unterminierungen werden sterile Materialien genutzt, z. B. Pinzetten, Knopfsonden und Watteträger (siehe oben). Angegeben wird die Länge in cm und die Lokalisation orientiert sich an der Uhr. Die Wundausrichtung wird nach der Uhrmethode angegeben, analog zur Anordnung der Uhrzeiten auf einem Zifferblatt.

Der *Wundgrund* wird durch die Angabe der *häufigsten Gewebearten*, die die Wunde dominieren (z. B. Granulation, Fibrin, Nekrose, Muskeln, Knochen) beschrieben (vgl. DNQP 2009, S. 102). Die Farbenmethode wird nicht empfohlen, weil sie für eine differenzierte Beschreibung der unterschiedlichen Gewebearten nicht geeignet ist.

Beschreibung nach Gewebetypen:
- Nekrose:
    - Locker, mit gelben Ablagerungen
    - Haftend, mit gelben Ablagerungen oder Fibrin
    - Weicher, grauer oder schwarzer Schorf
    - Harter, trockener, schwarzer Schorf
- Granulationsgewebe:
    - Geheilt
    - Hell, fleischig rot
    - Altrosa
    - Hell
    - Fehlend (RNAO 2004a)

Beim Dekubitus wird folgende Einteilung des Gewebetypus vorgeschlagen (RNAO 2002):
- Vollständiger Verschluss mit Epithel
- Epithelgewebe
- Granulationsgewebe
- Beläge
- Trockene Nekrose

Die Quantifizierung des Gewebetyps wird so unterteilt:
- Nicht sichtbar
- 25 % des Wundbettes
- 25–50 % des Wundbettes
- 51–75 % des Wundbettes
- 76–100 % des Wundbettes (DDG 2004; RNAO 2004a)

Die Qualität des *Wundexsudats* wird folgendermaßen beschrieben (vgl. DNQP 2009, S.103):
- Serös/blutig-wässrig, hell, rot bis rosa

- Serös-wässrig, klar, hell, gelblich
- Serös/eitrig-undurchsichtig
- Eitrig-undurchsichtig, gelblich bis grün mit faulem/schlechtem Geruch

Die Quantität des Wundexsudats ist in Abhängigkeit zum Zeitraum des letzten Verbandswechsels zu messen:
- Kein – abgeheilt oder trockene Wunde
- Kaum – Wundbett feucht, Verband trocken
- Gering – Wundbett feucht, etwas aus dem Verband austretend,
- Moderat – deutlich flüssig im Wundbett und > 50 % des Verbands durchnässt
- Reichlich/massenhaft – der Verband ist mehr als erschöpft (RNAO 2004a)

Art und Menge des Exsudats/Transsudats ermöglichen Aussagen über den Keimstatus und beeinflussen das Erleben der Patienten/Bewohner.

Der *Wundgeruch* soll frei formuliert werden, weil keine praktikablen Messinstrumente für die Erfassung des Wundgeruchs vorhanden sind. Der Geruch wird beschrieben als:
- Nicht vorhanden
- Leicht
- Widerwärtig (übelriechend) (vgl. DNQP 2009, S.104)

Der Wundgeruch erlaubt auch Rückschlüsse auf den Keimstatus. Für Patienten/Bewohner hat er ebenso wie das Exsudat/Transsudat Auswirkungen auf ihre Lebensqualität.

Der *Wundrand* wird als Übergang von der Wunde zur intakten Haut definiert. Der Wundrand wird beschrieben:
- Unterminiert
- Wulstig
- Mazeriert
- Nekrotisch
- Ödematös
- Gerötet (vgl. DNQP 2009, S. 104)

In der Regel geht die Epithelisierung vom Wundrand aus. Der Zustand des Wundrands erlaubt Rückschlüsse auf Wundheilungsstörungen, z. B. Bildung von Hyperkeratosen, Nekrosen und Einblutungen durch nicht ausreichende Druckentlastung.

Die *Wundumgebung* wird als die unmittelbare Umgebung des Wundrandes definiert. Die Wundumgebung sollte z. B. beschrieben werden durch (vgl. DNQP 2009, S: 104):
- Rötung
- Schwellung
- Mazeration
- Trockene Haut
- Feuchtigkeit
- Farbe und Wärme

Das Aussehen der Wundumgebung erlaubt z. B. Rückschlüsse auf Infektionen, mangelnde Druckentlastung oder Hautirritationen durch Kompressionsstrümpfe.

Hinweise auf Infektionen werden auf der Basis der klassischen Entzündungszeichen nach Galen und Celsius festgestellt:

Galen	*Celsius*
Rötung	Rubor
Überwärmung	Calor
Schwellung	Tumor
Schmerz	Dolor
Funktionsbeeinträchtigung	Functio laesa

Sichtbar nach 3–7 Tagen

Systemische Infektionssymptome
- Fieber
- Störung des Allgemeinbefindens
- Schüttelfrost
- Leukozytose

Lokal kann das Vorhandensein vom Exsudat/Transsudat, Wundgeruch oder Verhärtungen, Verweichungen auch auf eine Infektion hinweisen.

Alle oben beschriebenen Kriterien münden in eine differenzierte standardisierte *Wunddokumentation*. Die Wunde soll bei jedem Verbandswechsel eingeschätzt werden, spätestens einmal wöchentlich und wenn sich die Wundbedingungen geändert haben. Durch eine kontinuierliche, differenzierte und standardisierte Wundbeschreibung lassen sich Heilungsverläufe ableiten. Eine korrekt dokumentierte Wundanamnese und Wundassessment (Wunddokumentation) enthalten differenzierte Aussagen zu:
- Mobilitäts- und anderen Einschränkungen, Schmerzen, Wundgeruch, Exsudat, Ernährungsstatus, psychischer Verfassung,
- Wissen der Patienten/Bewohner und ihrer Angehörigen über Ursachen und Heilung der Wunde sowie gesundheitsbezogene Selbstmanagementkompetenzen und
- spezifischer medizinischer Wunddiagnose, Rezidivzahl, Wunddauer, -lokalisation, -größe, -rand, -umgebung, -grund und Entzündungszeichen.

Daraus gehen die individuellen wund- und therapiebedingten Einschränkungen der Lebensqualität sowie die Kenntnisse und Fähigkeiten der Patienten/Bewohner und Angehörigen im Umgang mit der Wunde und den damit verbundenen Einschränkungen hervor. Angaben zu Grunderkrankung, Art und Zustand der Wunde sind auf Grundlage der Kriterienliste für ein wundspezifisches Assessment enthalten. Außerdem muss aus der Dokumentation ersichtlich sein, in welchem Umfang ein pflegerischer Fachexperte eingebunden ist. Die Dokumentation muss für alle an der Versorgung beteiligten Berufsgruppen nachvollziehbar sein, auch so dass die Patienten/Bewohner und ihre Angehörigen sie verstehen können. Durch die korrekte und umfassende Dokumentation wird sichergestellt, dass die Basis für eine multiprofessionelle Arbeit geschaffen ist.

Interdisziplinäre Zusammenarbeit und Rolle der pflegerischen Fachexperten
Wie bereits mehrmals erwähnt, stellt dieser Expertenstandard besondere Anforderungen an alle in der Versorgung Beteiligten, an Professionelle verschiedener Qualifikationen und an die betroffenen Personen selbst. Die Ärzte sind gefragt, eine richtige medizinische Diagnose zu stellen, denn diese ist entscheidend für die Planung der behandlungspflegerischen Maßnahmen. Da die Wundanalyse und das Wundassessment ein hohes Maß an

Fachlichkeit, die über das in der Ausbildung erworbene Wissen hinausgeht, und Erfahrungskenntnisse erfordert, die im Rahmen normaler Pflege nicht gesammelt werden können, soll die Pflegefachkraft bereits zu Beginn des pflegerischen Auftrags den Fachexperten für das Wundmanagement in den Prozess einbeziehen. Möglicherweise müssen andere Berufsgruppen in die Behandlung einbezogen werden, wie Ernährungsberater, Ergotherapeut, verschiedene Fachärzte: Neurologe, Psychologe, Phlebologe, Dermatologe, Diabetologe usw., Fachkräfte für Hilfsmittel, Schmerztherapeuten etc. Die zentrale Rolle spielt die prozesssteuernde Pflegefachkraft, die die Sensibilität für die Problemlage, Koordinations- und Kommunikationskompetenzen haben muss, um alle Beteiligten zu koordinieren. Die Einrichtung stellt erforderliche Materialien zur Verfügung. Eine multiprofessionelle Verfahrensregelung beschreibt den Prozess und die Verantwortlichen für Teilprozesse der Zusammenarbeit und erleichtert die Koordination.

Die Verfahrensregelung sollte u. a. folgende Punkte enthalten (DNQP 2008, S.17):
- Klärung der berufsgruppeninternen und -übergreifenden Zusammenarbeit,
- Zuständigkeit für die spezifische Diagnosestellung und Therapieentscheidung,
- Art und Einsatz von Verbandstoffen/Hilfsmitteln und
- Zuständigkeit für die Koordination des Versorgungsprozesses.

Der pflegerische Fachexperte übernimmt neben der Wundanalyse die fachliche Supervision der Pflegefachkräfte. Er kann zu besonderen Aufgaben im Rahmen der Wundversorgung hinzugezogen werden. In der Praxis hat sich als sehr hilfreich erwiesen, wenn der Fachexperte die Fachgespräche mit den Ärzten, die die Wundversorgung verordnen, übernimmt. Welches Wissen, Kenntnisse und Fähigkeiten der Wundexperte erwerben muss, hat die Expertenarbeitsgruppe in Anlehnung an das Berufsbild von Pflegeexperten in der Schweiz in einem Anforderungsprofil zusammengestellt. Der Wundexperte soll folgende Kompetenzen besitzen (DNQP 2008, S.18):
- die besondere Fähigkeit, die pflegebezogenen Problematiken der Betroffenen und deren Erleben zu verstehen und in den Pflegeprozess zu integrieren,
- besondere Kenntnisse möglicher Therapiemaßnahmen und deren Einfluss auf Lebensqualität und Unabhängigkeit,
- besondere Kenntnisse zu den Ursachen von chronischen Wunden und Möglichkeiten der Prävention und Rezidivprophylaxe im pflegerischen Arbeitsfeld,
- besondere Kenntnisse, Fähigkeiten und Fertigkeiten bei der Anwendung der Therapiemaßnahmen, z. B. Kompressionstherapie, Schmerzbehandlung, Auswahl und Anwendung druckreduzierender Hilfsmittel, Verbandmittel etc.,
- besondere Kenntnisse der nötigen Fähigkeiten, Fertigkeiten und Kenntnisse über die Betroffenen im Rahmen des gesundheitsbezogenen Selbstmanagements verfügen sollten,
- besondere Fähigkeiten, den Wundzustand und -verlauf zu dokumentieren,
- besondere Kenntnisse zur Notwendigkeit der bei der Versorgung der Patientengruppe zu beteiligenden Berufsgruppen,
- besondere Fähigkeit, interprofessionell wertschätzend und kompetent zu kooperieren, zu koordinieren und zu kommunizieren,
- besondere Fähigkeiten der Beratung von Betroffenen, beteiligten Berufsgruppen und Führungspersonen (letztere z. B. zur Bereitstellung von strukturellen Voraussetzungen zur Durchführung der notwendigen Versorgung) sowie
- besondere Fähigkeit, sich laufend Überblick über den aktuellen nationalen und internationalen Stand der Wissenschaft zu der Thematik zu verschaffen.

Zur interprofessionellen Verfahrensregelung zum Wundmanagement siehe Anhang 6.

Zweite Ebene

Struktur

> S2: Die Pflegefachkraft verfügt über aktuelles Wissen zur Behandlung wundbedingter Einschränkungen, zu krankheitsspezifischen Maßnahmen je nach Wundart (z. B. Bewegungsförderung, Druckentlastung oder Kompression), zur Wundversorgung, zur Grunderkrankung und zur Rezidiv- und Infektionsprophylaxe sowie zum Hautschutz.

Prozess

> P2: Die Pflegefachkraft plant unter Einbeziehung der beteiligten Berufsgruppen gemeinsam mit dem Patienten/Bewohner und dessen Angehörigen Maßnahmen zu folgenden Bereichen: wund- und therapiebedingte Beeinträchtigungen, wundspezifische Erfordernisse, Grunderkrankung und Rezidivprophylaxe, Vermeidung weiterer Schäden, Umsetzen medizinischer Verordnungen.

Ergebnis

> E2: Ein individueller, alltagsorientierter Maßnahmenplan, der die gesundheitsbezogenen Selbstmanagementkompetenzen des Patienten/Bewohners und dessen Angehörigen berücksichtigt, liegt vor.

Qualitätskriterien/Qualitätsniveaus

> ☺ Pflegefachkraft
> - ✓ das Fachwissen über therapeutische Möglichkeiten
>
> ◉ Prozess
> - ✓ Planung und Umsetzung
> - ✓ Einbeziehen aller Beteiligten
>
> ☺ Patient
> - ✓ Einsetzen von Selbstmanagementkompetenzen
>
> 🗐 Dokumentation
> - ✓ individueller Maßnahmenplan liegt vor

Um einen individuellen Maßnahmenplan zusammenzustellen, muss die Pflegefachkraft das Wissen über die Wunde, die Grunderkrankung, die wund- und therapiebedingten Einschränkungen, die Selbstpflegekompetenzen des Patienten und die wundspezifischen Behandlungsmethoden haben. Es werden daher umfassende Kompetenzen insbesondere zu folgenden Themen benötigt (DNQP 2008, S. 27):

- Dekubitus: Identifizierung des Dekubitusrisikos, Auswahl druckentlastender Hilfsmittel, Entwicklung eines individuellen Bewegungsförderungsplans
- Diabetisches Fußsyndrom: allgemeine Diabetesbehandlung, Umgang mit druckentlastenden Hilfsmitteln, Rezidivprävention
- Ulcus cruris venosum: allgemeine Behandlung der Chronisch venösen Insuffizienz (CVI), Bewegungsübungen, Anlegen eines Kompressionsverbandes, Rezidivprävention

- Ulcus cruris arteriosum: allgemeine Behandlung der peripheren Arteriellen Verschlusskrankheit (pAVK), Rezidivprävention
- Ulcus cruris mixtum: je nach venöser/arterieller Beteiligung, siehe Ulcus cruris venosum und Ulcus cruris arteriosum

Die Pflegefachkraft übernimmt im Rahmen der lokalen Wundversorgung die Infektionsprävention und -bekämpfung, das Débridment (außer dem chirurgischen), die Wundreinigung und die Anlage der Wundauflagen unter Berücksichtigung der hygienischen Vorschriften.

Therapeutische Maßnahmen
Die therapeutischen Maßnahmen beinhalten ein weites Spektrum verschiedener Interventionen, die personen- und wundspezifisch sind. Am Anfang steht immer eine kausale Therapie. Wann immer möglich, müssen die kausalen Faktoren reduziert werden. Erst im Anschluss daran kann eine moderne Wundtherapie versuchen, die Wundheilung zu unterstützen. Pflege von Menschen mit chronischen Wunden umfasst (DNQP 2008, S. 28)
- Maßnahmen zum Umgang und zur Vermeidung von wund- und therapiebedingten Beeinträchtigungen,
- krankheits- und wundspezifische Maßnahmen zur Wundheilung,
- Kompressionstherapie bei Ulcus cruris venosum und Ulcus cruris mixtum,
- Ernährung,
- Wundversorgung,
- Rezidivprophylaxe und
- Hautschutz.

Maßnahmen zum Umgang und zur Vermeidung von wund- und therapiebedingten Beeinträchtigungen
Wie bereits ausführlich beschrieben, leiden mehr oder weniger alle Patienten mit chronischen Wunden unter Schmerzen, Mobilitätseinschränkungen, Wundexsudat, Wundgeruch, verändertem Körperbild und sozialem Rückzug. Der Umgang mit den Problemen hängt von ihrer jeweiligen Ausprägung ab, die personenbezogen ist. Das offene Ohr der Pflegefachkräfte für diese Probleme ist gefragt. Mit den Schmerzen ist nach dem Expertenstandard „Schmerzmanagement" umzugehen. Eine trockene Wunde verursacht die Schmerzen. Die geeigneten phasengerechten Verfahren der Wundversorgung wirken schmerzlindernd. Vor der Wundbehandlung soll ein Analgesieverfahren eingesetzt werden. Die spannungsfreien Verbände sind anzulegen, die Intervalle zwischen Verbandswechseln sollen vergrößert werden. (DNQP 2011, S. 91). Wundexsudat und Wundgeruch können mit einer phasengerechten Wundtherapie bekämpft werden. Diese Interventionen bedeuten für den Patienten mehr Bewegung, welche dem sozialen Rückzug entgegenwirkt. Bei bewegungsfördernden Maßnahmen ist darauf zu achten, welche die Behandlung der chronischen Wunde fördern und welche möglicherweise kontraproduktiv sein können.

Krankheits- und wundspezifische Maßnahmen zur Wundheilung
Die wundspezifischen Maßnahmen sind:
- Druckentlastung
- Bewegungsforderung
- Kompressionstherapie

Krankheits- und wundspezifische Maßnahmen zur Wundheilung bei Dekubitus
Druckentlastung und Bewegungsförderung bei Dekubitus sind im Expertenstandard „Dekubitusprophylaxe" (s. Kap. 4.1) beschrieben. Die Studienlage über die Auswirkungen der Bewegung auf die Abheilung von Dekubitalulzera ist dünn. Die Empfehlungen basieren daher auf den Leitlinien und entsprechen den Empfehlungen für die Dekubitusprophylaxe.

Krankheits- und wundspezifische Maßnahmen zur Wundheilung bei DFS
Druckentlastung beim Diabetischen Fußsyndrom bezieht sich auf absolute Druckentlastung des Fußes. Die Aufgabe der Pflege ist es, den Patienten DFS-Informationen und -Schulungen über die Risiken, die Fußinspektion und das Tragen von geeignetem Schuhwerk anzubieten bzw. durchzuführen, auch hinsichtlich des Tragens schwerer Lasten und der Vermeidung von Stürzen (s. Expertenstandard „Sturzprophylaxe in der Pflege", Kap. 4.4). Die Palette der schützenden Schuhe reicht von üblichen Sportschuhen mit speziellen Einlagen bis zu Maßschuhen mit speziellen Entlastungspolsterungen oder versteiften Teilen. Die Schuhart hängt von den Fußdeformitäten des Betroffenen ab. Die Schuhe müssen komfortabel sind, die Füße ausreichend Platz im Schuh und eine geeignete Fußbettung haben. Für eine adäquate Mobilisation ist es wichtig, dass die Schuhe an beiden Füßen über das gleiche Sohlenniveau verfügen. Bei Zehendeformationen müssen die Schuhe vorne besonders weit sein. Die Verordnung und Anprobe der Schuhe sollte idealerweise in einer spezialisierten Behandlungseinrichtung für Diabetiker mit Fußproblemen erfolgen. Zudem sollte regelmäßig überprüft werden, ob die Schuhe noch passen. Die Patienten sollten angeleitet werden, ihre Füße täglich mithilfe eines Spiegels zu inspizieren, um neue Druckstellen und kleine Verletzungen frühzeitig zu erkennen. Dies ist selbstverständlich von den Selbstpflegekompetenzen des Betroffenen abhängig. Hornhautverdickungen oder Hühneraugen sollten von einem professionellen Fußpfleger (Podologen) und eingewachsene Nägel von einem Chirurgen behandelt werden. Auf barfuß Laufen soll verzichtet werden, um Verletzungen zu vermeiden. Der Einsatz anderer Hilfsmittel bei Patienten mit DFS, wie z. B. Bettruhe, Gehstützen, Rollstuhl, Orthesen oder Voll-Kontaktgips (vgl. DNQP 2008, 99), hilft bei der Abheilung des DFS.

Das reduzierte Empfinden bei Menschen mit DFS kann zu Verbrennungen durch zu heiße Bäder, Wärmflaschen oder Feuer führen. Verbrennungen werden oft erst bemerkt, wenn schon Brandblasen oder verkohlte Haut entstanden sind. In manchen Fällen entstehen auch Verletzungen durch ätzende Flüssigkeiten. Das kann geschehen, wenn man chemische Mittel zur Entfernung der Hornhaut benutzt. Die Fußpflege soll bei Diabetikern ausschließlich durch eine professionelle Fußpflege erfolgen, um Verletzungen zu vermeiden.

Fußbad zur Reinigung und Entspannung
Empfehlenswert ist ein tägliches fünfminütiges Fußbad, um die Zirkulation des Blutkreislaufs anzuregen. Die Temperatur soll 28 °C nicht überschreiten. Da bei den Patienten mit neuropathischen Diabetesfolgen das persönliche Wärmeempfinden beeinträchtigt sein kann, sollte die Wärmetemperatur am besten mit einem Badethermometer kontrolliert werden. Die Füße sollen mit milden Seifen oder Reinigungslotionen gereinigt werden, auf Badezusätze ist zu verzichten. Wichtig ist es, um Fußpilz zu vorzubeugen, beim Abtrocknen sehr gründlich vorzugehen, besonders ist auf die Zwischenräume der Zehen zu achten. Vorsichtiges Abtupfen ist zudem besser, als kräftiges Reiben, was die Haut nur unnötig reizt. Für die Hautpflege sollen normale Körpercremes ohne Zusätze verwendet werden. Für besonders empfindliche Haut gibt es in der Apotheke spezielle

neutrale Pflegecremes z. B. mit Urea, die genau auf die Bedürfnisse von Diabetikerhaut abgestimmt sind. So wird vermieden, dass sie austrocknet, spröde oder rissig wird. Nicht nur der Fußrist, auch die Sohle sollte ihre Pflege bekommen (diabetesDE 2009). Den Diabetikern, die noch über Selbstpflegekompetenzen verfügen, sollen folgende Maßnahmen empfohlen werden (Patientenleitlinie zur Nationalen Versorgungsleitlinie 2008):
- Die Füße täglich und sorgfältig von allen Seiten beobachten.
- Die Füße einmal jährlich vom Arzt untersuchen lassen.
- Gemeinsam mit dem Arzt die Situationen und Bedingungen besprechen und beobachten, die zu Verletzungen der Füße führen können.
- Alle Möglichkeiten der Vorbeugung von Fußkomplikationen nutzen.
- Sobald Verletzungen an den Füßen entstehen, diese möglichst frühzeitig behandeln lassen.
- Mit der Erkrankung lernen umzugehen.

Krankheits- und wundspezifische Maßnahmen zur Wundheilung bei Ulcera cruris
Bewegungsfördernde Maßnahmen
Die eingeschränkte Funktionsfähigkeit der Muskel-Gelenk-Pumpen, Dysfunktion der Wadenmuskulatur und reduzierte Bewegungsmöglichkeiten des Sprunggelenks sind häufige Symptome, die mit einer CVI und Ulzera cruris venosum und mixtum einhergehen. Diesen Patienten wird daher ein kontrolliertes Gehtraining unter Kompressionstherapie zur Vermeidung der Sprunggelenkversteifung und zur Aktivierung der Wadenmuskelpumpe empfohlen (vgl. DNQP 2008, S. 100–102). Sie sollten täglich mindestens 30 Minuten Maßnahmen zur Förderung bzw. Erhaltung der Sprunggelenkbeweglichkeit und der Aktivierung der Muskelpumpe durchführen. Dies können spezielle Übungen sein, wie z. B. das Auf- und Abbewegen der Füße, das Rotieren des Fußgelenks und auch das Gehen längerer Strecken. Regelmäßige Mobilisierung wird empfohlen, zweimal in der Woche für eine Stunde über sechs Monate (Leitlinien der Deutschen Gesellschaft für Phlebologie, Diagnostik und Therapie des Ulcus cruris venosum). Eine gute Möglichkeit für das gezielte Training bietet ein ambulantes Venentraining in Gefäßsportgruppen. Die Gruppenarbeit wird geleitet durch einen Gefäßsporttrainer mit einer sportwissenschaftlichen Qualifikation (Krankengymnasten oder Sportlehrer) mit einem Fachkundenachweis für Koronarsport- und Rehabilitationssport. Die fachliche Supervision erfolgt durch betreuende Ärzte (http://www.deutsche-gefaessliga.de/therapien-druckansicht.html). Das Hochlegen der Beine 10–30 ° über dem Herzen (Augen in Fußhöhe) zeigt auch eine positive Wirkung auf die Hämodynamik bei Patienten/Bewohnern mit Ulcus cruris venosum und ggf. auch Ulcus cruris mixtum ohne Kompressionstherapie.

Für Ulcus cruris arteriosum liegen keine wissenschaftlichen Hinweise für spezifische Bewegungen vor, die die Heilung dieser Wundarten begünstigen. Diese Patienten sollen sich nach dem Schweregrad der Erkrankung verhalten.

Kompressionstherapie
Die Kompressionstherapie in Kombination mit der Bewegung beschleunigt die Abheilung von venösem Ulzera cruris und reduziert deutlich die Rezidivrate. Die Voraussetzung für eine Kompressionstherapie ist eine eindeutige medizinische Diagnose, da beim Ulcus cruris arteriosum diese Therapie kontraindiziert ist. Die dekompensierte Herzinsuffizienz, die septische Phlebitis und die Phlegmasia coerulea dolens stellen ebenso die absolute Kontraindikation dar. Relativ kontraindiziert ist die Kompressionstherapie bei peripheren Neuropathien mit Sensibilitätsstörungen (z. B. bei Diabetes mellitus), Unverträglichkeit von Bindenmaterial und kompensierter peripherer arterieller Verschlusskrankheit.

Von zentraler Bedeutung sind die Qualität der Kompression und die Gewährleistung eines dauerhaften Tragens durch den Patienten. Mit zunehmendem Arbeitsdruck der Kompressionsverbände und/oder Kompressionsstrümpfe steigt die Abheilungs- und sinkt die Rezidivrate (AWMF). Durch die Kompressionstherapie kommt es zur Minderung des venösen Querschnitts sowohl in der Ruhephase als auch bei der Muskelkontraktion und dadurch zur Verbesserung des Rückstroms (Partsch 2000). Die Funktionsfähigkeit von relativ insuffizienten Venenklappen bei dilatierten Venen wird wiederhergestellt, das venöse Ödem wird reduziert und pathologische Makro- und Mikrozirkulationsveränderungen verbessern sich. Sowohl Kompressionsbinden als auch Strumpfsysteme sollten zur Wundheilung kontinuierlich (24 Stunden) getragen werden. Je nach venöser Beteiligung gilt dies auch für Patienten mit Ulcus cruris mixtum. Die Kompressionsbandagen sollen nur durch geschultes und erfahrenes Fachpersonal angelegt werden, da sonst die Gefahr einer ineffektiven und sogar schädigenden Bandagentechnik besteht. Die Patienten können die Notwendigkeit der Kompression häufig nicht nachvollziehen.

Entscheidend für eine effiziente *Kompressionstherapie* sind die bestehenden Druckwerte. Die exakte Druckmessung kann nur mittels eines speziellen Messgeräts (Kikuhime®) erfolgen. Bei einer manuellen Wickelung ist der Druck abzuschätzen (milde, leichte und kräftige Kompression). Eine Kompression kann mittels verschiedener Hilfsmittel und Techniken erreicht werden.

Kompressionsstrümpfe (*Strümpfe und Strumpfsysteme*) werden je nach Indikation in verschiedenen Kompressionsklassen als konfektioniertes Fertigprodukt oder als maßangefertigter Strumpf, meist als Kniestrumpf, angepasst. Sie werden bei abgeheiltem Ulcus cruris als rezidivprophylaktische Maßnahmen verschrieben. Die Kompression wird in vier Kompressionsklassen (s. **Tab. 4.13**) unterschieden.

Tab. 4.13: Kompressionsklassen (Protz 2006)

Kompressions-klasse 1 Leichte Kompression Der Andruckswert liegt bei etwa 20 mmHg (18,4–21,2 mmHg).	**Kompressionsklasse 2 Mittlere Kompression** Der Druck liegt bei 30 mmHg (25,1–32,1 mmHg).	**Kompressionsklasse 3 Mittlere Kompression** Der Druck liegt bei 40 mmHg (36,4–46,5 mmHg).	**Kompressions-klasse 4 Sehr kräftige Kompression** Der Druck liegt etwa bei 60 mmHg.
• Schwere, müde Beine • Geringe Ausbildung von Krampfadern ohne wesentliche Schwellungsneigung • Beginnende Schwangerschaftsvarikosis • Thromboseprophylaxe	• Stärkere Beschwerden • Ausgeprägte Krampfaderbildung mit Ödemneigung • Nach Abheilung geringfügiger Ulzerationen • Nach oberflächlichen Thrombophlebitiden • Nach Sklerosierung und Varizenoperation zur Festigung des Behandlungserfolges • Stärkere Schwangerschaftsvarikosis	• Alle Folgezustände der schweren chronischen Insuffizienz • Bei schwerer Ödemneigung • Sekundärer Varikosis • Atrophie blanche • Stauungsinduration (Verhärtung des Gewebes) • Nach Abheilung großer, evtl. schon wiederholt auftretender Ulzera	• Bei Lymphödemen und elefantiastischen Zuständen

Der Kompressionsstrumpf oder eine -strumpfhose muss morgens noch im Bett bei entstauten Beinen angezogen werden. Der Kompressionsstrumpf hat einen hohen Ruhedruck und einen niedrigeren Arbeitsdruck, deswegen kann mit ihm – im Gegensatz zu einem Kompressionsverband oder durch die intermittierende Kompression – kein Ödem ausgeschwemmt werden. Ein Strumpf verhindert lediglich das Wiederanschwellen des Beines. Das Anpassen von Kompressionsstrümpfen darf niemals an einem geschwollenen Bein erfolgen. Da das Anpassen eines Kompressionsstrumpfes sowie die Anleitung beim Anziehen und die Behandlung des Strumpfes wichtige Aufgabe sind, sollten die Anpassung und Bestellung nur über den Fachhandel (Sanitätshaus) erfolgen.

Alle Kompressionsklassen können mit Strumpfsystemen erreicht werden, jedoch ist bei Klasse 3 häufig und bei Klasse 4 oder bei einer seltenen Konfektionsgröße bzw. bei einem ungewöhnlichen Körperbau immer eine Maßanfertigung von Nöten. Kompressionsstrümpfe nach Maß sind, wenn eine operative „Sanierung" nicht möglich war, ein Leben lang als Rezidivprophylaxe zu tragen. Das Tragen von Kompressionsstrümpfen stößt nicht auf hohe Akzeptanz. Hierbei liegt ein hoher Aufklärung- und Beratungsbedarf vor, dem die häusliche Pflege nachkommen soll. Die Kompressionsstrümpfe haben im Vergleich zu anderen Systemen bei gleicher Indikation den Vorteil, dass sie nicht verrutschen. Inzwischen sind die Kompressionsstrümpfe in vielen modischen Farben erhältlich. Verschiedenartige Anziehhilfen erleichtern Patienten und Pflegekräften das Anlegen der Strümpfe. Diese Anziehhilfen können als Hilfsmittel grundsätzlich mit verordnet werden. Nachts werden die Kompressionsstrümpfe abgelegt.

Anziehen von Kompressionsstrümpfen
Spezielle Strumpfsysteme sind fertige Strumpfsysteme, die über den Verband gezogen werden. Es stehen verschiedene spezielle Strumpfsysteme zur Auswahl: JOBST Ulcer CARE®, Rosidal® mobil, System Tubulcus®, mediven® ulcer kit und Venotrain® ulcertec. Das Gemeinsame all dieser Systemen ist, dass sie aus zwei Komponenten bestehen. Die Kombination der beiden Komponenten erzeugt einen Druck am Knöchel von 40 mmHg, was der Klasse 3 entspricht. Einige dieser Systeme bleiben nachts an, bei einigen werden die Überziehstrümpfe nachts abgelegt. Durch die untere Komponente wird eine eventuelle Wundauflage sicher fixiert.

Kompressionsverbände kommen zu Beginn der Therapie zum Einsatz, da die Strümpfe wegen ihres extrem engen Anliegens von Patienten schlecht akzeptiert werden. Verschiedene Bindenarten stehen für die Kompressionstherapie zur Verfügung: Kurzzug-, Langzug- und Zinkleimbinden.

Kurzzugbinden haben einen hohen Arbeits- und einen niedrigen Ruhedruck sowie ein geringes Dehnungsvermögen. Je nach Beinumfang werden mindestens zwei Binden benötigt. Sie sind ausschließlich bei mobilen Patienten anzulegen, die durch Eigenbewegung einen entsprechenden Arbeitsdruck erzeugen können. Die Bindetechnik wird in Anhang 7 beschrieben; dabei sind die Herstellerangaben zu beachten.

Langzugbinden haben im Gegensatz zu Kurzzugbinden ein hohes Dehnungsvermögen, einen hohen Ruhe- und einen niedrigen Arbeitsdruck. Diese Binden sind eher als Stütz- und Entlastungsverband anzuwenden.

Zinkleimbinden sind Binden, die feucht angewickelt werden und durch ihre Verhärtung den Kompressionsdruck erzeugen. Sie haben den Nachteil, dass sie bei entstauten Beinen keinen Druck mehr erzeugen, sie können keine überschüssige Flüssigkeit aufnehmen und entwickeln einen unangenehmen Geruch.

Mehrlagenbindesysteme haben den Vorteil, dass sie leicht anzulegen sind, allerdings sind sie nicht wieder verwendbar.

Anlegetechniken: Die Kompressionstherapie nützt nur etwas in Verbindung mit Bewegung, da durch die Bewegung ein erhöhter Arbeitsdruck erzeugt wird, wodurch sich die Fließgeschwindigkeit des Blutes steigert.

Es gibt eine Vielzahl von Wickeltechniken, die bekannteste ist die Kompressionstherapie mit *Pütterverband* (s. Anhang 8). Der Pütterverband ist ein Spezialverband für sehr starke Kompression, der in gegenläufiger Verbandtechnik aus zwei besonders kräftigen Idealbinden angelegt wird. Der Putterkompressionsverband ist insbesondere zur Behandlung bei CVI, Ulcus cruris, Thrombophlebitis, primärer und sekundärer Varikosis sowie zur Nachbehandlung von Venenerkrankungen geeignet. Seine Vorteile sind:
- Erzeugung starker Kompression mit hohem Arbeits- und niedrigem Ruhedruck
- Ermöglichen außerordentlich haltbarer Verbände mit dauerhafter Kompressionswirkung bis in die tiefen, subfaszialen Venenbereiche
- Atmungsaktivität und Hautfreundlichkeit durch 100 % Baumwolle
- Patientenfreundlichkeit durch aufgedruckte Waschanleitung (PAUL HARTMANN AG. 2010)

Unabhängig von Bindearten und Materialien sollen für alle Kompressionsarten folgende Regeln beachtet werden (Leitlinien der deutschen Gesellschaft für Phlebologie 2010; Protz 2007):
- Die Beine sollen entstaut die Kompression erhalten, die Patienten müssen aufgeklärt und angeleitet werden; sie müssen sich vor dem Wickeln eine halbe Stunde hinlegen, Beine hochlagern und kalt abduschen.
- Jede Kompression soll vorab unterpolstert werden (z. B. mit Einmalwattebinden oder wieder verwendbaren Polsterbinden wie Rosidal® soft)
- Die Binden müssen mit „Überlappung" angelegt werden.
- Das Sprunggelenk sollte rechtwinkelig positioniert werden.
- Es wir direkt unterhalb des Großzehengrundgelenks begonnen und dabei dem weiteren Zehenverlauf gefolgt.
- Den Bindenanfang mit zwei Kreistouren fixieren.
- Die Binde so führen, dass in den Bindenwinkel geschaut werden kann.
- Die Bindenbreite sollte nicht größer sein als der Durchmesser des zu umwickelnden Körperteils (Kompressionsverband am Unterschenkel liegt zwischen 8–10 cm Breite); es werden mindestens zwei Binden benötigt.
- Ein abnehmendes Druckgefälle von herzfern zu herznah herstellen; zur Herstellung dieses Druckgefälles Binden mit gleichbleibendem Andruck (Zug) anlegen.
- Die Bindenrolle immer unmittelbar auf der Haut führen, so dass sich die Binde an das Bein anmodelliert; Binde nicht vom Körper wegziehen.
- Zu straffes Anziehen einzelner Bindentouren stört das Druckgefälle und kann bei Einschnürungen zu einer venösen Stauung (Erhöhung des Thromboserisikos), zu die Nerven betreffenden Druckschäden oder Nekrosen führen.
- Bei zu geringem Andruck unterbleibt die angestrebte Förderung des venösen Rückstroms.
- Keine Verwendung von sogenannten „Schwiegermüttern" – Verletzungsgefahr!
- Pflasterstreifen zum Fixieren des Bindenabschlusses verwenden.
- Durch die Verwendung von Druckpolstern und Pelotten kann die Effektivität der Kompressionswirkung zusätzlich verstärkt werden.
- Der Unterschenkelkompressionsverband wird zum Fibulaköpfchen, der Oberschenkelkompressionsverband bis zum proximalen Oberschenkel ausgeführt.
- Infolge der Beingeometrie nimmt der Anpressdruck bei gleich bleibender Bindenvordehnung von distal nach proximal ab.

- Der Verband darf weder Druckstellen, Schnürfurchen noch Schmerzen verursachen.
- Das Material des PKV und die Anlegetechnik müssen sich nach den Erfordernissen der jeweiligen Krankheit richten.

Bei Lymphödemen kommen andere Methoden zur Entstauung zum Einsatz: manuelle Lymphdrainage und Apparative Intermittierende Kompression (AIK) mittels einer elektrischen Pumpe. Diese eignet sich bei immobilen Patienten, da sie einen variablen Druck auf die Gefäße erzeugt, damit sich die Blutzirkulation auch in Ruhe verbessert.

Lokale Wundbehandlung
Die lokale Wundbehandlung beinhaltet die Wundreinigung, das Entfernen von abgestorbenem Gewebe (Débridement) und die lokale Wundversorgung.

Hygienische Aspekte; Nach Richtlinien des Robert Koch-Instituts soll die Wundversorgung unter aseptischen Kautelen erfolgen, um die Keimverschleppung und Kontamination zu reduzieren. Vor und nach der Wundversorgung ist eine hygienische Händedesinfektion durchzuführen, auch beim Tragen von Handschuhen. Beim Verbandswechsel sollen sterile Wundauflagen und Kompressen sowie sterile Pinzetten angewandt werden. Bei immunsupressiven Patienten sowie bei Patienten bzw. Wunden mit MRSA-Besiedlung ist die strikte Einhaltung der hygienischen Vorschriften analog zu den Empfehlungen zur Prävention und Kontrolle von Methicillin-resistenten Staphylococcus aureus-Stämmen (MRSA) in Krankenhäusern und anderen medizinischen Einrichtungen vom RKI angefordert.

Beim Verbandswechsel ist folgendermaßen vorzugehen (vgl. DNQP 2008, S.108):
- Vor dem Verbandswechsel: Händedesinfektion
- Zum Entfernen des durchfeuchteten Verbandes keimarme Einmalhandschuhe tragen
- Entfernen von festsitzenden Wundauflagen mit steriler Pinzette
- Anschließend Einmalhandschuhe entsorgen
- Erneute Händedesinfektion
- Wundbehandlung mit Not-Touch-Technik mit sterilen Instrumenten oder sterilen Handschuhen
- Spülen der Wunde nur mit sterilen Lösungen
- Angaben der Haltbarkeit der Spüllösungen beachten
- Instrumente unter Vermeidung einer Kontamination der Umgebung sofort sicher entsorgen
- Spülflüssigkeiten müssen steril sein, angebrochene Sterilverpackungen sind nach dem Verbandswechsel wegzuwerfen

Unabhängig von der Art der Wunde und vom Ausmaß des Gewebeverlustes verläuft jede Wundheilung in Phasen, die sich zeitlich überlappen und nicht voneinander zu trennen sind. In der Praxis werden die drei Wundheilungsphasen als Reinigungs-, Granulations- und Epithelisierungsphase bezeichnet.
- Die *Reinigungsphase* ist die inflammatorische bzw. exsudative Phase. Sie dient zur Blutstillung und Wundreinigung, vorrangig durch Phagozytose.
- Die *Granulationsphase* ist die proliferative Phase, in der Blutgefäße und Ersatzgewebe, das sog. Granulationsgewebe, zur Defektauffüllung aufgebaut werden.
- In der *Epithelisierungsphase* (Differenzierungsphase) erfolgt die Ausreifung des neuen Gewebes, dessen Epithelisierung und die abschließende Narbenbildung.

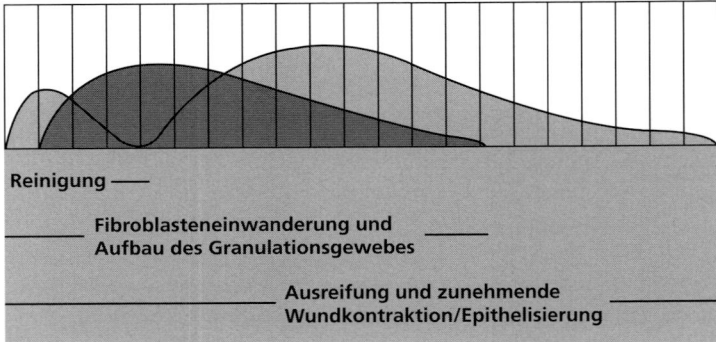

Abb. 4.20: Wundheilungsphasen (Hartmann, Interne Fortbildung. Diakonie Düsseldorf Präsentationsfolien. Juni 2009)

Wundbehandlung in der Reinigungsphase
Die Wundreinigung erfolgt durch autolytisches, enzymatisches, biochirurgisches oder ultraschallassistiertes Débridement (Protz 2008).

Chirurgisches Debridement ist eine scharfe Entfernung von avitalem Gewebe und Öffnung von Wundtaschen mittels Pinzette, Skalpell, Cürette. Dieses Verfahren ist das schnellste und effektivste, allerdings auch sehr schmerzhaft. Deshalb ist auf eine ausreichende und rechtzeitige lokale und/oder systemische Analgesie oder Anästhesie zu achten.

Autolytisches Débridement ist die Methode, die mittels Hydrogel das feuchte Wundmilieu schafft. Dadurch lassen sich Beläge aufquellen und leichter mechanisch entfernen. Das Hydrogel unterstützt den körpereigenen Reinigungsprozess. Die Methode ist schonend und schmerzlos und kann mit der Kompressionstherapie kombiniert werden.

Biochirurgisches Débridement ist eine chirurgische Methode unterstützt durch den Einsatz von Biowesen. Das abgestorbene Gewebe wird durch proteolytische Enzyme, die die gezüchteten sterilen Maden (Lucilia sericata) freisetzen, aufgelöst und aufgenommen. Die Maden können lose oder im Nylonbeutel auf die Wunde gelegt werden. Zudem haben sie eine antibakterielle Eigenschaft, so dass sie hinter sich „keimfreie" Kriechspuren zurücklassen. Bei Pseudomonas- und/oder Proteusinfektion sowie Blutungsneigung (z. B. Antikoagulantien) haben sie eine unsichere Wirksamkeit. Sie können nicht in Kombination mit der Kompressionstherapie angewendet werden, da sie durch Kompression zerquetscht werden.

Das *enzymatisches Debridement* wird durch biosynthetisch hergestellte proteolytische Enzyme unterstützt. Enzyme lösen die Nekrosen und Beläge. Ihr Nachteil ist die kurze Wirkungsdauer, so dass zweimal täglich ein Verbandswechsel nötig ist. Die Methode ist deshalb unwirtschaftlich und zeitaufwändig.

Ultraschall assistierte Wundreinigung (UAW). Mithilfe von Ultraschall dringt die Spüllösung in die Wundtiefe. Als Nebeneffekt werden Bakterien und Pilze durch Kavitation (zyklisch implodierende Gasblasen) abgetötet. Die Methode ist zwar schonend, kann aber schmerzhaft sein. Daher muss evtl. eine präventive Analgesie durchgeführt werden.

Beim *mechanischen Debridement (Wundspülung)* wird Detritus mit geeigneten Lösungen, Spritzen, Knopfkanülen/Spülkathetern und sterilen Kompressen aus der Wunde ausgewischt bzw. ausgespült. Es handelt sich um gewebeschonende Maßnahmen zur Entfernung von nicht festhaftenden Zellbestandteilen und zur Entfernung des bei der chronischen Wunde häufig gebildeten Biofilms, der die Ansiedlung der anaeroben Mikroorganismen begünstigt. Bei der Wundspülung sollen nur sterile Materialien verwendet werden (s. Absatz zu „Hygiene"). Die Wundspüllösungen sollen physiologisch, steril, farblos, nicht reizend, nicht schmerzerzeugend und nicht resorbierbar sein. Vor der Anwendung ist auf die Temperatur zu achten (Zimmertemperatur). Entsprechend geeignet sind 0,9% Kochsalzlösung und Ringerlösung sowie wirkstoffhaltige Medizinprodukte wie 0,02 % oder 0,04 % Polyhexanid-Lösung, ggf. Antiseptika im Rahmen ihrer Indikation. Die Verwendung von Leitungswasser zur Wundspülung ist nur zulässig, wenn die mikrobiologische Qualität des Wassers durch 0,2 µm-Sterilfilter gesichert ist. Laut der Empfehlung des Robert Koch-Instituts (RKI) „Infektionsprävention in Heimen" (2005) dürfen zum Spülen von Wunden nur sterile Lösungen Anwendung finden. Bei der Auswahl geeigneter Wundspüllösungen sind neben der Produktauswahl auch die zu erwartende Verbrauchsmenge und körperwarme Applikation zu bedenken. Unkonservierte Lösungen (NaCl 0,9 %, Ringer-Lösung) sind nach Anbruch bzw. entsprechend den Angaben des Herstellers zu verwerten. Die Verwendbarkeitsdauer konservierter Lösungen ist produktabhängig und vom Hersteller entsprechend vermerkt. Neben den Lösungen sind Wundauflagen mit dem Wirkstoff Silber für die Wundreinigung geeignet, und zwar die Produkte, die die Keime abtöten oder das Wundexsudat beim Durchdringen der Auflage von Keimen befreien. Nicht zu empfehlen sind Produkte wie Lokalantibiotika, Fettsalben und -gazen sowie Farbstoffe, die die gereizte Wundumgebung mazerieren oder Kontaktallergien verursachen können.

Die *phasengerechte lokale (moderne) Wundversorgung* basiert auf zwei Prinzipien:
- für die Wundbehandlung ein feuchtes Milieu zu gewährleisten und
- die Wundauflage den Wundheilungsstadien entsprechend auszuwählen.

Die Auswahl der geeigneten Produkte hängt von der Heilungsphase, Exsudatmenge, den Infektionszeichen, Kosten-Effektivitätskriterien, Selbstmanagementkompetenzen des Betroffenen und der Wundumgebung ab. „Der Wundverband soll das Wundbett feucht, die Umgebung trocken halten, vor Auskühlung und Infektionen schützen und beim Wechseln keine Rückstände in der Wunde zurück lassen" (DNQP 2008, S. 111). Der Wechselrhythmus hängt von den eingesetzten Produkten ab. Auf dem Markt gibt es zahlreiche Produkte, die sorgfältig und in Zusammenarbeit mit der Wundexpertin und dem Arzt ausgewählt werden sollen. Die Expertengruppe empfiehlt keine spezielle Wundauflage, weil keine starke Evidenz für die ein oder andere vorliegt.

In der Bundesrepublik Deutschland gibt es keine einheitlichen Standards für die Therapie chronischer Wunden. Es besteht aber eine sogenannte „Negativliste", die die Expertenmeinung darstellt (Sellmer 2007, 2008). Die Negativliste unterscheidet zwischen Produkten, die absolut zu vermeiden sind, und den Produkten, die noch relativ häufig zum Einsatz kommen können („absolute Negativliste" und „relative negative Liste"). Auf der absoluten negativen Liste stehen Produkte, Stoffe und Methoden, die im Rahmen einer professionellen Versorgung nicht mehr eingesetzt werden dürfen und deren Einsatz zu rechtlichen Konsequenzen führen kann. Es handelt sich um die Produkte, die Gefahren für die Patienten darstellen, krebserregend sind, Körperverletzung verursachen können oder um Produkte, die keine Zulassung mehr haben. Die relative negative Liste umfasst Stoffe, Produkte und Methoden, die dem aktuellen Stand des Wissens nicht mehr entsprechen, aber noch legal sind. Dazu zählen Produktgruppen, deren Wirkungen störend für die Wundheilung sind bzw. sein können: ungeeignete Wundspüllösungen, Lokalantibiotika, alte Desinfektionsmittel, lokale Kortikosteroiden, Homöopathika und pflanzliche Präparate. Obsolete Methoden sind Wundbäder, trockene Wundverbände, unsteriles Arbeiten und die Kombination von wirkstoffhaltigen Produkten. Die Expertengruppe, die die „Negativliste" zusammengestellt hat, rät, beim Einsatz von relativ ungeeigneten Mitteln auf Wunsch des Patienten den Patienten richtig aufzuklären und zu beraten und die Beratung zu dokumentieren. Die Liste kann unter http://www.werner-sellmer.de/Downloads/Sellmer/Sellmer %20Negativliste %2004.07.pdf heruntergeladen werden.

Ernährung
Eine bedarfsgerechte, eiweiß- und vitaminreiche Ernährung unterstützt das Immunsystem jedes Menschen. Für die Menschen, die unter einer chronischer Wunde leiden, gibt es spezielle Empfehlungen für eine Ernährung, die wundheilungsfördend ist. Der allgemeine Umgang mit Ernährung und Ernährungsrisiko ist im Expertenstandard „Förderung der oralen Ernährung" (s. Kap. 4.6) beschrieben. Für gesunde Menschen empfehlen die Experten die tägliche Aufnahme von
- 25–35 kcal (oder 30–35 kcal) pro Kilogramm Körpergewicht,
- 0,8–0,5 g (oder 1–1,5 g) Eiweiß pro Kilogramm Körpergewicht,
- 30–35 ml (oder 1 ml pro kcal) Flüssigkeit pro Kilogramm Körpergewicht und von
- adäquaten Elektrolyten, Mineralien, Spurenelementen und Ballaststoffen (vgl. DNQP 2008, S. 112).

Bei mangelernährten Menschen soll die Aufnahme erhöht werden, hinzu kommt die orale Supplementation von Kalorien und Eiweiß und/oder andere Applikationsformen (Sondennahrung). Proteinreiche Zusatznahrung beschleunigt den Wundheilungsprozess.

Rezidivprophylaxe
Die Neuentstehung der Wunde ist bei allen Patienten/Bewohnern mit einer chronischen Wunde zu verhindern. Die Rezidivprophylaxe ist daher ein fester Bestandteil der Wundversorgung. Die prophylaktischen Maßnahmen sind fast deckungsgleich mit den kausalen und wundspezifischen therapeutischen Maßnahmen:
- Bei Dekubitalgeschwüren: Druckentlastung durch Lagerung, Bewegungsförderung, Förderung von Mikrobewegungen und durch den Einsatz druckreduzierender Hilfsmittel sowie Erhaltung und Förderung der Gewebetoleranz durch angemessene Hautpflege und bedarfsgerechte Ernährung;
- Bei Diabetischem Fußsyndrom (DFS): eine sorgsame Schuhwahl und Trageverhalten, kontinuierliche Schuh- und Fußinspektion, Fußpflege, Vermeidung von Verletzungen, Ernährungsberatung;
- Bei Ulcus cruris venosum (U. c. v.): ein lebenslanges Tragen von Kompressionsverbänden, Hautpflege, Abraten von Selbstbehandlung durch frei verkäufliche Venenmedikamente, Vermeidung von Verletzungen, Vorstellung beim Arzt bei kleinsten Verletzungen, Bewegungstraining und Gehübungen, Hochlegen der Beine;
- Bei Ulcus cruris arteriosum (U. c. a.): Raucherentwöhnung, Gewichtsreduktion, cholesterinarme Ernährung, Blutdruckoptimierung, Bewegungstraining, Medikamenteneinnahme (vgl. DNQP 2008, S. 33).

Hautpflege
Es liegt kein wissenschaftlich gesichertes Wissen über bestimmte Hautschutz- und Pflegeprodukte vor, die bei Menschen mit chronischen Wunden eingesetzt werden sollen. Daher gelten für die Hautpflege allgemeine fachliche Regeln:

- Unnötige Waschungen und Verbandswechsel vermeiden.
- Den Verbandswechsel atraumatisch durchführen.
- Adäquate Verbandmaterialien mit ausreichender Absorptionskraft verwenden.
- Allergisch wirkende Substanzen vermeiden.

Wundauflagen sollten die Haut nicht zusätzlich beanspruchen (vgl. DNQP 2008, S. 33).

Individueller, alltagsorientierter Maßnahmenplan
Der individuelle Maßnahmenplan ist das Ergebnis der umfassenden Wunddiagnose, -analyse und -beschreibung, der Erfassung der wund- und therapiebedingten Beeinträchtigungen und der Selbstmanagementkompetenzen des Patienten bzw. seiner Angehörigen. Er umfasst die patienten- und wundspezifischen Interventionen in einer logischen Abfolge, die die bedarfsgerechte Versorgung des Menschen mit chronischer Wunde gewährleistet. Außerdem geht aus dem Plan hervor, wer wann welche Maßnahme übernimmt (s. Praxisbezug).

Dritte Ebene

Struktur

S3a: Die Pflegefachkraft verfügt über Steuerungs- und Umsetzungskompetenzen bezogen auf die Pflege von Menschen mit chronischen Wunden.

S3b: Die Einrichtung stellt sicher, dass verordnete Hilfs- und Verbandmittel unverzüglich bereitgestellt werden und Materialien für einen hygienischen Verbandswechsel zur Verfügung stehen. Sie sorgt für eine den komplexen Anforderungen angemessene Personalplanung.

Prozess

P3a: Die Pflegefachkraft koordiniert die inter- und intraprofessionelle Versorgung (z. B. durch Ärzte, pflegerische Fachexperten, Physiotherapeuten, Podologen und Diabetesberater).

P3a: Die Pflegefachkraft koordiniert die inter- und intraprofessionelle Versorgung (z. B. durch Ärzte, pflegerische Fachexperten, Physiotherapeuten, Podologen und Diabetesberater).

Ergebnis

E3: Die koordinierten und aufeinander abgestimmten Maßnahmen sind fachgerecht umgesetzt, ihre Durchführung und Wirkung fortlaufend dokumentiert. Der Patient/Bewohner und seine Angehörigen erleben die aktive Einbindung in die Versorgung positiv.

Qualitätskriterien/Qualitätsniveaus

☺ Pflegefachkraft
  ✓ Steuert, koordiniert und setzt den Maßnahmenplan um
🏠 Einrichtung
  ✓ Angemessene Personalplanung
  ✓ Bereitstellung der notwendigen Materialien
◉ Prozess
  ✓ Koordination der inter- und intraprofessionellen Wundversorgung
📄 Dokumentation
  ✓ Differenzierte Dokumentation
☺ Patient
  ✓ Setzt seinen Wünschen entsprechend seine Selbstmanagementkompetenzen ein

Die Versorgung von Menschen mit chronischen Wunden ist, wie bereits dargestellt, ein langwieriger Prozess, in dem viele Fachdisziplinen an einem Strang zusammenarbeiten müssen. Von größter Bedeutung ist die Bereitschaft des Patienten, die empfohlenen Maßnahmen zu akzeptieren und seine Kompetenzen bei der Versorgung einzusetzen. Die Pflegefachkräfte in der ambulanten Pflege sind die kontinuierlichen Ansprechpartner, von deren Fachwissen, Sensibilität, Kommunikationsgeschick und Koordinationsfähigkeiten der Pflegeerfolg maßgeblich abhängt. Ihre Aufgaben sind neben den direkten pflegerischen Tätigkeiten,
- die Ärzte zu briefen,
- die korrekte ärztliche Verordnung rechtzeitig zu besorgen,
- die Hilfsmittel und notwendigen Materialien vorzuschlagen und bei der Anschaffung bzw. Bestellung behilflich zu sein,
- die Patienten zu beraten bzw. anzuleiten, wie die Hilfsmittel eingesetzt werden,
- das Management über entsprechende Personalplanung in Kenntnis zu setzen und
- den Wundexperten rechtzeitig in den Prozess, und wann immer es nötig ist, einbeziehen.

In der Praxis stellen sich insbesondere zwei Problemfelder dar:
1. die adäquate Personalplanung und
2. das Einhalten bzw. die Bereitstellung der sterilen Materialien für die Wundversorgung.

Eigene Erfahrungen sowie die der Kollegen aus der modellhaften Implementierung zeigen, dass die Wundversorgung eine monetär „defizitäre" Leistung ist. Für die Umsetzung des Standards bei Patienten inklusive der Wundversorgung benötigt eine Pflegefachkraft im Durchschnitt 30 Minuten. Dabei entfällt auf Beratung/Koordination und Dokumentation 50 % der Zeiten. Die Fachleistungskosten einer Pflegefachkraft betragen ca. 30 €. Die Vergütung in NRW nach Leistungsgruppe 2 beträgt 11,28 €/Stunde bzw. nach Leistungsgruppe 3 14,71 €/Stunde. Es ergibt sich eine Differenz von 18,72/15,29 Euro zwischen den Fachleistungskosten und der leistungsbezogenen Vergütung (Ralic 2008). Die Ergebnisse anderer Kollegen sind ähnlich. Diese Erkenntnis macht selbstverständlich die Umsetzung dieses Expertenstandards schwierig. Für einen üblichen Pflegedienst kann sich die Versorgung der Menschen mit chronischen Wunden nur dann rentieren, wenn eine gute Touren-Mischkalkulation erreicht werden kann. Des Weiteren fordert der Expertenstandard die Einbeziehung des Wundexperten. Dieser muss entweder aus eigenen Reihen ausgebildet oder extern eingestellt/eingekauft werden. In der Regel sollten die Fachexperten besser bezahlt werden, was für den Pflegedienst noch mehr Kosten verursacht. Die Mitarbeiter mit einer abgeschlossenen Spezialisierung wie Wundexperten haben andere Ansprüche an die Arbeit sowie an die Anerkennung. Wenn die Einrichtung Spezialisten ausbildet, sollten sie effektiv und effizient eingesetzt werden. Der Anteil an Menschen mit chronischen Wunden in einer nicht spezialisierten Einrichtung ist gering (< 1 %), so dass die Spezialisten nicht ausgelastet sind. Die mit der Spezialisierung erworbenen Erwartungen können dann nicht erfüllt werden, dies kann zu einer beiderseitigen Frustration führen. Deshalb haben einige ambulante Dienste andere Möglichkeiten ergriffen, sich für Wundversorgung spezialisiert oder einen Kooperationsvertrag mit den Krankenkassen bezüglich der Wundversorgung abgeschlossen. In Rahmen des Vertrags haben sie besondere Konditionen mit den Kassen ausgehandelt, so dass die Versorgung wirtschaftlicher wird.

Die Bereitstellung von sterilen Materialien (Kompressen, Handschuhen) in der ambulanten Pflege ist ebenfalls mit zusätzlichen Kosten verbunden. Normalerweise wird Verbandsmaterial vom Arzt verordnet. Die Ärzte sehen jedoch in der Regel die Notwendigkeit des Einsatzes von sterilem Material nicht ein und verordnen es nicht. Viele ambulante Dienste können sich dies wegen knapper wirtschaftlicher Möglichkeiten nicht leisten. In der Praxis als schwierig hat sich auch erwiesen, die Ärzte davon zu überzeugen, welche Wundversorgung für die Wunde und den Patienten geeignet ist. In der Ärzteschaft besteht diesbezüglich ein hoher Fortbildungsbedarf. Der Expertenstandard setzt den Maßstab für eine fachlich korrekte Wundversorgung und fordert die Pflege auf, die obsoleten Maßnahmen und Produkte abzulehnen, die verordnet werden. Die ambulante Pflege kommt hier auch an ihre Grenzen, denn die Ablehnung der Durchführung der ärztlichen Verordnung bringt Konflikte mit dem Arzt mit sich. Die Konsequenz kann sein, den Patienten zu verlieren und es kann zu einem „schlechten Ruf" bei den Ärzten führen, die aber die wichtigsten Patientenzuweiser sind.

Vierte Ebene

Struktur

S4a: Die Pflegefachkraft verfügt über aktuelles Wissen und Kompetenz zu Beratung, Schulung und Anleitung zum gesundheitsbezogenen Selbstmanagement.

S4b: Die Einrichtung stellt zielgruppenspezifische Materialien für Beratung, Schulung und Anleitung zur Verfügung.

Prozess

P4: Die Pflegefachkraft schult zu Wundursachen und fördert die Fähigkeiten der Patienten/Bewohner und ihrer Angehörigen zur Wundversorgung sowie zum Umgang mit wund- und therapiebedingten Einschränkungen durch Maßnahmen der Patientenedukation. Sie unterstützt die Kontaktaufnahme zu anderen Berufs-, Selbsthilfe- oder weiteren Gesundheitsgruppen (z. B. Raucherentwöhnung).

Ergebnis

E4: Die Patienten/Bewohner und die Angehörigen kennen die Ursache der Wunde sowie die Bedeutung der vereinbarten Maßnahmen und sind über weitere Unterstützungsmöglichkeiten informiert. Ihr gesundheitsbezogenes Selbstmanagement ist entsprechend ihrer individuellen Möglichkeiten gefördert.

Qualitätskriterien/Qualitätsniveaus

☺ Pflegefachkraft
  ✓ Kann kompetent beraten
◉ Prozess
  ✓ Beratung/Schulung
☺ Patient
  ✓ Compliance
⌂ Einrichtung
  ✓ Materialien

Beratung
Die Beratung hat eine zentrale Position in der Pflege von Menschen mit chronischen Wunden, und zwar gerade deshalb, weil es um die Pflege von Menschen mit einem spezifischen, aber komplexen Problem geht, und nicht ausschließlich um die Wundversorgung. An wie vielen Stellen es wichtig ist, den Patienten zu motivieren, sich an der umfassenden Versorgung aktiv zu beteiligen, ist mehrmals erwähnt. Um die Akzeptanz und Beteiligungsbereitschaft von Patienten zu erreichen, muss ein fachlich fundierter Beratungsprozess in Gang gesetzt werden. Wesentliche allgemeine Inhalte der Beratung sind (DNQP 2008, S. 37):
- Wundursache und zeitliche Erwartungen der Wundheilung
- Die Vermeidung thermischer, chemischer und mechanischer Traumata
- Die Bedeutung von Schmerz und Exsudat
- Die sachgerechte Durchführung notwendiger Maßnahmen zur Wundheilung, wie z. B. die Nutzung steriler Verbandstoffe
- Der Umgang mit Beschwerden, wie geschwollene Beine oder Schmerzen
- Die bedarfsgerechte Ernährung
- Die wirksame Hautpflege

Des Weiteren müssen Patienten über krankheits- und wundspezifische Inhalte beraten werden:
- Beim Diabetischen Fuß:
  - Fuß- und Schuhinspektion zur Vermeidung und Erkennung von Verletzungen
  - Sachgerechtes Tragen von druckentlastendem, orthopädischem Schuhwerk
  - Fußpflege
  - Gehschulung zur Vermeidung von Stürzen
  - Raucherentwöhnung
  - Dekubitus
  - Bewegungsförderung
  - Umgang mit druckreduzierenden Hilfsmitteln
- Bei Ulcus cruris venosum und Ulcis cruris mixtum
  - Kompressionstherapie
  - Umgang mit Einschränkungen durch die Kompressionstherapie
  - Bewegungstraining
  - Mobilisierung des Sprunggelenks
- Bei Ulcus cruris arteriosum
  - Lagerung der Beine
  - Druckreduktion
  - Raucherentwöhnung (vgl. DNQP 2008, S. 37, 38)

Auf dem Markt gibt es zahlreiche Patientenbroschüren von Selbsthilfegruppen, Fachgesellschaften, Patienteninteressenvertretungen, Produktherstellern, Apotheken, Fachverbänden etc. Die Einrichtung soll den Mitarbeitern diese Materialien zur Verfügung stellen. Sie können sie für eine systematische Beratung nutzen und den Patienten als schriftliche Informationen überlassen. Sollte der Pflegedienst für sich keine geeigneten Broschüren gefunden haben, können in Rahmen der AK- oder QZ-Arbeit die notwendigen Broschüren entwickelt werden. Der Pflegedienst soll die Patienten auf weitere Beratungs- und Unterstützungsmöglichkeiten hinweisen (z. B. Selbsthilfegruppen, Sportvereine).

Fünfte Ebene

Struktur

> S5: Die Pflegefachkraft verfügt über die Kompetenz, den Heilungsverlauf der Wunde und die Wirksamkeit der gesamten Maßnahmen zu beurteilen.

Prozess

> P5a: Die Pflegefachkraft beurteilt unter Beteiligung eines pflegerischen Fachexperten in individuell festzulegenden Abständen innerhalb eines Zeitraums von ein bis zwei Wochen die lokale Wundsituation (Wiederholung des wundspezifischen Assessments).
>
> P5b: Die Pflegefachkraft überprüft spätestens alle vier Wochen die Wirksamkeit der gesamten Maßnahmen und nimmt in Absprache mit allen an der Versorgung Beteiligten gegebenenfalls Änderungen daran vor.

Ergebnis

> E5: Anzeichen für eine Verbesserung der Wundsituation oder der durch die Wunde hervorgerufenen Beeinträchtigungen der Lebensqualität liegen vor. Änderungen im Maßnahmenplan sind dokumentiert.

Qualitätskriterien/Qualitätsniveaus

> ☺ Pflegefachkraft
>   ✓ Beurteilungskompetenzen
> ◉ Prozess
>   ✓ Beurteilung des Pflegeprozesses und
>   ✓ Dokumentation
> ☺ Patient
>   ✓ Erlebt die Verbesserung

Die Überprüfung der eingesetzten Maßnahmen auf ihre Wirksamkeit hin ist eine originäre pflegefachliche Aufgabe. Dennoch gibt es in der Praxis sehr viele Schwierigkeiten und Unstimmigkeiten, wie die Wirksamkeit der Interventionen beurteilt wird. Die Kriterien für die Wirksamkeitsprüfung werden aus den festgesetzten Zielen abgeleitet, d. h.,

dass die Pflegefachkraft mittels erneuter Wundeinschätzung und Wundbeschreibung folgende Fragen beantworten muss:
- Sind die festgesetzten Ziele mit den geplanten und durchgeführten Maßnahmen erreicht? Wenn nicht, woran lag es?
- Konnten die festgesetzten Ziele mit den geplanten Maßnahmen überhaupt erreicht werden?
- Sind die Ziele zu hoch gesteckt?
- Wurden die Maßnahmen wie geplant umgesetzt?
- Traten unvorhersehbare Störfaktoren ein?
- usw.

Konkreter ausgedrückt handelt es sich um folgende Fragen:
- Hat sich die Wunde verbessert?
- Woran erkennen Sie es – präzise Wundbeschreibung nach allen Qualitätskriterien, Vergleich mit der Ausgangssituation oder mit der letzten Beurteilung?
- Haben sich wund- und therapiebedingte Beeinträchtigungen verändert? Und wenn ja, wie (z. B. Schmerzen, Mobilität, psychisches Empfinden, Umgang mit Exsudat, Geruch, Akzeptanzgrad)?
- Setzt der Patient seine Kompetenzen ein, wie geht es ihm dabei?
- Akzeptiert der Patient die Maßnahmen, wie z. B. Kompressionstherapie?
- Haben sich seine Selbstmanagementkompetenzen erhöht, z. B. Schmerzwahrnehmung, adäquate Entscheidung über Kleiderauswahl, Schuhe?

Wann die Beurteilung stattfindet, hängt auch von der Planung ab, jedoch nicht seltener als alle vier Wochen. Ob der Wundexperte einbezogen wird und zu welcher Zeit, ist davon abhängig, was in der Verfahrensregelung festgehalten ist.

Sollte der Heilungsprozess wie gewünscht und geplant voranschreiten, müssen eventuell kleine Maßnahmenänderungen vorgenommen werden, z. B. Änderung der lokalen Wundtherapie (phasengerechte Wundversorgung). Eine größere Änderung des Maßnahmenplans liegt vor, wenn sich
- der Wundstatus nicht wesentlich verbessert oder sogar verschlechtert,
- sich die Situation des Patienten inklusive seiner Selbstmanagementkompetenz verändert hat oder
- der Patient die Maßnahmen nicht akzeptiert und nicht unterstützt.

Alle Änderungen müssen dokumentiert werden, ein aktueller Maßnahmenplan muss vorliegen und durch die Beurteilung begründbar sein.

4.2.4 Praxisbezug

Beispiel 1

Frau Meier
Die Pflegefachkraft erhebt in Bezug auf die Wunde und die kausale Erkrankung aus dem Entlassungsbrief und aus dem Gespräch mit der Frau Meier wichtige Informationen: Laut Entlassungsbrief hat Frau Meier einen diagnostisch gesicherten Ulcus cruris venosum infolge von CVI. Frau Meier berichtet, dass sie seit fünf Jahren das offene Bein links hat. Es sei „Gott sei Dank" immer die gleiche Stelle gewesen, mehrmals wurde die Wunde geschlossen und immer wieder ging sie auf. Die Wunde schmerzte, was für Frau

Meier aber erträglich gewesen ist. Als viel schlimmer erlebte sie, dass die Wunde genässt hat, man könne dann für längere Zeit nicht ausgehen. Auch der unangenehme Wundgeruch machte ihr zu schaffen. Frau Meier trug ab und zu Kompressionsstrümpfe, empfand das Tragen belastend und hob die Maßnahme auf. Sie hat die Wunde mehr oder weniger selbst versorgt, man erprobte bei ihr verschiedene Verbände, die Tochter half ihr bei der Versorgung.

Aufgrund des Gesprächs und anhand der ärztlichen Dokumentation fasst die Pflegefachkraft die Informationen zusammen und erstellt eine *Wundanamnese*: Aufgrund von CVI, seit zehn Jahren bekannt (s. Brief vom 15.07.2000), leidet Frau Meier an einem UCV links. Erste Wundentstehung datiert vom 04/2005. Die Wunde heilte ab und ging wieder auf. Rezidivzahl ist nicht genau ermittelbar, laut Frau Meier ist das Bein zum dritten Mal offen. Die Wunde schmerzte, zurzeit hat sie überall am Bein und in der Hüfte Schmerzen, so dass der Wundschmerz nicht isoliert wahrgenommen wird. Sie konnte sich früher innerhalb der Wohnung gut bewegen, achtete darauf, dass sie sich nicht stößt und dabei verletzt. Außerhalb der Wohnung traute sie sich nicht, mit dem offenen Bein zu gehen, da sie draußen mehr Angst vor Verletzungen hatte und ihr die Wundnässe und der Wundgeruch unangenehm waren. Aktuell liegt eine Mobilitätseinschränkung vor hauptsächlich aufgrund eines Sturzes und der Sturzfolge. Das Vorhandensein des offenen Beins verstärkt die Angst, erneut zu stürzen, dabei die Wunde zu verletzen oder sogar eine neue Wunde zu bekommen. Das linke Bein war immer dicker als das rechte, weshalb Frau Meier abends am linken Fuß keinen Schuh tragen konnte.

Die Pflegefachkraft stellt Frau Meier und ihrer Tochter die Bögen für die Selbsteinschätzung der gesundheitsbezogenen Lebensqualität, den Würzburger Wundscore (WWS), und der gesundheitsbezogenen Selbstpflegefähigkeiten und -defizite, den Wittener Aktivitätenkatalog der Selbstpflege bei venös bedingten offenen Beinen (WAS-VOB), vor. Frau Meier schätzte ihre Fähigkeiten wie folgt selbst ein.

Selbsteinschätzung der gesundheitsbezogenen Lebensqualität, der Würzburger Wundscore (WWS)	
Haben Sie ein Geschwür?	Ja
Haben Sie schon einmal ein Geschwür gehabt?	Ja
1. Haben Sie Schmerzen im Bereich Ihrer Wunde?	2
2. Wie schmerzhaft ist der Verbandswechsel?	4
3. Wie stark stört Sie Ihre Wunde durch Wundflüssigkeit und Geruch?	4
4. Wie sehr stört Sie der Anblick Ihrer Wunde?	2
5. Ist Ihr Nachtschlaf durch Ihre Wunde eingeschränkt?	2
6. Sind Ihre Verdienstmöglichkeiten durch Ihre Wunde eingeschränkt?	1
7. Stellt Ihre Wunde eine Einschränkung in Ihrer täglichen Lebensführung dar?	3
8. Wie sehr ist Ihre Mobilität durch die Wunde eingeschränkt?	4
9. Schränken Sie Ihre Urlaubsplanung wegen Ihrer Wunde ein?	3
10. Hat Ihre Wunde die Kontakte zu Freunden oder Verwandten eingeschränkt?	4
11. Empfinden Sie sich wegen Ihrer Wunde als *krank*?	3

4 Expertenstandards

12. Fühlen Sie sich aufgrund Ihrer Wunde im Vergleich zu einem Gesunden als behindert?	3
13. Wie sehr leiden Sie unter Ihrer Wunde?	3
14. Sind Sie in letzter Zeit wegen Ihrer Wunde häufig depressiv?	3
15. Wie sehr sind Sie davon überzeugt, dass Ihre Wunde verheilen wird?	4
16. Wie groß ist Ihre Angst, dass wegen Ihrer Wunde eines Tages das Bein amputiert werden muss?	2
17. Meinen Sie, dass Ihre Wunde Ihre Lebenserwartung einschränkt?	2
18. Benötigen Sie wegen Ihrer Wunde eine Gehhilfe oder/und einen Entlastungsschuh?	Ja
19. Wie groß ist etwa der zeitliche Aufwand pro Tag, den Sie zur Versorgung Ihrer Wunde, für den Arztbesuch etc. benötigen (Angabe bitte in Minuten, geschätzt)?	30 Minuten

Wittener Aktivitätenkatalog der Selbstpflege bei venös bedingten offenen Beinen (WAS-VOB)

I. Maßnahmen zur Verhinderung eines Blutstaus in den Beinen
1. Maßnahmen zur Kompression

1 a allgemein	Ja, stimmt genau	Eher ja	Eher nein	Nein, stimmt überhaupt nicht
1. Wenn ich ein *geschlossenes* Bein habe, ziehe ich einen Kompressionsstrumpf an.	☐	☐	3	☐
2. Ich lege den Kompressionsverband/-strumpf morgens sofort beim Aufstehen an.	☐	☐	3	☐
3. Wenn das Bein vor dem Anlegen der Kompression geschwollen ist, lege ich das Bein hoch oder dusche das Bein kalt ab.	☐	2	☐	☐
4. Nach dem Anlegen der Kompression bewege ich mich mindestens 20 Minuten oder massiere mein Bein.	☐	2	☐	☐
5. Wenn die Kompression tagsüber zu fest wird, lege ich meine Beine hoch oder bewege mich.	☐	2	☐	☐
6. Ich trage jeden Tag eine Kompression (Verband oder Strumpf).	☐	☐	3	☐
7. Ich trage nur tagsüber eine Kompression (Verband oder Strumpf).	☐	2	☐	☐

- Wenn Sie in den vergangenen 12 Monaten einen *Kompressionsverband aus Binden* getragen haben, gehen Sie bitte *weiter zu Frage 8*.
- Wenn Sie in den vergangenen 12 Monaten einen *Kompressionsstrumpf* getragen haben, gehen Sie nun bitte *weiter zu Frage 14*.

1b Kompressionsverband aus Binden	Ja, stimmt genau	Eher ja	Eher nein	Nein, stimmt überhaupt nicht
8. Ich lege den Kompressionsverband selber an.	☐	2	☐	☐
9. Ich wickle das Bein mit zwei Binden.	☐	☐	3	☐
10. Ich polstere die offenen Stellen unter den Binden ab.	☐	2	☐	☐
11. Ich wickle die Binden so, dass der Druck vom Fußgelenk zum Knie hin abnimmt.	☐	2	☐	☐
12. Wenn der Kompressionsverband sich lockert, wickle ich das Bein neu.	☐	☐	3	☐
13. Ich sorge dafür, dass die Binden nicht verrutschen.	☐	2	☐	☐

Andere Maßnahmen, die ich durchführe, sind:

1c Kompressionsstrümpfe	Ja, stimmt genau	Eher ja	Eher nein	Nein, stimmt überhaupt nicht
14. Ich ziehe mindestens jeden zweiten Tag einen frischen Kompressionsstrumpf an.	☐	☐	☐	☐
15. Wenn der Kompressionsstrumpf ausleiert, ziehe ich ihn nicht mehr an.	☐	☐	☐	☐
16. Ich lasse Sitz und Qualität der Kompressionsstrümpfe mindestens alle sechs Monate von einem Arzt überprüfen.	☐	☐	☐	☐
17. Ich besorge mir alle neun Monate neue Kompressionsstrümpfe.	☐	☐	☐	☐

Andere Maßnahmen, die ich durchführe, sind:

2. Maßnahmen zur Bewegung

	Ja, stimmt genau	Eher ja	Eher nein	Nein, stimmt überhaupt nicht
18. Ich vermeide langes Stehen.	☐	2	☐	☐
19. Ich vermeide langes Sitzen.	☐	☐	3	☐
20. Ich laufe viel.	☐	☐	3	☐
21. Ich lege *tagsüber* so oft wie möglich meine Beine hoch.	☐	2	☐	☐
22. Ich lege *abends* so oft wie möglich meine Beine hoch.	☐	2	☐	☐

	Ja, stimmt genau	Eher ja	Eher nein	Nein, stimmt überhaupt nicht
23. Ich lege meine Beine so hoch, dass die Füße höher als das Herz liegen.	☐	2	☐	☐
24. Ich schlafe mit erhöhtem Fußteil.	☐	☐	3	☐
25. Ich beuge und strecke mehrmals täglich gezielt meine *Füße*.	☐	2	☐	☐
26. Ich beuge und strecke mehrmals täglich gezielt meine *Zehen*.	☐	2	☐	☐
27. Ich führe täglich mindestens 15 Minuten am Stück venengymnastische Übungen durch.	☐	☐	3	☐
28. Ich führe venengymnastische Übungen vor dem Einschlafen durch.	☐	☐	3	☐
29. Ich gehe täglich mindestens eine halbe Stunde spazieren.	☐	☐	3	☐
30. Ich kaufe meine Schuhe nur nachmittags oder abends.	☐	2	☐	☐

Andere Maßnahmen, die ich durchführe, sind:

3. Maßnahmen zum Umgang mit Wärme

	Ja, stimmt genau	Eher ja	Eher nein	Nein, stimmt überhaupt nicht
31. Ich halte mich in der kälteren Jahreszeit in sehr warmen Räumen auf.	☐	3	☐	☐
32. Ich wasche die Beine mit sehr warmem Wasser.	☐	3	☐	☐
33. Ich trage *Strümpfe*, in denen meine Füße schwitzen.	☐	☐	2	☐
34. Ich trage *Schuhe*, in denen meine Füße schwitzen.	☐	3	☐	☐
35. Ich schlafe unter einer sehr warmen Bettdecke.	☐	3	☐	☐

Andere Maßnahmen, die ich durchführe, sind:

4. Maßnahmen zum Umgang mit einer Venenüberlastung

	Ja, stimmt genau	Eher ja	Eher nein	Nein, stimmt überhaupt nicht
36. Ich trage Socken mit einengenden Bündchen.	☐	☐	2	☐
37. Ich trage einengende Miederhosen.	☐	☐	2	☐
38. Ich trage einengende Hosen.	☐	☐	☐	1
39. Ich schlage beim Sitzen die Beine übereinander.	☐	☐	2	☐

4.2 Pflege von Menschen mit chronischen Wunden

40. Ich *trage* schwere Getränkekisten.	☐	☐	☐	1
41. Ich trage schwere Einkaufstaschen.	☐	☐	☐	1
42. Ich tage schwere Wäschekörbe.	☐	☐	☐	1
43. Ich trage beruflich schwere Gegenstände.	☐	☐	☐	1
44. Ich *hebe* schwere Gegenstände.	☐	☐	☐	1
45. Ich lasse mir bei Arbeiten, die mir körperlich zu anstrengend sind, von anderen helfen.	☐	2	☐	☐

Andere Maßnahmen, die ich durchführe, sind:

II. Maßnahmen zur Verhinderung eines Hautdefektes

	Ja, stimmt genau	Eher ja	Eher nein	Nein, stimmt überhaupt nicht
46. Ich achte darauf, mich nicht zu stoßen.	1	☐	☐	☐
47. Ich fette meine Beine regelmäßig mit Olivenöl, Hautcreme oder einer Fettsalbe ein.	1	☐	☐	☐
48. Ich schütze meine Haut vor dem Scheuern des Kompressionsstrumpfes/-verbands.	1	☐	☐	☐
49. Ich untersuche meine Beine jeden Tag auf Hautschäden.	1	☐	☐	☐
50. Ich polstere die gefährdeten Stellen unter der Kompression ab.	1	☐	☐	☐
51. Wenn ich mich gesundheitlich nicht wohl fühle, achte ich besonders auf meine Beine.	1	☐	☐	☐

Andere Maßnahmen, die ich durchführe, sind:

III. Maßnahmen zur Wundheilung

	Ja, stimmt genau	Eher ja	Eher nein	Nein, stimmt überhaupt nicht
52. Ich untersuche bei jedem Verbandswechsel meine Wunde auf Entzündungszeichen.	☐	2	☐	☐
53. Ich messe regelmäßig die Länge und Breite meiner Wunde.	☐	☐	☐	4
54. Ich wasche mir vor jedem Verbandswechsel die Hände.	☐	☐	☐	☐
55. Ich entferne den alten Verband so, dass keine Haut oder neu gebildetes Gewebe abgerissen wird.	☐	☐	☐	☐

56. Ich achte darauf, dass meine Wunde immer feucht ist.	☐	☐	☐	☐
57. Ich gehe zum Arzt, wenn sich die Wunde entzündet.	☐	☐	☐	☐
58. Zum Abtrocknen der Beine verwende ich täglich frische Handtücher.	☐	☐	☐	☐
59. Ich trage immer Verbandsmaterial mit mir.	☐	☐	☐	☐
Andere Maßnahmen, die ich durchführe, sind:				
Summe: 101 Punkte				

Anhand der angewandten Instrumente bestätigten sich die gesundheitsbezogene Lebensqualität und Selbstpflegefähigkeiten und -defizite, die durch die allgemeine pflegerische Anamnese bereits ermittelt wurden: Frau Meier leidet an ihrer Wunde, fühlt sich mittelmäßig wegen der Wunde eingeschränkt und hat sich in der Vergangenheit in Bezug auf die Wundheilung nicht adäquat verhalten. Die Selbsteinschätzung half Frau Meier und ihrer Tochter dabei, ihre Situation zu reflektieren und diente gleichzeitig als Lern- und Beratungsmaterial.

Wundassessment (Wundbeschreibung)
- Wundlokalisation (Körperschema/Uhreneinteilung), z. B.: Ulcus cruris venosum links, Innenknöchel (Körperregion 19)

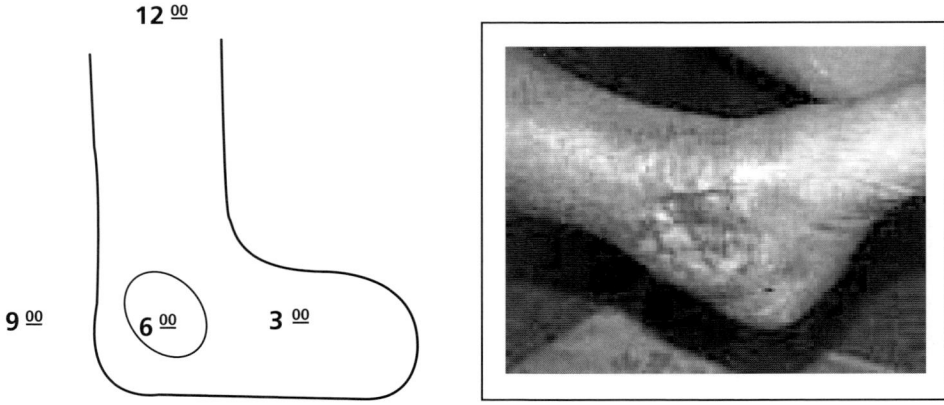

Abb. 4.21: Wundlokalisation und Fotodokumentation bei Frau Meier (eigene Darstellung)

- Wunddauer: erste Entstehung 04/2005
- Rezidivzahl: 3
- Wundgröße:
  – Länge 6 cm (06:00–12:00)

- Breite 7 cm (09:00–03:00)
- Tiefe 0,8 cm
- Taschen/Fisteln: keine
- Wundränder: diffus, unregelmäßig, proximal-medial Unterminierung 0,5 cm, gerötet, distal-lateral wulstig, ödematos, gelblich
- Wundgrund:
  - Nekrose: haftend, mit gelben Ablagerungen oder Fibrin zum Wundrand distal hin (< 25 %)
  - Granulationsgewebe: altrosa und hell (75 %)
- Exsudat:
  - Quantität: kaum Exsudat; Wundbett feucht, etwas aus dem Verband austretend
  - Qualität: serös-wässrig, klar, hell, gelblich
  - Geruch: kein Geruch
- Wundumgebung:
  - Direkte: Dermatitis, Mazeration distal, Verhärtung und trockene Haut
  - Indirekte: Hyperpigmentation, Zyanose, Ödeme
  - Farbe: rosig, rot, bläulich
- Infektion: keine

- Behandlungsziel
  - In vier Wochen nässt die Wunde nicht mehr, das Granulationsgewebe deckt das gesamte Wundbett ab.
- Pflegerisches Ziel:
  - Frau Meier akzeptiert die Kompressionstherapie.
  - Sie bewegt sich täglich mindestens 1,5 Stunden.
  - Sie lagert das Bein im Sitzen hoch.
  - Frau Meier hat keine Schmerzen, die aus der Wunde hinausgehen.
- Maßnahmen:
  - Beratung der Patientin und ihrer Tochter in Bezug auf die Erkrankung, Therapie und Pflege
  - Behandlungspflege nach ärztlicher Verordnung: Schmerzbekämpfung – Novalgin Tropfen vor dem Verbandswechsel (s. Schmerzmanagement)
  - Kompressionsverbände – Pütter-Methode täglich
  - Bewegung: Frau Meier wird bei der täglichen Pflege mobilisiert, sie läuft täglich in Begleitung von ihrer Tochter und mit dem Rollator
  - Ernährung: eiweißreiche, hochkalorische Ernährung (s. Ernährungsmanagement)
  - Wundbericht/Wundbeschreibung bei jedem Verbandswechsel
  - Erneutes Wundassessment/Evaluation in zwei Wochen durch Wundexperten inklusive Fotodokumentation

Das erneute *Wundassessment/die Wundbeurteilung* erfolgt nach zwei Wochen:
- Wundgröße:
  - Länge 5 cm (06:00–12:00)
  - Breite 6 cm (09:00–03:00)
  - Tiefe 0,3 cm
- Taschen/Fisteln: keine
- Wundränder: regelmäßig, proximal-medial Unterminierung 0,2 cm, hellrot distal-lateral unregelmäßig, ödematos, hell
- Wundgrund:
  - Nekrose keine

- Granulationsgewebe: altrosa und hell (75 %–100 %)
- Exsudat:
  - Quantität: kaum Exsudat – Wundbett feucht
  - Qualität: serös – wässrig, klar
  - Geruch: kein Geruch
- Wundumgebung:
  - Direkte: Dermatitis, Verhärtung und trockene Haut
  - Indirekte: Hyperpigmentation, Zyanose,
  - Farbe: rosig, rot, bläulich
- Infektion: keine
- Schmerzen: bei Bewegung, aber erträglich (< 1/3)

Evaluation des Pflegeprozesses (Beurteilung des Heilungsprozesses):
Frau Meier akzeptiert die Kompressionstherapie. Sie bewegt sich täglich mindestens 1,5–2 Stunden und lagert das Bein im Sitzen hoch. Frau Meier hat Wundschmerzen bei der Bewegung. Sie fühlt sich psychisch viel besser, die Wunde belastet sie nicht mehr so sehr.

- Behandlungsziel: in vier Wochen nässt die Wunde nicht mehr, Epithelisierungsgewebe > 50 % des Wundbettes
- Pflegerisches Ziel: Frau Meier bewegt sich täglich mindestens zwei bis drei Stunden. Sie lagert das Bein im Sitzen weiterhin hoch. Frau Meier hat keine Wundschmerzen, auch nicht bei Bewegung.
- Maßnahmen:
  - Behandlungspflege nach ärztlicher Verordnung Schmerzbekämpfung – Novalgin Tropfen vor dem Verbandswechsel (s. Schmerzmanagement) Kompressionsverbände – Pütter-Methode täglich
  - Bewegung: Frau Meier wird bei der täglichen Pflege mobilisiert, sie läuft täglich in Begleitung von ihrer Tochter und mit dem Rollator
  - Ernährung: eiweißreiche, hochkalorische Ernährung (s. Ernährungsmanagement)
  - Wundbericht/Wundbeschreibung bei jedem Verbandswechsel
  - Erneutes Wundassessment/Evaluation in vier Wochen durch Wundexperten inklusive Fotodokumentation

Nach vier Wochen erfolgt erneut das *Wundassessment/die Wundbeschreibung*:
- Wundgröße:
  - Länge 4 cm (06:00–12:00)
  - Breite 4 cm (09:00–03:00)
  - Tiefe 0,2 cm
- Taschen/Fisteln: keine
- Wundränder: regelmäßig, intakt, glatt, hellrot
- Wundgrund:
  - Nekrose: keine
  - Granulationsgewebe: altrosa und hell (< 50 %)
  - Epithelisierungsgewebe: (> 50 %)
- Exsudat: kein
- Geruch: kein
- Wundumgebung:
  - Direkte: Dermatitis,
  - Indirekte: Hyperpigmentation, Zyanose
  - Farbe: rosig, rot, bläulich

- Infektion: keine
- Schmerzen: bei Bewegung, aber erträglich (< 1/3)

Evaluation des Pflegeprozesses (Beurteilung des Heilungsprozesses):
Frau Meier akzeptiert die Kompressionstherapie nach wie vor. Sie bewegt sich täglich mindestens zwei bis vier Stunden. Sie lagert das Bein im Sitzen hoch. Frau Meier hat keine Wundschmerzen und fühlt sich psychisch viel besser, die Wunde belastet sie nicht mehr so sehr.

- Behandlungsziel: in vier Wochen Epithelisierungsgewebe > 75 % des Wundbettes
- Pflegerisches Ziel: Sie bewegt sich täglich mindestens zwei bis vier Stunden. Sie lagert das Bein im Sitzen weiterhin hoch. Frau Meier hat keine Wundschmerzen.
- Maßnahmen:
  - Behandlungspflege nach ärztlicher Verordnung
  - Schmerzbekämpfung – Novalgin Tropfen vor dem Verbandswechsel (s. Schmerzmanagement)
  - Kompressionsverbände – Pütter-Methode täglich
  - Bewegung: Frau Meier wird bei der täglichen Pflege mobilisiert, sie läuft täglich in Begleitung von ihrer Tochter und mit dem Rollator
  - Ernährung: eiweißreiche, hochkalorische Ernährung (s. Ernährungsmanagement)
  - Wundbericht/Wundbeschreibung bei jedem Verbandswechsel

Ein erneutes *Wundassessment/Evaluation inklusive. Fotodokumentation* findet nach vier Wochen durch einen Wundexperten statt.

So wird das Wundassessment bei jeder Evaluation umfassend beschrieben, unterstützt mit der Photodokumentation. Bei abgeheilter Wunde sollte Frau Meier Kompressionsstrümpfe auf Dauer tragen. In Bezug auf dieses Ziel soll Frau Meier, über die Kompressionstherapie erneut beraten werden, damit sie das Tragen von Kompressionsstrümpfen auf Dauer akzeptiert.

4.3 Schmerzmanagement in der Pflege

Der dritte Expertenstandard „Schmerzmanagement in der Pflege wurde der Fachöffentlichkeit am 15. Oktober 2003 bei der 3. Konsensuskonferenz präsentiert und danach in 20 Gesundheitseinrichtungen ein halbes Jahr modellhaft implementiert. Der überwiegende Teil der 20 Einrichtungen kam aus dem Krankenhausbereich; nur zwei Einrichtungen der stationären Pflege und ein ambulanter Dienst vertraten die Altenhilfe. 2011 wurde der Standard aktualisiert (DNQP 2011). Wie alle pflegerischen Expertenstandards beschreibt dieser Standard den „pflegerischen Beitrag zum Schmerzmanagement" (vgl. DNQP 2005, S. 22).

4.3.1 Definition „Schmerz"

> Schmerz ist ein unangenehmes Sinnes- und Gefühlserlebnis, das mit aktueller oder potenzieller Gewebsschädigung verknüpft ist oder mit Begriffen einer solchen Schädigung beschrieben wird" (International Association fort he Study of Pain 1986).

Man unterscheidet zwischen *akutem* und *chronischem* Schmerz. Der akute Schmerz wird durch eine aktuelle oder potenzielle Gewebsschädigung oder eine akute Krankheit verursacht. Er tritt plötzlich auf und dauert nur kurze Zeit an. Hingegen ist der chronische Schmerz derjenige, der über den erwarteten normalen Heilungsprozess hinausgeht.

Tab. 4.14: Die Unterschiede zwischen akutem und chronischem Schmerz

	Akuter Schmerz	**Chronischer Schmerz**
Dauer	Stunden bis Tage	Monate bis Jahre
Bedeutung	Positiv: Warnfunktion	Negativ: keine sinnvolle Funktion
Lokalisation	Meist lokalisiert	Häufig diffus
Akzeptanz	Größer (Schmerz soll erträglich sein)	Gering (möglichst kein Schmerz)
Ursache	Meist peripher	Häufig zentrale, psychogene Mitbeteiligung
Verlauf	Schnelle Besserung	Häufig progrediente Verschlechterung

Zwischen akuten und chronischen Schmerzen gibt es wesentliche Unterschiede, die einer differenzierten Herangehensweise und Behandlungsmethode bedürfen. Deshalb behandelt dieser Standard nur akute Schmerzen. Die im Standard angesprochenen „zu erwartenden Schmerzen" bei Menschen, die einer diagnostischen oder therapeutischen Maßnahmen ausgesetzt werden, sind auch als akute Schmerzen zu betrachten.

4.3.2 Gesundheitspolitische Relevanz

Schmerzen beeinflussen das physische, psychische und soziale Befinden und somit die Lebensqualität der Betroffenen und ihrer Angehörigen. Von Schmerzen kann jeder Mensch betroffen werden. Im Krankenhaus hat jeder zweite Patient und mindestens jeder dritte Schmerzpatient starke bis sehr starke Schmerzen. In Hospizen haben 30 % der Patienten mittelstarke und 21 % starke Schmerzen, in Pflegeheimen liegt die Schmerzprävalenzrate zwischen 45 % und 83 % (vgl. DNQP 2005, S. 39, DNQP 2011, S. 46). Unter den zehn häufigsten Beschwerden in der deutschen Bevölkerung nehmen Kopf-, Rücken-, und Nackenschmerzen die ersten drei Plätze ein (Schuhmacher & Brähler 1999). Diese Zahlen deuten darauf hin, dass die vorliegenden wissenschaftlichen Erkenntnisse sowie Behandlungsmöglichkeiten für die Schmerzbekämpfung nicht genutzt werden. Dies ist dem unzureichenden Wissen und der falschen Überzeugung seitens der Pflegenden, Ärzte und Patientenselbst zu „verdanken". Darüber hinaus führen die strukturellen Defizite sowie die mangelnde interprofessionelle Arbeit zu einem inadäquaten Schmerzmanagement (Schmerzerfassung, Prozesssteuerung, Schmerztherapie). Dies verursacht die Kosten im Gesundheitswesen, die durch gezielte Handlung und Behandlung reduziert werden könnten. Dieser Expertenstandard leistet beim Schmerzmanagement einen pflegerischen Beitrag, der dem festgestellten Versorgungsdefizit entgegenwirken soll.

In seiner Standardaussage setzt der Expertenstandard folgende Ziele (vgl. DNQP 2005, S. 25):

> *„Jeder Patient/Betroffene mit akuten oder zu erwartenden Schmerzen erhält ein angemessenes Schmerzmanagement, das dem Entstehen von Schmerzen vorbeugt, sie auf ein erträgliches Maß reduziert oder beseitigt."*

Das Vorbeugen von Schmerzen ist das höchste Ziel. Es bezieht sich auf die zu erwartenden Schmerzen, deren Eintritt vorhersehbar ist. Das Entstehen von akuten Schmerzen anderer Art kann nicht immer prognostiziert werden und ist somit auch nicht immer beeinflussbar. Bei bereits vorhandenen Schmerzen soll der Prozess so gesteuert werden, dass die Schmerzpatienten die Schmerzen ertragen können und diese ihre Lebensqualität nicht allzu stark beeinflussen. Es ist anzustreben, dass die Schmerzen im Therapieverlauf vollkommen beseitigt werden. Die Aufgabe der Pflege ist es, im Schmerzmanagementprozess mit ihrem pflegerischen Beitrag die Schmerzen zu kontrollieren bzw. zu verhindern.

4.3.3 Die Standardebenen

Der Expertenstandard „Schmerzmanagement in der Pflege" hat fünf Ebenen.

Erste Ebene

Struktur

> S1a: Die Pflegefachkraft verfügt über das notwendige Wissen zur systematischen Schmerzeinschätzung.
> S1b: Die Einrichtung stellt zielgruppenspezifische Einschätzungs- und Dokumentationsinstrumente zur Verfügung.

Prozess

> P1: Die Pflegefachkraft erhebt zu Beginn des pflegerischen Auftrags mittels eines initialen Assessments, ob der Patient/Betroffene zu erwartende Schmerzen, Schmerzen oder schmerzbedingte Probleme hat. Ist dies nicht der Fall, wird die Einschätzung in individuell festzulegenden Zeitabständen wiederholt.
> Die Pflegefachkraft führt bei festgestellten Schmerzen, zu erwartenden oder schmerzbedingten Problemen ein differenziertes Schmerzassessment mittels geeigneter Instrumente durch.
> Die Pflegefachkraft wiederholt die Einschätzung der Schmerzen sowie der schmerzbedingten Probleme in Ruhe und bei Belastung oder Bewegung in individuell festzulegenden Zeitabständen.

Ergebnis

> E1: Eine aktuelle, systematische und zielgruppenspezifische Schmerzeinschätzung und Verlaufskontrolle liegen vor.

Qualitätskriterien/Qualitätsniveaus

☺ Pflegefachkraft
  ✓ Schmerzrelevantes Wissen
  ✓ Schmerzeinschätzungskompetenz
    ⏱ Zeitpunkt der Einschätzung
    ☒ Einschätzungsintervalle
  📄 Auswahl von Einschätzungsinstrumenten
    📄 Zielgruppenspezifische Einschätzungsinstrumente/Schmerzskalen
◎📄 Prozess/Dokumentation
  ✓ Aktuelle Einschätzung
  ✓ Systematische Einschätzung

Die Pflegefachkraft soll über das Wissen zu Schmerzentstehung, Schmerzchronifizierung und Therapiemöglichkeiten verfügen. Des Weiteren sind von äußerster Bedeutung Kenntnisse über Schmerzrisikofaktoren, Schmerzanzeichen verbaler und non-verbaler Art, Kommunikationsformen über Schmerz und Fähigkeiten des Betroffenen zur Selbsteinschätzung sowie Auswahl und Anwendung geeigneter Assessment-Instrumente.

Über die Schmerzen

Schmerzen sind protektive Reaktionen des Körpers auf Ereignisse, die auf die Körperoberfläche einwirken oder im Körperinneren stattfinden und die Körpergewebe zu schädigen drohen. Schmerz als *Symptom* infolge eines krankhaften Prozesses hat eine positive Funktion, er warnt den Organismus vor vorhandenen oder kommenden krankhaften Prozessen. Schmerz als *Schmerzkrankheit „sui generis"* (Grundkurs Therapie chronischer Schmerz 2006, S. 11) ist die Folge des befallenen neuronalen Systems, welches die nozizeptiven Impulsaktivitäten verarbeitet. Das neuronale System selbst muss dann behandelt werden.

Der Schmerz wird durch exogene (äußerliche) oder endogene (innerliche) Reize (Noxe) provoziert, die mechanisch, thermisch, chemisch oder elektrisch sein können. Die Noxe führen zur Freisetzung der Schmerzmediatoren in den Geweben (Wasserstoff- und Kaliumionen, Neurotransmitter, Kinine, Prostaglandine) (s. **Abb. 4.22**) und erregen die nozizeptiven Rezeptoren. Diese Rezeptoren sind freie Nervenendungen von afferenten (aufsteigenden) Neuronen, deren Zellkörper sich in den Spinalganglien des Rückenmarks befinden. Sie leiten den Schmerzimpuls zum Rückenmark, in dem der Schmerzimpuls auf das zweite Neuron transportiert und zum Zentralen Nervensystem geleitet wird. Die erste Verarbeitung des Schmerzes erfolgt im Rückenmark. Dort werden Schmerzen, die durch A-Delta, das sind myelinisierte, schnell leitende Fasern, geleitet werden, gefiltert und verarbeitet. Somit werden Verbindungen zu motorischen und sympathischen Efferenzen hergestellt und dadurch die motorischen Fluchtreflexe und sympathischen Reflexe (z. B. eine Änderung der Durchblutung) ausgelöst; eine reflexartig schnelle Reaktion des Körpers auf die Reize wird ermöglicht. Die Impulse, die durch die nicht myelinisierten, langsam leitenden, sogenannten C-Fasern geleitet werden, werden über das Rückenmark in die verschiedenen Gehirnareale geleitet. Das Gehirn speichert, verarbeitet und lokalisiert das Schmerzerlebnis. Es gibt kein Schmerzzentrum, in dem alle Facetten des Schmerzes wahrgenommen werden. Der Schmerz wird über den Gehirncortex lokalisiert. Im limbischen System wird die affektiv emotionale Komponente des Schmerzes wahrgenommen. Über die Hypophyse wird das endokrine System mit einbezogen. Schmerz-

4.3 Schmerzmanagement in der Pflege

reize beeinflussen das Atem- und Kreislaufsystem, den Wachheitsgrad und die Aufmerksamkeit. Der Körper produziert und setzt bei Schmerzimpulsen die opioidartigen körpereigenen Substanzen – Endorphine – frei, die die Schmerzwahrnehmung dämpfen. Sollten die Schmerzimpulse über einen gewissen Zeitraum, der über die Genesung hinausgeht, dauerhaft geleitet werden, speichert das Gehirn dieses negative Erlebnis. Neurone lernen nach ständig wiederholter Erregung schneller und intensiver zu reagieren. Die neuronalen Reaktionsabläufe verändern sich. Der Chronifizierungsprozess setzt ein, die körpereigene Schmerzabwehr wird überfordert und die Balance ist bedroht. Ein Voranschreiten der Schmerzchronifizierung verändert die Zellen, es kommt zur zentralen Schmerzsensibilisierung, der Schmerz verselbstständigt sich. Es entwickelt sich eine chronische Schmerzkrankheit, die unabhängig von dem ursprünglichen und nicht mehr existierenden Schmerzreiz besteht. Das eigentliche Ziel einer Schmerztherapie ist es, diesem Prozess vorzubeugen.

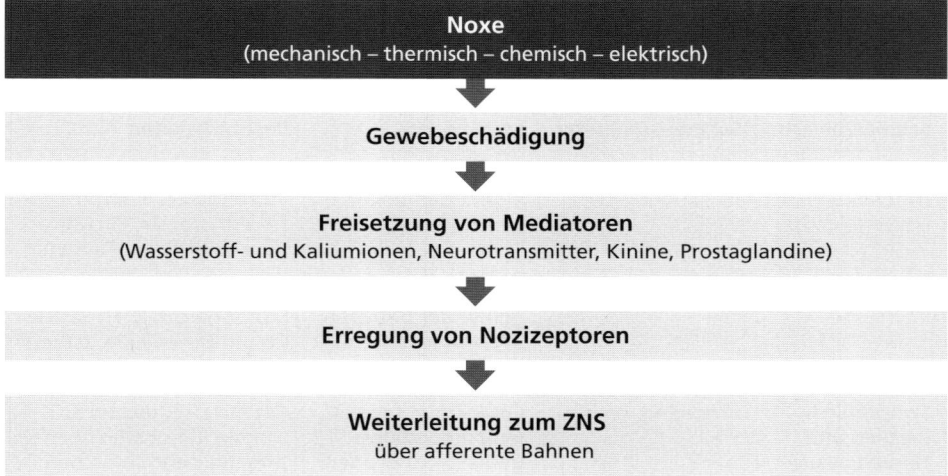

Abb. 4.22: Schmerzentstehung und -weiterleitung (© Janssen-Cilag GmbH)

Schmerzarten
Neben dem akuten und chronischen Schmerz wird unterschieden nach
- nozizeptiven,
- neuropathischen,
- reflektorischen,
- psychosomatischen,
- somatischen,
- viszeralen,
- idiopathischen Schmerzarten und
- Deafferenzierungsschmerz.

Die neuropathischen Schmerzen sind im Unterschied zu den *nozizeptiven* Schmerzen, die durch eine Noxe (Reiz) verursacht werden, die Folge des erkrankten neuropathischen Systems. In den **Tabellen 4.15** und **4.16** werden die bedeutsamen Symptome der nozizeptiven und neuropathischen Schmerzarten dargestellt.

Tab. 4.15: Nozizeptorschmerz (Manual zum Schmerzzirkel. Grundkurs Therapie chronischer Schmerz 2006, S. 25)

Schmerzursache	Schmerzqualitäten	Lokalisation	Besonderheiten
Somatisch, in Knochen, Weichteilen	Dumpf, drückend, pochend, bohrend	Scharf und gut lokalisierbar	Dauerschmerz, bewegungsabhängig, Durchbruchschmerz
Visceral	Dumpf, krampfartig, kolikartig	Schlecht lokalisierbar	Vegetative Begleitsymptome (Dermatome, Head'sche Zonen)
Ischämisch	Hell, pochend	Extremität, auch visceral möglich; evtl. Hautverfärbung sichtbar	Belastungsabhängig; evtl. auch abhängig von Nahrungsaufnahme

Tab. 4.16: Neuropathischer Schmerz (Manual zum Schmerzzirkel. Grundkurs Therapie chronischer Schmerz 2006, S. 25)

Schmerzursache	Schmerzqualitäten	Lokalisation	Besonderheiten
Peripher (Nerven und Nervenplexus)	Einschießend, lancierend	Im Versorgungsgebiet der betroffenen Nervenstruktur	Meist mit neurologischen Störungen z. B. Hypästhesie, Anästhesie, Parästhesie, Dysästhesie, Allodynie
Zentral (ZNS)	Brennend	Im Versorgungsgebiet der betroffenen Nervenstruktur	Meist mit neurologischen Störungen, z. B. Hypästhesie, Anästhesie, Parästhesie, Dysästhesie, Allodynie
Sympathisch (Nerven und Nervenplexus)	Brennend, heiß	Oft keinem speziellen Innervationsgebiet zu zuordnen	Oft mit trophischen Störungen; ansonsten ebenfalls mit neurologischen Störungen

Reflektorische Schmerzen entstehen aufgrund einer gestörten Motorik, z. B. bei Muskelverspannungen.

Ausdruck einer seelischen Belastung sind *psychosomatische* Schmerzen. Häufig liegen psychische Probleme z. B. dem Kopfschmerz zugrunde. Diese sind besonders häufig bei den älteren Menschen zu finden als Ausdruck von Einsamkeit und Altersgebrechlichkeit.

Die *somatischen* Schmerzen können durch oberflächliche Reize (Reizung der Haut oder Schleimhaut) verursacht werden. Sie sind hell, gut lokalisierbar im Gegensatz zum Tiefenschmerz (Sehnen, Muskeln, Skelett, Fascien, Gelenke), der dumpf und von vegetativen Begleitsymptomen begleitet ist.

Viszerale Schmerzen sind diffuse, dumpfe, drückende Schmerzen die infolge der Überdehnung eines Hohlorgans entstehen, oder kolikartige durch Kontraktion eines Hohlorgans. Typische viszerale Schmerzen sind z. B. die Gallenkoliken.

Der Schmerz, der eine Depression oder ein psychisches Trauma begleitet, wird als *idiopathischer* Schmerz bezeichnet. Das Wahrnehmen dieses Schmerzes stimmt häufig nicht mit den minimalen körperlichen Befunden überein.

Das Wissen über die Schmerzarten und deren Charakteristika hilft dem Pflegemitarbeiter, die Schmerzbeschwerden der Patienten genauer und differenzierter abzufragen, um die Schmerzen qualifiziert zu beschreiben und zuzuordnen, damit die Ärzte aufgrund dieser Vordiagnostik eine Verdachtsdiagnose stellen können. Für die Pflege ist das subjektive Schmerzerleben des Betroffenen von größter Bedeutung. Es handelt sich um ein individuelles, komplexes und multidimensionales Erlebnis, das von Eigenschaften des Betroffenen beeinflusst wird, wie z. B. kulturelle, biografische, psychische, physische, soziale, die Auswirkungen auf den gesamten Pflegebedarf haben (vgl. DNQP 2011, S. 59).

Initiales Schmerzassessment
Bei akuten Schmerzen besteht ein akuter Handlungsbedarf, um das unangenehme Erlebnis zu reduzieren. In dieser Situation soll eine schnelle Erfassung der in der Schmerzanamnese beschriebenen Dimensionen erfolgen. Um festzustellen, ob die Patienten zu Beginn des pflegerischen Auftrags an Schmerzen oder schmerzbedingten Problemen leiden, reicht eine Erhebung der Schmerzproblematik anhand der in der Pflege üblichen Erhebungsinstrumente.

Differenziertes Assessment
Das differenzierte Assessment schließt eine gezielte Schmerzanamnese, Schmerzvorgeschichte und systematische standardisierte Schmerzintensitätsmessung ein.

Schmerzanamnese
Das Ziel der systematisierten Erhebung der relevanten Informationen über Schmerzen ist die Zuordnung der Schmerzsymptome zu einem Krankheitsbild oder der Ausschluss möglicher anderer Krankheitsbilder. Kurz gesagt, man führt eine Differenzialdiagnostik durch. Um eine anschließende Diagnose zu stellen, sind weitere klinische Untersuchungen notwendig.
Die Schmerzanamnese ist die gezielte Befragung zu folgenden Dimensionen:
- Schmerzlokalisation
- Schmerzintensität
- Schmerzqualität
- Zeitliche Dimension
- Verstärkende oder lindernde Faktoren
- Auswirkung auf das Alltagsleben

Die *Schmerzlokalisation* gibt Aufschluss über den Ort der Schmerzentstehung. Die *Schmerzintensität* oder Schmerzstärke ist die Grundlage für die Einleitung der Schmerztherapie und gibt Aufschluss über Therapieverlauf und -erfolg.
Die *Schmerzqualität* oder Schmerzart hilft bei der Differenzialdiagnostik und erlaubt Rückschlüsse auf die Ursache und Schmerzentstehung. Damit ist sie wichtige Grundlage für die Schmerztherapie. So unterscheidet man zwischen dumpfen, ziehenden, kolikartigen, brennenden, bohrenden, reißenden, stechenden oder pulsierenden Schmerzen. Auch affektive Dimensionen der Schmerzarten spielen eine Rolle. So kann man den Schmerz als unerträglich, beunruhigend, beängstigend oder quälend empfinden und beschreiben. Bei der *zeitlichen Dimension* ist es wichtig, den Zeitpunkt des ersten Auftretens des Schmerzes, den zeitlichen Verlauf und Rhythmus zu erfassen. Wenn der Schmerz länger als sechs Monate anhält, spricht man von einer Schmerzchronifizierung. Auch diese Dimensionen helfen bei der Differenzialdiagnostik und geben Aufschluss über Therapieverlauf und -erfolg. Schlaflosigkeit, Sorgen, Angst, Traurigkeit, Introversion,

Depression, soziale Abhängigkeit, Langeweile und Isolation senken die Schmerzschwelle und führen zu stärkerer Schmerzwahrnehmung. Umgekehrt heben positive Reize wie Entspannung, Musik, Zufriedenheit, Glücksgefühl die Schmerzschwelle und wirken schmerzlindernd. Die Auswirkungen auf das Alltagsleben sind für die Pflegeplanung wichtig. Wie beeinflusst der Schmerz die kognitiven Fähigkeiten, die Emotionen, die Mobilität, den Appetit, die Körperpflege, das soziale Leben etc. – dies sind die Fragen, mit denen sich der Pflegende auseinandersetzen muss, um dem Schmerzpatient die bestmögliche Pflege und Betreuung gewährleisten zu können. Zu diesen Faktoren, so die aktuelle Leitlinie, (vgl. DNQP 2011, S. 67) sollen erhoben werden:
- Kognitiver Status des Patienten
- Effekte des Schmerzes auf Lebensqualität
- Schmerzintensitätsmessungen (Schmerztagebuch)
- Stimmungslage
- Aktuelle Krankheiten, um einen kausalen Zusammenhang daraus abzuleiten
- Erfahrungen mit Schmerz
- Aktuelle und frühere therapeutische Maßnahmen und deren Verträglichkeit und Effektivität
- Wissen und Erwartungen des Patienten über Schmerzmanagement
- Alkoholkonsum
- Hinweise zur Darm- und Blasenfunktion

Folgende Fragen können Schmerzpatienten gestellt werden, um die Schmerzanamnese zu erfassen und anschließend eine Schmerzanalyse durchführen zu können:
- Wo tut es weh?
- In welchem Körperteil begann der Schmerz?
- Wo ist heute die Hauptlokalisation?
- Wohin strahlt der Schmerz aus?
- Wann tut es weh?
- In welcher Situation trat der Schmerz auf?
- Wie ist der Schmerz?
- Welche Qualität und Intensität besitzt er?
- Wird er tief oder oberflächlich empfunden?
- Wie häufig tritt der Schmerz auf und wie lange hält er an?
- Gibt es einen Tagesrhythmus und welche Begleitsymptome treten auf?
- Was tritt zusätzlich zu den Schmerzen auf?
- Was kann die Schmerzen beeinflussen?
- Was kann den Schmerz verstärken oder auslösen, was lindert ihn?
- Wie beeinflusst der Schmerz Sie?
- Welche Schmerzmedikamente, verschriebene oder frei erhältliche, nimmt der Patient ein?
- Welchen Effekt haben sie?
- Verträgt der Patient die Medikation?
- Welche weiteren therapeutischen Maßnahmen nimmt der Patient in Anspruch?
- Welchen Effekt haben sie?
- Konsumiert der Patient Alkohol oder ein anderes Suchtmittel?

Einschätzung der Schmerzintensität
Die Schmerzintensität ist nur eine Dimension von vielen; sie ist aber für Patienten die bedeutsamste, da sie für das Leiden der Patienten hauptsachlich verantwortlich ist. „Vom

Schmerz weiß der Anatom am wenigsten, der Physiologe mehr, der Kliniker viel und der Patient am meisten" (Curriculum chronisches Schmerzmanagement. Folie A2). Die Schmerzintensität ist ein quantifiziertes Schmerzempfinden. Daher lässt sich die Schmerzintensität in der Regel nur durch den Betroffenen selbst beschreiben bzw. messen. Um das Messen zu objektivieren und dadurch auch den Schmerzverlauf nachvollziehbarer darzustellen, sind für die Einschätzung der Schmerzintensität verschiedene Schmerzskalen entwickelt worden. Am meisten werden die Begriffskala bzw. Verbale Ratingskala (VRS), die Visuelle Ratingskala (VAS; 0–100) und die Numerische Ratingskala (NRS; 0–10) genutzt.

Die Begriffskala (*Verbale Ratingskala, VRS*) ist eine Ordinalskala, mit vier bis fünf Stufen. Sie beschreibt die Schmerzintensität von „kein Schmerz" über „leichter Schmerz" – „mäßiger Schmerz" – „starker Schmerz" bis hin zu „maximal vorstellbarer Schmerz" (vgl. DNQP 2005, S. 50). Sie ist in ihrer Anwendung einfach, die Patienten verstehen das Prinzip relativ schnell. Es wird empfohlen, diese Skala bei der Messung vertikal zu halten (wie ein Thermometer) (vgl. DNQP 2011, S. 70). Ihr Nachteil ist, dass geringe Verbesserungen nicht gut erfassbar sind, weil die Abstände zwischen den Stufen relativ groß sind.

Die *Numerische Ratingskala (NRS)* misst die Schmerzstärke in elf Stufen von 0 – „kein Schmerz" bis zu 10 – „stärkster vorstellbarer Schmerz" (vgl. DNQP 2005, S. 50). Sie funktioniert wie ein Lineal und ist auch in ihrer Anwendung einfach. Im Gegensatz zur Verbalen Rating Skala erfasst sie geringere Intensitätsveränderungen.

Die *Visuelle Analogskala (VAS)* ist ein 10 cm (seltener 15 cm) langes Lineal oder ein Schieber, an dessen Enden die Begriffe „kein Schmerz" und „stärkster vorstellbarer Schmerz" stehen (vgl. DNQP 2005, S. 51). Der Patient kann zwischen den beiden Polen sein Schmerzempfinden platzieren und ist ziemlich frei in seiner Entscheidung. Somit können geringste Veränderungen angegeben werden. Sie ist aber nicht gut geeignet für Patienten mit Sehbeeinträchtigungen oder Mobilitätseinschränkungen.

Für alle drei Skalen gilt, dass sie ziemlich valide sind und für die klinische Schmerzeinschätzung gut einsetzbar sind.

Die *Gesichter-Ratingskala* wurde ursprünglich für Kinder entwickelt. Wie bei allen Skalen werden die Intensitätsmerkmale nach ihrer Stärke von links nach rechts gelesen. Links ist ein fröhliches Gesicht, das die Freude und Schmerzfreiheit ausdrückt. Am rechten Ende ist ein weinendes Gesicht abgebildet, das das große Leiden darstellt. In der Regel werden sechs Gesichter abgebildet, die die Stimmungslage bzw. das Leidtragen darstellen.

Ergänzend zur Schmerzintensitätsmessung sollen schmerzbedingte Funktionseinschränkungen des Patienten systematisch erfasst werden. Dies soll in Rahmen des Pflegeprozesses erfolgen.

Die Schmerzeinschätzung anhand der standardisierten Skalen und Verfahren unterscheidet sich je nach Zielgruppe. Es ist zunächst zwischen den Menschen, die ihr Empfinden äußern und beschreiben können, und zwischen denen, die es nicht artikulieren können, zu unterscheiden. Die zweite, vulnerable Gruppe sind die Früh- und Neugeborenen, die Menschen mit Demenz und die bewusstlosen, maschinell beatmeten und wachkomatösen Menschen.

Für alle Menschen, die sich äußern können, gilt, dass sie aufgeklärt und befähigt werden sollen, ihre Schmerzen selbst einzuschätzen. Dennoch muss innerhalb dieser Menschengruppe auch differenzierter vorgegangen werden.

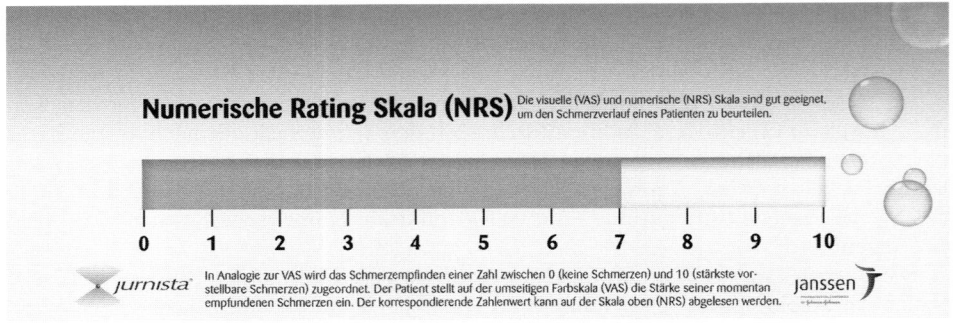

Abb. 4.23: Schmerzskalen (© Janssen-Cilag GmbH)

Schmerzeinschätzung bei (Klein-)Kindern im Vorschulalter
Die Kinder ab dem dritten bis vierten Lebensjahr können ihre Schmerzen mithilfe der geeigneten Skalen selbst einschätzen. Die Beobachtung der Eltern sollte die Selbsteinschätzung der Kinder ergänzen. Im deutschsprachigen Raum werden überwiegend die Smiley-Analog-Skalen (SAS) genutzt. Es gibt verschiedene Varianten der Gesichter-Ratingskala, die je nach Kindesalter sowie Schmerzarten bei den Kindern eingesetzt werden können. Für die Kinder ab dem fünften Lebensjahr kann je nach Abstraktionsvermögen des Kindes die Visuelle Analogskala oder grafische Ratingskala sowie die verbale Ratingskala eingesetzt werden, je nach Fähigkeiten des Kindes und seinen Vorlieben (vgl. DNQP 2005, S. 60; DNQP 2011, S. 77–79).

Schmerzeinschätzung bei Schulkindern und Jugendlichen
Bei den Kindern ab acht Jahren können VAS und NRS eingesetzt werden. Die Auswahl der Skala „sollte sich nach Präferenzen der Kinder und Jugendlichen" richten (DNQP 2011, S. 79).

Schmerzeinschätzung bei älteren Menschen
Die Schmerzprävalenz bei älteren Menschen ist groß: Über 90 % der über 75-Jährigen in der BRD berichten von Schmerzen im Bereich Körperachse und Gelenke; 60–80 % der Pflegeheimbewohner leiden unter chronischen Schmerzen. Mit fortschreitendem Alter steigt die Multimorbidität an, damit einher gehen auch die Schmerzen oder die Gefahr, Schmerzen zu entwickeln. Es entsteht eine Unterversorgung mit Schmerzmitteln, weil die älteren Menschen den Schmerz als normales Altersbegleitsymptom annehmen.

Viele Ärzte begegnen dieser Problematik mit der gleichen Einstellung. Die pflegenden Personen sehen das Phänomen Schmerz im Alter ähnlich. Die Schmerzeinschätzung hängt zudem sehr von dem Schmerzverständnis der pflegenden Personen ab. Meist, wenn auch unbewusst, beurteilen die Pflegepersonen den Schmerz nach ihrer eigenen Erfahrung (Sirsch 2009), d. h., wenn sie eine höhere Schmerztoleranz haben, neigen sie dazu, diese Toleranzebene auf die Schmerzpatienten zu übertragen.

Besonderheiten über das Schmerzempfinden im Alter:
- Im Alter werden die Schmerzreize eher stumpf wahrgenommen und der Schmerzeintritt ist langsamer, da die Übertragung von Schmerzreizen vermehrt über langsamere Nervenfasern (C-Fasern) erfolgt.
- Die älteren Menschen brauchen stärkere Schmerzreize, um Schmerz zu äußern. Sie neigen dazu, Schmerzen zu verneinen und werden dadurch nicht ernst genommen. Sie thematisieren eher die Folgen von Schmerzen wie Schlaflosigkeit, Lustlosigkeit, Beeinträchtigung der Alltagsfunktionen. Für pflegende Personen ist dieses Wissen wichtig, um die Problematik rechtzeitig zu erkennen.

Für die Selbsteinschätzung sollten bei älteren Menschen eher verbale als numerische Skalen verwendet werden (vgl. DNQP 2005, S. 63–64). Beim Einsatz der numerischen Skala ist das Ergebnis zuverlässiger, wenn die Skala vertikal gehalten wird. Mögliche Fragen an die Älteren sind:
- Tut es Ihnen irgendwo weh?
- Ist Ihnen nicht wohl?
- Quält Sie etwas?
- Drückt es irgendwo?

Es ist wichtig, die Sprache des Betroffenen zu benutzen, sich auf die Hör-, Seh-, und Sprechfähigkeiten des Patienten einzulassen und ihm Zeit für seine Antwort zu geben, Auch die Schmerzskalen sollen so visualisiert werden, dass die älteren Menschen mit Sinneswahrnehmungsstörungen sie dennoch verstehen können (vgl. DNQP, S. 71).

Für Menschen, bei denen der Schmerz aufgrund der Entwicklungs- und Reifestufe sowie des Krankheitszustands die Bewusstseinslage und kognitiven Fähigkeiten so stark beeinflusst, dass das Schmerzempfinden nicht mehr mitgeteilt werden kann, gilt, dass die Schmerzeinschätzung durch Fremdbeurteilung erfolgen muss.

Für die Schmerzeinschätzung bei Früh- und Neugeborenen sowie bei Kindern in der prä- und frühverbalen Entwicklungsphase gibt es kein ideales Instrument. Trotzdem wird der Einsatz der standardisierten Beobachtungsinstrumente anhand para- und nonverbaler Schmerzäußerungen (spezifisches Schreien/Weinen, Veränderung von Mimik und Körpersprache) empfohlen (vgl. DNQP 2005, S. 59).

Kinder ab dem dritten Lebensjahr können ihr Schmerzempfinden differenzierter wahrnehmen und meist verbal mitteilen. In diesem Fall ist Fremdbeobachtung als unterstützende Methode für die Schmerzeinschätzung geeignet. In diesem Buch wird auf diese Zielgruppe nicht näher eingegangen, die Autorin verweist auf den Expertenstandard und die dort angegebenen Quellen.

Bei *älteren Menschen mit kognitiven Einschränkungen*, vor allem bei *Menschen mit Demenz (MmD)* sind die gleichen altersspezifischen Aspekte wie bei älteren Menschen ohne dieses Handicap zu berücksichtigen. Dennoch gibt es neue wissenschaftliche

Erkenntnisse, die auf die veränderte Schmerzwahrnehmung hindeuten (Schwarz 2004):
- Die subjektive Schmerzschwelle, d. h. die Intensität, ab der ein Reiz als Schmerz wahrgenommen wird, ist mit der Schmerzschwelle bei geistig fitten Menschen gleichzusetzen.
- Die Schmerztoleranz, d. h. die Reizintensität, ab der Schmerz als unerträglich wahrgenommen wird, ist bei Demenzkranken erhöht.
- Mit zunehmenden geistigen Beeinträchtigungen verstärken sich mimische Reaktionen auf Schmerzreize.
- Demenzkranke sind aufgrund sprachlicher Einschränkungen nicht in der Lage, Schmerzen zu äußern, zu lokalisieren und zu beschreiben, sie haben ein verändertes Körpergefühl. Es besteht der Verlust des begrifflichen Konzepts, sie wissen nicht mehr, was Schmerz ist.
- Die vegetative Schmerzschwelle, d. h. die Reizintensität, ab der Blutdruck und Pulsschlag ansteigen, ist bei Demenzkranken höher.

Der Schmerzeffekt verändert sich, die „normale" Reaktion oder Überempfindlichkeit bzw. ein gesteigertes Schmerzempfinden bleiben aus. Außerdem können andere unangenehme Empfindungen oder Gefühle als Schmerzen interpretiert werden (Schwarz 2004).

Aufgrund dieser Beeinträchtigungen werden Schmerzen bei Menschen mit Demenz nicht erkannt. Diese Zielgruppe bleibt dementsprechend insbesondere unterversorgt. Die Studienlage sagt, dass Menschen mit leichten bis mittelschweren kognitiven Einschränkungen trotz ihrer sprachlichen Defizite unter Anweisung anhand einer standardisierten Skala ihre Schmerzintensität noch äußern können. Bei den Patienten wird der Einsatz der Gesichter-Ratingskala bevorzugt. Die Schmerzen bei Menschen mit schweren kognitiven Einschränkungen (MMSE-Wert[2] < 15) (Sirsch 2009) können durch Beobachtung und Interpretation ihrer Körpersprache und „herausforderndem Verhalten"[3] (Rahmenempfehlungen zum Umgang mit herausforderndem Verhalten bei Menschen mit Demenz in der stationären Altenhilfe 2006) erkannt werden. Mögliche Schmerzsignale bei Menschen mit Demenz können sein (Kovach et al. 2000, S. 9):
- Grimassieren
- Körperliche Unruhe
- Individuelle Verhaltensänderungen
- Stöhnen/Jammern
- Muskeltonus
- Agitation
- Ängstlichkeit
- Rückzug bei Berührung
- Veränderte Beweglichkeit
- Reiben von Körperstellen
- Schreien und Weinen

---

2 MMSE-Wert = Mini-Mental-State Examination (Screening Instrument für die quantitative Messung der kognitiven Beeinträchtigungen.
3 Herausforderndes Verhalten: Mit diesem Begriff werden „Verhaltensauffälligkeiten, in deren Zentrum Verhaltensformen wie Aggressivität, Agitation, Apathie/Rückzugsverhalten und vokale Störungen zu sehen sind", beschrieben (Rahmenempfehlungen zum Umgang mit herausforderndem Verhalten bei Menschen mit Demenz in der stationären Altenhilfe (Hrsg.) (2006) Bundesministerium für Gesundheit, S. 8).

- Einschlaf- und Durchschlafstörungen
- Verwirrtheit
- Appetitlosigkeit
- Biografie/Aussagen der Familie
- Erhöhtes Schlafbedürfnis
- Unspezifische verbale Perservation (Wiederholen von Worten, Sätzen)
- Abweisendes Verhalten
- Rückzugstendenzen
- Spezifisch-verbale Schmerzäußerungen
- Atemveränderung

Um die Vielfalt der möglichen Schmerzäußerungen zu systematisieren und dem Beobachter ein Handwerk für die Schmerzeinschätzung bei den Menschen mit Demenz anbieten zu können, sind sogenannte Beobachtungsskalen entwickelt worden. 1992 wurde DoloPlus® entwickelt und ein Jahr darauf erstmalig publiziert (Füsgen 2004). Seit 1993 wurde diese Skala an verschiedenen Zentren in Frankreich untersucht, überarbeitet und validiert (Landendörfer & Hesselbarth 2003) als ECPA-Skala (= Echelle comportementale de la douleur pour personnes agees non com municates; s. **Tab. 4.17**). Diese wurde wiederum ins Deutsche übersetzt (Kunz 2002) und an der Berliner Charité als BISAD (Beobachtungsinstrument für das Schmerzassessment bei alten Menschen mit Demenz) erarbeitet (Fischer 2009). In der Original ECPA-Skala werden die Beobachtungen in drei verschiedenen Beobachtungsdimensionen durchgeführt:
- Das Verhalten des Patienten außerhalb der Pflege
- Das Verhalten des Patienten während der Pflege
- Dessen Auswirkung auf seine Aktivitäten

Tab. 4.17: ECPA-Skala

Dimension 1: Beobachtungen außerhalb der Pflege	
Item 1 – Verbale Äußerungen: Stöhnen, Klagen, Weinen, Schreien	
0	Patient macht keine Äußerungen
1	Schmerzäußerungen, wenn Patient angesprochen wird
2	Schmerzäußerungen, sobald jemand beim Patienten ist
3	Spontane Schmerzäußerungen oder spontanes leises Weinen, Schluchzen
4	Spontanes Schreien bzw. qualvolle Äußerungen
Item 2 – Gesichtsausdruck: Blick und Mimik	
0	Entspannter Gesichtsausdruck
1	Besorgter, gespannter Gesichtsausdruck
2	Ab und zu Verziehen des Gesichts, Grimassen
3	Verkrampfter und/oder ängstlicher Blick
4	Vollständig starrer Blick/Ausdruck

Tab. 4.17: ECPA-Skala (Fortsetzung)

Item 3 – Spontane Ruhehaltung	
0	Keinerlei Schonhaltung
1	Vermeidung bestimmter Position, Haltung
2	Patient wählt eine Schonhaltung, aber kann sich bewegen
3	Patient sucht erfolglos eine schmerzfreie Schonhaltung
4	Patient bleibt vollständig immobil
Dimension 2: Beobachtungen während der Pflege	
Item 4 – Ängstliche Abwehr bei der Pflege	
0	Patient zeigt keine Angst
1	ängstlicher Blick, angstvoller Ausdruck
2	Patient reagiert mit Unruhe
3	Patient reagiert aggressiv
4	Patient schreit, stöhnt, jammert
Item 5 – Reaktionen bei der Mobilisation	
0	Patient steht auf/lässt sich mobilisieren ohne spezielle Beachtung
1	Patient hat gespannten Blick/scheint Mobilisation und Pflege zu fürchten
2	Patient klammert mit den Händen/macht Gebärden bei Mobilisation und Pflege
3	Patient nimmt während Mobilisation und Pflege Schonhaltung ein
4	Patient wehrt sich gegen Mobilisation und Pflege
Item 6 – Reaktionen während Pflege von schmerzhaften Zonen	
0	Keinerlei negative Reaktionen während Pflege
1	Reaktionen während Pflege, ohne weitere Bezeichnung
2	Reaktionen beim Anfassen oder Berühren schmerzhafter Zonen
3	Reaktion bei flüchtiger Berührung schmerzhafter Zonen
4	Unmöglichkeit, sich schmerzhaften Zonen zu nähern
Item 7 – Verbale Äußerungen während der Pflege	
0	Keine Äußerungen während der Pflege
1	Schmerzäußerungen, wenn man sich an den Patienten wendet
2	Schmerzäußerungen, sobald Pflegende beim Patienten ist
3	Spontane Schmerzäußerungen oder spontanes leises Weinen, Schluchzen
4	Spontanes Schreien bzw. qualvolle Äußerungen

Tab. 4.17: ECPA-Skala (Fortsetzung)

Dimension 3: Auswirkungen auf Aktivitäten	
Item 8 – Auswirkungen auf Appetit	
0	Keine Veränderungen bezüglich Appetit
1	Leicht reduzierter Appetit, isst nur einen Teil der Mahlzeiten
2	Muss animiert werden, einen Teil der Mahlzeiten zu essen
3	Isst trotz Aufforderung nur ein paar Bissen
4	Verweigert jegliche Nahrung
Item 9 – Auswirkungen auf Schlaf	
0	Guter Schlaf, beim Aufwachen ist Patient ausgeruht
1	Einschlafschwierigkeiten oder verfrühtes Erwachen
2	Einschlafschwierigkeiten und verfrühtes Erwachen
3	Zusätzliches nächtliches Erwachen
4	Seltener oder fehlender Schlaf
Item 10 – Auswirkungen auf Bewegung	
0	Patient mobilisiert und bewegt sich wie gewohnt
1	Patient bewegt sich wie gewohnt, vermeidet aber gewisse Bewegungen
2	Seltenere/verlangsamte Bewegungen
3	Immobilität
4	Apathie oder Unruhe
Item 11 – Auswirkungen auf Kommunikation / Kontaktfähigkeit	
0	Üblicher Kontakt
1	Herstellen von Kontakt erschwert
2	Patient vermeidet Kontaktaufnahme
3	Fehlen jeglichen Kontaktes
4	Totale Indifferenz
Total Punkte (0 = kein Schmerz, 44 = maximaler Schmerz)	

Der Gesamtscore wird aus der Summe aller elf Items ermittelt und reicht von „kein Schmerz" (= 0) bis „stärkster Schmerz" (= 44). Am besten ist es, wenn die Beurteilung durch einen Arzt zusammen mit der Pflegeperson über längere Zeit, mindestens jedoch während der vorangegangenen drei Tage erfolgt. Die Beurteilung ist nach eingeleiteter Schmerztherapie in Abständen von ein bis zwei Tagen zu wiederholen, um die Therapie zu überprüfen. Die Kurzversion der deutschen Fassung BISAD (Beobachtungsinstrument für das Schmerzassessment bei alten Menschen mit Demenz) besteht aus acht Items (Fischer 2009) und beruht auf Beobachtungen vor und während der Mobilisation. In der Ruhephase werden Gesichtsausdruck, Ruhehaltung, veränderte Mobilität und veränderte Interaktion beobachtet, vier weitere Items in der Bewegungsphase – Angst, Reaktion auf Bewegung, Reaktion auf Berührung und Lautäußerungen. Der Gesamtpunktwert kann zwischen Null und 32 liegen. Da unter anderem Veränderungen zum üblichen Verhalten geprüft werden, sollte der Untersucher den Patienten – im Unterschied zum BESD – bei BISAD vorher kennen (Lukas 2008). (Die Skala kann unter http://www.charite.de/pvf/projekte/demenz.html bezogen werden.)

Der Gesamtscore beider Skalen kann zwecks Praktikabilität und Überprüfbarkeit der Ergebnisqualität gemäß des Expertenstandards (s. E 2) umgerechnet werden: Gesamtscore x 10/44 bzw. 32. Der errechnete Wert entspricht dem mit der NRS-Skala gemessenen Wert, wobei bei Fremdeinschätzung ermittelte Werte keine genauen Rückschlüsse auf die tatsächlichen Schmerzstärken geben (vgl. Sirsch 2009, S. 11).

Die *PAINAD-Skala* (Pain Assessment in Advanced Dementia), die auf Englisch und Deutsch (übersetzt als BESD-Skala – Beurteilung von Schmerz bei Demenz (Basler et al. 2006)) publiziert wurde, bietet dem Beobachter ebenfalls eine strukturierte Analyse der Körpersprache und vegetativer Symptome bzw. Reaktionen auf mögliche Schmerzreize. Es werden fünf erkennbare Verhaltensweisen erfasst:
- Atmung
- Negative Lautäußerungen
- Gesichtsausdruck
- Körpersprache
- Reaktion auf Tröstung.

Tab. 4.18: BESD-Skala

	0	1	2	Score
Atmung (unabhängig von Lautäußerung)	Normal	Gelegentlich anstrengend atmen	Lautstark angestrengt atmen	
		Kurze Phasen von Hyperventilation	Lange Phasen von Hyperventilation	
			Cheyne-Stoke Atmung	
Negative Lautäußerung	Keine	Gelegentlich stöhnen oder ächzen	Wiederholt beunruhigend rufen,	
		Sich leise negativ oder missbilligend äußern	Laut stöhnen oder ächzen	
			Weinen	
Gesichtsausdruck	Lächelnd	Traurig	Grimassieren	
	Nichtssagend	Ängstlich		
		Sorgevoller Blick		

4.3 Schmerzmanagement in der Pflege

Tab. 4.18: BESD-Skala (Fortsetzung)

	0	1	2	Score
Körpersprache	Entspannt	Angespannt	Starr	
		Nervös hin und her gehen	Geballte Fäuste	
			Angezogene Knie	
		Nesteln	Sich entziehen oder wegstoßen	
			Schlagen	
Trost	Trösten nicht notwendig	Ablenken oder beruhigen durch Stimme oder Berührung möglich	Trösten, ablenken, beruhigen nicht möglich	
			TOTAL	

Der maximal erreichte Gesamtscore ist 10. Hier ist dann keine Umrechnung nötig. Das Schmerzverhalten soll bei den Patienten durch die Pflegepersonen während verschiedener mobilisierender Pflegetätigkeiten beobachtet werden.

Die beiden Skalen BASID und BESD können beim Arbeitskreis Alter und Schmerz der DGSS (Deutsche Gesellschaft zum Studium des Schmerzes) bezogen werden.

Für den Krankenhausbereich wurde in der Schweiz und in Deutschland das ZOPA© als Instrument zur Einschätzung von Schmerz bei Menschen mit kognitiver Beeinträchtigung entwickelt (Gnass & Sirsch 2007). Auch ZOPA© beobachtet 13 Verhaltensmerkmale – Lautäußerungen, Gesichtsausdruck, Körpersprache und physiologische Indikatoren. Liegt ein Verhaltensmerkmal nach dieser Skala vor, kann davon ausgegangen werden, dass der Patient Schmerz empfindet.

Die Gemeinsamkeit dieser Skalen ist, dass sie keinen allgemein gültigen Cut-off-Punkt (Trennwert) haben, bei dem man davon ausgehen kann, dass sich die Schmerzen nicht mehr im erträglichen Maße befinden und dass eine Schmerztherapie eingeleitet werden sollte. Es muss für jeden Betroffenen ein individueller Trennwert festgelegt werden, ab dem eine Intervention erfolgen soll. Diese Skalen messen in Wirklichkeit keine Schmerzintensität, eher kann man durch den Einsatz dieser Skalen die Pflegepersonen und andere an der Betreuung beteiligte Menschen für ein „verdecktes" Problem sensibilisieren, damit sie „probate" schmerztherapeutische Interventionen in Erwägung ziehen (Passero & McCaffery 2005). Denn es ist nie mit Gewissheit zu sagen, ob die Verhaltensweisen der demenziell erkrankten Menschen auf die Schmerzen zurückzuführen sind. Erst nach der Einführung der Schmerztherapie und Änderung der Verhaltensweisen kann davon ausgegangen werden, dass das beobachtete Verhalten durch die Schmerzen hervorgerufen worden ist. Wobei dies auch nicht immer mit Sicherheit angenommen werden kann, da die Schmerzmedikation neben der analgetischen Wirkung auch positiv auf die herausfordernden Verhaltensweisen wirken kann. Deshalb kann bei diesen Menschen die Schmerzmedikation auch für die Minimierung der herausfordernden Verhaltensweisen eingesetzt werden (Fischer et al. 2007).

Die Skalen für die Fremdeinschätzung sind in keinem Fall mit den Skalen für die Selbsteinschätzung gleichzusetzen. Diese Skalen unterstützen die klinische Fremdeinschätzung, sind aber kein Ersatz für die Fachlichkeit (Fischer 2007).

Schmerzeinschätzung bei bewusstlosen, maschinell beatmeten oder wachkomatösen Menschen
Bei diesen Patienten ist davon auszugehen, dass sie unter Schmerzen leiden, insbesondere bei schmerzhaften Prozeduren und medizinischen Diagnosen, die mit Schmerzen verbunden sind. Deshalb soll die Schmerztherapie prophylaktisch eingeführt werden (vgl. DNQP 2005, S. 71–72). Es gibt bisher keine valide Schmerzskala für die Fremdeinschätzung bei dieser Zielgruppe (Sirsch 2009). Es sollte durch das aufmerksame Beobachten der Mimik, Gestik, Muskelspannung und vegetativen Vitalzeichen dieser Patienten in der Ruhephase und bei passiven Bewegungen sowie bei pflegerischen Maßnahmen herausgefunden werden, ob der Patient möglicherweise unter Schmerzen leidet.

Bei der Fremdeinschätzung ist die Rolle der Angehörigen oder der anderen an der Pflege und Betreuung beteiligten Menschen sehr wichtig. Die Angehörigen und andere nahestehende Personen kennen die Eigenarten des Patienten und seine Reaktionen in verschiedenen Situationen. Sie wissen, wie sich das Verhalten des Patienten verändert, wie groß die Schmerztoleranz ist, wie die Schmerzen reduziert werden können (vgl. DNQP 2005, S. 72). Sie sind ein wichtiger Informationsträger, aber gleichzeitig auch die Akteure im aktiven Schmerzmanagement.

Zusammenfassend empfiehlt Fischer adaptiert nach Herr et al. (2006, S. 33) Schmerzeinschätzung bei Menschen mit schwerer Demenz folgendermaßen:

Auch bei Menschen mit Demenz hat die Selbstauskunft zum Schmerz Vorrang.

Nur wenn diese nicht möglich ist, sind die nachfolgenden Empfehlungen anzuwenden:

1. Wenn eine Erkrankung oder Verletzung vorliegt, die normalerweise Schmerzen verursacht, oder wenn ein Eingriff oder eine (pflegerische) Maßnahme üblicherweise Schmerzen verursacht, sollte davon ausgegangen werden, dass der Betroffene Schmerzen hat, auch wenn kein entsprechendes Verhalten zu beobachten ist.
2. Es sollte zunächst festgestellt werden, was das übliche Verhalten des Betroffenen ist. In angemessenen Abständen ist dann auf Schmerzverhalten zu prüfen, etwa mittels BESD oder BISAD. Die Verhaltensbeobachtung sollte eine Aktivitätssituation einbeziehen. Nicht immer ist Schmerzverhalten erkennbar. Schmerzen äußern sich auch in herausfordernden Verhaltensweisen.
3. Die Auskunft von Angehörigen und von mit dem Betroffenen vertrauten Personen sollte in die Schmerzeinschätzung einfließen. Insbesondere im Akutbereich ist dies sinnvoll, wenn wenige Informationen über die Betroffenen und sein übliches Verhalten vorliegen.
4. Wenn Schmerzen vermutet werden, sollte versuchsweise ein Schmerzmittel gegeben werden. Die Wirksamkeit kann unter anderem mittels BESD oder BISAD geprüft werden.

* adaptiert nach Herr et al. 2006, S. 33.

Für die Menschen, die *eingeschränkte Deutschkenntnisse* haben, gibt es die in mehrere Sprachen übersetzten Numerischen Skalen (vgl. DNQP 2005, Anlage C).

Von der Demenz ist bei älteren Menschen das postoperative oder posttraumatische Delir zu unterscheiden, das auch bei Einnahme von Opioiden als unerwünschter Nebeneffekt auftritt. Die Unterscheidung zwischen den beiden Phänomenen ist wichtig für die Schmerzeinschätzung und Therapie (vgl. DNQP 2011, S 72-73).

4.3 Schmerzmanagement in der Pflege

Einschätzungsintervalle/Verlaufskontrolle
Zu Beginn des pflegerischen Auftrags soll die Pflegefachkraft im Rahmen der pflegerischen Anamnese ihren Blick auf die Symptome und Äußerungen im Zusammenhang mit den medizinischen Diagnosen oder pflegerischen Zuständen richten, die auf den Schmerz hindeuten können. Da Schmerz ein unangenehmes Gefühl ist, soll schnellstmöglich abgeklärt werden, ob der Patient unter Schmerzen leidet, das heißt, dass das initiale Schmerzassessment durchgeführt werden soll. Hat der Patient Schmerzen oder schmerzbedingte Probleme, soll im nächsten Schritt ein differenziertes Schmerzassessment erfolgen. Wann die nächste Einschätzung durchgeführt wird, hängt von der Schmerzart und der eingeleiteten Therapie ab. Bei akutem Schmerz mit kurzer Dauer soll ein schnell wirkendes Medikament eingesetzt werden. In der Regel soll die Schmerzstärke 30 Minuten nach intravenöser Gabe und bis 60 Minuten nach der oralen Medikamentengabe gemessen werden (vgl. DNQP 2005, S. 53, DNQP 2011, S. 69). Die Halbwertszeit eines Medikaments kann ein Richtwert sein. Bei geplanten schmerzhaften Eingriffen, egal welcher Art, soll die Intensitätsmessung vor dem Eingriff festgestellt sowie Schmerzmedikation gegeben werden. Handelt es sich um eine Operation, soll der Schmerz postoperativ alle zwei Stunden in den ersten 24 Stunden gemessen werden, bei kontrollierter Schmerzsituation danach alle acht Stunden. Bei akuten Schmerzen wird empfohlen, eine Schmerzverlaufskontrolle in den stationären pflegerischen Einrichtungen einmal pro Schicht durchzuführen. Im ambulanten Sektor wird dies an die Besuchszeiten geknüpft. Wenn der Patient in der Lage ist, seine Schmerzen selbst einzuschätzen, soll er aufgeklärt und befähigt werden, die akuten Schmerzen auch dreimal täglich zu messen (vgl. DNQP 2011, S. 31). Bei länger andauernden Schmerzen, die über Wochen oder Monaten anhalten, sollen schmerzerhaltende Verhaltensweisen, die zu einer Chronifizierung führen können, erfasst werden. Es gibt für chronische Schmerzen keine eindeutige Empfehlung bezüglich der Einschätzungsintervalle. Im Prinzip soll in regelmäßigen zeitlichen Abständen, das kann auch monatlich sein, nachgefragt oder beobachtet werden, ob sich die Schmerzen im erträglichen Maß befinden, das heißt, dass intermittierende Kontrollen auf Therapieeffektivität und Nebenwirkungen (Gehling & Tryba 2001) erfolgen sollen. Die Erfassung schmerzerhaltender Verhaltensweisen, die zu einer Chronifizierung führen können, soll zeitliche und räumliche Aspekte, Medikamenteneinnahmeverhalten und Patientenkarriere umfassen. Je häufiger und länger die Schmerzen auftreten und je seltener ein Intensitätswechsel angegeben wird, desto höher wird das Chronifizierungsstadium. Außerdem soll die Schmerzmessung bei veränderter Prozedur oder ausbleibendem therapeutischen Erfolg durchgeführt werden.

Wie bereits erwähnt, ist es wichtig, dass die Schmerzintensität in verschiedenen Situationen gemessen wird. Die Schmerzen verhalten sich bei Ruhe oder bei Belastung/Bewegung anders. Da die pflegerischen Aktivitäten für die Patienten eine Belastung darstellen können, ist es von äußerster Bedeutung, diesen Aspekt zu berücksichtigen und die Schmerztherapie vor der Belastung zu verabreichen oder dem Patienten zu raten, diese vor der Belastung einzunehmen. Der Körper nimmt bei Schmerzen eine Schonhaltung ein und vermeidet Bewegung, was zu einer Immobilität führen kann. Die Immobilität zieht viele gesundheitliche und pflegerische Risiken nach sich, auch die chronischen Schmerzen. Um dies zu vermeiden, soll mithilfe der Schmerztherapie Mobilität ermöglicht und gefördert werden.

Zusammenfassend soll die Schmerzverlaufskontrolle oder Schmerzdokumentation folgende Kriterien umfassen, die sich auf die Zeit vor und nach der Therapie beziehen:
- Schmerzart
- Schmerzqualität

- Schmerzintensität bei Ruhe, Belastung und Bewegung
- Erstes Auftreten des Schmerzes
- Schmerzspitzen
- Schmerzrhythmus

Wenn der Patient in der Lage ist, seinen Schmerz selbst zu messen und zu beschreiben, soll er darin unterstützt werden. Für solche Fälle gibt es auf dem Markt sogenannte Schmerztagebücher. Der Patient trägt seine Erlebnisse in das Buch ein, daraus ergibt sich eine Verlaufsdokumentation, die sowohl dem Patienten selbst als auch dem Arzt und den Pflegemitarbeitern wertvolle Informationen über Therapieerfolg gibt. Diese können zum Beispiel unter http://www.schmerzmessen.de/fileadmin/schmerzmessen/documents/Schmerztagebuch.pdf heruntergeladen oder bestellt werden.

Zweite Ebene

Struktur

S2a: Die Pflegefachkraft verfügt über aktuelles Wissen zur medikamentösen Schmerzbehandlung.
S2b: Die Einrichtung verfügt über eine interprofessionell geltende Verfahrensregelung zur medikamentösen Schmerzbehandlung.

Prozess

P2: Die Pflegefachkraft setzt spätestens bei einer Ruhe-Schmerzintensität von mehr als 3/10 oder einer Belastungs-/Bewegungsschmerzintensität von mehr als 5/10 analog der Numerischen Rangskala (NRS) die ärztliche Anordnung zur Einleitung oder Anpassung der Schmerzbehandlung nach dem patienten-/bewohnerbezogenen interprofessionellen Behandlungsplan um.
Die Pflegefachkraft überprüft den Behandlungsplan in den Zeitabständen, die dem eingesetzten Analgesieverfahren entsprechen.
Die Pflegefachkraft sorgt dafür, dass bei zu erwartenden Schmerzen präventiv ein adäquates Analgesieverfahren erfolgt.

Ergebnis

E2: Der Patient/Bewohner ist schmerzfrei bzw. hat Schmerzen von nicht mehr als 3/10 in Ruhe bzw. 5/10 unter Belastung oder Bewegung analog der Numerischen Rangskala (NRS).

Dritte Ebene

Struktur

S3: Die Pflegefachkraft verfügt über aktuelles Wissen zu schmerzmittelbedingten Nebenwirkungen, deren Prophylaxe und Behandlungsmöglichkeiten.

Prozess

P3: Die Pflegefachkraft erfasst und dokumentiert schmerzmittelbedingte Nebenwirkungen und führt in Absprache mit dem zuständigen Arzt Maßnahmen zu ihrer Prophylaxe und Behandlung durch.

Ergebnis

E3: Eine aktuelle Dokumentation schmerzmittelbedingter Nebenwirkungen liegt vor. Schmerzmittelbedingte Nebenwirkungen wurden verhindert bzw. erfolgreich behandelt.

Qualitätskriterien/Qualitätsniveaus

- ☺ Pflegefachkraft
  - ✓ Wissen über medikamentöse Schmerztherapie und deren Nebenwirkungen
- 🏠 Einrichtung
  - ✓ Interprofessionelle Verfahrensregelung
- ◉ Prozess
  - ✓ Einfordern der ärztlichen Anordnungen
  - ✓ Einleitung der medikamentösen Therapie
  - ✓ Einsatz von interprofessioneller Verfahrensregelung
  - ✓ Prophylaxe und Behandlung von schmerzmittelbedingten Nebenwirkungen
    - ⏱ Schmerzverlaufskontrolle
- ☺ Patient
  - ✓ Ist schmerzfrei oder
  - ✓ Hat erträgliche Schmerzen
  - ✓ Hat keine unangenehme Nebenwirkungen

Prinzipien der medikamentösen Therapie
Die Schmerztherapie kann supportiv, symptomatisch oder prophylaktisch wirken. Supportiv heißt: unterstützend zur Kausaltherapie der Grundkrankheit. Symptomatisch wirkt sie dann, wenn sie allein, nach Ausschöpfen aller kausalen Therapiemöglichkeiten eingesetzt wird; prophylaktisch bedeutet, wenn sie vorbeugend der Schmerzchronifizierung bzw. Entwicklung einer eigenständigen Schmerzkrankheit entgegenwirkt. Eine strategische Schmerztherapie berücksichtigt gleichzeitig alle drei Komponenten und ist dann gegeben, wenn gleichzeitig die kausale Therapie und die sofortige Schmerztherapie in ausreichendem Maße durchgeführt werden. Die erfolgreiche Schmerztherapie impliziert ein multidisziplinäres Konzept mit drei Säulen:
1. Medikamentöse Therapie
2. Physik-physikalische Therapie
3. Psychotherapie (vgl. Grundkurs Therapie chronischer Schmerz, 2006)

Die Weltgesundheitsorganisation WHO (World Health Organization; sie ist die Koordinationsbehörde der Vereinten Nationen für das internationale öffentliche Gesundheitswesen) hat das Schema für die medikamentöse Schmerztherapie im Jahr 1996 herausgegeben (s. **Abb. 4.24**), zunächst nur für die Schmerztherapie bei Tumorschmerzen. Das

Schema hat sich dann bei allen chronischen Schmerzen als Leitfaden für die Abstufung der Schmerzpatienten und für den Einsatz von entsprechender Therapie durchgesetzt.

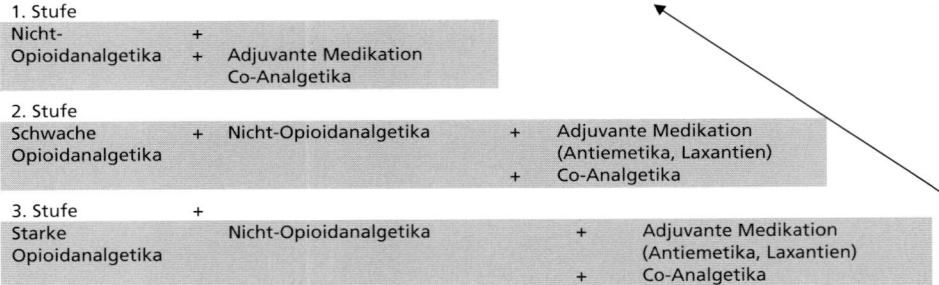

Abb. 4.24: Medikamentöse Schmerztherapie nach dem WHO-Stufenplan (Mohnecke 2006)

Tab. 4.19: Analgetika im WHO-Stufenschema, modifiziert (Quelle: Grundkurs Therapie chronischer Schmerz, 2006, S. 38)

	Wirkstoff	Handelsname (Beispiel)
Stufe 1	Acetylsalicylsäure Ibuprofen Paracetamol Metamizol Diclofenac Celecoxib	Aspirin®, Alka-Seltzer® Aktren®, Dolormin®, Optalidon® Benuron®, Fensum® Novalgin®, Metalgin® Voltaren®, Benfofen® Celebrex®
Stufe 2	Tilidin + Naloxon Tramadol Dihydrocodein	Valoron® N Tramal® long, Tramundin® Paracodin®
Stufe 3	Fentanyl Morphin Hydromorphon Oxycodon Buprenorphin	Durogesic®, Actiq® M-long®, MST Continus®, Sevredol®, Capros®, Kapanol® Palladon® Oxygesic® Temgesic®, Transtec®

Jeder Schmerzpatient soll zuerst mit einem Basisanalgetikum therapiert werden. Gleichzeitig kann im Bedarfsfall die unterstützende (adjuvante) Therapie durchgeführt werden. Diese kann eine medikamentöse Therapie sein z. B. für die Reduzierung der Nebenwirkungen von Analgetika oder in Form von physikalischen bzw. psychosozialen Maßnahmen. Unter Adjuvantien werden Medikamente oder Maßnahmen verstanden, die unangenehme Nebenwirkungen von Analgetika, insbesondere von Opiaten, wie z. B. Übelkeit, Erbrechen, Obstipation, vorbeugen oder reduzieren (s. **Tab. 4.20**).

Je nach Schmerzarten und individueller Schmerzsituation können auch die sogenannten Co-Analgetika gleichzeitig eingesetzt werden. Co-Analgetika sind Medikamente, die nicht zur Gruppe der Analgetika gehören, aber in besonderen Situationen Schmerzen reduzieren können.

Tab. 4.20: Prophylaxe und Behandlung von Opioidnebenwirkungen (Quelle: Grundkurs Therapie chronischer Schmerz, 2006, S. 49)

Begleitsymptome	Adjuvantien
Obstipation	Laxanz, z. B. Macrogol
Übelkeit/Erbrechen	Neuroleptikum, z. B. Haloperidol, MCP
Schlafstörungen	Neuroleptikum, Antidepressivum
Angst, Unruhe	Antidepressivum, Neuroleptikum

Tab. 4.21: Schmerzindikationen und Co-Analgetikum (Quelle: Grundkurs Therapie chronischer Schmerz, 2006, S. 51)

Indikation	Co-Analgetikum
Knochenschmerzen	NSAR, Kortikoide, Kalziumstoffwechselregulatoren
Schmerzen wg. chronisch entzündlicher Erkrankungen des Bewegungsapparats	NSAR, Kortikoide
Weichteilinfiltration	NSAR, Kortikoide
Deafferenzierungsschmerzen	Antidepressiva, Antikonvulsiva
Diabetogene und postherpetische Schmerzen	Antidepressiva, Antikonvulsiva
Viszerale Schmerzen	Metamizol
Kapselschmerz (Leber, Milz)	Kortikoide
Lymphöde	Kortikoide, Diuretika
Hirnödem	Kortikoide

(NSAR: Nichtsteroide Antirheumatika
Deafferenzierungsschmerz ist der Schemrz, der durch den Verlust der sensorischen Verbindung mit dem ZNS entsteht, z. B. Plexusausriss, -abriss, Nervendurchtrennung)

In letzter Zeit wurde bei akuten Schmerzen, insbesondere beim Durchbruchschmerz, die Anwendung des WHO-Stufenschemas in umgekehrter Reihe empfohlen, wobei dieses Prinzip in der aktuellen Leitlinie (vgl. DNQP 2011, S. 81) nicht mehr eingehalten wird. So wird bei leichten und mittleren akuten Schmerzen der Einsatz von Paracetamol und NSAR empfohlen. Bei mittleren und starken Schmerzen sollen sofort Opioiden eingesetzt werden. Dies ist in Zusammenhang mit dem individuellen Patientenrisiko und möglichen Kontraindikationen abzuwägen.

In der Regel muss im Krankheitsverlauf ständig die Anpassung der Schmerztherapie erfolgen. Kausale Therapie und Schmerztherapie mit supportiven, symptomatischen sowie prophylaktischen Wirkungen sind ineinander verzahnt. Der Einsatz von Adjuvantien sowie Co-Analgetika wird auch je nach Schmerzart, Schmerzintensität, individueller Schmerzsituation und Reaktion des Patienten angepasst. Sollte die erststufige Therapie nicht ausreichen, werden die Schmerzen zunächst mit schwachen Opioiden behandelt. Bei Unverträglichkeit auf Nicht-Opioidanalgetika wird sofort mit der 2. Stufe begonnen. Bei sehr starken Schmerzen werden retardierte starke Opioide eingesetzt. Schwache und starke Opioide dürfen nicht kombiniert werden, da die schwachen Opioide die gleichen Rezeptoren besetzen und damit die Bindung der starken Opioide hemmen. Durch diese Kombination können außerdem die Nebenwirkungen der Opioide verstärkt werden. Die Opioide sind die potentesten Analgetika. Gegenüber dem Einsatz von Opioiden herrschen bis heute noch Unsicherheiten, obwohl keine Toxizität und Abhängigkeit nachgewiesen werden konnte. Opioide sind bei chronischen tumorbedingten Schmerzen sowie bei AIDS-Patienten die Schmerzmittel der Wahl. Die häufigsten Fehler beim Einsatz von Opioiden sind:

- Medikation nach Bedarf (Ausnahme: Schmerzspitzenmedikation)
- „Aufsparen" der Opioidanalgetika
- Verweigerung der Opioidanalgetika
- Tranquilizer-Dauermedikation
- Mischanalgetika
- Irrationale Angst vor „Sucht" und Toleranz
- „Entzugsbehandlungen" bei opioidpflichtigen Schmerzen
- Unsinnige Opioid-Kombination (z. B. Agonisten + parzielle Antagonisten)
- Fehlende Co-Medikation (vgl. Grundkurs Therapie chronischer Schmerz, 2006, S. 41–48)

Opioide verursachen eine physische Abhängigkeit beim Schmerzpatienten, wie die Abhängigkeit vom nicht-opioidalen Analgetikum, bei Diabetikern vom Insulin oder beim Herzpatienten vom Betablocker oder Herzglycosid. Die psychische Abhängigkeit kommt sehr selten vor in Form von euphorisierender Wirkung. Eine zeitkonstante Gabe retardierter Analgetika antagonisiert das psychische Abhängigkeitspotenzial. Beim Absetzen von Opioiden entwickeln sich Entzugssymptome, die durch die graduelle Reduzierung des Opioids vermieden werden können.

Opioidwirkungen und deren klinische Relevanz sind:

Analgesie	Ja
Anxiolyse	ja
Sedierung	ja, aber mit Toleranzentwicklung
Atemdepression	ja, aber mit Toleranzentwicklung
Übelkeit	ja, aber mit Toleranzentwicklung
Obstipation	ja (unter Fentanyl TTS seltener und weniger stark ausgeprägt)
Psychische Abhängigkeit	nein (Schmerz, antagonistisch)
Physische Abhängigkeit	Ja (Analgetikum, gegen den Schmerz)

(vgl. ebd., Präsentationsfolien)

Die Nebenwirkungen von Opioiden können durch den Einsatz von Adjuvantien prophylaktisch behandelt werden (s. **Tab. 4.20**).

Bei Unverträglichkeit, individuell unzureichender Wirkung eines Opioids oder einer Opioidgruppe oder bei dem Wechsel der Applikationsform sollte ein Opiatwechsel vorgenommen werden. Dabei muss beachtet werden, dass es nicht „das beste" Opiat für jeden gibt. Bei jedem Patienten müssen vorsichtig die Reaktion und das Ansprechen auf das Medikament mit langsamer Dosierungserhöhung getestet werden. Opioide stehen in verschiedenen Applikationsformen zur Verfügung: oral, sublingual, transdermal, als Suppositorien oder Injektionen. Bevorzugt werden, insbesondere bei alten Menschen, die transdermale Darreichungsform.

Bei der Umstellung von schwachen Opioiden (Stufe 1, WHO Stufe 2) auf starke Opioide (Stufe 2, WHO Stufe 3) oder bei der Umstellung innerhalb von Stufe 3 muss die Äquivalenzdosis umgerechnet werden.

Regeln bei Opiatwechsel: Äquivalenzdosis entsprechend der Umrechnungstabelle minus 40–50 % wegen schwer kalkulierbaren individuellen Ansprechens plus ausreichende Bedarfsmedikation wegen möglicher Unterdosierung.

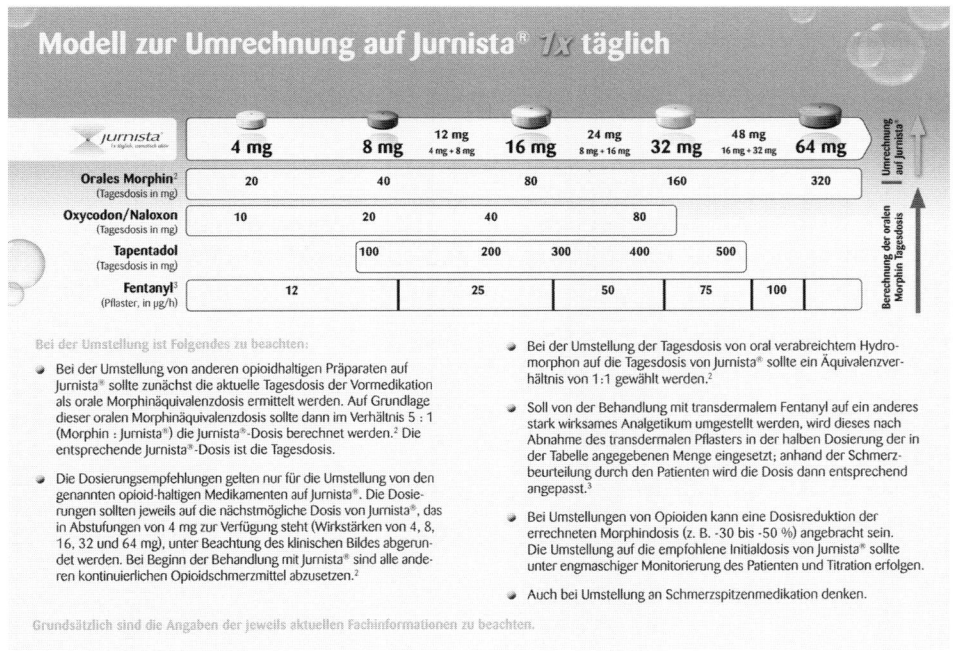

Abb. 4.25: Model zur Umrechnung von Dosierung starker Opioide auf Jurnista®
(Quellen: Fachinformationen von 1. Jurnista® Juni/2006; 2. Kapanol® Nov./2011; 3. Targin® Mai/2005; 4. Palexia® Aug./2011; 5. Fentanyl-Janssen® Feb./2010)

Die Schmerzspitzen bei sogenannten Durchbruchschmerzen sollten durch rasch wirksame, unretardierte Präparate behandelt werden (Perrar 2009). Dafür ist es zur Basisanalgesie am sinnvollsten, ein schnell wirkendes Bedarfsanalgetikum einzusetzen. „Als Faustregel gilt, dass ein Sechstel der Tagesdosis als Bedarfsmedikation eingenommen werden kann, dies so oft, wie das Schmerzerleben es erfordert" (Perrar 2009, S. 22).

Bei medikamentöser Therapie im Alter sollte auf die verlangsamte oder insuffiziente Nieren- und Leberfunktion geachtet werden. Des Weiteren muss berücksichtigt werden, dass ältere Menschen häufig unter mehreren chronischen Krankheiten gleichzeitig leiden, die sich gegenseitig beeinflussen (Multi- und Komorbidität). Deshalb nehmen sie mehrere Medikamente, deren Wechselwirkungen Auswirkung auf die Pharmakokinetik des Schmerzmittels hat. Nicht zu vernachlässigen ist beim Einsatz von Opioiden die Erhöhung des Sturzrisikos (s. Kap. 4.4 zum Expertenstandard Sturzprophylaxe).

Die Faustregel für die Titrierung der Schmerzmedikation im Alter ist START LOW, GO SLOW – man beginne mit einer niedrigeren Dosis und steigere diese dann langsam.

> *Grundregeln der medikamentösen Schmerztherapie sind:*
> - Gabe von langwirksamen, retardierten Analgetika als Basismedikation nach festem Zeitschema und ohne zeitliche Verzögerung
> - Einsatz von kurz und möglichst rasch wirksamen Analgetika als bedarfsmäßige Schmerzspitzenmedikation
> - Individuelle Dosierung immer bis zur ausreichenden Analgesie („open end")
> - Nach dem WHO-Stufenschema
> - Möglichst nicht invasiv, sondern transdermal oder oral
> - Vorbeugen und Erfassen von schmerzbedingten Nebenwirkungen
> - Zeitnahe Dokumentation (vgl. DNQP 2005, S. 76–79)

Bei der Gabe von Schmerzmedikation ist stets auf Nebenwirkungen zu achten und die Beobachtungen sind in die Evaluation des Schmerzmanagements einzubeziehen. Die Pflegefachkräfte sollen die beobachtete Nebenwirkung in Zusammenhang mit folgenden Elementen betrachten und in die multiprofessionelle Diskussion einbringen (vgl. DNQP 2011, S. 93):
- Ursache des Schmerzes
- Individuelle Reaktion auf die Schmerztherapie
- Klinische Bedingungen
- Weitere Medikation
- Wirkungsbeginn und -spitze der Schmerztherapie
- Dauer der Wirkung
- Pharmakokinetik und -dynamik der angewandten Schmerztherapie
- Grunderkrankungen
- Körper- und krankheitsbezogene Daten
- Alter
- Gewicht

Die *interprofessionelle Verfahrensregelung* ist für die Zusammenarbeit verschiedener Professionen in einem Prozess zuständig. Das professionelle Schmerzmanagement setzt eine sehr gute und enge Zusammenarbeit zwischen Pflege und Medizin voraus. Die Nahtstelle zwischen diesen zwei Professionen muss so dicht sein, dass dem Patienten – soweit wie möglich – das Schmerzensleid erspart bleibt.

Die Aufgaben der Pflegefachkraft im Schmerzmanagement bestehen darin,
- den Bedarf zu erfassen,
- den Arzt frühzeitig in Kenntnis zu setzen,
- ärztliche Anordnungen auszuführen,
- zeit- und fachgerechte Applikation von Schmerzmitteln sicherzustellen,

- den Erfolg der Therapie zu überwachen sowie
- Nebenwirkungen vorzubeugen und zu erfassen (vgl. DNQP 2005, S. 76).

Die An- und Verordnung der medikamentösen Therapie obliegt dem Arzt. Wie die Zusammenarbeit mit dem Arzt und den anderen Berufsgruppen geregelt sein sollte, soll die interprofessionelle Verfahrensregelung darstellen. Sie gibt den Mitarbeitern die Sicherheit, in akuten Situationen sowie im Laufe des Pflegeprozesses pflegerische Entscheidungen treffen zu können. Klare Strukturen und Verantwortlichkeiten stärken und fördern die Zusammenarbeit aller Professionen zugunsten des Schmerzpatienten. Die Verfahrensregelung betrifft:
- Zuständigkeiten der jeweiligen Berufsgruppen und die Zusammenarbeit untereinander
- Benennung und Erreichbarkeit der für die Schmerztherapie zuständigen Ärzte
- Benennung von unterschiedlichen, einrichtungsintern eingesetzten Behandlungsschemata
- Aussagen zur Schmerzprävention von schmerzhaften Prozeduren (pflegerische, therapeutische oder diagnostische Interventionen) (vgl. DNQP 2005, S. 30)
- Aufgaben der pflegerischen Schmerzexperten
- Regelungen zur Bedarfsmedikation, sofern für diese kein Behandlungsschema besteht
- Schmerzdokumentation (vgl. DNQP 2011, S. 34)
 (s. Anhang 9)

Vierte Ebene

Struktur

S4a: Die Pflegefachkraft verfügt über zielgruppenspezifisches, aktuelles Wissen zu nicht-medikamentösen Maßnahmen der Schmerzlinderung sowie deren mögliche Kontraindikationen.

Prozess

P4: Die Pflegefachkraft bietet in Absprache mit den beteiligten Berufsgruppen dem Patienten/Betroffenen und seinen Angehörigen als Ergänzung zur medikamentösen Schmerztherapie nicht-medikamentöse Maßnahmen an und überprüft ihre Wirkung.

Ergebnis

E4: Die angewandten Maßnahmen haben sich positiv auf die Schmerzsituation und/oder die Eigenaktivität des Patienten/Betroffenen ausgewirkt.

Qualitätskriterien/Qualitätsniveaus

☺ Pflegefachkraft
  ✓ Wissen über nicht-medikamentöse Schmerztherapie
◉ Prozess
  ✓ Einleitung der nicht-medikamentösen Therapie
    ⏱ Verlaufskontrolle
☺ Patient
  ✓ Positives Erlebnis

Nicht-medikamentöse Schmerztherapie
Der wissenschaftliche Nachweis über die schmerzlindernde Wirkung der nicht-medikamentösen Therapie ist eingeschränkt. In der Praxis hingegen zeigt die nicht-medikamentöse Schmerztherapie positive Auswirkungen auf das Schmerzerleben. Internationale Standards und Leitlinien empfehlen die nicht-medikamentöse Schmerztherapie als ein ergänzendes Angebot zur medikamentösen Therapie. Dabei sollen die Präferenzen und Erfahrungen von Patienten und ggf. ihrer Angehörigen einbezogen werden. Mittelbar und unmittelbar positive Auswirkungen auf das Schmerzerleben zeigen sich durch:
- Stärkung von Bewältigungsstrategien/Selbstkompetenzen
- Kontrolle über Schmerzen
- Wohlbefinden
- Hoffnung
- Schlafqualität/Lebensqualität
- Sauerstoffzufuhr, Muskelentspannung,
- Freisetzen von endogenen schmerzreduzierenden Substanzen

Es wird zwischen *peripher* und *zentral* wirkenden Maßnahmen unterschieden. *Peripher* wirkende Maßnahmen sind:
- Oberflächliche Wärmeanwendungen (Wärmflasche, Heizkissen, Wickel und Auflagen)
- Oberflächliche Kälteanwendungen (Eisbeutel, Gel-Packs, Umschläge und Wickel)
- Vibration/Stimulation (elektrische Massage mittels Handvibrator oder stationärer Vibratoren; TENS (transkutane elektrische Nervenstimulation))

Wie beim Einsatz von medikamentösen Therapien muss auch beim Einsatz von nicht-medikamentösen Therapien darauf geachtete werden, ob und wie der Patient auf die Therapie anspricht. Beim Einsatz von peripher wirkenden Maßnahmen ist auf mögliche Kontraindikationen zu achten. Eine Übersicht darüber gibt der Expertenstandard (S. 85) in Anlehnung an Acute Pain Management Panel (AHCPR) (1994). Bei diesen Interventionen ist es wichtig, die Patienten und ggf. die Angehörigen ausführlich aufzuklären und bei demenziell erkrankten, allein lebenden Patienten während der Maßnahme dabei zu sein. Denn bei der Anwendung z. B. von Wärmflaschen oder Kältepacks können Verbrennungen oder Erfrierungen auftreten. Die Haut muss dabei geschützt werden; sie muss vor der Anwendung sorgfältig auf ihre Beschaffenheit und ihren Status geprüft werden. Bei Hautirritationen oder Hautrötungen soll die Intervention sofort abgebrochen werden.
  Zentral wirkende Maßnahmen wie
- Ablenkung (Musik hören, humorvolle Videos, Fernsehen)
- Entspannung (tiefe Atemspannung postoperativ, Massage, progressive Muskelentspannung, autogenes Training, Meditation, Tiere ...)

wirken auf das Bewusstsein und das zentrale Schmerzempfinden des Patienten. „Durch die Fokussierung auf eine andere Tätigkeit wird das Schmerzempfinden an den Rand des Bewusstseins gedrängt" (Steudter 2009, S.16). Die Aktivierung der Sinnesorgane – Sehen, Hören, Riechen und Fühlen – hilft der Ablenkungsstrategie sowie der Entspannung. Visuelle Reize wie Fotos, Erinnerungsgegenstände, spannende Filme oder Dias, Lieblingsmusik, angenehme Düfte, die die olfaktorischen Sinne erregen, sorgen für Wohlbefinden. Die taktilen Reize (Fühlen) können durch verschiedene Stoffe oder Materialien angesprochen werden. Auch einfache Massagen oder Berührung sorgen für Ablenkung, Entspannung und Wohlergehen.

Bewegung und Mobilisation
Regelmäßige Bewegung, Bewegungsförderung, Mobilisation, Positionswechsel tragen unterstützend zur Schmerzreduktion bei, insbesondere bei akuten Nacken- und Rückenschmerzen. Dazu zählen auch gezielte physiotherapeutische Maßnahmen.

Akupunktur reduziert den postoperativen Schmerz, Schwindel und Übelkeit (vgl. DNQP 2011, S. 97).

Nicht zu unterschätzen sind Aspekte wie Umfeld, Ruhe, Privatsphäre, Bewegung, Schlaf-Wach-Rhythmus, störende Ablenkung aus der Umgebung, die positive ebenso wie negative Auswirkungen auf das Wohlbefinden des Patienten und Schmerzreduktion haben können (vgl. DNQP 2011, S. 96).

Die nicht-medikamentösen Therapiemöglichkeiten sind in der Regel preiswert und in ihrer Anwendung leicht zu erlernen (DNQP 2005, S. 85). Sie können durch geschultes Pflegepersonal, die Mitarbeiter anderer Professionen wie z. B. Sozialarbeiter sowie anderer externer Professionen angewandt werden. In die Anwendung von zentral wirkenden Methoden können erfolgreich Angehörige einbezogen werden.

Fünfte Ebene

Struktur

> S5a: Die Pflegefachkraft verfügt über die notwendigen Beratungs- und Schulungskompetenzen in Bezug auf Schmerz und schmerzbedingte Probleme für Patienten/Bewohner und Angehörige.
> S5b: Die Einrichtung stellt die erforderlichen Informations-, Anleitungs- und Schulungsunterlagen zur Verfügung.

Prozess

> P5: Die Pflegefachkraft gewährleistet eine zielgruppenspezifische Information, Anleitung und Schulung für den Patienten/Bewohner und seine Angehörigen.

Ergebnis

> E5: Der Patient/Bewohner und ggf. seine Angehörigen sind über Verfahren systematischer Schmerzeinschätzung informiert, können Schmerzen mitteilen und sind befähigt, Maßnahmen zu ihrer Beeinflussung anzuwenden.

Qualitätskriterien/Qualitätsniveau

☺ Pflegefachkraft
  ✓ Beratungs- und Schulungskompetenz
🏠 Einrichtung
  ✓ Informations-, Anleitungs- und Schulungsmaterial
◉ Prozess
  ✓ Durchführung von Schulungen und Beratungen
J Patient
  ✓ Einschätzungs-, Mitteilungs-, und Kontrollfähigkeiten

Das Beratungs- und Schulungsmaterial unterstützt die Pflegefachkräfte bei der Durchführung und trägt nachweislich zur Effektivität des Schmerzmanagements bei. Das können einfache Notizen, hausgemachte Karteien oder auf dem Markt verfügbare Broschüren bis hin zu kleinen Heftchen sein. Diese Materialen sollen auf einfache, anwenderfreundliche Art und Weise die Möglichkeiten der Schmerzselbsteinschätzung und Schmerztherapien darstellen. Sie sollen durch das Pflegefachpersonal erläutert und den Patienten zur Verfügung und Anwendung gestellt werden. Die Patienten, die sich in der ambulanten Versorgung befinden, können an den Gruppenschulungen teilnehmen, sofern diese z. B. durch den Pflegedienst und/oder Arzt, Schmerztherapeuten organisiert werden. In der ambulanten Pflege werden Patienten meist durch eine individuelle Aufklärung, Beratung bzw. Einzelschulung aufgeklärt und befähigt, ihre Schmerzen selbst einzuschätzen, das Schmerzprotokoll zu führen und dem Pflegedienst und/oder dem Arzt mitzuteilen. Dafür gibt es auf dem Markt gute anwenderfreundliche Schmerztagebücher (s. Schmerzverlaufskontrolle), die man den Patienten besorgen kann. Die Beratung über die medikamentöse Schmerztherapie, insbesondere was die Vorbehalte gegenüber Opiaten angeht, verbessert die Einnahmeakzeptanz und somit das Schmerzmanagement. Der Umgang mit Nebenwirkungen und die Therapiemöglichkeiten sind wichtige Beratungsinhalte. Die Selbstkompetenz des Patienten ist zu stärken, damit sie ihre Schmerzen besser kontrollieren können.

In der häuslichen Pflege sollte eine spezielle Edukation zur Bewältigung häuslicher Pflegesituationen angeboten werden. Die Edukation soll enthalten:

- Informationen zu einfachen Strategien, z. B. wie der Effekt der Analgetika zuhause dokumentiert werden kann
- Ansprechpartner und Erreichbarkeit des Behandlungsteam (wegen Schmerzen) mit Kontaktdaten
- Wann die Kontaktaufnahme erforderlich ist, also bei welcher Symptomatik
- Schulung über Einsatz von nicht-medikamentösen Therapien
- Schulung über Selbstmanagementtechniken (vgl. DNQP 2011, S. 104)

Das Schmerzmanagement ist im Rahmen des Entlassungsmanagements zu beachten. Dabei sollen alle Aspekte dieses Standards berücksichtigt werden, von der Einschätzung bis hin zu Edukation des Patienten und seinen Angehörigen.

4.3.4 Praxisbezug

Beispiel 1

Schmerzanamnese bei Frau Meier:
Frau Meier klagt aufgrund einer Hüftfraktur über diffuse Schmerzen im ganzen Körper, beim Laufen über ziehende Schmerzen in der rechten Hüfte. Sie leidet außerdem unter peripheren Durchblutungsstörungen mit chronischem Ulcus cruris venosum und chronischem Rheumasyndrom. Sie ist nicht mehr so belastbar, hat beim Bewegen sehr schnell Atemnot und Herzrasen. Nach dem Krankenhausaufenthalt ist Frau Meier harninkontinent geworden. Sie kommt insgesamt mit der neuen Situation nicht mehr gut zurecht, am liebsten würde sie den ganzen Tag im Bett bleiben.

Schmerzanamnese/Einschätzung
Beim ersten Einsatz erfragt die Pflegefachkraft ihre Schmerzen bzw. ihre Situation:
- Wo tut es weh?
  - Schmerzen im ganzen Körper
  - Schmerzen in der rechten Hüfte
- Wann/bei welchen Aktivitäten?
  - Bei Ruhe im ganzen Körper
  - bei Bewegung/Belastung in der rechten Hüfte
- Hat Frau Meier Schmerzen im Bereich des Ulcus cruris?
  - bei Belastung, verstärkt beim Verbandswechsel
- Hat Frau Meier die Schmerzen in der rechten Hüfte im Liegen (Dekubitus Grad 1)?
  - Frau Meier hat ein unangenehmes Gefühl in der rechten Hüfte bei längerem Liegen.
- Hat Frau Meier noch Schmerzen beim Wasserlassen?
  - Nein, solche Beschwerden äußert sie nicht.
- Was belastet Frau Meier noch, was ihr Schmerzempfinden verstärken könnte?
  - Frau Meier ist depressiv. Ihre Lebenssituation und die Hilfsbedürftigkeit belasten sie psychisch.
- Welche Schmerzqualitäten hat Frau Meier und wie verhalten sich die Schmerzen:
  - Diffusen Schmerz im ganzen Körper kennt Frau Meier von früher aufgrund eines chronischen rheumatischen Syndroms. Frau Meier nimmt deshalb seit Jahren zweimal eine Tablette Piroxicam. Das reicht aber nicht mehr aus.
  - Die ziehenden Schmerzen in der rechten Hüfte sind nach einer Fraktur und Operation entstanden. Bei Ruhe hat sie keine Schmerzen, nur bei Belastung und Bewegung. Sie kann nicht mehr als fünf Meter laufen. Gegen diese Schmerzen bekam Frau Meier im Krankenhaus zusätzlich dreimal 20 Tropfen Novalgin.
  - Die Schmerzen im Bereich des Ulcus cruris hat sie bei der Mobilisation und beim Verbandswechsel. Die Schmerzen beim Verbandswechsel kennt Frau Meier schon. Mit diesen Schmerzen konnte sie gut umgehen; sie wusste, es handelt sich um einen erträglichen, kurzfristigen Schmerz. Das Pflegepersonal ging mit Frau Meier einfühlsam um, achtete beim Verbandswechsel darauf, dass keine abrupten Bewegungen und Wundberührungen erfolgen. Frau Meier empfindet in der neuen Situation auch diesen Schmerz stärker und ist dem gegenüber intoleranter geworden.
  - Nach dem Krankenhausaufenthalt spürt sie Schmerzen, die aus der Wunde hervorgehen auch bei Ruhe.
- Welche Schmerzstärke haben die Schmerzen?

Die Pflegefachkraft klärt Frau Meier und ihre Tochter über Schmerzursachen auf. Sie berät sie im Umgang mit den Schmerzen und die Stärkung des Selbstmanagements. Sie erläutert Frau Meier und ihrer Tochter die Numerische Ratingskala und übergibt das Schmerztagebuch. Sie vereinbart mit Frau Meier und ihrer Tochter, dass die Schmerzen mit Unterstützung des Pflegepersonals bei den Einsätzen (dreimal täglich) gemessen werden. Dazwischen bittet sie Frau Meier, jeden Schmerz vor Einnahme der Medikamente sowie eine Stunde nach der Medikamenteneinnahme zu messen und zu protokollieren sowie bei Ruhe und Bewegung.

Die Pflegefachkraft prüft die aktuelle Medikation und die Wundversorgung. Frau Meier wird Piroxicam nach wie vor einmal täglich verordnet. Zusätzlich findet die Pflegefachkraft in ihrer Hausapotheke Novalgin Tropfen. Für die Wundversorgung wird eine moderne Wundtherapie angewendet, der Verbandswechsel wird alle drei Tage durchgeführt. Die Wunde hat keine Infektionszeichen. Die Pflegefachkraft setzt die interprofessionelle Verfahrensregelung ein: Sie rief den Hausarzt an und holte sich eine telefonische Anordnung, dass Frau Meier zusätzlich zu Piroxicam Tabletten Novalgin Tropfen vor Laufübungen, Krankengymnastik und Verbandswechsel einnehmen darf.

Die Pflegefachkraft setzt sich mit der Krankengymnastin in Verbindung und informiert sie über die Schmerzzustände, die aktuelle Therapie und Vereinbarungen, die sie mit Frau Meier und ihrer Tochter getroffen hat. Sie bittet die Krankengymnastin, Frau Meier auch psychisch aufzumuntern, die Übungen mitzumachen. Die Krankengymnastin informierte sich über das Schuhwerk von Frau Meier und stellte fest, dass Frau Meier am liebsten in der Wohnung die ausgeleierten Pantoffeln trägt. Außerdem trägt Frau Meier auch nicht gern und nicht regelmäßig Stützstrümpfe. Sie rät Frau Meier und ihrer Tochter, für stabiles Schuhwerk zu sorgen, damit Frau Meier einen stabilen, sicheren und belastungsschonenden Halt hat. Somit können die Schmerzen vermieden werden, die sie infolge von falscher Körperhaltung und Belastung hat. Die Notwendigkeit der Kompressionstherapie wurde bereits beim Wundmanagement erläutert. Die Pflegefachkraft setzt fest, die Schmerzprotokolle von Frau Meier in drei Tagen zu bewerten. Sollten die Schmerzen für Frau Meier so unerträglich sein, dass sie sich trotz der medikamentösen Therapie nicht bewegen bzw. nicht schlafen kann, soll dies dem Pflegedienst umgehend mitgeteilt werden, das heißt, dass der Pflegedienst angerufen werden soll. Alternativ kann der behandelnde Arzt durch die Patientin bzw. ihre Tochter informiert werden.

Die Pflegefachkraft nimmt das Problem Schmerz in die Pflegedokumentation auf, dokumentiert die Problematik wie oben beschrieben, legt die Pflegeziele fest, vereinbart Maßnahmen und setzt die Evaluation in drei Tagen an.

Die Pflegekräfte werden mittels im Pflegedienst verwendeten Informationsmitteln über die Schmerzproblematik von Frau Meier kurz informiert. Weitere tiefer gehende Informationen sind der Pflegedokumentation zu entnehmen.

Die Pflegekräfte messen zusammen mit Frau Meier dreimal täglich bei jedem Einsatz in Ruhe und in Bewegung die Schmerzstärke und analysieren die von Frau Meier protokollierten Werte.

In drei Tagen ergab sich folgendes Ergebnis:
a) Diffuse Schmerzen im ganzen Körper.
- Stärkste Schmerzen beim Aufstehen morgens:
  - 6/10 vor Medikamenteneinnahme
  - 3/10 nach Medikamenteneinnahme
- Durchschnittsschmerz bei Bewegung/Belastung 5/10
- Durchschnittsschmerz in Ruhe 4/10

b) Schmerzen in der rechten Hüfte
  - Stärkste Druckschmerzen in Ruhe beim Liegen auf der rechten Seite 3/10
  - Durchschnittsschmerz in Ruhe beim Liegen auf der rechten Seite 2/10
  - Stärkste Schmerzen beim Laufen von mehr als fünf Metern nach Medikamenteneinnahme 7/10
  - Durchschnittsschmerz beim Laufen 6/10
c) Schmerzen im Bereich von Ulcus cruris
  - Noch leichte Schmerzen außerhalb des Verbandswechsels 2/10
  - Beim Verbandswechsel stärkste Schmerzen 4/10

Die Pflegefachkraft fasst die *erneute Schmerzanalyse* zusammen:
Frau Meier klagt trotz der Schmerztherapie über mittelstarke bis starke Schmerzen in der rechten Hüfte beim Laufen einer Strecke über fünf Meter und bei gymnastischen Übungen trotz der Medikamenteneinnahme. Die Analgesie des chronischen Schmerzes aufgrund des Rheumasyndroms ist auch nicht mehr ausreichend. Psychischer Zustand von Frau Meier hat sich geringfügig verbessert. Frau Meier akzeptiert die Hilfestellung durch den Pflegedienst zunehmend und vertraut ihm immer mehr. Die Tochter hat einen Termin beim Orthopäden wegen des Schuhwerks vereinbart, bis dahin zieht Frau Meier beim Laufen feste Schuhe an. Die Wunde ist infektionsfrei. Die Rötung an der rechten Hüfte hat nachgelassen. Frau Meier hat einen besseren Appetit.

Die Pflegefachkraft informiert den behandelnden Arzt. Der Arzt verordnet zweimal täglich Piroxicam und regelmäßig dreimal 20 Novalgin Tropfen. Die morgendliche Medikamenteneinnahme soll vor dem Aufstehen erfolgen. Zusätzlich sollen Novalgin Tropfen ½ Stunde vor dem Verbandswechsel eingenommen werden. Die Pflegefachkraft vereinbart wie bisher weitere Schmerzverlaufskontrollen mit Frau Meier und ihrer Tochter.

Neue Auswertung nach einer Woche.
a) Diffuse Schmerzen im ganzen Körper:
  - Stärkste Schmerzen beim Aufstehen morgens:
    – 4/10 vor Medikamenteneinnahme
    – 2/10 nach Medikamenteneinnahme
  - Durchschnittsschmerz bei Bewegung/Belastung 4/10
  - Durchschnittsschmerz in Ruhe 2/10
b) Schmerzen in der rechten Hüfte
  - Stärkste Druckschmerzen in Ruhe beim Liegen auf der rechten Seite 2/10
  - Durchschnittsschmerz in Ruhe beim Liegen auf der rechten Seite 1/10
  - Stärkste Schmerzen beim Laufen von mehr als fünf Metern nach Medikamenteneinnahme 4/10; laufen möglich über längere Strecken
  - Durchschnittsschmerz beim Laufen 3/10
c) Schmerzen im Bereich von Ulcus cruris
  - Keine Schmerzen außerhalb des Verbandswechsels
  - Beim Verbandswechsel stärkste Schmerzen 2/10

Die Pflegefachkraft fasst die *erneute Schmerzanalyse* zusammen:
Die Schmerzen haben nachgelassen. Die stärksten Schmerzen hat Frau Meier nach wie vor bei Bewegung und Belastung 4/10. Frau Meier ist beweglicher, sie kann mit ihren Schmerzen psychisch besser umgehen, die Schmerztoleranz ist höher. Frau Meiers Gang ist stabiler, nächste Woche wird sie dem Orthopäden vorgestellt. Sie bekommt täglich einen Kompressionsverband und hat auch dadurch einen sicheren Halt. Sie ist kräftiger

geworden, hat keine Erschöpfungszustände und Atemnot mehr. Sie arbeitet bei der Pflege gut mit, freut sich über die Fortschritte und die Genesung. Frau Meier klagt nicht über Nebenwirkungen.

Die Pflegefachkraft vereinbart weitere Maßnahmen. Die Schmerzverlaufskontrolle erfolgt wie bisher nach einer Woche. In einer Woche sollten sich alle Schmerzen im erträglichen Maß befinden.

Die Pflegefachkraft fasst die Ergebnisse nach einer Woche zusammen:
- Die derzeitige medikamentöse Therapie sowie die nicht-medikamentösen Maßnahmen (Krankengymnastik, Stärkung des Selbstmanagements) sind ausreichend, Frau Meiers Schmerzen befinden sich im erträglichen Maß. Frau Meiers Zustand hat sich insgesamt verbessert. Dieser wirkt sich auf das Schmerzerleben positiv aus.
- Die Pflegefachkraft informiert den Arzt. Sie vereinbart mit Frau Meier und ihrer Tochter weitere Schmerzmessungen einmal morgens vor dem Aufstehen und beim Laufen ein- bis zweimal täglich. Die nächste Evaluation findet in einem Monat statt, falls keine Veränderungen eingetroffen sind.

Evaluation in einem Monat wie oben.
Frau Meier ist eine geistig noch rege Patientin, die befähigt werden konnte, ihre Schmerzen selbst einzuschätzen, bei den therapeutischen Maßnahmen mitzuwirken und selbst die Schmerzkontrolle zu führen. Ihre Tochter unterstützt sie kräftig dabei. Bei diesem Beispiel handelt sich um einen relativ einfachen Fall.

Beispiel 2

Schmerzanamnese bei Herrn Müller
Herr Müller ist immobil, hat anschießende und rigorartige Bewegungen im Liegen und im Sitzen. Seine Körperhaltung ist steif und schief, er kann im Stuhl nicht aufrecht sitzen, im Bett ist er fast stuporos. Herr Müller hat Streckkontrakturen an beiden Kniegelenken, Fußspitzen beiderseits und entwickelt Pfötchenposition beider Fäuste. Bei körperlichen Berührungen stöhnt er und wird handgreiflich. Zwischendurch schreit er, wird unruhig und schaukelt mit dem Oberkörper nach vorn und nach hinten. Herr Müller nimmt Antiparkinsonika und Antidementiva ein, zusätzlich Muskelrelaxantien.

Aufklärung/Beratung
Der Pflegedienst klärt Frau Müller auf, dass Herrn Müllers verstärkte Reaktionen in bestimmten Situationen mit möglichen Schmerzen zusammenhängen, die er aufgrund von deformierten und versteiften Gelenken und Muskelverspannungen haben könnte. Das Pflegeteam berät sich über den Einsatz einer geeigneten Schmerzskala die Praktikabilität berücksichtigend, weil Frau Müller in der Anwendung der Schmerzskala geschult werden sollte. Der Pflegedienst entscheidet sich für die BESD-Skala.

Maßnahmenplan
Die Pflegefachkraft vereinbarte mit Frau Müller Folgendes:
Der Pflegedienst beobachtet die Reaktionen von Herrn Müller bei jedem Einsatz drei Tage lang. Frau Müller beobachtet die Reaktionen zwischen den Einsätzen, überwiegend wenn Herr Müller nicht angefasst wird, d. h. bei Ruhe. Die Ergebnisse werden in die Pflegedokumentation eingetragen. In drei Tagen werden die Beobachtungen ausgetauscht, analysiert und gemeinsam interpretiert.

Ersterhebungen (Ø über drei Tage) bei Ruhe:

Tab. 4.22: Die Ersteinschätzung der Schmerzstärke bei Herrn Müller anhand BESD-Skala

	0	1	2	Score
Atmung (unabhängig von Lautäußerung)	Normal	Gelegentlich anstrengend atmen	Lautstark angestrengt atmen	1
		Kurze Phasen von Hyperventilation	Lange Phasen von Hyperventilation	
			Cheyne-Stoke Atmung	
Negative Lautäußerung	Keine	Gelegentlich stöhnen oder ächzen	Wiederholt beunruhigend rufen,	1
		Sich leise negativ oder missbilligend äußern	Laut stöhnen oder ächzen	
			Weinen	
Gesichtsausdruck	Lächelnd	Traurig	Grimassieren	1
	Nichtssagend	Ängstlich		
		Sorgvoller Blick		
Körpersprache	Entspannt	Angespannt	Starr	2
		Nervös hin und her gehen	Geballte Fäuste	
			Angezogene Knie	
		Nesteln	Sich entziehen oder wegstoßen	
			Schlagen	
Trost	Trösten nicht notwendig	Ablenken oder beruhigen durch Stimme oder Berührung möglich	Trösten, ablenken, beruhigen nicht möglich	1
TOTAL				6

Ersterhebungen (Ø über drei Tage) bei der Grundpflege (bei Belastung):

	0	1	2	Score
TOTAL				9

Da ein bedeutsamer Unterschied zwischen den Reaktionen von Herrn Müller bei Ruhe und bei Belastung festgestellt wurde, vereinbart die Pflegefachkraft mit Frau Müller, den behandelnden Arzt über die Beobachtungsergebnisse zu informieren. Der Arzt setzte eine probatorische medikamentöse Schmerztherapie an. Die Pflegefachkraft tauschte sich mit Frau Müller über die Möglichkeiten der nicht-medikamentösen Therapie aus, wie z. B.

Musik bei der Körperpflege, Lichtkugel, Düfte und der Einsatz von Basaler Stimulation während der Körperpflege. Die Pflegefachkraft schult Frau Müller, die Ansätze der berührenden Begleitung[4] (Bilnik-Clauß 2010) zwischendurch anzuwenden. Die Beobachtungen werden weiterhin wie vereinbart durchgeführt und dokumentiert.

Evaluation in einer Woche
Zweiterhebungen (Ø über eine Woche) in Ruhe 4 Punkte
Zweiterhebungen (Ø über eine Woche) bei Belastung 6 Punkte

Da die durchgeführten sowohl medikamentösen als auch nicht-medikamentösen Maßnahmen zu einer Verbesserung geführt haben, wird abgeleitet, dass Herrn Müllers Reaktionen nicht nur durch Morbus Parkinson und Alzheimer Demenz hervorgerufen wurden, sondern dass er unter Schmerzen gelitten hat. Der Arzt wird informiert und verordnet zunächst eine dauerhafte Analgesie, Medikamentengabe vor der Grundpflege. Der Pflegedienst vereinbart mit Frau Müller, dass das Schmerzmittel eine halbe Stunde vor dem Einsatz durch Frau Müller verabreicht wird. Die nicht-medikamentösen Maßnahmen werden fortgesetzt. Es wird darauf geachtet, dass Herrn Müllers Reize nicht überfordert werden. Auch der Austausch der Wechseldruckmatratze gegen ein SiM oder eine viscoelastische Matratze wurde angeregt. Weitere Beobachtungen sollen anhand der BESD-Skala einmal morgens bei der Grundpflege und nachmittags bei Ruhe über zwei weitere Wochen erfolgen.

Nächste Evaluation in zwei Wochen.
Dritterhebungen (Ø über zwei Wochen) in Ruhe 4 Punkte
Dritterhebungen (Ø über zwei Wochen) bei Belastung 5 Punkte

Frau Müller und der Pflegedienst stellen fest, dass die Maßnahmen auf Herrn Müller beruhigend und schmerzlindernd wirken. Die Maßnahmen werden fortgesetzt, die Beobachtungen werden weiterhin durchgeführt, aber gezielt anhand der BESD–Skala alle zwei Wochen. Bei Veränderungen wird der Arzt umgehend informiert.

Die zwei vorgestellten Beispiele verdeutlichen, wie wichtig es ist, die Patienten sowie deren Angehörige und Ärzte bzw. andere Professionen am Prozess aktiv zu beteiligen, auch von welcher Bedeutung die Aufklärung/Beratung und Schulung in der ambulanten Pflege ist. Sehr häufig stehen die Mitarbeiter des Pflegedienstes fast alleine da, wo keine Angehörigen vorhanden sind. Wenn der Patient geistig nicht in der Lage ist, sich am Pflegeprozess zu beteiligen, können die rudimentären Beobachtungen nur durch den Pflegedienst bei den Einsätzen vorgenommen werden. Mit dieser Unvollkommenheit muss man leben können.

---

4 Berührende Begleitung ist ein individuelles Unterstützungsangebot angebunden an die Biografie des jeweiligen Bewohners. Anregung der Sinne und Förderung von Entspannung und Wohlbefinden stehen im Mittelpunkt vielfältiger Impulse durch unterschiedliche Medien. Der Klang wird als tragendes Element für Entspannung und Wohlbefinden eingesetzt. (Bilnik-Clauß (2010). Warum kann die Klang-Entspannung wirksam und unterstützend für Menschen mit Demenzerkrankungen sein?) (http://www.peter-hess-institut.de/peter-hess-klangmassage/erfahrungsberichte-klangmassage/74.html)

4.4 Sturzprophylaxe in der Pflege

Bei der 4. Konsensuskonferenz am 13. Oktober 2004 wurde der vierte Expertenstandard vorgestellt. Nach dem erzielten Konsens wurde der Standard „Sturzprophylaxe in der Pflege" bundesweit in 24 Gesundheitseinrichtungen modellhaft implementiert. Somit hat sich die Zahl der teilnehmenden Einrichtungen um 20 % gegenüber der modellhaften Implementierung des Expertenstandards „Schmerzmanagement in der Pflege erhöht. Die Verteilung der teilgenommenen Einrichtungen hat sich bei diesem Projekt auch wesentlich geändert; so bestand die Hälfte aus Einrichtungen der Altenpflege. Das hängt mit dem Thema zusammen, aber auch mit dem mittlerweile erreichten Bekanntheitsgrad der Expertenstandards in der Pflege.

4.4.1 Definition „Sturz"

> „Ein Sturz ist jedes Ereignis, in dessen Folge eine Person unbeabsichtigt auf dem Boden oder auf einer tieferen Ebene zu liegen kommt" (DNQP 2005, S. 12).

Diese Definition ist ein Teil der internationalen Definition, die die Ereignisse „die auf Grund ‚[…]‎ eines Stoßes, des Verlustes des Bewusstseins, plötzlich einsetzender Lähmungen oder eines epileptischen Anfalls' eintreten, nicht als Stürze" (Kellog International Work Group on the Prevention of Falls by the Elderly 2005, S. 12) ansieht. Da insbesondere in der Altenpflege viele Ereignisse, die zum Liegen auf einer tieferen Ebene führen, unbeobachtet geschehen und die eigentliche Ursache oft unklar ist, verzichtet die Expertengruppe auf die Einschränkung im zweiten Teil.

4.4.2 Gesundheitspolitische Relevanz

„Jeder Mensch hat ein Risiko zu stürzen, sei es durch Unachtsamkeit oder bei einer sportlichen Betätigung. Über das alltägliche Risiko hinaus gibt es Stürze, deren Ursache im Verlust der Fähigkeit zur Vermeidung eines Sturzes liegt und häufig die Folge einer Verkettung und Häufung von Risikofaktoren ist"(DNQP 2006, S. 12). Die meisten gesunden Menschen besitzen Fähigkeiten, durch die sie Stürze vermeiden können, indem sie ihren Körper in Balance halten oder bei Verlust des Gleichgewichts den Körper wieder in Balance bringen.

Anhand der Literaturrecherche schätzten die Experten, dass etwa 30 % der Menschen über 65 Jahre und etwa 50 % der Menschen über 90 Jahre mindestens einmal pro Jahr stürzen. Bewohner in Alten- und Pflegeheimen haben ein erhöhtes Risiko. Jeder zweite Bewohner (50 %) stürzt einmal pro Jahr, 30 % der Heimbewohner stürzen sogar mehrmals (Becker et al. 1999). Über die Sturzrate in häuslicher Umgebung lagen noch keine zuverlässigen Zahlen vor. Den verschiedenen Berichten zufolge stürzten bis zu 35 % der über 65-Jährigen jährlich in der häuslichen Umgebung (vgl. DNQP 2006, S. 32). Die Anzahl der gestürzten Patienten in einer Klinik der Regelversorgung hängt von den Abteilungen ab. So ist die höchste Sturzprävalenz auf den geriatrischen Abteilungen zu verzeichnen – 25 % (Schwendimann et al. 2008). Dassen et al. (2008) haben seit 2001 jährliche Periodenprävalenzerhebungen für Zeitperioden von 14 Tagen zu Stürzen in Kliniken und Alten-/Pflegeheimen in Deutschland durchgeführt. Demnach stürzen die

Bewohner in den teilnehmenden Pflegeheimen (37) weniger als Patienten in den teilnehmenden Kliniken (19). Im Jahr 2002 sind in den Pflegeheimen 5,1 % aller Bewohner innerhalb der Einrichtung gestürzt, 2004 traf dies auf 6,8 % und 2008 auf 3,7 % der Bewohner zu. Seit 2006 stabilisiert sich die Sturzrate innerhalb von 14 Tagen um 4 % in beiden Settings. Den internationalen Studien nach verursachen circa 10–25 % der Stürze behandlungsbedürftige Verletzungen, 5 % führen zu Knochenbrüchen und 1–2 % zu Hüftfrakturen (Oberschenkelhalsfrakturen). In der BRD beträgt die Häufigkeit von Hüftfrakturen 122,5 pro 100.000 Einwohner oder 5 % der Sturzereignisse. Bei den über 65-Jährigen steigt die Häufigkeit dabei um das Fünffache – 660 Hüftfrakturen pro 100.000 Einwohner. Bei den 65-jährigen Altenheimbewohnern steigen die Frakturen wiederum auf 4.000 an, jeder 25. Pflegebewohner erleidet eine Hüftfraktur. Anders ausgedrückt: 90 % der Behandlungsfälle waren älter als 65 Jahre. Nach Daten des Statistischen Bundesamtes steigt dieser Frakturtyp jährlich um 4 %.

Die individuellen und gesellschaftlichen Folgen von Stürzen sind erheblich: Rund 50 % der Patienten erlangen ihre ursprüngliche Beweglichkeit nicht mehr zurück, etwa 20 % werden auf Dauer pflegebedürftig. Schätzungen zufolge entstehen in Deutschland für die unmittelbare medizinische Behandlung von Hüftfrakturen Kosten von mehr als einer Milliarde Euro jährlich, wobei die pflegerischen Langzeitkosten sowie indirekte Kosten, wie z. B. Arbeitsausfallzeiten von Angehörigen, nicht mit eingerechnet sind (Icks et al. 2005). Neben den physischen spielen die psychischen Folgen, wie die Angst vor Stürzen (Post-Fall-Syndrom), die den Bewegungsradius einschränken und zur sozialen Isolation führen können, eine sehr große Rolle (Heinze 2007). Die gestürzten Personen entwickeln relativ schnell die Pflegebedürftigkeit. Häufig werden die Gestürzten mehrfach in ein Krankenhaus eingewiesen und nicht selten sind die mehrfachen Stürze in häuslicher Umgebung der Grund für eine Heimunterbringung. Stürze können auch zum Tod führen. Zwischen 25 und 33 % der gestürzten Personen sterben innerhalb eines Jahres an den Folgen der Fraktur. Damit stehen Stürze auf der Liste der häufigsten Todesursachen bei älteren Menschen auf Platz sechs (Freiberger 2005).

Bei Kindern sind über 50 % der Stürze die Ursache für unfallbedingte Verletzungen. Die Kinder unter 15 Jahren, die aufgrund des Sturzes ums Leben kamen, sind vornehmlich im häuslichen Bereich gestürzt.

Nach heutigem Wissensstand können Stürze und sturzbedingten Folgen vermieden werden, indem ursächliche Risiken und Gefahren erkannt und nach Möglichkeit minimiert werden.

Das Ziel des Expertenstandards ist, dass

„jeder Patient/Bewohner mit erhöhtem Sturzrisiko [...] eine Prophylaxe erhält, die Stürze und Sturzfolgen minimiert" (vgl. DNQP 2006, S. 27).

Sturzprophylaktische Interventionen sind so auszurichten, dass die Sturzrisiken soweit wie möglich, reduziert werden, dass bei den sturzrisikobehafteten Personen sichere Mobilität gefördert wird und dass die sturzbedingten Folgen vermieden werden.

4.4.3 Die Standardebenen

Der Expertenstandard „Sturzprophylaxe in der Pflege" hat sechs Ebenen.

Erste Ebene

Struktur

> S1: Die Pflegefachkraft verfügt über aktuelles Wissen zur Identifikation von Sturzrisikofaktoren.

Prozess

> P1: Die Pflegefachkraft identifiziert unmittelbar zu Beginn des pflegerischen Auftrags systematisch die personen- und umgebungsbezogenen Risikofaktoren aller Patienten/Bewohner, bei denen ein Sturzrisiko nicht ausgeschlossen werden kann. Die Pflegefachkraft wiederholt die Erfassung der Sturzrisikofaktoren bei Veränderungen der Pflegesituation und nach jedem Sturz des Patienten/ Bewohners.

Ergebnis

> E1: Eine aktuelle, systematische Erfassung der Sturzrisikofaktoren liegt vor.

Qualitätskriterien/Qualitätsniveaus

> ☺ Pflegefachkraft
> ✓ Aktuelles Wissen über Sturzrisikofaktoren
> ✓ Identifikationskompetenz
>   ⏲ Zeitpunkt der Identifikation/Einschätzung
>   ⏲ Einschätzungsintervalle
> ◎ Prozess/Dokumentation
>   ▪ Aktuelle Identifikation
>   ▪ Systematische Identifikation

Sturzrisikofaktoren

Der Sturz ist ein multifaktorielles Geschehen. Anhand der Literaturrecherche kamen Experten zu dem Ergebnis, von einem Screening-Instrument für Sturzrisiken abzuraten, da durch dessen Einsatz, so die Expertengruppe, wichtige Sturzrisikofaktoren übersehen werden könnten. Auch der Einsatz einer Sturzskala, nach der der Risikograd abgebildet werden sollte, ist nicht zu empfehlen, da die Sturzereignisse mit der Risikobewertung nicht zusammenhängen. Gleichwohl gibt es einen Zusammenhang mit dem erhöhten Sturzrisiko, das sich durch mehrere Faktoren gleichzeitig abzeichnet, und der Prävalenz der Sturzereignisse (Tinneti et al. 1988). Infolge dieser Erkenntnisse fassten die Experten die wichtigsten Risikofaktoren in einer Tabelle zusammen (vgl. DNQP 2005, 2006). Dabei ist zwischen sogenannten intrinsischen und extrinsischen Risikofaktoren zu unterscheiden. Die intrinsischen bzw. personenbezogenen Faktoren liegen in der Person selbst, durch ihre körperlichen und psychischen Veränderungen bzw. Krankheiten. Die extrinsischen, externen oder umgebungsbezogenen Faktoren liegen wie der Name sagt außerhalb der Person. Die häufigsten Sturzrisikofaktoren sind (DNQP 2006, S. 30):

Intrinsische Risikofaktoren
- *Funktionseinbußen und Funktionsbeeinträchtigungen*
  - Probleme mit der Körperbalance/dem Gleichgewicht
  - Gangveränderungen/eingeschränkte Bewegungsfähigkeit
  - Erkrankungen, die mit veränderter Mobilität, Motorik und Sensitivität einhergehen:
    - Multiple Sklerose
    - Parkinsonsche Erkrankungen
    - Apoplexie/apoplektischer Insult
    - Polyneuropathie
    - Osteoarthritis
    - Krebserkrankungen
    - Andere chronische Erkrankungen/schlechter klinischer Allgemeinzustand
- *Sehbeeinträchtigungen*
  - Reduzierte Kontrastwahrnehmung oder Sehschärfe
  - Ungeeignete Brillen
- *Beeinträchtigung der Kognition und Stimmung*
  - Demenz, Depression, Delirium
- *Erkrankungen, die zu kurzzeitiger Ohnmacht führen*
  - Hypoglykämie, Hypotension, Herzrhythmusstörungen, TIA, Epilepsie
- *Inkontinenz*
  - Dranginkontinenz, Nycturie, Probleme beim Toilettengang
- *Angst vor Stürzen*
- *Sturzvorgeschichte*

Extrinsische Faktoren
- Verwendung von Hilfsmitteln
- Schuhe, Kleidung
- Medikamente
  - Psychopharmaka, Antidepressiva, Neuroleptika, Sedativa/ Hypnotika, Benzodiazepine, Antiarrhytmika
- *Gefahren in der Umgebung*:
  - Innerhalb von Räumen und Gebäuden (schlechte Beleuchtung, steile Treppen, mangelnde Haltemöglichkeiten, glatte Böden, Stolpergefahren)
  - Außerhalb von Räumen und Gebäuden (unebene Gehwege und Straßen, mangelnde Sicherheitsausstattung, Wetterverhältnisse)

Intrinsische Risikofaktoren
Funktionseinbußen und *Funktionsbeeinträchtigungen* sind bewegungsbezogene intrinsische Faktoren, die aufgrund der körperlichen Veränderungen die Mobilität, Körperstabilität und Sensibilität so stark beeinflussen, dass der Körper beim Aufstehen, Stehen und Gehen nicht in Balance gehalten werden kann. Für das Gleichgewicht sind nicht nur die Fähigkeiten der unteren und/oder oberen Extremitäten verantwortlich. Die Einschränkungen der Sinnesorgane – Sehen und Hören – spielen eine bedeutsame Rolle. Häufig ist die Körperbalance durch das veränderte Gangbild, wie z. B. bei Parkinsonschen Krankheiten, durch Muskelabbau im Alter oder bei längerer Bettlägerigkeit bedroht.

Sehbeeinträchtigungen
Das Sehvermögen ermöglicht die räumliche Orientierung. Wenn das eingeschränkt ist, kann das Gehirn die Entfernung der Gegenstände nicht korrekt einschätzen, so dass es dadurch zum Stolpern kommen kann. Die Körperbalance ist gefährdet, weil das Sehvermögen das Gleichgewichtszentrum im verlängerten Rückenmark beeinflusst. Die Tiefensensibilität, die es ermöglicht, den eigenen Körper selbst wahrzunehmen, sowie die Schärfe- und Kontrastwahrnehmung werden ebenso vom Sehvermögen beeinträchtigt. Die nicht ausreichend kompensierte Sehschwäche in Zusammenhang mit extrinsischen Faktoren – schlechte Beleuchtung, sturzgefährdete Umgebung, inadäquater Bodenbelag – gefährdet die Körperstabilität und führt sehr oft zu Stürzen.

Beeinträchtigung von Kognition und Stimmung
Die Menschen mit eingeschränkten kognitiven Fähigkeiten nehmen die Umgebung anders wahr, sind desorientiert und häufig nicht in der Lage, die Risiken adäquat einzuschätzen, sei es in der häuslichen Umgebung oder im Straßenverkehr. Die Krankheiten, die zu eingeschränkter Kognition führen, gehen mit einem veränderten Gangbild und Körperinstabilität einher. Sollten die Menschen mit Demenz einen erhöhten Bewegungsdrang haben, was häufig vorkommt, sind sie dem Sturzrisiko besonders stark ausgesetzt. Auch depressive Verstimmungen führen zu veränderter Wahrnehmung und Einschätzungsmöglichkeiten. Depressive Menschen haben eine Fehleinschätzung ihrer Gesundheit, einen schlechteren kognitiven Status, häufigere Krankenhausaufenthalte, Bewegungsmangel, Muskelabbau und geringere Ganggeschwindigkeit.

Erkrankungen, die zu kurzzeitiger Ohnmacht führen können
Kurzzeitige Ohnmacht entsteht durch Minderdurchblutung im Gehirn und führt zum Fallen. Das Risiko, sich dabei eine Verletzung bzw. Fraktur zuzufügen ist, sechsmal höher als bei anderen Stürzen (vgl. DNQP 2006, S. 58–59). Die orthostatischen Hypotensionen, d. h. der Blutdruckabfall bei Veränderung der Körperposition führen bei älteren Menschen häufiger als bei jüngeren Menschen zu Ohnmacht und zu Stürzen.

Inkontinenz und Ausscheidungsverhalten
Ein erhöhter Hilfebedarf beim Vorliegen einer Inkontinenz, das vermehrte Aufsuchen der Toilette bei Dranginkontinenz und Diarrhöe, die Eile und die häufigeren nächtlichen Toilettengänge stellen signifikante Sturzrisikofaktoren dar.

Angst vor Stürzen
Die Sturzangst bei Menschen, die schon einmal gestürzt sind, ist ein weit verbreitetes Phänomen, unabhängig davon, wo sie sich befinden, zuhause, im Krankenhaus oder in den Pflegeeinrichtungen. Sie steht in Zusammenhang mit Bewegungseinschränkungen, verschlechterter Gesundheit, verringerter Lebensqualität und reduzierten Aktivitäten des täglichen Lebens. Die Sturzangst besteht aber nicht nur bei den Menschen, die den Sturz erlebt haben, sondern bei allen älteren Menschen oder denen, die aufgrund oben genannter Einschränkungen und Erkrankungen ein erhöhtes Sturzrisiko haben. Diese Angst führt zu Bewegungsmangel und zu reduzierten täglichen Aktivitäten. Es besteht die Gefahr für die Entwicklung einer Abwärtsspirale, denn dadurch kommt es zum Muskelabbau und allgemeiner Schwäche.

Sturzvorgeschichte
Eine Sturzvorgeschichte weist auf die Sturzgefahr hin. Es gibt unterschiedliche Daten über die mehrfache Sturzprävalenz; sie reichen von der Aussage, dass 17 % der gestürz-

ten Personen mehrfach stürzen bis, dass 50 % der gestürzten Personen erneut stürzen. Die Sturzvorgeschichte in Zusammenhang mit anderen Sturzrisikofaktoren hat eine gewisse Vorhersagekraft für ein zukünftiges Sturzereignis.

Extrinsische Risikofaktoren
Verwendung von Hilfsmitteln
Bewegungshilfsmittel, Brillen, Inkontinenzmittel etc. kompensieren zwar die eingeschränkten Funktionen, weisen aber auf die reduzierten Funktionen hin, die das Sturzrisiko darstellen. Ein anderer Aspekt, der hinzukommt, ist der Umgang mit Hilfsmitteln. Wichtig ist seitens des Pflegepersonals, korrekt einzuschätzen, ob das verwendete Hilfsmittel funktionstauglich und hinreichend ist und ob die Betroffenen den korrekten Umgang mit dem Hilfsmittel ausüben können.

Schuhe und Kleidung
Das korrekte Schuhwerk ist für die Körperstabilität sehr wichtig. Die rutschfeste Sohle, die korrekt sitzenden und verschlossenen Schuhe geben Halt und einen sicheren Gang. Die Kleidung darf sowohl das Gangbild als auch den Schritt nicht behindern, z. B. durch rutschende Hose, Röcke, Strümpfe.

Medikamente
Zwischen der Einnahme von bestimmten Medikamenten oder Medikamentengruppen und der vermehrten Sturzgefahr bzw. Sturzereignissen besteht ein eindeutiger Zusammenhang.

Psychopharmaka, Sedativa, Hypnotika, Antiarrhythmika und Diuretika sind zwar Medikamente, die ähnlich wie die Hilfsmittel die fehlenden oder reduzierenden Funktionen korrigieren sollen; sie weisen auf die Sturzrisiken hin. Unabhängig davon aber stellen diese Medikamente durch ihre Nebenwirkungen – Schwindel, Koordinationsstörungen, Müdigkeit, Muskelschwäche, blutdrucksenkende Wirkungen etc. – ein Sturzpotenzial dar. Hinzu kommt, dass die betroffenen Personen häufig mehrere Medikamente zu sich nehmen, wodurch sich negative Nebenwirkungen multiplizieren. Die PRISCUS-Liste (Holt et al. 2010) stellt die potenziell inadäquate Medikation für ältere Menschen dar, der zu entnehmen ist, welche Medikamenten zu Stürzen führen können.

Gefahren in der Umgebung
Die Gefahren innerhalb sowie außerhalb von Räumen und Gebäuden, wie schlechte Beleuchtung, steile Treppen, mangelnde Haltemöglichkeiten, glatte Böden, Stolpergefahren, unebene Gehwege und Straßen, mangelnde Sicherheitsausstattung, schlechte Wetterverhältnisse, stellen auch für Menschen, die sonst keine intrinsischen Sturzrisikofaktoren haben, eine Sturzgefahr dar. In Kombination mit den intrinsischen Faktoren erhöht sich das Sturzrisiko. Die Studienlage gibt Aufschluss darüber, dass fast die Hälfte der Sturzereignisse auf die Kombination von intrinsischen Faktoren mit einem ungeeigneten Umfeld zurückzuführen sind (vgl. DNQP 2006, S. 65).

Zusammengefasst kann gesagt werden, dass aufgrund der oben genannten Sturzrisikofaktoren folgende Personen oder Personengruppen dem erhöhtem Sturzrisiko ausgesetzt sind:
- Menschen, die schon mehrfach gestürzt sind
- Menschen, die in Institutionen leben oder ans Haus gebunden leben
- Menschen mit Gang- oder Balanceproblemen

- Menschen mit Osteoporose und dadurch bedingten Frakturen
- Alte Menschen, die nach einem Sturz medizinisch behandelt werden
- Alte Menschen, die gerade aus der Klinik entlassen wurden

Die Einschätzung

Mit der Einschätzung des Sturzrisikos sollte nicht lange gewartet werden, da die Wahrscheinlichkeit, dass der sturzgefährdete Patient stürzt, ziemlich groß ist. Deshalb sollte das Sturzrisiko sofort im Rahmen der pflegerischen Anamnese anhand der oben beschriebenen Kriterien eingeschätzt werden. Die Pflegefachkraft ist gefordert, wenn eines der Sturzrisiken besteht, dieses im Gesamtkontext zu bewerten und den Patienten als „sturzgefährdet" zu erklären. Wenn ein Patient zum Beispiel eine Brille trägt, diese seine Sehschwäche vollkommen kompensiert, er in der Lage ist, seine Brille abzusetzen und sonst keine anderen Sturzrisiken vorhanden sind, ist dieser Patient nicht sturzgefährdet. Umgekehrt steigt das Sturzrisiko bei Summierung mehrerer Sturzrisikofaktoren an.

Einschätzungsintervalle

In welchem Rhythmus das Sturzrisiko neu eingeschätzt werden soll, hängt vom allgemeinen Gesundheitszustand, der Pflegebedürftigkeit und von eventuellen Sturzereignissen ab. Je gesundheitlich schwächer und pflegebedürftiger der Patient ist, desto häufiger muss die Einschätzung auf das Sturzrisiko wiederholt werden. In der Regel soll nach jedem Sturzereignis das Sturzrisiko neu eingeschätzt werden und die Faktoren in die Neueinschätzung einbezogen werden, die zu dem akuten Sturzereignis geführt haben. Sollten keinerlei akute Veränderungen im Gesundheitszustand sowie keine Sturzereignisse vorhanden sein, reicht die Neueinschätzung des Sturzrisikos in Rahmen der Evaluation des Pflegeprozesses aus. Als Ergebnis sollte dokumentarisch nachvollziehbar sein, ob und warum ein Patient sturzgefährdet ist und wie sich die Gefährdung darstellt. Diese bildet die Grundlage für eine Aufklärung bzw. Beratung und anschließend für den Maßnahmenplan.

Zweite Ebene

Struktur

S2: Die Pflegefachkraft verfügt über Beratungskompetenz in Bezug auf Sturzrisikofaktoren und entsprechende Interventionen.

Prozess

P2: Die Pflegefachkraft informiert den Patienten/Bewohner und seine Angehörigen über die festgestellten Sturzrisikofaktoren und bietet eine Beratung zu den Interventionen an.

Ergebnis

E2: Der Patient/Bewohner und seine Angehörigen kennen die individuellen Risikofaktoren sowie effektive Maßnahmen zur Sturzprophylaxe.

Qualitätskriterien/Qualitätsniveaus

☺ Pflegefachkraft
  ✓ Beratungs- und Schulungskompetenz
◉ Prozess
  ✓ Beratung, Schulung
☺ Patienten
  ✓ Kennen Risiken und Maßnahmen

Beratung und Schulung
Beratungskompetenz erfordert ein detailliertes Wissen zur Sturzprophylaxe sowie Kompetenzen zum konkreten Führen eines Beratungsgesprächs mittels moderner Methoden der Patientenberatung (z. B. partizipatorische Entscheidungsfindung). Die aktive Position des Patienten/Bewohners ist zu stärken, ihm sind die Risiken und deren Konsequenzen zu erläutern, bei dem Entscheidungsprozess ist ihm behilflich zu sein.

Im Gegensatz zur Beratung ist die Informationsvermittlung eine Mitteilung an den Patienten über z. B. die zur Verfügung stehenden Hilfsmittel und andere Interventionen.

Eine Schulung ist eine geplante und prozesshafte Veranstaltung mit dem Ziel, das Wissen und Können an die Teilnehmer zu übertragen. Beratung und kleine Schulungen spielen in der häuslichen Pflege eine größere Rolle als im stationären Bereich. Die Zielgruppe im häuslichen Umfeld ist geistig reger als in der stationären Pflege und daher in der Lage, komplexere Zusammenhänge aufzunehmen und sich im Prozess aktiver einzubringen. Der fachlich korrekten Entscheidung steht häufig eine emotionale Bindung der älteren Menschen zu ihrer Wohnungsinneneinrichtung und den Gegenständen im Wege. Die Gegenstände, Mobiliar oder die Teppichläufer und die Art, wie sie eingerichtet sind, geben den Menschen ein Gefühl von Sicherheit, Geborgenheit und Heimat. Nicht selten sind diese Gegenstände auch Stolperfallen. Mit solchen Situationen sind die Mitarbeiter häufig konfrontiert. Es ist dann deren Aufgabe, dem sturzgefährdeten Patienten die Gefahr zu erläutern und konkrete Vorschläge für die Umgestaltung der Wohnung zu machen. Möglicherweise soll die Pflegefachkraft dem Patienten bei der Entscheidungsfindung behilflich sein und nach Bedarf helfen, die Umbau- oder Umgestaltungsmaßnahmen zu organisieren.

Das Ziel der Beratung ist selbstverständlich, dass die Patienten in die Lage versetzt werden, die Sturzgefahr und deren Folgen korrekt einschätzen zu können und für sie die bestmögliche Option zu wählen. Die Beratung bzw. Informationsvermittlung oder Aufklärung ist zu dokumentieren.

Dritte Ebene

Struktur

S3: Die Pflegefachkraft kennt wirksame Interventionen zur Vermeidung von Stürzen und zur Minimierung sturzbedingter Folgen.

Prozess

P3: Die Pflegefachkraft entwickelt gemeinsam mit dem Bewohner/Patienten und seinen Angehörigen sowie den beteiligten Berufsgruppen einen individuellen Maßnahmenplan.

4.4 Sturzprophylaxe in der Pflege

Ergebnis

E3: Ein individueller Maßnahmenplan zur Sturzprophylaxe liegt vor.

Vierte Ebene

Struktur

S4a: Die Einrichtung ermöglicht zielgruppenspezifische Interventionsangebote. Die Einrichtung gewährleistet geeignete räumliche und technische Voraussetzungen sowie Hilfsmittel für eine sichere Mobilität.
S4b: Die Pflegefachkraft ist zur Koordination der Intervention autorisiert.

Prozess

P4: Die Pflegefachkraft gewährleistet in Absprache mit den beteiligten Berufsgruppen und dem Patienten/Bewohner gezielte Interventionen auf der Grundlage des Maßnahmenplans. Die Pflegefachkraft sorgt für eine individuelle Umgebungsanpassung sowie für den Einsatz geeigneter Hilfsmittel zur Sturzprophylaxe.

Ergebnis

E4: Interventionen, Hilfsmittel und Umgebung sind dem individuellen Sturzrisiko des Patienten/Bewohners angepasst und fördern eine sichere Mobilität.

Qualitätskriterien/Qualitätsniveaus

- ☺ Pflegefachkraft
  - ✓ Kennen von sturzprophylaktischen Maßnahmen
- ◎ Prozess
  - ✓ Entwicklung von Maßnahmenplan mit Patienten-Partizipation
  - ✓ Koordination und Gewährleistung von Interventionen
- ⌂ Einrichtung
  - ✓ Gewährleistung von sturzvermeidbarer Umgebung
  - ✓ Gewährleitung von zielgruppenspezifischen Interventionen
- ☺ Patienten
  - ✓ Partizipation
  - ✓ Sichere Mobilität
- 📄 Dokumentation
  - ✓ Maßnahmenplan

Sturzpräventive Maßnahmen

Die Pflegefachkraft soll in der Lage sein, dem Patienten entsprechende individuelle sturzpräventive Maßnahmen zu empfehlen. Der Sturz ist ein multifaktorielles Geschehen. Daher kann eine direkte Beziehung von Risikofaktoren und Interventionen nur bedingt hergestellt werden. In der Regel werden mehrere Maßnahmen gleichzeitig eingesetzt. Es gibt eine Vielzahl kleiner und einfacher Interventionen, die das Risiko reduzieren können.

Dagegen gibt es komplexere und aufwändige Interventionen, die vor allem kontinuierlich und dauerhaft durchgeführt werden müssen, um die gewünschten Effekte erzielen zu können.

Interventionsprogramme
Den Studienergebnissen zufolge können folgende Interventionsprogramme als sturzpräventive Maßnahmen empfohlen werden (vgl. DNQP 2006, S. 74):
- Gehirntraining
- Gehtraining und Beratung/Instruktion bezüglich Gehhilfen
- Überprüfung/Anpassung der Medikation
- Gleichgewichtstraining, wie z. B. Tai-Chi
- Behandlung orthostatischer Störungen
- Schaffung einer sturzfreien Umgebung
- Behandlung von kardivaskulären Störungen/Arrhythmien

Meistens werden mehrere dieser Maßnahmen in einem Programm zusammengefasst und als Gruppenangebot oder Einzelmaßname durchgeführt.

Auf der Basis des Sturzassessments können bei sturzgefährdeten Personen folgende Einzelmaßnahmen durchgeführt werden:
- Sturzfreie Umgebung
- Kraft- und Balancetraining
- Anpassung der Medikation
- Modifikation der Sehbeeinträchtigungen
- Einsatz von Hilfsmitteln: Gehhilfen, Hüftprotektoren, Identifikationsbänder
- Rutschfestes und sicheres Schuhwerk
- Anpassung der Ernährung
- Freiheitseinschränkende Maßnahmen

Sturzfreie Umgebung
Viele Stürze, insbesondere in der häuslichen Umgebung, passieren durch das Stolpern über Gegenstände, Mobiliar oder den Teppich. Eine nicht-ausreichende Beleuchtung, unzureichende Haltemöglichkeiten, unebene Böden sowie offene Treppen sind weitere Faktoren, die das Sturzrisiko erhöhen. Eine zielgerichtete Untersuchung und Analyse des Wohnumfelds soll die Gefahren identifizieren. So lassen sich die Risiken durch die Entfernung der im Wege stehenden Möbelstücke bzw. deren Umgestaltung reduzieren. Die Erhöhung der Lux-Lichtstärke, das Anbringen von Haltegriffen, Toilettensitzerhöhung und die Anschaffung von Badewanneneinstiegshilfen sind weitere Interventionen, die relativ einfach durchzuführen sind. Es kann vorkommen, dass umfangreichere und teurere Umbaumaßnahmen in Anspruch genommen werden müssen, wie z. B. das Legen eines neuen rutschfesten Bodenbelags oder der Einbau einer ebenerdigen Dusche anstatt einer Badewanne. Auch wenn diese Umgebung in einer stationären Einrichtung von vornherein gegeben ist, muss den Patienten in häuslicher Umgebung der Rat und die Hilfe angeboten werden, wie sie ihre Wohnungen möglichst sturzfrei einrichten können. Diese Maßnahmen sollen immer in Kombination mit personenbezogenen Maßnahmen durchgeführt werden. Die Verantwortung der häuslichen Pflegeeinrichtung ist hier im Gegensatz zur teilstationären oder stationären Einrichtung eingeschränkt und bezieht sich eher auf die Analyse des Wohnumfelds, Aufklärung, Beratung und Motivation des Patienten. Für die Wohnumfeldanalyse hat die Initiative „Aktiv-in-jedem-Alter" in NRW eine Checkliste für die eigene Wohnung entwickelt (s.

Anhang 10). Weitere Informationen zum Thema „Sicheres Wohnen" können Sie bei der Aktion „Das sichere Haus" erhalten (Deutsches Kuratorium für Sicherheit in Heim und Freizeit).

Kraft- und Balancetraining
Die körperliche Instabilität infolge von Gleichgewichtsstörungen und Muskelabbau ist der wichtigste Sturzrisikofaktor. Muskelerhaltungs- und Muskelaufbautraining in Kombination mit Balanceübungen sind in letzter Zeit vielerlei erprobte Maßnahmen, die zur Sturzreduktion beitragen. Sie können als unspezifische Maßnahmen, als gezielte Einzelinterventionen oder als Gruppentraining durchgeführt werden. Dies hängt vom Setting sowie von der geistig-körperlichen Situation des Betroffenen ab. Die Gruppenprogramme lassen sich eher im stationären oder teilstationären Bereich organisieren. Die Teilnahme an solchen Gruppenprogrammen im ambulanten Bereich ist an Transportdienste gebunden. Häufig können die sturzgefährdeten Personen den Weg zum Training nicht mit öffentlichen Verkehrsmitteln allein zurücklegen und deren Teilnahme scheitert dann aus diesem Grunde. Becker und Kollegen (2003, 2005) haben Kriterien für Kraft- und Balancetraining erstellt. Das Training soll mindestens einmal wöchentlich stattfinden, wünschenswert wäre zweimal wöchentlich, und soll eine Stunde dauern. Die Gruppe muss für den Trainer überschaubar sein, damit er sich jedem einzelnen Teilnehmer widmen kann. Empfohlen wird eine Gruppengröße von zehn bis maximal zwölf Personen. Der Trainer sollte nach dem sogenannten Ulmer-Modell (Becker 2003, 2005) geschult sein. Das Training wird in einem Stuhlkreis durchgeführt. Die Teilnehmer sollen stehfähig sein; die Stühle dienen kurzen Sitzpausen, Übungen im Sitzen und werden als Haltegriffe bei stehenden Übungen eingesetzt. Die Teilnehmer arbeiten mit Gewichten, um die Muskeln aufzubauen. Als Gewichte werden Halte- und Fußmanschetten eingesetzt. Die Gewichte fangen bei 250 Gramm an und gehen in der Regel bis 2 kg bei älteren Teilnehmern. Das Gleichgewicht wird im Sitzen und im Stehen trainiert. Dazu werden Softbälle, Schwung-/Chiffontücher, Gymnastikseile, Bände, Luftballons, Reifen, Bohnensäckchen etc. verwendet. Die Steh- und Gehübungen werden um die Stühle und im Kreis durchgeführt. Eine musikalische Begleitung gibt den Rhythmus vor.

Das Gleichgewichtstraining kann auch zuhause durchgeführt werden, insofern die Patienten in der Lage sind, die Übungen eigenständig zu machen. Ferner kann die Übung durch Dritte unterstützt werden. Der Dritte kann ein Angehöriger oder Professioneller (Ergotherapeut, Krankengymnast oder Pflegekraft) sein. Die Übungen sollen zwei- bis dreimal wöchentlich 20–30 Minuten stattfinden. Jede einzelne Übung sollte etwa 30 Sekunden dauern. Die Übungen sollen als schwer empfunden werden, denn nur dann ist die Übung effektiv. Man kann mehrere Übungen wiederholen. Wichtig ist dabei die Sicherheit – rutschfester Boden, gute Lichtverhältnisse, Haltemöglichkeiten, sicheres Schuhwerk (www.aktivinjedemalter.de).

Die Ärztekammer Nordrhein hat bereits im Jahr 2004 das Programm „Sturzpräventive Einrichtungen" (www.aekno.de) ins Leben gerufen und zunächst in den stationären Einrichtungen implementiert. Das Programm wurde daraufhin auf ambulante Einrichtungen übertragen und in die landesweite Initiative überführt (www.praeventionskonzept.nrw.de). Im Rahmen dieser Aktivitäten wurden verschiedene Informations- und Schulungsbroschüren entwickelt.

Den Patienten wird empfohlen, ein Trainingsprotokoll zu führen. Es erinnert an das regelmäßige Training und daran, welche Übungen durchgeführt wurden. Die Broschüre kann als PDF-Dokument heruntergeladen werden (www.aktivinjedemalter.de).

Anpassung der Medikation
Die Anpassung der Medikation geschieht in zwei Richtungen.
Eine Reihe von Medikamenten kann zu erhöhtem Sturzrisiko führen (s. PRICUS-Liste). Die Aufgabe der Pflege ist es, diese als Sturzrisiko zu identifizieren und den behandelnden Arzt darauf anzusprechen. Eventuell kann das ein oder andere Medikament abgesetzt oder reduziert werden. Die andere Richtung der Anpassung ist die kausale medikamentöse Behandlung, z. B. bei Epilepsie, Synkopen, Herzrhythmusstörungen. Die Gabe von Vitamin D und Calciumpräparaten, um die Knochendichte zu verbessern, wird ebenso empfohlen.

Kompensation von Sehbeeinträchtigungen
Das Prüfen der Sehkraft und des Gesichtsfeldes sind die wichtigsten Maßnahmen, um die Sehbeeinträchtigung adäquat zu kompensieren. Auch die Kontrolle von vorhandenen Sehhilfen und deren Anpassung an die festgestellte Stärke sind Einzelmaßnahmen, die bei jedem sturzgefährdeten Patienten in regelmäßigen Abständen durchgeführt werden sollen.

Einsatz von Hilfsmitteln
Welches Hilfsmittel benötigt wird, ist von der Ausgangslage abhängig. So sollen die Steh- und Geheinschränkungen genau überprüft werden, damit das richtige, individuell angepasste Hilfsmittel eingesetzt werden kann. Man unterscheidet zwischen individuellen und institutionellen Hilfsmitteln. Individuell meint bspw. Steh- und Gehhilfen. Institutionelle oder Umgebungshilfsmittel sind Haltegriffe, Toilettensitzerhöhungen, Treppenschränke, Orientierungshilfen, Niedrigbetten, Sicherheitssysteme wie z. B. Notruf, Klingelanlage, schnurloses Telefon oder Identifikationsarmbänder.
   In der häuslichen Pflege kommen beide Hilfsmittelgruppen zum Tragen. Auch hier ist die Beratung des Patienten und die Anleitung beim Einsatz von Hilfsmitteln von größter Bedeutung.

Hüftprotektoren
Hüftprotektoren werden für die Prävention von Oberschenkelhalsbrüchen, der schlimmsten sturzbedingten Folge, eingesetzt. Sie sind seit langem im Sport z. B. beim Eishockey, Fußball sowie bei Freizeitaktivitäten wie Inlineskating und Motorradfahren bekannt. Man unterscheidet zwischen harten und weichen Hüftprotektoren. Inzwischen gibt es sie in verschiedenen Anfertigungen und Formen, als ausziehbare oder eingenähte Teile in der Hüftschutzhosen, Hüftschutzhosen für Männer und Frauen, Hüftprotektoren für Menschen mit Inkontinenz etc. Die Hüftprotektoren bewirken, dass
- die Kraft des Aufpralls durch die Schutzschalen auf das umliegende Gewebe verteilt wird.
- sich die Aufprallfläche durch die Schalen vergrößert und
- die Kraft des Aufpralls zum Teil durch die Schalen aufgenommen wird.

Bereits das Tragen von Hüftprotektoren gibt einigen Betroffenen ein Sicherheitsgefühl und nimmt die Angst von erneuten Stürzen. Nicht alle sturzgefährdeten Menschen akzeptieren das Tragen von Sturzprotektoren, was daran liegt, dass die harten Protektoren nicht komfortabel sind, insbesondere im Liegen. Weil die Stürze Tag und Nacht passieren können, müssen die Hüftprotektoren „rund um die Uhr" getragen werden. Als Alternative wurden sogenannte SoftPads (weiche Protektoren) entwickelt. Sie wirken durch die reine Dämpfung der Kräfte bei einem Sturz mittels weicher Auflagen über dem

Oberschenkelknochen. Ab 2004 können Hüftprotektoren mit einer dafür neu entwickelten Test- und Prüfapparatur in der EMPA (Eidgenössische Materialprüfungsanstalt, St. Gallen, Schweiz) auf ihre Wirksamkeit hin untersucht werden. Diese Tests sind Teil eines standardisierten Prüfverfahrens zur Erteilung des bfu-Sicherheitszeichens für Hüftprotektoren. Die Liste mit Sicherheitszeichen für Hüftprotektoren kann unter http://www.bpa.ch/PDFLib/952_105.pdf heruntergeladen werden (Gründler 2006). Die Tragequote sowie das richtige Tragen haben sich als entscheidende Faktoren für die Wirksamkeitsrate der Hüftprotektoren gezeigt. Den Studien zufolge (Lauritzen et al. 1993; Eckmann et al. 1997; Hubacher & Wettstein 2000) reduzieren die Hüftprotektoren die Häufigkeit von Oberschenkelfrakturen um 30–70 %. Warum die Hüfthose noch immer nicht so häufig getragen wird, insbesondere in der häuslichen Umgebung, liegt nicht nur die (Un-)Komfortabilität, sondern auch an den Kosten. Die Hüftprotektoren sind nicht in die Hilfsmittelliste aufgenommen worden und werden daher

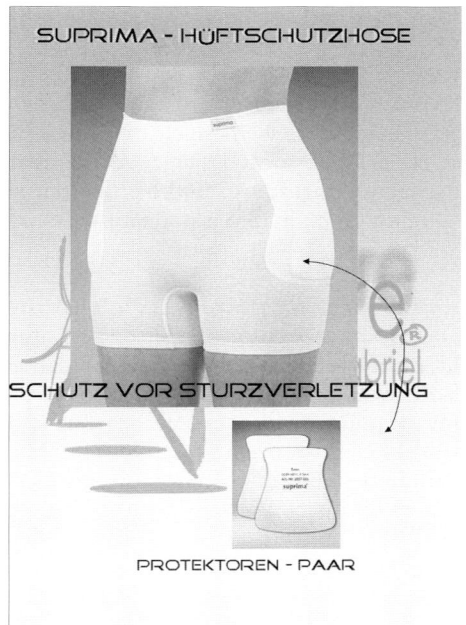

Abb. 4.26: Hüftschutzhose (© Medicare Britta Gabriel; www.pflegeoverall24.de; Hersteller: Suprima Gmbh)

nicht von den Krankenkassen finanziert. Die Kosten liegen zwischen 70,00 und 100,00 € pro Stück. Im Einzelfall übernehmen manche Kassen die Kosten. Es muss ein ärztliches Attest vorgelegt werden mit der Begründung für die erhöhte Verletzungsgefahr und den daraus entstehenden Kosten. Die Hüftprotektoren werden normalerweise über der Unterhose, bei Bedarf auch über der Strumpfhose angezogen. Bei Inkontinenz wird die Hüftschutzhose über der Windel oder Einlage angezogen. Alternativen sind ein Hüftprotektorgürtel oder eine offene Hüftprotektorhose. Die Hüftschutzhosen können zusammen mit den Schalen in der Waschmaschine bis 60 °C gewaschen werden. Je nach Häufigkeit des Waschens werden zwischen drei und fünf Protektoren pro Benutzer und Jahr benötigt.

Die Einführung von Hüftprotektoren soll mit einer strukturierten Information und Schulung begleitet werden (Icks et al. 2005).

Rutschfestes und sicheres Schuhwerk
Schuhe sind gleichzeitig ein Sicherheits- sowie ein Risikofaktor bei der Bewegung. Sie tragen wesentlich zur Stand- und Gangsicherheit älterer Menschen bei. Schuhe mit einer Absatzhöhe von mehr als 4 cm erhöhen das Sturzrisiko, besonders dann, wenn gleichzeitig die Auftrittfläche am Absatz verschmälert ist. Zur Sicherheit eines Schuhs trägt der feste Fersenhalt wesentlich bei. Daher stellt das Tragen von „Schlappen" eine Sturzgefährdung dar. Auch das Obermaterial des Schuhs stabilisiert den Gang. Pantoffeln erfüllen diese Anforderung normalerweise nicht. Die Empfehlung eines speziellen „optimalen" Schuhs für jeden ist nicht möglich, da die Beschaffenheit der Füße bei jedem

Menschen variiert. Im Sanitätshandel erhältliche Sportschuhe können dennoch empfohlen werden. Sie haben eine hochgezogene Fersenkappe, die den Einstieg erleichtert, und Klettverschlüsse, die nur ein Mindestmaß an Geschicklichkeit beim Schließen der Schuhe erfordern. Beim nächtlichen Toilettengang sind Socken mit einer Rutschhemmung empfehlenswert. Es handelt sich um ein einfaches, billiges und immer zur Verfügung stehendes Hilfsmittel. Gerade bei älteren Menschen, die sich schwer tun, Schuhe mit Fersenhalt anzuziehen und häufig über kalte Füße klagen, ist dies eine ausgezeichnete Möglichkeit, Nützliches und Sinnvolles miteinander zu verbinden (www.aktiv-in-jedem-alter.de).

Anpassung der Ernährung
Der Ernährungszustand spielt bei der Sturzprävention indirekt eine Rolle, denn von der Ernährung hängt die Beschaffenheit der Muskulatur ab. Personen, die nach einer akuten Erkrankung an Gewicht verloren haben, sind gebrechlicher, die Stürze nehmen zu. Die Interventionen, die zum Muskelaufbau führen, wie die Einnahme hochkalorischer Nahrung über einen bestimmten Zeitraum dienen auch der Mobilitätsstabilität (s. Kap. 4.6 zum Expertenstandard „Ernährungsmanagement zur Sicherstellung und Förderung der oralen Ernährung in der Pflege").

Kognitives Verhaltenstraining
Das kognitive Verhaltenstraining hat zum Ziel, das Bewegungsverhalten des Patienten den motorischen, visuellen und kognitiven Fähigkeiten anzupassen, um die Gefahren zu minimieren. Diese Maßnahmen sind häufig Bestandteil der komplexeren Programme.

Freiheitseinschränkende Maßnahmen
Als Sturzprävention werden auch Maßnahmen eingesetzt, die die Freiheit eines Menschen einschränken. „Freiheitseinschränkende Maßnahmen (FEM) gehören zu den schwersten Eingriffen in die Menschenrechte, das gilt ganz besonders für körpernahe Fixierung. Bauchgurte, etwa im Bett und am Stuhl, aber auch unnötige Bettgitter sowie Psychopharmakagabe zur Ruhigstellung, Stecktische und abgeschlossene Türen greifen empfindlich in die Freiheitsrechte eines Menschen ein" (http://www.redufix.de). „Als FEM werden solche Maßnahmen verstanden, die die körperliche Bewegungsfreiheit einschränken, und die nicht vom Betroffenen selbstständig entfernt werden können und/oder den Zugriff auf den eigenen Körper verhindern" (Bredhauer 2009). Die Häufigkeit der körpernahen Fixierungen wird auf 26–42 % (ebd.) eingeschätzt; für die häusliche Umgebung liegen keine Daten vor. Zum einem werden die FEM als sturzpräventive Maßnahmen eingesetzt, um die sturzgefährdeten Personen, die die Einsicht in ihre Sturzgefährdung nicht haben bzw. nicht haben können, vor Stürzen zu schützen. Zum anderen werden sie eingesetzt, damit die verantwortlichen betreuenden Personen das Sicherheitsgefühl und die rechtliche Absicherung haben. Die Wirksamkeit dieser Maßnahmen als sturzpräventive Maßnahmen konnte nicht nachgewiesen werden (vgl. DNQP 2006, S. 87). Im Gegensatz: Die Personen, bei denen FEM verwendet wurden, haben im Vergleich zu Personen, bei denen die FEM nicht eingesetzt wurden, „nach Beendigung dieser Maßnahmen ein etwa doppelt so hohes Risiko zu stürzen" (Evans et al. 1998, DNQP 2006, S. 87). Bredhauer (2006) stellt eine Negativspirale dar, die alle negativen Konsequenzen beim Einsatz von FEM zeigt.

Der Einsatz von FEM als sturzpräventive Maßnahmen ist unbedingt zu vermeiden. Um die Wirksamkeit von FEM und den Einsatz von alternativen Möglichkeiten zu erforschen, rief das Ministerium für Familie, Senioren, Frauen und Jugend das Projekt

ReduFix ins Leben. Im diesem Projekt konnte gezeigt werden, dass durch die multifaktoriellen Interventionen auf einen Teil der körpernahen Fixierungsmaßnahmen ohne negative Konsequenzen für Heimbewohner verzichtet werden kann. Die Ergebnisse zeigen, dass es möglich ist, körpernahe Fixierungen ohne negative Konsequenzen für die betroffene Person dadurch zu reduzieren, dass ein Reflexionsprozess angestoßen wird, der Alternativen zu Fixierungen bedenkt und in Betracht zieht (www.redufix.de). Das bildet die Grundlage für ein Ziel: freiheitseinschränkende Maßnahmen zu überdenken und infrage zu stellen. Das Projekt ReduFix ambulant weist auf die gleiche Problematik im häuslichen Bereich hin: 9 % der zuhause gepflegten Patienten sind von einer Art der Fixierung betroffen (www.redufix.de; letzter Zugriff am 12.09.2011). Zur Unterstützung des Umgangs mit freiheitsentziehenden Maßnahmen steht seit 2010 die Leitlinie FEM – Die Initiative zur Vermeidung freiheitseinschränkender Maßnahmen in der beruflichen Altenpflege (http://www.leitlinie-fem.de) zur Verfügung.

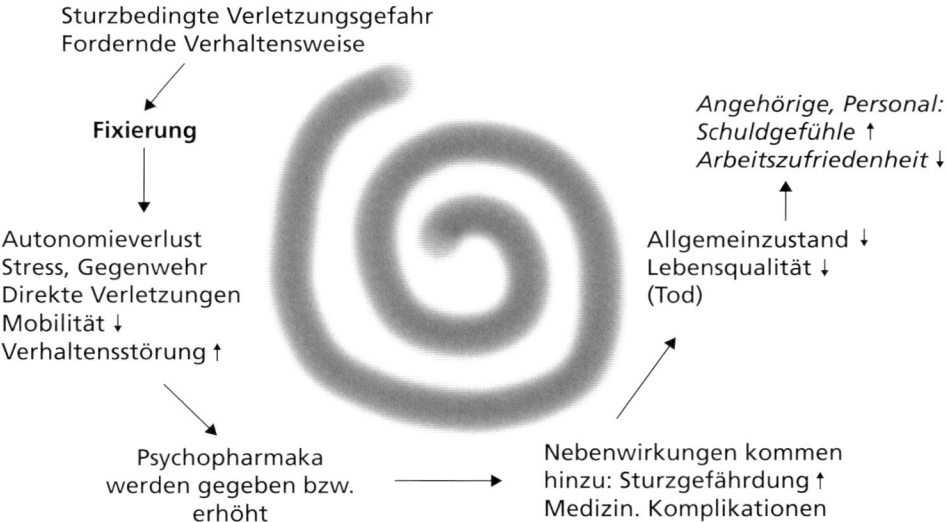

Abb. 4.27: Negative Spirale „Fixierung" (nach Bredhauer 2006)

Übertragen auf den häuslichen Bereich heißt das alles, dass die freiheitseinschränkenden Maßnahmen auf Verlangen von Angehörigen eingesetzt werden können, da diese auch für sich ein Sicherheitsgefühl haben möchten. Die Angehörigen müssen dann bezüglich der Risiken, die die Fixierungen mit sich bringen, und Auswirkungen auf die Psyche der betroffenen Person geschult werden. Außerdem kommen körpernahe Fixierungen nur dann in Betracht, wenn die fixierte Person „rund um die Uhr" beobachtet werden kann. Die Schulung der Angehörigen kann Folgendes beinhalten:
- Den Umgang mit ausgewählten Hilfsmitteln (Hüftprotektoren, Sensormatten, Antirutsch-Hausschuhstrümpfen, Niedrigbetten, Matratzen auf dem Boden, GPS, Sensortechnik, intelligenten Fußböden, Mobilfunkkommunikation) inkl. Einweisung in deren Gebrauch
- Den Umgang mit Fixierungsmaßnahmen, z. B. Bettgitter, Bauchgurte oder Segufixgurte

Eine kontinuierliche telefonische Beratung (medizinisch, pflegerisch, juristisch) und das zusätzliche Angebot einer „Vor-Ort-Konsultation" müssten ebenfalls angeboten werden.

International gültige Handlungsempfehlungen zum Einsatz von freiheitsentziehenden Maßnahmen des Joanna Briggs Instituts[5] sind:
- Fixierungen und andere bewegungseinschränkende Maßnahmen sollten als letztes Glied in der Kette von Handlungsmöglichkeiten eingesetzt werden.
- Der potenzielle Nutzen muss höher sein als der mögliche Schaden einer Fixierung (z. B. durch Immobilisierung).
- Muss eine Fixierung angewendet werden, ist die minimalste Variante einzusetzen, die den Zweck aber noch erfüllt.
- Die weitere Notwendigkeit der Fixierungsmaßnahme muss regelmäßig überprüft werden.
- Zur Verminderung des Verletzungsrisikos muss eine fachgerechte und korrekte Durchführung der Fixierungsmaßnahme entsprechend der Herstellerinformationen gewährleistet sein (regelmäßige Schulungen).
- Eine adäquate Überwachung der fixierten Person muss gewährleistet sein.

In der häuslichen Pflege kommt es vor, dass ein alleinstehender Patient seine Wohnung von außen abgeschlossen haben möchte. Sollte der Patient in der Lage sein, diese selbst aufzuschließen, handelt es sich nicht mehr um eine FEM. Die Entscheidung über FEM trifft der Patient selbst. Sollte der Patient nicht entscheidungsfähig sein, müssen ein ärztliches Attest sowie eine gerichtliche Genehmigung vorliegen. Für den Umgang mit FEM sollte jede Einrichtung eigene Richtlinien bzw. Standards festlegen. Denn die Unsicherheiten bei der Entscheidungsfindung und im Umgang mit Fixierungsmaßnahmen herrschen auf allen Seiten:

Die Pflegenden sehen sich vor einem Dilemma: Einerseits sollen sie den zu Betreuenden vor sturzbedingten Verletzungen schützen („Fürsorgepflicht") und andererseits dessen Autonomie und Mobilität fördern. Hierzu gab es noch keine einheitliche Rechtsnorm. Die entscheidende Rechtsprechung bildet sich im Urteil des Bundesgerichtshofs vom 28.04.2005, nach dem die Würde und das Persönlichkeitsrecht des Betroffenen zu berücksichtigen sind. Dies steht über dem Schutz vor Stürzen (Bundesgerichtshof: Urteil des BGH vom 28.04.2005)!

Der behandelnde Arzt befindet sich darüber hinaus im Konflikt, dass einerseits die Anordnung einer mechanischen oder chemischen „Ruhigstellung" im Umgang mit Verhaltensauffälligkeiten oder Sturzgefährdung ohne spezifische Indikation weder berufsrechtlich zulässig noch humanethisch vertretbar ist, er sich aber andererseits aufgrund der an ihn herangetragenen Erwartungen (z. B. seitens Pflegender und Angehöriger) sowie aufgrund der permanenten Stresssituation zeitökonomischer Begrenztheit unter massiven Handlungsdruck gesetzt erlebt.

Betreuer und Vormundschaftsrichter verlassen sich in aller Regel auf die Empfehlungen der Fachkräfte und Ärzte. Angehörige erleben sich nicht selten hilflos überfordert mit der Fragestellung. Deshalb ist es wichtig, dass alle an der Versorgung Beteiligten im

---

5 Das Joanna Briggs Institut ist eine internationale, nicht-gewinnorientierte Organisation für Forschung und Entwicklung an der Fakultät für Gesundheitswissenschaften an der Universität von Adelaide. Das Institut ist spezialisiert auf die Förderung und Unterstützung der evidenzbasierten Gesundheitsversorgung durch die Bereitstellung des Zugangs zu Ressourcen für Profis in der Krankenpflege, Geburtshilfe, Medizin und Gesundheitsversorgung (www.joannabriggs.edu.au).

Entscheidungsprozess über das Für und Wider der Anwendung von freiheitsentziehenden Maßnahmen auf der Basis von Wissen und Erkenntnissen sorgfältig zwischen den Rechtsgütern abwägen. Eine gesetzliche Regelung für die Anwendung freiheitsentziehender Maßnahmen, z. B. durch mechanische Vorrichtungen, findet sich im Betreuungsrecht nur für den Aufenthalt in einer „Anstalt, einem Heim oder einer sonstigen Einrichtung" (§ 1906 BGB Abs. 4). Wesentlich in diesem Zusammenhang sind hier die länderspezifischen Regelungen für öffentlich-rechtliche Freiheitsentziehung bei Fremd- oder akuter Selbstgefährdung und die zivilrechtliche Freiheitsentziehung im Rahmen des Betreuungsrechts (§ 1906 BGB) bei erheblicher Selbstgefährdung oder Behandlungsnotwendigkeit. Für den häuslichen Bereich gibt es keine gesetzlichen Regelungen.

Rolle des Arztes

Der Arzt soll im Rahmen der Gesundheitsberatung in der ambulanten ärztlichen Praxis, in stationären und rehabilitativen Einrichtungen oder im häuslichen Umfeld das Sturzrisiko erfassen (Geh- und Zähltest). Die Erhebung des Sturzrisikos kann nach dem Einheitlichen Bewertungsmaßstab (EBM) im Rahmen des hausärztlichen, geriatrischen Basisassessments durchgeführt werden, wobei die Abrechnungsmodalitäten eingeschränkt sind. Dennoch besteht in den Fachgesellschaften angesichts der Bedeutung des Gesundheitsproblems Sturz und sturzbedingte Verletzung explizit Konsens über die Sturzprävention als ärztliche Aufgabe (Icks et al. 2005). Die Deutsche Gesellschaft für Allgemeinmedizin und Familienmedizin (DEGAM) hat 2004 ärztliche Leitlinien für Ältere Sturzpatienten (DEGAM-Leitlinie Nr. 4 2004) herausgegeben, die „die Grundlagen für die gemeinsame Entscheidung von Ärzten und deren Patienten zu einer im Einzelfall sinnvollen gesundheitlichen Versorgung darstellen" (http://leitlinien.degam.de/uploads/media/Langfassung-sturz001.pdf, S. 1). So helfen die Leitlinien den Ärzten, die Sturzpatienten fachlich zu beraten und den ärztlichen Beitrag zur Sturzprävention zu leisten.

Auf der Homepage der Bundesvereinigung Prävention und Gesundheitsförderung e. V. (BVPG) (www.bvpraevention.de) sind Angebote zur Sturzprophylaxe für ältere Menschen in verschiedenen Bundesländern dargestellt.

Fünfte Ebene

Struktur

S5: Die Einrichtung stellt sicher, dass alle an der Versorgung des Patienten/Bewohners Beteiligten über das vorliegende Risiko informiert werden.

Prozess

P5: Die Pflegefachkraft informiert die an der Versorgung beteiligten Berufsgruppen über das Sturzrisiko des Patienten/Bewohners und gibt Hinweise zum situativ angemessenen Umgang mit diesem.

Ergebnis

E5: Den an der Versorgung beteiligten Berufs- und Personengruppen sind das individuelle Sturzrisiko und die jeweils notwendigen Maßnahmen zur Sturzprophylaxe bekannt.

Qualitätskriterien/Qualitätsniveaus

⌂ Einrichtung
  ✓ Sicherstellung der Informationsweitergabe
☺ Pflegefachkraft/Prozess
  ✓ Informationsweitergabe
☺☺☺ alle Akteure
  ✓ Sind informiert
☺ Patient
  ✓ Sturzrisiko ist minimiert

Informationsweitergabe
Die Einrichtung stellt sicher, dass die weiteren Berufsgruppen informiert werden (andere Stationen im Krankenhaus, Diagnostik und Therapie, Hol- und Bringdienst, Patiententransportbereich), ggf. aber auch eine Weitergabe an das Reinigungspersonal im Haus und andere Versorgungssektoren. In der häuslichen Pflege sollen die Informationen mittels eines Überleitungsbogens weitergegeben werden, auf dem die wichtigsten Punkte über das Sturzrisiko oder den Sturz in der Vorgeschichte festgehalten sind. In vielen Fällen lässt sich dies auch mündlich vermitteln; es ist z. B. bei Überweisung ins Krankenhaus sogar gewünscht, diese Information an den Transportdienst weiterzugeben. Bei einem geplanten Umzug oder Transport z. B. in die Tages-, Kurzzeit- oder stationäre Pflege muss jeder Dienst überlegen und festlegen, wie die Informationen am sichersten weitergegeben werden. In jedem Fall ist es in die Pflegeüberleitung bzw. das Entlassungsmanagement zu integrieren. Die Patienten sollen beraten werden, ihr Sturzrisiko selber weiterzugeben und sich so zu bewegen, dass das Sturzrisiko minimiert wird.

Sechste Ebene

Struktur

S6: Die Pflegefachkraft ist zur systematischen Sturzerfassung und -analyse befähigt.

Prozess

P6: Die Pflegefachkraft dokumentiert systematisch jeden Sturz, analysiert diesen ggf. mit anderen an der Versorgung beteiligten Berufsgruppen und schätzt die Sturzrisikofaktoren neu ein.

Ergebnis

E6: Jeder Sturz ist dokumentiert und analysiert. In der Einrichtung liegen Zahlen zu Häufigkeit, Umständen und Folgen von Stürzen vor.

Qualitätskriterien/Qualitätsniveaus

☺ Pflegefachkraft
  ✓ Verfügt über Kompetenzen für die Sturzerfassung und Sturzanalyse
◎🗐 Prozess/Dokumentation
  ✓ Stürze, Sturzanalyse und Sturzfolgen
  ✓ Neueinschätzung

Sturzdokumentation
Jeder Sturz ist zu dokumentieren und zu analysieren, denn jeder Sturz ist ein individuelles Geschehen, das durch unterschiedliche Faktoren zur Instabilität der gestürzten Person beiträgt. Das Sturzgeschehen soll strukturiert beschrieben werden, sodass anhand des Protokolls die Einzelanalyse und Neueinschätzung erfolgen können. Mithilfe der Protokolle können alle Stürze einer Person und einer Einrichtung analysiert werden und entsprechende vorbeugende Maßnahmen sowohl auf individueller Ebene als auch für das Gesamtkollektiv in einer Einrichtung getroffen werden. Das Sturzprotokoll soll folgende Struktur haben und acht vom DNQP (2005) empfohlene Sturzelemente erfassen (vgl. DNQP 2006, S. 92) (s. Anhang 11):
1) Zeitpunkt des Sturzes
2) Situationsbeschreibung
3) Aktivitäten vor einem Sturz
4) Ort des Sturzes
5) Zustand vor einem Sturz
6) Folgen des Sturzes
7) Eingeleitete Folgemaßnahmen

1) Der *Zeitpunkt* des Sturzes kann aufschlussreiche Informationen liefern, die möglicherweise die Ursachen für das Sturzgeschehen sind. Stürzen die Personen z. B. häufiger nachts, kann dies auf eine unzureichende Beleuchtung, kreislaufbedingte Gleichgewichtsstörungen, Sehbeeinträchtigungen, die nachts ausgeprägter sind etc., hindeuten.
2) Die *Situation*, in der eine Person stürzt, entsteht durch unterschiedliche Vorkommnisse, die aufeinandertreffen. Um genau diese Vorkommnisse soweit wie möglich zu rekapitulieren, ist es wichtig, das multifaktorielle Geschehen zu reflektieren und dadurch versuchen, herauszufinden, welche der Faktoren in welcher Konstellation den Sturz begünstigt haben.
3) Wenn man *die Aktivitäten vor einem Sturz* erfasst, kann diese Erkenntnis für die Beratung und das kognitive Verhaltenstraining von Nutzen sein. Ist der Sturz z. B. beim Aufstehen, Hinsetzen, Laufen oder Umdrehen passiert, wird die gestürzte Person aufgeklärt und beraten, wie sie sich in Zukunft bei solchen Aktivitäten verhalten soll.
4) Der *Ort des Sturzes* kann auf die Faktoren in der Umgebung hinweisen, die für den Sturz verantwortlich sind. Das kann z. B. ein rutschiger Bodenbelag, ein schlecht beleuchteter Raum oder die unsichtbare Schwelle sein.
5) Der *psychische oder physische Zustand* der gestürzten Person vor dem Sturz kann zum Sturz führen. Wenn die Menschen unaufmerksam, unkonzentriert, gereizt oder durch gesundheitliche Beeinträchtigungen geschwächt sind, sind sie „hinfälliger".
6) Die *Folgen des Sturzes* können unterschiedlich sein – von keinen sichtbaren Verletzungen bis hin zu schweren Frakturen. Die meisten und die schlimmsten Frakturen sind die Oberschenkelhalsfrakturen, die häufig zu massiven Mobilitätseinschränkun-

gen führen. Nicht zu vergessen und zu unterbewerten, sind die psychischen Folgen wie die Angst von erneuten Stürzen, das sogenannte „Post-Fall-Syndrom".
7) Das Sturzereignis und seine Folgen erfordern *Folgemaßnahmen*, die je nach Sturzereignis und Sturzfolgen Aufklärung, Beratung, Prophylaxe oder Therapie sein können.

Die strukturierte Beschreibung des Sturzereignisses soll anhand eines Protokolls dargestellt werden. Das Sturzprotokoll soll aus Sicht der Praktiker fünf Bewertungskriterien beinhalten (Ebel et al. 2006).

Es dient nicht nur der Sturzanalyse und dem Informationsaustausch, sondern ist gleichzeitig ein Nachweis für haftungsrechtliche Fragen.

Sturzdefinition
Die Sturzdefinition soll die Mitarbeiter immer wieder dafür sensibilisieren, dass ein Sturz jedes „Ereignis ist, in dessen Folge eine Person unbeabsichtigt auf dem Boden oder einer tieferen Ebene zu liegen kommt". Das Protokoll zielt darauf ab, all jene Ereignisse, die die Mitarbeiter normalerweise nicht als Stürze bzw. Fallen bezeichnen würden, weil sie aus irgendeinem Grund passieren, auch zu erfassen. Dem Grund nachzugehen, ist die Aufgabe der Pflegefachkraft in der Sturzanalyse.

Sturzrisikofaktoren
Anhand des Sturzprotokolls kann nach einem Sturz analysiert und festgestellt werden, welche Risiken den aktuellen Sturz verursacht haben. Außerdem sollen auch weitere, für den aktuellen Sturz nicht verantwortliche Risikofaktoren erfasst werden, damit das Gesamtbild nach einem Sturz aktualisiert wird.

Anwenderfreundlichkeit
Das Sturzprotokoll soll überschaubar und einfach auszufüllen sein. Die Ausfüllzeit darf nicht mehr als 15 Minuten einnehmen. Dieses Kriterium spielt für die Akzeptanz eine große Rolle.

Abbildung des Pflegeprozesses
Der Sturz ist ein Ereignis, das die Aktualisierung des Pflegeprozesses in Gang setzt. Die neue Einschätzung erfolgt aufgrund gesammelter Informationen. Daraus ergibt sich die Neubeschreibung des Pflegeproblems in Verbindung mit Ressourcen. Die pflegerischen Ziele werden festgelegt und Maßnahmen empfohlen und vereinbart. Ebel und Kollegen (2006) empfehlen, dass die Sturzprotokolle institutionsspezifisch sein können, aber sie sollen die Bewertungskriterien enthalten. Für den Aufbau des Sturzprotokolls können folgende Bausteine verwendet werden; diese sind mit dem Pflegeprozess identisch.
- Grunddaten
  Hierzu gehören die Stammdaten des Gestürzten, der Organisation und des Mitarbeiters, der das Sturzereignis aufnimmt bzw. dokumentiert.
- Sturzgeschehen
  Hier soll das Sturzereignis mithilfe von Strukturkriterien (bis auf den Zustand vor dem Sturz) beschrieben werden.
- Der Zustand vor dem Sturz soll die Informationen liefern, die den Grund für das aktuelle Sturzereignis zeigen sowie eine prospektive Einschätzung der Sturzgefährdung ermöglichen. Es ist folgenden Fragen nachzugehen
  – Aus welchem Grund ist der Patient gestürzt?
  – Warum ist der Patient sturzgefährdet?
  – Welche Fähigkeiten und Potenziale hat der Gestürzte?

- Festlegung der Ziele
  - Welche pflegerischen Ziele können und sollen in Bezug auf den Sturz und die Sturzprophylaxe verfolgt werden?
- Planung der pflegerischen Maßnahmen
  - Mit welchen Maßnahmen können die festgelegten Ziele erreicht werden? Diese sollen geplant werden.
- Die Beurteilung und Evaluation der durchgeführten Pflege stellt die Ergebniskontrolle dar. Die geplanten und durchgeführten Maßnahmen sollen auf ihre Wirksamkeit hin überprüft werden.

Das Sturzprotokoll soll demnach in den Pflegeprozess involviert werden. Da es gleichzeitig ein Steuerungs- und Aufzeichnungsdokument und ein Informationsträger ist, soll in der Einrichtung festgelegt werden, wie mit diesem Dokument umzugehen ist. Da die Pflegefachkraft die Steuerung des Pflegeprozesses managt und aufgrund ihres fachlichen Wissens autorisiert ist, die Stürze zu analysieren und Risiken einzuschätzen, Ziele und Maßnahmen festzulegen und die Wirksamkeit der prophylaktischen Maßnahmen zu beurteilen, soll sie diese Grundelemente im Protokoll dokumentieren und unterschreiben. Der Mitarbeiter, der das Sturzereignis beobachtet hat oder dem das Sturzereignis mitgeteilt wurde, soll das Ereignis so genau wie möglich beschreiben. Wurde das Sturzereignis von keinem der Mitarbeiter beobachtet, soll die Beschreibung des Gestürzten oder von Zeugen wortwörtlich übernommen werden mit der Anmerkung, wie und von wem die Informationen ermittelt wurden. Wenn es keinen Zeugen gibt und der Gestürzte nicht in der Lage ist, die Situation zu beschreiben, soll im Protokoll dokumentiert werden, wo, wann und wie der Gestürzte vorgefunden wurde. Das gibt im Klagefall eine relativ hohe Rechtssicherheit.

Der Umgang mit dem Sturzprotokoll ist am besten mittels eines Verfahrens zu organisieren, das Folgendes regeln soll:
- Welcher Mitarbeiter füllt welchen Teil des Protokolls aus?
- Wann und an wen werden die Sturzprotokolle weitergeleitet?
- Wo sollen die Protokolle gesammelt bzw. abgeheftet werden?
- Wer wertet diese aus und macht eine einrichtungsbezogene Analyse?

In der Einrichtung sollen Zahlen zu Häufigkeit, Umständen und Folgen von Stürzen vorliegen. Diese sind wichtig, damit einrichtungsbezogene Analysen vorgenommen werden können. Sie können z. B. aufschlussreiche Daten zu ungünstigen Umgebungsfaktoren liefern, was die Einrichtung dazu bringen sollte, eine möglichst sturzfreie Umgebung zu gestalten. Die Einrichtungen der häuslichen Pflege haben wenig Einfluss darauf, können aber aufgrund der Analysen z. B. Patienten auf ihre Verhaltensweisen typologisieren und für ihre Mitarbeiter besondere Schulungen anbieten, die ihre Beratungskompetenz erhöhen, oder Schulungskurse für die Patienten entwickeln, wie z. B. zum Umgang mit Hilfsmittel.

Jede Einrichtung soll mittels einer Arbeitsanweisung oder eines Standards den Umgang mit Protokollen und den darauf folgenden Analysen festlegen.

4.4.4 Praxisbezug

Beispiel 1

Sturzrisikoeinschätzung bei Frau Meier
Bereits im Erstgespräch bei der Aufnahme wurden die bereits beschriebenen Daten gesammelt. Aufgrund dessen lassen sich bereits folgende intrinsische Risikofaktoren identifizieren
- Osteoporose, Herzrhythmusstörungen, depressive Verstimmungen
- Gangunsicherheit, eingeschränkte Mobilität, Balanceprobleme
- Post-Fall-Syndrom, die Angst vor erneuten Stürzen
- Körperliche Schwäche, Zustand nach dem OHS und Krankenhausaufenthalt
- Schmerzen
- Inkontinenz

Die Pflegefachkraft untersucht die Umgebung und die Medikamente, die Frau Meier zu sich nimmt. Sie kommt zu folgendem Ergebnis:
- Frau Meier läuft mit einem Rollator, mit dem sie korrekt umgehen kann.
- Ihre Wohnung ist ausreichend mit Beleuchtungskörpern ausgestattet, aber Frau Meier geht mit der Beleuchtung sehr sparsam um.
- Im Wohnzimmer hat sie mehrere Teppiche, die übereinander überstehen.
- Die Fliesen im Bad sind rutschig.
- Es fehlen Haltemöglichkeiten im langen Flur.
- Ein Tisch und ein Sessel stehen „im Weg".
- Frau Meier läuft in ihrer Wohnung gerne in ausgeleierten Pantoffeln.
- Sie nimmt Antiarrhytmika gegen Herzrhythmusstörungen ein.
- Sie trägt eine Brille, die ihre Sehschwäche gut kompensiert.

Die Pflegefachkraft schätzt Frau Meier aufgrund oben genannter Faktoren als sturzgefährdete Patientin ein. Sie nimmt zusätzlich auf, dass Frau Meier derzeit einmal wöchentlich Krankengymnastik erhält. Die Pflegefachkraft leitet diese Informationen an ihr Team weiter und „verordnet", dass das Verhalten von Frau Meier beim Bewegen und im Umgang mit Hilfsmitteln genau beobachtet werden soll. In zwei Wochen soll die erste Evaluation bzw. Neueinschätzung erfolgen, damit neu gewonnene Informationen in die Pflegeplanung einfließen.

Beratung/Aufklärung
Frau Meier wird über die Sturzgefahren informiert und aufgeklärt. Es folgt eine erste Kurzberatung zu:
- Schuhwerk (s. auch Kap. 4.3)
- Umgang mit Hilfsmitteln
- Hüftprotektoren
- Stolperfallen in der Wohnung
- Ausreichende Beleuchtung
- Sturzvermeidbare Bewegungen beim Toilettengang

Die Pflegefachkräfte beobachten zwei Wochen lang das Verhalten von Frau Meier bei Bewegungen und dokumentieren dieses.

Neueinschätzung in zwei Wochen
Bereits im Rahmen des Schmerzmanagements haben die Pflegefachkräfte Folgendes beobachten können:

Der psychische Zustand von Frau Meier hat sich geringfügig verbessert. Frau Meier akzeptiert die Hilfestellungen durch den Pflegedienst zunehmend und gewinnt Vertrauen. Die Tochter hat einen Termin beim Orthopäden wegen des Schuhwerks vereinbart, bis dahin zieht Frau Meier beim Laufen feste Schuhe an. Sie hat besseren Appetit.

Die Pflegefachkraft informiert den behandelnden Arzt. Dieser verordnet zweimal täglich Piroxicam und dreimal 20 Novalgin Tropfen. Die morgendliche Medikamenteneinnahme soll vor dem Aufstehen erfolgen.

Hinzu kommt Folgendes:
Frau Meier bewegt sich vorsichtig, nimmt immer den Rollator mit und hält sich an den Gegenständen in ihrer Wohnung fest. Der Rollator hackt sich in den Teppichen fest, sie kann ihre Beine nicht ausreichend hoch heben, sodass die Stolpergefahr noch hoch ist. Frau Meiers Beleuchtungsverhalten ist nach wie vor energiesparsam: Sie macht das große Licht selten an. Sie hat morgens nach der morgendlichen Einnahme von Novalgin Tropfen leichten Schwindel beim Aufstehen.

Bei der Neueinschätzung setzt die Pflegefachkraft die Checkliste für die Wohnung ein:

Zugang zum Haus		
1) Treppengeländer vorhanden	Ja	☒
Hausflur und Treppen		
1) Treppen mit rutschhemmendem Belag	Nein	☒
2) Handlauf innen und außen vorhanden	Nein	☒
3) Sitzmöglichkeit zwischen den Etagen	Nein	☒
4) Licht, ggf. mit Bewegungsmelder vorhanden	Nein	☒
(Anmerkung: Die Handläufe sollen jeweils über den Anfang und das Ende der Treppen hinausgehen.)		
Technische Ausstattung		
1) Türklingel ist hörbar	Ja	☒
2) Telefon ist gut erreichbar	Ja	☒
3) Drahtloses Telefon zusätzlich vorhanden	Nein	☒
4) Kühlschrank wird erreicht	Ja	☒
Türen		
1) Schwellen vorhanden	Ja	☒
2) Türbreiten für Rollator oder Rollstuhl ausreichend	Nein	☒
Wohnung allgemein		
1) Bodenbeläge sind gesichert	Nein	☒
2) Andere Stolperfallen sind vorhanden	Ja	☒
Küche		
1) Sitzgelegenheit auch mit Hilfsmitteln bequem erreichbar	Ja	☒
2) Schränke werden erreicht	Ja	☒

> *Bad*
> 1) Duschmöglichkeit vorhanden   Ja   ☒
> 2) Duschhocker, ggf. schwellenloser Zugang   Nein ☒
> 3) Toilettensitzhöhe beträgt 46 cm (ggf. an Körpergröße anpassen   Nein ☒
> 4) Toilette ist mit Nachtstuhl überfahrbar   Ja   ☒
> 5) Ausreichende Haltegriffe in Bad/Dusche und an Toilette vorhanden   Ja   ☒
> 6) Lichtschalter ist gut erreichbar, ggf. mit Bewegungsmelder
>   kombinieren   Ja   ☒
> 7) Lichtschalter vom Bett aus erreichbar   Ja   ☒
> 8) Ablagemöglichkeit am Bett vorhanden   Ja   ☒
> 9) Bett ist auch mit Hilfsmittel, ggf. Rollstuhl zugänglich   Ja   ☒
> 10) Nachtlicht vorhanden   Nein ☒
>
> *Üben Sie folgende Bewegungen, ob diese gut ausgeführt werden können*
> 1) Aufstehen vom Bett   Nein ☒
> 2) Aufstehen vom Wohnzimmerstuhl   Nein ☒
> 3) Aufstehen von der Toilette   Nein ☒
> 4) Begehen der Badewanne bzw. Aussteigen aus Badewanne
>   (ggf. Sitz- oder Betthöhen anpassen)   Ja   ☒
>
> *Weitere zu beachtende Punkte*

Der Zugang zum Haus ist zurzeit nicht relevant, kann es aber künftig werden; denn wenn Frau Meier die verlorenen Ressourcen zurückgewinnen sollte, können diese Informationen von Bedeutung sein. Da Frau Meier in einem Wohngebäude in einer Mietwohnung wohnt, können sich die Umgebungsfaktoren außerhalb der Wohnung nicht verändern; es bleibt, Frau Meier vorzuschlagen, sich außerhalb der Wohnung nur in Begleitung zu bewegen.

Die *neue Einschätzung nach zwei Wochen* ergab, dass Frau Meier weiterhin sturzgefährdet ist. Aber sie bewegt sich zunehmend mehr, zeigt mehr Sicherheit und nimmt langsam an Gewicht zu, was zur körperlichen Stabilität beiträgt.

Die Pflegefachkraft berät Frau Meier insbesondere zu umgebungsungünstigen Faktoren. Sie schlägt Frau Meier und ihrer Tochter folgende Maßnahmen vor:
- die übereinanderliegenden Teppiche, die als Teppichbrücken benutzt wurden, entfernen,
- den einen übrig gebliebenen Teppich mit rutschfestem „Stopper" verlegen,
- die sparsamen Glühbirnen kaufen,
- ein Nachtlicht anbringen,
- nachts den Toilettenstuhl ans Bett stellen,
- beim Aufstehen den Körper langsam mithilfe eines Aufrichters in die aufrechte Position bringen, eine Weile sitzen bleiben, Luft holen, etwas trinken,
- die Getränke in greifbare Nähe stellen,
- Fortführung der Krankengymnastik,
- mehr Bewegung mit dem Rollator innerhalb der Wohnung, kurze Strecken zurücklegen, Pausen machen,
- angepasstes rutschfestes Schuhwerk tragen,

- Blutdruckkontrolle morgens nach der Medikamenteneinnahme, in Sitzposition zunächst durch den Pflegedienst und
- sich den Hüftprotektor anschaffen.

Die Pflegefachkraft hilft der Tochter, den Antrag auf die Hilfsmittel bei der Pflegekasse zu stellen. Sie setzt eine *neue Einschätzung in zwei Wochen* fest und informiert das Pflegeteam. In den weiteren zwei Wochen beobachten und dokumentieren die Mitarbeiter das Verhalten von Frau Meier beim Bewegen und unterstützen sie im Umgang mit Hilfsmitteln.

Nach zwei Wochen findet eine erneute Einschätzung und Empfehlung weiterer Maßnahmen je nach Zustand und Risiken statt. Die weiteren Zeitintervalle für die erneute Einschätzung hängen von aktuellem Zustand und aktuellen Gefahren ab.

Beispiel 2

Schauen wir uns die Sturzprophylaxe bei Herrn Müller an. *Die Ersteinschätzung* ergab, dass Herr Müller im Bett, im Sitzen und beim Transfer sturzgefährdet ist aufgrund von
- Morbus Parkinson mit unkontrollierten, anschießenden Bewegungen, Rigor,
- fehlendem Körperhalt,
- totaler Desorientiertheit und
- der Medikamentennahme.

Herr Müller liegt im Pflegebett. Die Bettholme werden auf Wunsch der Ehefrau (Betreuerin für alle Bereiche) als Fallschutz hochgezogen; diese sind nicht gepolstert. Herr Müller sitzt im Rollstuhl. Die Pflegefachkraft stellt fest, dass der Rollstuhl nicht passend ist. Man kann die Rückenlehne und den Sitz nur bedingt so einstellen, dass die Sitzposition sicher und bequem ist. Die Steifheit von Herrn Müller macht den Transfer durch eine Person schwierig und in Bezug auf einen Sturz gefährlich.

Die Pflegefachkraft berät Frau Müller,
- bei der Pflegekasse einen neuen Rollstuhl für Herrn Müller zu beantragen und
- die Hilfsmittelhersteller, den Mitarbeiter von einem Sanitätshaus kommen zu lassen und sich beraten zu lassen.

Sie fragt bei Frau Müller nach, ob sie beim Transfer mithelfen kann und empfiehlt ihr, die Bettholme abzupolstern. Sie sind hier nicht als freiheitsentziehende Maßnahme zu betrachten, da der Patient nicht willentlich sein Bett verlassen möchte.

Frau Müller ist zunächst bereit, beim Transfer mitzuhelfen. Die Pflegefachkraft schult sie und leitet sie bei der Transfertechnik an.

Eine *neue Einschätzung ist in vier Wochen* vorgesehen. Frau Müller geht auf die Empfehlungen des Pflegedienstes ein und beantragt einen neuen Rollstuhl. Sie lässt sich beraten und nimmt den Pflegekurs in Anspruch. Frau Müller hilft beim Transfer mit. Da Herr Müller gleichzeitig die Schmerzmedikation bekommt, hat sich seine Körperhaltung entspannt.

Die erneute Einschätzung in vier Wochen ergibt, dass Herr Müller weiterhin im Liegen, im Sitzen und beim Transfer sturzgefährdet ist, aber seine Gefährdung durch die Hilfsmittel und den Transfer durch zwei Personen soweit kompensiert ist. Die Maßnahmen sind fortzuführen und eine *neue Einschätzung erst in zwei Monaten* erforderlich, falls keine akuten Veränderungen eintreten.

Die zwei vorgestellten Beispiele verdeutlichen hier auch die Bedeutung von Aufklärung und Beratung. Die Pflegefachkraft hat die Betroffenen und die Angehörigen in den Prozess aktiv einbezogen, die Maßnahmen koordiniert und die vorgeschlagenen Handlungsschritte auf ihre Wirkung hin geprüft.

4.5 Förderung der Harnkontinenz in der Pflege

Der fünfte Expertenstandard – Harnkontinenz in der Pflege – wurde am 12. Oktober 2005 veröffentlicht. Der Standard wurde bundesweit in 25 Gesundheitseinrichtungen modellhaft implementiert. Die stationäre Pflege beteiligte sich mit zehn Einrichtungen, ambulante Dienste mit vier Einrichtungen und elf Krankenhäuser waren dabei.

4.5.1 Definition „Harnkontinenz"

„Harnkontinenz ist die Fähigkeit, willkürlich und zur passenden Zeit an einem geeigneten Ort, die Blase zu entleeren. Sie beinhaltet weiterhin die Fähigkeit, Bedürfnisse zu kommunizieren, um Hilfestellung zu erhalten, wenn Einschränkungen beim selbstständigen Toilettengang bestehen". Daher ist „Harninkontinenz jeglicher, unwillkürliche Harnverlust" (DNQP 2007, S. 25).

Die Zielgruppe sind erwachsene Patienten/Bewohner, die inkontinent sind und zu einer Risikogruppe für die Entwicklung einer Inkontinenz gehören.

4.5.2 Gesundheitspolitische Relevanz

Der Expertenstandard richtet sich an die Zielgruppe erwachsener Menschen, die Anzeichen einer Inkontinenz haben oder zur Risikogruppe gehören. Frauen sind vorrangig betroffen. 20–30 % der jungen Frauen, 30–40 % der Frauen im mittleren Lebensalter und 30–50 % der älteren Frauen sind von Harninkontinenz betroffen (vgl. DNQP 2007, S. 45). Nur 2 % der Männer bis zum 50. Lebensjahr sind harninkontinent. Erst mit zunehmendem Alter steigt die Inkontinenzprävalenz bei Männern an, bis hin zu 43 % bei jenen über 70. In Altenhilfeeinrichtungen sind ca. bis zu 70 % der Bewohner harninkontinent. Harninkontinenz ist zum Teil noch ein Tabuthema, da sie unangenehme Auswirkungen auf das psychosoziale Leben hat. Der Kontrollverlust über den Urinabgang greift tief in die Menschenwürde und Autonomie ein. Die Betroffenen fühlen sich häufig beschämt, insbesondere wenn sie hilfebedürftig werden. Sie erleben einen Verlust an Selbstvertrauen, schließen sich aus dem sozialen Leben aus, es droht die soziale Isolation. Dies ist eine von vielen Strategien, die die betroffenen Personen im Umgang mit Inkontinenz selbst entwickeln. Zu diesen Strategien zählen auch eine geminderte Flüssigkeitsaufnahme, häufigere und vorbeugende Toilettengänge, heimliches Tragen von Vorlagen etc. Nicht selten werden die Menschen wegen vorliegender Harninkontinenz hilfebedürftig oder deren Hilfebedürftigkeit nimmt soweit zu, dass ein Einzug in eine stationäre Einrichtung bevorsteht. Die finanziellen Auswirkungen sowohl auf das Privatbudget als auch auf die Ausgaben im Gesundheitswesen werden größer. Dazu zählen die Kosten für Inkontinenzmaterial, Hilfsmittel, sachliche sowie personelle Ausstattung bei Hilfebedürftigkeit. Füsgen (1998) (vgl. DNQP 2007, S. 48) schätzt, dass in Deutschland pro Person 400–750 € jährlich nur für aufsaugendes Inkontinenzmaterial ausgegeben werden. Es gibt keine deutsche Studie, die die Kosten im Gesundheitswesen für die Folgen und die Versorgung bei Harninkontinenz insgesamt errechnet hat; in den USA werden die Kosten auf jährlich 17,5 Milliarden US-Dollar geschätzt.

Durch gezielte Interventionen kann Harninkontinenz vorgebeugt respektive die Kontinenz zurück gewonnen werden.

Das Ziel der Expertenstandards lautet:

> *„Bei jedem Patienten und Bewohner wird die Harnkontinenz erhalten oder gefördert. Identifizierte Harninkontinenz wird beseitigt, weitestgehend reduziert bzw. kompensiert" (DNQP 2007, S. 27).*

4.5.3 Die Standardebenen

Der Expertenstandard „Förderung der Harnkontinenz in der Pflege" hat sechs Ebenen.

Erste Ebene

Struktur

> S1: Die Pflegefachkraft verfügt über die Kompetenz zur Identifikation von Risikofaktoren und Anzeichen für eine Harnkontinenz.

Prozess

> P1: Die Pflegefachkraft identifiziert im Rahmen der pflegerischen Anamnese Risikofaktoren und Anzeichen für eine Harnkontinenz.
> Sie wiederholt die Einschätzung bei Veränderung der Pflegesituation und in individuell festzulegenden Zeitabständen.

Ergebnis

> E1: Risikofaktoren und Anzeichen für eine Harnkontinenz sind identifiziert. Verlaufskontrollen liegen vor.

Qualitätskriterien/Qualitätsniveaus

> ☺ Pflegefachkraft
>   ✓ Identifikationskompetenz
> ◉ Prozess
>   ⏱ Zeitpunkt der Identifikation/Einschätzung
>   ⏱ Einschätzungsintervalle
> 📄 Dokumentation
>   ✓ Risikofaktoren oder Harninkontinenz sind identifiziert

Risikofaktoren
Wie andere medizinische oder pflegerische Probleme wird die Harninkontinenz nicht nur aufgrund eines Faktors entwickelt, sondern ist die Folge mehrerer Ereignisse. Männer und Frauen haben unterschiedliche Eintrittswahrscheinlichkeiten einer Harninkontinenz infolge verschiedener geschlechtsspezifischer Faktoren. Dennoch gibt es darüber hinaus geschlechtsunabhängige Risiken. Ab dem 50. Lebensjahr steigt bei beiden Geschlechtern die Wahrscheinlichkeit an, eine Harninkontinenz zu entwickeln, jedoch bei Frauen mehr als bei Männern. Erst im hohen Alter nähert sich dies an. Harninkontinenz geht häufig mit dem körperlichen und geistigen Abbau sowie mit veränderten Strukturen von Blase und Beckenboden einher. Um kontinent zu sein und zu bleiben, müssen die Harndranganzeichen gespürt und erkannt werden und es muss rechtzeitig ein richtiger Ort für die Blasenentleerung erreicht werden. Dies setzt voraus, dass die Menschen geistige und körperliche Leistungsfähigkeiten besitzen, um ihre Bedürfnisse artikulieren zu können. Des Weiteren müssen die Schließmuskeln funktionelle Fähigkeiten besitzen und dem Druck, der in der Blase entwickelt wird, entgegenwirken, bis man die Toilette selbst erreicht oder Hilfe bekommen hat. Nicht nur die motorische Fähigkeit, sich bewegen zu können, sondern auch die motorischen Fähigkeiten in den Händen, z. B. Fingerfertigkeit, haben Einfluss auf die Kontinenz. Wenn man sich nicht selbstständig an- und ausziehen kann, kann dadurch Inkontinenz entstehen. Gerontopsychiatrisch oder geistig veränderte Menschen können häufig durch Umgebungsveränderungen die Toilette nicht mehr finden. So führt eine Reihe von Krankheiten und Behinderungen, die geschlechtsunabhängig sind, zur Harninkontinenz (s. **Tab. 4.23**).

Frauen sind aufgrund ihrer Anatomie und Physiologie des urogenitalen Traktes mehr betroffen als Männer, sie haben ein höheres Risiko. Der Beckenboden wird in der Schwangerschaft und bei vaginaler Entbindung schwer belastet. Bei der Geburt kann es zu Verletzungen und Rissen durch Episiotomie, aber auch ohne Episiotomie kommen. Bei Frauen im Klimakterium sinkt der Östrogenspiegel, was zu Veränderungen der Vaginal- und Schleimhaut führt, was wiederum Harnwegsinfektionen begünstigt. Die Harnwegsinfektion ist ein weiterer Risikofaktor für Inkontinenz und Frauen erkranken wegen der Anatomie ihrer Harnröhre häufiger als Männer. Übergewicht bei Frauen beansprucht den Beckenboden und kann ebenfalls zur Harninkontinenz führen.

Die Männer erleben Harninkontinenz bei der Veränderung der Prostata und deren Operation. Eine Übersicht über die Risikofaktoren gibt **Tabelle 4.23** an.

Im Rahmen der pflegerischen Anamnese erfasst die Pflegefachkraft die Informationen über die Funktionalität des urinalen Systems. Bei allen Patienten und insbesondere bei Risikogruppen sollen Fragen über ungewollten Urinverlust gestellt werden. Da es sich um ein sehr intimes Thema handelt, müssen der Ort und der Zeitpunkt der Befragung sorgfältig gewählt werden. Folgende Formulierungen können hilfreich sein (vgl. DNQP 2007, S. 30):

- Verlieren Sie ungewollt Urin?
- Verlieren Sie Urin, wenn Sie husten, lachen oder sich körperlich betätigen?
- Verlieren Sie Urin auf dem Weg zur Toilette?
- Tragen Sie Vorlagen/Einlagen, um Urin aufzufangen?
- Verspüren Sie häufig (starken) Harndrang?
- Müssen Sie pressen, um Wasser zu lassen?
- Seit wann haben Sie diese Probleme?

- Waren Sie deshalb bei Ihrem Arzt?
- Welche Medikamente nehmen Sie?
- Liegt eine medizinische Diagnose vor?
- Hat der Betroffene diese Probleme aufgrund einer eingeschränkten Mobilitätsfähigkeit, geistiger Einschränkungen oder ungeeigneten Umgebung?

Tab. 4.23: Ausgewählte (patientenunabhängige) Risikofaktoren für Harninkontinenz (DNQP 2007, S. 29)

Risikofaktoren	Geschlechtsunabhängig	Frauen	Männer
Kognitive Einschränkungen	X		
Körperliche Einschränkungen	X		
Alter	X		
Erkrankungen z. B.: • Schlaganfall • Multiple Sklerose • Morbus Parkinson • Demenz • Diabetes mellitus	X		
Medikamente z. B.: • Diuretika • Anticholinergika • Antihistaminika • Antidepressiva • Neuroleptika • Kalziumantagonisten • Opiate	X		
Harnwegsinfektionen	X	X	
Obstipation		X	(X)
Belastung des Beckenbodens durch z. B. Schwangerschaft/Entbindung, Adipositas		X	
Östrogenmangel		X	
Veränderung der Prostata/Operation der Prostata			X

Bei den Patienten, die sich schämen und die Situation verleugnen oder die Fragen nicht verstehen respektive nicht beantworten können, helfen Beobachtungen von Auffälligkeiten, z. B. beim Toilettengang, beim Aufstehen, evtl. Geruch oder abgelegtes Inkontinenzmaterial, unsaubere Wäsche, Hautveränderungen im Intimbereich. Es ist wichtig, zu erfassen, in welcher Situation die Probleme auftreten oder mit welchem Gefühl sie einhergehen (DNQP 2007, S. 31):

- Kommt es zum ungewollten Harnverlust beim Aufstehen, bei körperlicher Betätigung?
- Geht der Harnverlust mit dem Harndrang einher?
- Ist die Miktion verzögert?
- Ist der Harnabgang ständig?
- Tröpfelt der Patient?
- Hat der Patient das Gefühl der nicht vollständig entleerten Blase?
- Hat er Brennen beim Wasserlassen?

Je präziser das Problem des Urinverlustes erfasst wird, desto eher können aufgrund dieser Informationen die Inkontinenzart und das Kontinenzprofil beschrieben werden. Diese sind wiederum für die Interventionsplanung wichtig. Wie bei allen pflegerischen Problemen oder Risiken muss die Situation nach individuell festzulegenden Zeitabständen neu betrachtet werden. Wie häufig und in welchen Zeitabständen die Lage neu eingeschätzt werden muss, hängt von der Inkontinenzart, dem Kontinenzprofil, den Interventionen und vom allgemeinen medizinisch-pflegerischen Zustand des Patienten ab. Das Ergebnis des so gestalteten Pflegeprozesses soll dokumentiert werden. Aus der Dokumentation soll ersichtlich werden, welche Patienten das Risiko und welche bereits Anzeichen für Harninkontinenz haben. Darauf folgt eine differenzierte Einschätzung.

Zweite Ebene

Struktur

S2a: Die Einrichtung verfügt über eine interprofessionell geltende Verfahrensregelung zu Zuständigkeiten und Vorgehensweisen im Zusammenhang mit der Förderung der Harnkontinenz bzw. Kompensation der Inkontinenz und stellt sicher, dass die erforderlichen Instrumente zur Einschätzung und Dokumentation vorliegen.

S2b: Die Pflegefachkraft verfügt über die erforderliche Kompetenz zur differenzierten Einschätzung bei Problemen mit der Harninkontinenz.

Prozess

P2: Die Pflegefachkraft führt bei Vorliegen von Kontinenzproblemen eine differenzierte Einschätzung (z. B. auf der Grundlage eines zielgruppenspezifischen Miktionsprotokolls) durch bzw. koordiniert in Absprache mit dem behandelnden Arzt erforderliche diagnostische Maßnahmen.

Ergebnis

E2: Eine differenzierte Einschätzung der Kontinenzsituation und eine Beschreibung des individuellen Kontinenzprofils liegen vor.

Qualitätskriterien/Qualitätsniveaus

☺ Pflegefachkraft
  ✓ Kompetenz für differenzierte Einschätzung
  ✓ Interprofessionelle Zusammenarbeit
🏠 Einrichtung
  ✓ Interprofessionelle Verfahrensregelung
📄 Prozess/Dokumentation
  ✓ Differenzierte pflegerische Diagnostik/Kontinenzprofile

Differenzierte Einschätzung

Eine differenzierte Einschätzung der Kontinenzsituation ist erforderlich, sobald im Rahmen der Anamnese Miktionsprobleme festgestellt werden. Dies erfordert eine genaue Betrachtung der pflegerischen Situation einschließlich medizinischer Diagnostik und Feststellung der Kontinenzprofile. Sollte keine differenzierte medizinische Diagnose zur Urininkontinenz bestehen, muss abgewogen werden, ob diese erforderlich ist. Dies hängt vom diagnostischen Aufwand und dem möglichen Therapieerfolg bzw. Möglichkeiten der Kontinenzförderung ab.

Inkontinenzarten
Inkontinenz beschreibt – wie bereits erwähnt – einen Zustand, in dem der Betroffene die Kontrolle über den Harnabgang verloren hat, unabhängig von der Ursache. Die Feststellung der Inkontinenzarten geht der Ursache der Inkontinenz nach.

Funktionelle Inkontinenz besteht, wenn Funktionseinschränkungen oder -ausfälle oder Einschränkungen des lokomotorischen Systems und/oder des kognitiven Systems eintreten. Dann besitzt ein kontinenter Mensch in der Regel nicht mehr die Fähigkeit, die Toilette rechtzeitig zu erreichen. Bei Mobilitätseinschränkungen kann der Patient entweder die Toilette nicht selbstständig erreichen oder er kann mit dem Hilfsmittel nicht selbstständig umgehen. Die kognitiven Einbußen führen zu Inkontinenz, weil der Betroffene die Toilette nicht mehr findet, sie nicht erkennt, den Harndrang nicht mehr spürt oder ihn nicht mehr zuordnen bzw. artikulieren kann. Auch wenn der Patient an einem ungeeigneten Ort uriniert, z. B. im Zimmer, Flur oder in der Küche, anstatt in der Toilette, handelt es sich um funktionelle Inkontinenz.

Die *Harninkontinenz aufgrund veränderter Speicher- und Entleerungsfunktion*, wie in der Definition (s. Kap. 4.5.1) beschrieben, tritt ein, wenn die Ursache im urogenitalen System liegt. Bei normalem Miktionszyklus wird der Blasendruck, der durch Blasenfüllung entsteht, durch die Kontraktion der Harnröhre und der Beckenbodenmuskulatur aufgehalten. Wenn die Blasenfüllung mehr als ca. 200 ml beträgt, entsteht der Harndrang, bei einer Füllung von mehr als 400 ml ist der Harndrang heftig und führt zur Miktion. Bei der Miktion relaxiert sich die Harnröhren- und Beckenbodenmuskulatur und es kommt zum kontrollierten Harnabgang.
  Eine Reihe von Krankheiten oder anatomisch-physiologischen Veränderungen führt zu Störungen des Miktionszyklus bzw. der Speicher- und Entleerungsfunktion.

Stress-/Belastungsinkontinenz ist die Inkontinenz, bei der eine Störung der Speicherfunktion der Harnblase vorliegt. Sie geht mit körperlicher Belastung einher, entsteht z. B.

beim Heben, Tragen, Husten, Niesen oder Lachen. Da der Schließmechanismus der Harnröhre geschädigt ist, wird der Urin intervallmäßig unter Druck ausgestoßen. Die Ursache ist häufig eine Schwächung der Beckenbodenmuskulatur, die bei Frauen durch eine Schwangerschaft und Geburt oder durch die hormonelle Umstellung während der Wechseljahre und bei Männern durch eine Prostata-Operation hervorgerufen wird. Sie beginnt meist im dritten oder vierten Lebensjahrzehnt ohne Vorankündigung. Der Urinverlust passiert in relativ kleinen Mengen, Miktionsintervalle sind ca. alle drei Stunden, ein Miktionsstopp ist meist möglich.

Bei *Dranginkontinenz* oder Syndrom der überaktiven Blase (Jünemann 2009) liegt ebenso eine Störung der Speicherfunktion der Harnblase vor. Der Harndrang ist schwer zu unterdrücken, der Harnverlust geht mit dem plötzlich auftretenden Harndrang einher oder diesem unmittelbar voraus. Die Patienten haben das Gefühl, den Urin nicht mehr halten zu können und verlieren ihn manchmal, bevor sie die Toilette erreichen. Der Urin läuft meist im Schwall durch die Harnröhre in größeren Mengen ab. Die Miktionsintervalle liegen unter eine Stunde. Die Ursachen können neurogen (s. unten) oder idiopathisch, durch die Instabilität des Blasenmuskels (Detrusorüberaktivität), eine Blasenentzündung, aber auch Tumore sein.

Die häufigste Inkontinenzform ist die *Mischinkontinenz*, ein Mix aus Belastungs- und Dranginkontinenz (Hampel et al. 1997).

Die *Überlaufinkontinenz oder Harninkontinenz bei chronischer Harnretention* ist eine Inkontinenz, bei der die Störung der Entleerungsfunktion aufgrund einer blockierten Harnröhre oder einer schwachen Blasenmuskulatur vorliegt. Die Muskelschwäche kann zum Beispiel durch Nervenschädigungen bei Diabetes oder durch andere Krankheiten entstehen. Auch Tumore oder Harnsteine können zu einer Blockierung der Harnröhre führen. Unter Überlaufinkontinenz leiden Männer häufiger als Frauen. Die häufigste Ursache ist eine gutartige Prostata-Vergrößerung (BPH – benigne Prostatahyperplasie).

Bei der *extrauretralen Inkontinenz* liegen die Ursachen außerhalb des urogenitalen Systems. Bei dieser Inkontinenz geht der Urin nicht durch die Harnröhre (Urethra), sondern durch fehlangelegte oder fehlgebildete Gänge ab. Wo bei Kindern Fehlmündungen des Harnleiters oder Fehlanlagen der Harnröhre die Auslöser dafür sein können, liegt die Ursache im Erwachsenenalter meist in Urinfisteln, z. B. zwischen Blase und Scheide oder zwischen Harnleiter und Darm.

Nach einer Prostata-Operation kann es durch eine Verletzung des Schließmuskels zur Harninkontinenz kommen.

Bei *supraspinaler neurogener Detrusorhyperaktivität* kommt es zu Leistungsstörungen im Gehirn. Der Patient hat kein Gefühl für die volle Blase, d. h., er spürt keinen Harndrang. Bei *spinaler neurogener Detrusorhyperaktivität* liegt eine Schädigung des Rückenmarks vor, die durch Erkrankungen oder Verletzungen hervorgerufen wurde. Auch bei dieser Form besteht keine Kontrolle über die Blasen- und Schließmuskelfunktion. In beiden Fällen kommt es zu einer plötzlichen Blasenentleerung.

Wenn der Patient nicht mehr als üblich getrunken hat, aber trotzdem mehr als zweimal pro Nacht zur Toilette muss, leidet er unter *Nykturie*, dem vermehrten Wasserlassen in der Nacht. Nykturie tritt verstärkt im Alter auf. Die Ursachen für nächtliches Wasserlassen sind vielfältiger Natur und können nur von einem Facharzt richtig erkannt und behandelt werden.

Bei *unkategorisierbarer Inkontinenz* handelt es sich um unfreiwilligen Urinverlust, dessen Ursache nicht eindeutig zuzuordnen ist (Abrams et al. 2002).

Tab. 4.24: Klassifikation der Harninkontinenz (Abrams et al. 2003)

Form	Beschreibung
Belastung (Stress)	Unwillkürlicher Harnabgang bei körperlicher Anstrengung oder Belastung (z. B. Niesen, Husten oder Lachen)
Drang	Unwillkürlicher Harnabgang mit gleichzeitigem oder unmittelbar vorausgehendem Harndrang
Mischformen	Unwillkürlicher Harnabgang mit Harndrang sowie in Belastungssituationen (z. B. Niesen, Husten oder Lachen)
Überlaufinkontinenz	Inkontinenz aufgrund erhöhter Restharnbildung
Extraurethrale Inkontinenz	Ureterektopie, Fistel (im Liegen und im Stehen, tagsüber und nachts), Harnröhrendivertikel

Diagnostik der Harninkontinenz

Sollten medizinische und pflegerische Anamnese auf eine Harninkontinenz hindeuten und aufgrund der beschriebenen Symptomatik die Harninkontinenz nicht näher definiert werden können, sind weitere diagnostische Methoden hinzuzuziehen. Dazu zählen:
- Urinuntersuchung
- Miktionstagebuch
- Klinische Untersuchung
- Urodynamische Untersuchung
- Urethrocystoskopie
- Bildgebende Verfahren, z. B. Introitussonographie, dynamisches NMR des Beckenbodens
- Kooperation mit anderen Disziplinen, z. B. Neurologie, Innere Medizin (vgl. Durweiler 2007)

Die pflegerische Einschätzung der Inkontinenz soll in Form eines *Miktionsprotokolls/-tagebuchs* eine genaue Betrachtung der Miktionshäufigkeit, Miktionsmenge und situativen Bedingungen umfassen. Diese Informationen tragen zur Ursachenklärung einer Inkontinenz bei und sind im pflegerischen Alltag ohne zusätzlichen technischen Aufwand durchführbar. Gleichzeitig können anhand des Protokolls zielgerichtete kontinenzfördernde Interventionen geplant werden, wie z. B. Toilettentrainings, oder inkontinenzkompensierende Maßnahmen, wie der Einsatz von Inkontinenzmitteln. Im Miktionsprotokoll enthalten sind
- die Uhrzeiten der Miktion über Tag und Nacht,
- das Urinvolumen,
- die Trinkgewohnheiten (Art der Getränke, Menge, Zeitpunkt der Flüssigkeitsaufnahme),

- das Miktionsverhalten, d. h., ob sich der Patient von selbst gemeldet hat, ob er den Harndrang gespürt und den Harnverlust gemerkt hat, ob er trocken oder bereits nass war etc.
- Des Weiteren sollen die situativen Bedingungen, die zum ungewollten Urinverlust geführt haben, dokumentiert werden.

Einige Beispiele für Miktionsprotokolle finden Sie im Anhang 12. Ein solches Protokoll kann in der häuslichen Pflege nur dann geführt werden, wenn der Patient selber in der Lage ist, es zu führen oder wenn das Miktionsprotokoll durch den Angehörigen, der mit dem Patienten zusammen wohnt, geführt wird. Ansonsten ist das Erfassen von Miktionen auf die pflegerischen Einsätze begrenzt und dementsprechend auf die Uhrzeiten des Einsatzes anzupassen. Im Anhang 12 ist ebenfalls ein Auszug aus dem Miktionstagebuch zu finden, das auch vom Patienten selbst oder deren Angehörigen ausgefüllt werden kann. Das Miktionsprotokoll soll über drei bis fünf Tage geführt werden, höchstens über sieben Tage (vgl. DNQP 2007, S. 62). Die Experten empfehlen, das Protokoll über ein bis zwei Wochentage in Verbindung mit einem Wochenende zu führen, da sich die Tagesstrukturen – bestimmte Gewohnheiten in der Woche und am Wochenende – voneinander unterscheiden. Somit können diese Schwankungen erfasst und ausgewertet werden.

Der Einsatz des Miktionsprotokolls hat an sich schon einen verhaltenstherapeutischen Effekt, denn dadurch achten die Patienten vermehrt auf ihr Verhalten und versuchen, es soweit wie möglich zu korrigieren.

Der *24-stündige Vorlagegewichtstest* ist eine relativ einfache diagnostische Methode, die das Bestehen einer Harninkontinenz bestätigen oder ausschließen kann. Bei diesem Test wird eine Grammdifferenz zwischen getragenen und ungetragenen Vorlagen über 24 Stunden gemessen. Bei einem Wert von 4–8 g und mehr liegt eine Harninkontinenz vor. Der 24-stündige Vorlagegewichtstest wird beim Einsatz des Miktionsprotokolls bei Inkontinenten, die ständig eine Vorlage tragen, durchgeführt, um die Urinmenge feststellen zu können.

Um eine Harnwegsinfektion, Niereninsuffizienz oder Diabetes Mellitus als Grund für Harninkontinenz auszuschließen, soll der *Urin* mikroskopisch oder mit einem Harnstreifentest (Khullar et al. 2001) untersucht werden. Folgende Parameter werden dabei untersucht:
- Bakteriurie
- Hämaturie
- Pyurie
- Glukosurie
- Proteinurie

Die Urinanalyse erfolgt selbstverständlich auf ärztliche Anordnung. Die Pflege ist wie bei allen Standards auf vielen Ebenen beteiligt. Die eventuellen Beschwerden sind wahrzunehmen und zu erfassen ebenso wie Urinkonsistenz, -farbe, -geruch und -volumen in Verbindung mit Miktionsverhalten bzw. Häufigkeiten oder Schmerzen beim Wasserlassen etc. Der Patient soll beraten werden, sich beim Arzt vorzustellen oder ein Arztbesuch soll angefordert werden. Meist ist es so, dass der Arzt nach der Beschreibung der aktuellen Beschwerden eine Urinanalyse anordnet. Dafür muss der Patient vorerst nicht in die Praxis gehen; der Urin kann in entsprechenden Bechern oder per Urinstreifen aufgefangen werden.

Bei der Überlaufinkontinenz wird die Blase während der Miktion nicht vollkommen entleert. Es verbleibt ein *Restharn* von über 100 ml (vgl. DNQP 2007, S. 64) in der Blase, der ein gutes Milieu für die Entwicklung von Harnwegsinfektionen und Nierenschäden schafft. Die Messung des Restharns kann beim Patienten auch mittels eines tragbaren Ultraschalls oder durch Einmalkatheterisierung nach der Miktion vorgenommen werden. Wenn der Patient mobil ist, wird er am häufigsten in die Praxis eingeladen.

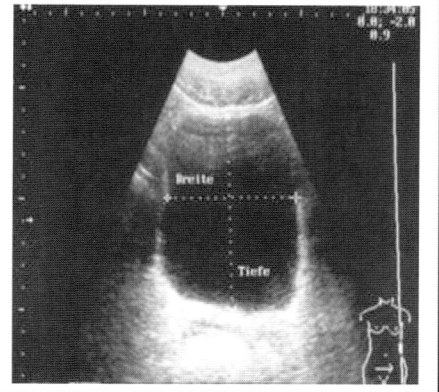

Abb. 4.28: Feststellung des Restharns mittels Sonographie (Weatherall 2002)

Weitere diagnostische Methoden sind:
- Abdominelle Untersuchung auf Aszites, Tumore, Analtonus, Koprostase, Restharn
- Untersuchung des Beckens auf Beckenorganprolaps, Harnröhrenmenge, Harnröhrendivertikel (selten), Östrogenstatus, Entzündung, Beckenbodenfunktion und Empfindung, Blasentumorausschluss
- Neurologische Untersuchung
  – Prüfung von Empfindung und motorischer Innervation, insbesondere im Bereich S2–S4, dem somatischen und parasympathischen Versorgungsgebiet für Blase, Harnröhre, Rektum und Analkanal
- Urodynamische Untersuchung
  – Füllung der Harnblase
  – Nachweis anomaler Blasenaktivität oder -empfindung
  – Zystometrie
  – Messung der Druck-/Volumen-Beziehung in der Harnblase

Indikationen für eine Spezialdiagnostik sind:
- Rezidivierende Harninkontinenz
- Rezidivierende Infektion
- Hämaturie
- Restharn
- Fehlgeschlagene primäre Therapie
- Beckentumor
- Prolaps von Beckenorganen
- Verdacht auf Fisteln

Ob und bei welchem Patienten eine Differential- bzw. Spezialdiagnostik durchgeführt wird, entscheidet selbstverständlich der Arzt bzw. Facharzt (s. **Abb. 4.29**). Die Entscheidung hängt von der Verdachtsdiagnose, der diagnostischen Methode, vom Patientenalter und seinem geistigen und somatischen Zustand sowie von den Aussichten auf Therapieerfolg und den Möglichkeiten der Kontinenzförderung ab. Denn eine aufwändige und für den Patienten unangenehme Diagnostik nur für die Feststellung der genauen medizinischen Diagnose, aber ohne Aussichten auf Therapieerfolg durchzuführen, ist weder ethisch noch wirtschaftlich vertretbar. Die Kontinenzförderung in der Pflege ist nicht unbedingt von der medizinischen Diagnose abhängig. Die Pflege kann sich gut an der pflegerischen Diagnostik orientieren. Dabei helfen die im Rahmen der Entwicklung des Expertenstandards entwickelten Kontinenzprofile (vgl. DNQP 2006, S. 20; DNQP 2007, S. 35). Die Kontinenzprofile unterscheiden sich generell nach dem Grad der Abhängigkeit vs. Unabhängigkeit und den Interventionsmöglichkeiten Kontinenzförderung vs. Inkontinenzkompensation. So können die inkontinenten Menschen ihre Inkontinenz selbstständig, d. h. unabhängig von personeller Hilfe kompensieren und die normalerweise kontinenten Menschen wiederum, die aufgrund von Mobilitätseinschränkung die Toilette nicht selbstständig erreichen können, ihre Kontinenz mit personeller oder sachlicher Hilfestellung erreichen bzw. aufrechterhalten.

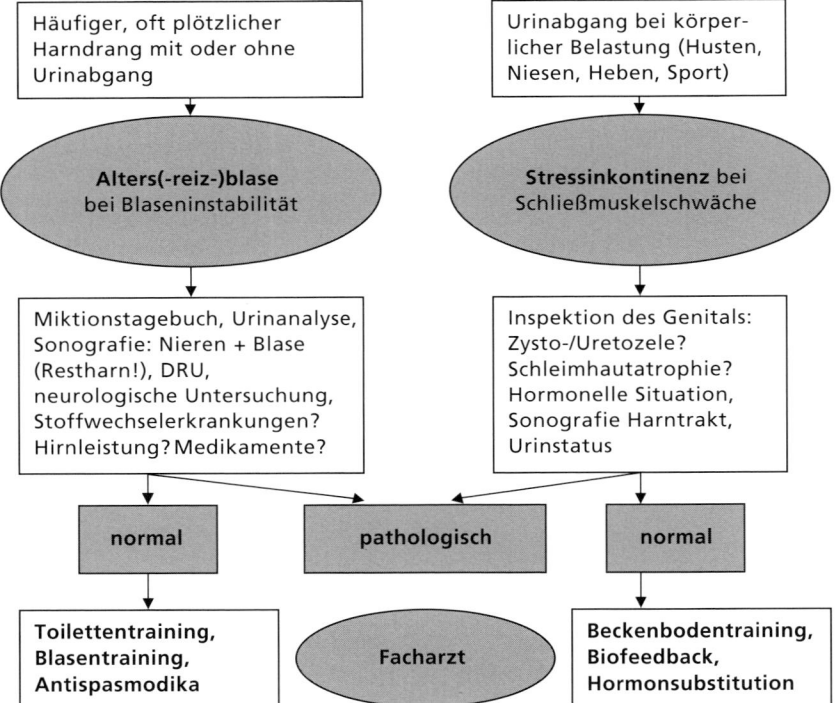

Abb. 4.29: Blasenfunktionsstörungen im Alter: Diagnostik und Therapie in der (haus-)ärztlichen Praxis (nach Melchior & Geeter; http://www.ot-forum.de/archiv/teamwork/TW 3.pdf)

Tab. 4.25: Kontinenzprofile (DNQP 2006, S. 20, DNQP 2007 S. 35)

Kontinenzprofile		
Profil	Merkmal	Beispiel
Kontinenz	Kein unfreiwilliger Harnverlust Keine personelle Hilfe Keine Hilfsmittel	

Tab. 4.25: Kontinenzprofile (DNQP 2006, S. 20, DNQP 2007 S. 35) (Fortsetzung)

Kontinenzprofile		
Profil	**Merkmal**	**Beispiel**
Unabhängig erreichte Kontinenz	Kein unfreiwilliger Harnverlust Keine personelle Unterstützung Selbstständige Durchführung von Maßnahmen	Z.B. Patient, die durch eigenständige Medikamenteneinnahme, eigenständigem Gebrauch von mobilen Toilettenhilfen, intermittierendem Selbst-Katheterismus oder Durchführung von Trainingsmaßnahmen, keinen unwillkürlichen Urinverlust haben.
Abhängig erreichte Kontinenz	Kein unfreiwilliger Harnverlust Personelle Unterstützung bei der Durchführung von Maßnahmen	Z. B. Patient mit begleitenden Toilettengängen zu individuell festgelegten Zeiten oder bei denen ein Fremd-Katheterismus durchgeführt wird.
(In-)Kontinenzprofile		
Unabhängig kompensierte Inkontinenz	Unfreiwilliger Harnverlust Keine personelle Unterstützung Bei der Versorgung mit Hilfsmittel	Es kommt zu einem unfreiwilligen Harnverlust, aber der Umgang mit Inkontinenz-Hilfsmitteln (aufsaugende Hilfsmittel, Kondomurinal, Wechseln von Katheterbeutel) erfolgt selbstständig.
Abhängig kompensierte Inkontinenz	Unfreiwilliger Harnverlust Personelle Unterstützung bei der Versorgung mit Hilfsmitteln	Bewohner, die vollständig durch Dritte mit kompensierten Hilfsmitteln versorgt werden.
Nicht kompensierte Inkontinenz	Unfreiwilliger Harnverlust Personelle Unterstützung und therapeutische bzw. Versorgungsmaßnahmen werden nicht in Anspruch genommen.	Dieses Profil trifft beispielsweise auf Betroffene zu, die nicht über ihre Inkontinenz sprechen wollen und deshalb keine Hilfe in Anspruch nehmen und auch keine materielle Unterstützung vornehmen, bzw. z. B. bei demenziell Erkrankten auch keine vornehmen lassen.

Die Feststellung des Kontinenzprofils bildet die Grundlage für den Maßnahmenplan:

Tab. 4.26: Möglicher Maßnahmenplan (eigene Darstellung)

Kontinenzprofil	Mögliche Interventionen/Maßnahmen
Unabhängig erreichte Kontinenz	Beratung über eigenständige Medikamenteneinnahme, Beratung über Hilfsmitteleinsatz (z. B. mobile Toilettenhilfen, Urinflaschen, Kondomurinale) Hilfestellung bei Anschaffung von Hilfsmitteln Beratung und Anleitung zum intermittierenden Selbst-Katheterismus Durchführung von Trainingsmaßnahmen
Abhängig erreichte Kontinenz	Begleitende Toilettengänge zu individuell festgelegten Zeiten oder Fremd-Katheterismus

Tab. 4.26: Möglicher Maßnahmenplan (eigene Darstellung) (Fortsetzung)

Kontinenzprofil	Mögliche Interventionen/Maßnahmen
Unabhängige kompensierte Inkontinenz	Beratung und Anleitung im Umgang mit Inkontinenz-Hilfsmitteln (aufsaugende Hilfsmittel, Kondomurinalen, Wechsel des Katheterbeutels) Hilfestellung bei Anschaffung und Auswahl der Hilfsmittel
Abhängig kompensierte Inkontinenz	Unterstützung und Hilfestellung bei Toilettengängen inkl. Wechsel von aufsaugenden Hilfsmitteln, Kondomurinal, Wechseln des Katheterbeutels, Fremd-Katheterismus
Nicht kompensierte Inkontinenz	Beratung und Aufklärung der Patienten bei Schamgefühl Interventionen, die das Ziel haben, das Abwehrverhalten bei Hilfestellung zu reduzieren und Hilfe zuzulassen

Die Arbeit mit Kontinenzprofilen erleichtert die Festsetzung von pflegerischen Zielen. Der Patient mit einer unabhängig kompensierten Inkontinenz kann je nach Inkontinenzart mit gezielten Trainingsmaßnahmen eine unabhängige Kontinenz erreichen oder die Patienten, die ihre Inkontinenz durch Dritte kompensieren, können eventuell durch gezielte Edukation die kompensierenden Maßnahmen selbstständig durchführen. Auch durch gezielte Interventionen, die zu Verhaltensänderungen führen, kann eine nicht kompensierte Inkontinenz kompensiert oder sogar die Kontinenz gefördert und erreicht werden. Nicht zu unterschätzen sind die Abstufungen innerhalb eines Kontinenzprofils. So können die pflegerischen Ziele für den Tag andere sein als für die Nacht, damit der Schlafrhythmus durch Interventionen nicht gestört wird.

Interdisziplinäre Zusammenarbeit
Wie alle bisher beschriebenen Standards zeigen, kann die Pflege dieses Problem nicht allein, d h. ohne andere am Prozess Beteiligte bewältigen. Neben der Zusammenarbeit mit dem Betroffenen selbst sind andere Berufsgruppen in den Prozess einzubeziehen. Der Arzt muss relativ früh informiert werden und um seine medizinische Einschätzung gebeten werden. Sollte keine oder eine nicht näher definierte Inkontinenzdiagnose vorhanden sein, ist der Arzt gefragt, eine Diagnose auszusprechen. Der Arzt entscheidet auch, auf welche Methoden er zurückgreift. Die Pflege kann ihm die Entscheidung erleichtern, indem sie die pflegerische Diagnose im Vorfeld liefert. Auch das Hinzuziehen von Fachärzten wie Urologen oder Gynäkologen liegt in der Verantwortung vom Hausarzt. Die Pflege unterstützt die Entscheidungswege, indem sie ihre Beobachtungen gezielt und qualifiziert durchführt und dokumentiert. Das Zusammenspiel der verschiedenen Berufsgruppen sollte in einer interdisziplinären Verfahrensregelung festgelegt werden. Die *interdisziplinäre Verfahrensregelung* organisiert (vgl. DNQP 2007, S. 32):

- Zuständigkeiten der jeweiligen Berufsgruppe und die Zusammenarbeit untereinander; z. B. im Rahmen der Anamnese, der Bestimmung des Restharns, der Urinanalyse, der körperlichen Untersuchung
- Benennung und Erreichbarkeit von für die Diagnostik zuständigen Ärzten
- Ein Ablaufdiagramm zur Förderung der Harnkontinenz/Kompensation der Harninkontinenz (wann hat was zu erfolgen)
- Aussagen zu Vorgehensweisen bei der Risikoeinschätzung und der differenzierten Diagnostik

- Die Autorisierung der Pflegefachkraft für die Initiierung und Koordination multidisziplinärer Maßnahmen (s. Anhang 13 zur interdisziplinären Verfahrensregelung)

Dritte Ebene

Struktur

> S3a: Die Einrichtung hält die erforderlichen Materialien zur Beratung bei Problemen mit der Harnkontinenz (z. B. anatomische Modelle, Informationsbroschüren, Hilfsmittel) vor.
> S3b: Die Pflegefachkraft verfügt über Beratungskompetenz zur Vorbeugung, Beseitigung, Verringerung oder Kompensation von Harninkontinenz.

Prozess

> P3: Die Pflegefachkraft informiert den Patienten/Bewohner und ggf. seine Angehörigen über das Ergebnis der pflegerischen Einschätzung und bietet in Absprache mit den beteiligten Berufsgruppen eine ausführliche Beratung zur Kontinenzerhaltung oder -förderung und ggf. zur Kompensation einer Inkontinenz an. Darüber hinaus werden interne und externe Ansprechpartner genannt.

Ergebnis

> E3: Der Patient/Bewohner und ggf. seine Angehörigen kennen geeignete Maßnahmen zur Kontinenzförderung und zur Vermeidung von bzw. zum Umgang mit einer Inkontinenz.

Qualitätsniveaus/Qualitätskriterien

> ☺ Pflegefachkraft
>   ✓ Kompetenz für Beratung und Koordination
> ⌂ Einrichtung
>   ✓ Materialien zur Beratung
> ◉ Prozess
>   ✓ Aufklärung/Beratung
> ☺ Patient/Angehörige
>   ✓ Ist aufgeklärt

Aufklärung/Beratung
Die Pflegefachkräfte sollen die Patienten über Inkontinenz beraten. Mit ihren Beratungskompetenzen, zu denen Diskretion, Verschwiegenheit und Einfühlungsvermögen (vgl. DNQP 2007, S.37–38) zählen, nehmen sie den Patienten das Schamgefühl und erleichtern die Umsetzung des pflegerischen Prozesses. Die Inhalte weiterer Beratungsgespräche sind abhängig von den Möglichkeiten, die dem Patienten unterbreitet werden können. Sollen kontinenzfördernde Maßnahmen eingesetzt werden, werden Patienten selbstverständlich darüber beraten. Wenn nach Einschätzung der Pflegefachkräfte sowie der behandelnden Ärzte die Kontinenz nicht mehr wiederhergestellt werden kann, bleibt der Einsatz der

inkontinenzkompensierenden Maßnahmen übrig. Der Patient soll dann über geeignete Inkontinenz- und Hilfsmittel unter Berücksichtigung der Kosten und Qualität des Produktes aufgeklärt und/oder beraten werden. Die Medikamenteneinnahme sowie die Trinkgewohnheiten sollen Berücksichtigung finden. Die Einrichtung muss dafür sorgen, dass die Mitarbeiter auf dem neuesten fachlichen Wissensstand sind und ihr Wissen in einer für Patienten verständlichen Sprache weitergeben können. Dafür kann die Einrichtung anschauliches Material, wie anatomische Modelle, Hilfsmittel, Inkontinenzprodukte, Beratungsbroschüren, Abbildungen, Videos etc. zur Verfügung stellen. Die Beratung ist zu dokumentieren: Beratungsinhalte, unterbreitete Maßnahmen, Risikoeinschätzung und empfohlene vorbeugende Maßnahmen (z. B. Entstehung des Dekubitus, Harnwegsinfektionen) sowie Einsatz und Umgang mit Hilfsmitteln und Inkontinenzprodukten sollen stichpunktartig niedergeschrieben werden. Zum einen ist der Nachweis über die Durchführung einer Beratung ein wichtiges Qualitätskriterium (MDK 2009), zum anderen ist die dokumentierte Beratung eine Art vertragliche Vereinbarung zwischen den Patienten und dem Pflegedienst. In Bezug auf Hilfestellungen bei der Ausscheidung können andere Professionen einbezogen werden, wie Ärzte, Sanitätshäuser, Fachkräfte für Hilfs- oder Inkontinenzmittel, Ergotherapeuten usw. Wenn es in der Region spezialisierte Stellen für Kontinenzberatung gibt, können Patienten die Beratung dort in Anspruch nehmen. Der Pflegedienst soll in jedem Fall dabei behilflich sein, die Stellen zu vermitteln und Hilfestellungen bei der Terminierung, dem Transport etc. geben.

Vierte Ebene

Struktur

S4: Die Pflegefachkraft verfügt über Steuerungs- und Planungskompetenz zur Umsetzung von kontinenzfördernden Maßnahmen bzw. zur Kompensation der Harninkontinenz.

Prozess

P4: Die Pflegefachkraft plant unter Einbeziehung der beteiligten Berufsgruppen mit dem Patienten/Bewohner und ggf. mit seinen Angehörigen individuelle Ziele und Maßnahmen zur Förderung der Harnkontinenz bzw. zur Kompensation der Harninkontinenz und zur Vermeidung von Beeinträchtigungen.

Ergebnis

E4: Ein Maßnahmenplan zum Erhalt oder Erreichen des angestrebten Kontinenzprofils liegt vor.

Qualitätskriterien/Qualitätsniveaus

☺ Pflegefachkraft
  ✓ Verfügt über Steuerung- und Planungskompetenz
◉ Prozess
  ✓ Planung der erforderlichen und geeigneten Interventionen
▤ Dokumentation
  ✓ Maßnahmenplan

Interventionsmöglichkeiten
Bei den *kontinenzfördernden Maßnahmen* unterscheidet man zwischen primärpräventiven, allgemeinen und speziellen kontinenzfördernden Maßnahmen.

Primärprävention
Der Entstehung einer Inkontinenz kann prophylaktisch bei den Personen entgegengewirkt werden, die dieser Gefahr ausgesetzt sind und die die präventiven Maßnahmen durchführen können. Das trifft bei schwangeren Frauen zu, die am Beckenbodentraining vor der Entbindung teilnehmen können. Die Wirksamkeit der präventiven Maßnahmen konnte allerdings nicht belegt werden, da Langzeitstudien fehlen.

Allgemeine Maßnahmen zur Kontinenzförderung
Flüssigkeitszufuhr: Durch den Einsatz von Trink- oder Miktionsprotokollen werden genaue Angaben über die Trinkgewohnheiten im Zusammenhang mit Toilettengängen gesammelt. In diesen Fällen können die Patienten gezielt beraten werden. Grundsätzlich ist den Patienten zu vermitteln, dass eine mangelhafte Flüssigkeitszufuhr die Inkontinenz begünstigt und nicht, wie viele Patienten glauben, den Harndrang reduziert. Durch die geringere Aufnahme von Flüssigkeit wird der Urin konzentrierter, wodurch ein besseres Milieu für Bakterien entsteht, das zu Infektionen führt. Aber auch ohne keimbesiedelten Urin wirkt der konzentrierte Urin verstärkt auf den Schließ- und Detrusormuskel und führt zu häufigerem Harndrang. Bei Flüssigkeitsmangel besteht ein Obstipationsrisiko. Zwischen Obstipation und Inkontinenz gibt es einen Zusammenhang. Eine Trinkflüssigkeitsmenge von mindestens 1,5 l pro Tag ist den Patienten zu empfehlen. Getränke wie Wasser, Fruchtsäfte oder Tee können uneingeschränkt getrunken werden, es sei denn, der Patient darf diese wegen anderer Krankheiten nicht zu sich nehmen. Bei alkoholischen Getränken, Kaffee, oder Zitrusgetränken ist Vorsicht angesagt.

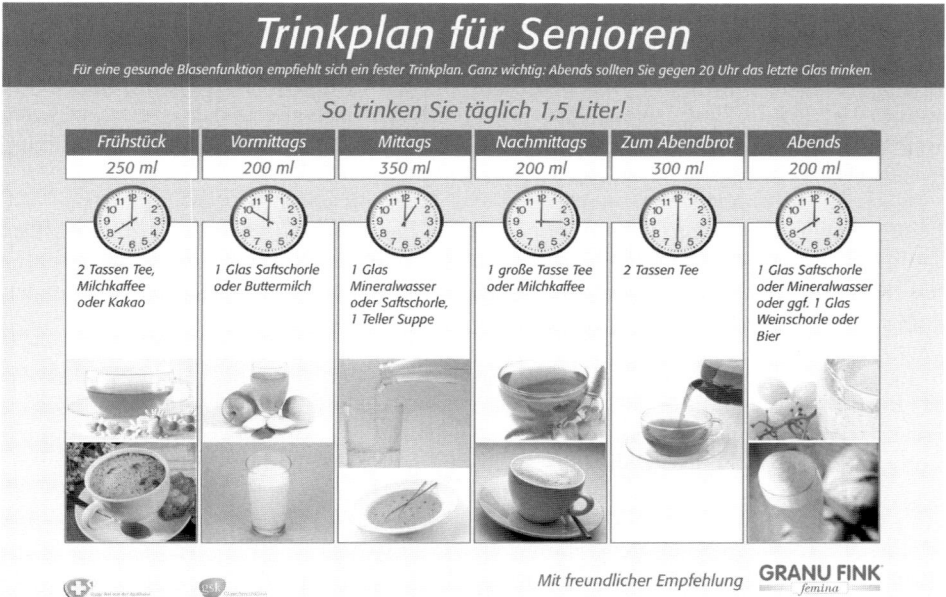

Abb. 4.30: Beispiel für einen Trinkplan (© GlaxoSmithKline)

Gewichtsreduktion: Übergewicht ist ein Risikofaktor für die Entstehung von Inkontinenz. Übergewichtige Patienten sollen deshalb über dieses Risiko in Kenntnis gesetzt werden. Da es sich hier um eine Art Verhaltenstherapie handelt, empfiehlt es sich, an der Stelle die Ernährungsberatung in den Prozess einzubeziehen.

Darmmanagement: Wenn auch ein schwacher Zusammenhang zwischen Obstipation und Inkontinenz besteht, kommen bei solchen Patienten dennoch obstipationsprophylaktische Maßnahmen sowie Beratung in Bezug auf die Ernährung als allgemeine kontinenzfördende Maßnahmen infrage.

Förderung der Autonomie: Wenn die Patienten ihr Problem kennen und sich dem stellen können, kann ihre Autonomie gefördert werden. Dies umfasst die aktive Beteiligung, Mobilisationsförderung, Gestaltung eines kontinenzfördernden Milieus, den Umgang mit Hilfsmitteln, die selbstständige Führung von Trink- und Miktionsprotokollen sowie die Bereitschaft, die Inkontinenz diagnostisch abklären zu wollen.

Spezielle kontinenzfördernde Maßnahmen
Das Ziel des *Blasentrainings* ist, „die Blasenkapazität zu erhöhen", „den Harndrang zu verdrängen" und somit „die Ausscheidungsintervalle des Betroffenen auf drei bis vier Stunden zu erhöhen" (vgl. DNQP 2007, S. 69). Es geht um eine Verhaltensänderung des Patienten zu der er zuerst geistig und körperlich in der Lage sein muss (Können) und dann auch sein Verhalten ändern will (Wollen). Diese Methode ist geeignet für Frauen im mittleren Alter, die unter Belastungs-, Drang- und Mischinkontinenz leiden. Dem Training wird eine Patientenedukation vorausgesetzt. Die Patienten werden eher bereit sein, ihr Verhalten zu ändern, wenn sie verstanden haben, wie ein Miktionsprozess verläuft und wie anatomische Verhältnisse im urogenitalen System aussehen. Zusammen mit dem Patienten ist ein individueller, zeitgebundener Ausscheidungsplan zu entwickeln, unter der Zielvorgabe, dass die Ausscheidungsintervalle wöchentlich um 15–30 Minuten erweitert werden sollen. Der Patient muss ein Miktionsprotokoll führen, um die Ergebnisse messen zu können. Wenn der Betroffene an einer Gruppentherapie teilnehmen kann, ist dies in jedem Fall empfehlenswert, da dadurch die Motivation positiv verstärkt wird; wenn dies nicht geht, soll der Patient vereinzelt durch Gespräche und positives Feedback gestärkt werden.

Durch ein gezieltes *Trainingsprogramm* wird die *Beckenbodenmuskulatur* gestärkt. Das Training basiert auf wiederholten Kontraktionsübungen der Beckenbodenmuskulatur und kann ohne und mit unterstützender Technik durchgeführt werden. Die Übungen sollen über längere Zeit dauern, jedoch mindestens acht Wochen mit einer täglichen Übungsanzahl von 30–80 Kontraktionen (vgl. DNQP 2007, S. 73). Die älteren Patienten brauchen mehr Zeit, da sie ihren Muskel aufbauen müssen. Die Beckenbodenmuskulatur liegt im Zentrum des Körpers und wird bewusst kaum beansprucht. Daher wissen viele Patienten nicht, wie sie bewusst gesteuert die Muskulatur an- und entspannen können (Pages 2007). Das Beckenbodentraining soll deshalb unter Anleitung eines Profis durchgeführt werden. Für die Umsetzung der geübten Technik gibt es schriftliche Anleitungen, Broschüren, Bücher oder Videos, die den Patienten empfohlen werden können, damit sie die gelernte Technik selbstständig fortsetzen können. Das Beckenbodentraining kann mit Hilfsmitteln unterstützt werden. Elektroden, die vaginal oder rektal eingeführt werden, stimulieren die Muskulatur und tragen so zu Muskelaufbau und -stärkung bei (Elektrostimulation). Das Erlernen der gezielten Beckenbodenkontraktion kann auch durch den täglichen Einsatz von Biofeedbackgeräten unterstützt werden. Biofeedbackgeräte und Perineometer messen die Muskelkraft des Beckenbodens über eine vaginal oder rektal eingeführte Sonde und geben akustische oder optische Rückmeldungen. Dadurch lernen die Patienten, ihre Muskulatur gezielt zu trainieren und zu kontrollieren.

Vaginalkonen sind kleine Gewichte, die die Frau wie ein Tampon in die Scheide einführt (http://www.special-harninkontinenz.de). Die kleinen Kugeln stärken die Muskeln des Beckenbodens, weil durch Muskelkontraktionen ein Herausrutschen des Konus vermieden wird. Die häufigen Kontraktionen des Beckenbodens führen dann zu dessen Kräftigung und zur Reduktion der Inkontinenz. Das Training beginnt mit der Einführung des leichtesten Konus und steigert sich langsam bis zum schwersten Gewicht, das die Patientin in der Scheide halten kann. Diese Maßnahme wirkt nur beim Stehen und Laufen und nicht beim Sitzen und Liegen.

Übungsdauer: zweimal täglich 15 Minuten. Ein längeres Tragen wirkt eher kontraproduktiv, weil ein längeres Tragen den Beckenboden erschöpft und zu Muskelkater führt. Nach dem Training zieht die Patientin den Konus einfach am Faden aus der Scheide.

Obwohl es für diese Methode des Beckenbodentrainings wenig evidenz-basierte Ergebnisse zu ihrer Effektivität gibt, werden sie in Einzelfällen eingesetzt. Die Entscheidung trifft der Arzt.

Unter dem Begriff Toilettentraining werden verschiedene Verhaltensinterventionen zusammengefasst:
- Angebotener Toilettengang (prompted voiding)
- Individuelle Entleerungszeiten (habit training)
- Festgelegte Entleerungszeiten (feste Zeiten, timed voiding, scheduled toiletting)

Der Toilettengang ist die gezielte Blasenentleerung in ein Hilfsmittel z. B. Steckbecken oder Toilettenstuhl (AWMF online – S2-Leitlinie Geriatrie). Von Vorteil ist, dass keine Form des Toilettentrainings für die Patienten Nebenwirkungen verursacht und zudem keine aufwändigen Geräte erfordert. Sie können in Krankenhäusern, Pflegeheimen und in häuslicher Umgebung durchgeführt werden. Die Toilettengänge haben zum Ziel:
- das Wiedererlangen der Kontinenz durch ein Training, das zu „normalen" oder verbesserten Entleerungsmustern der Blase führt oder
- das Vermeiden inkontinenter Episoden durch Entleerung der Blase zu vorgegebenen Zeiten. Das Gefühl vom „Trockensein" stärkt die Selbstpflegekompetenzen und Autonomie der betroffenen Personen.

Toilettentrainings beinhalten häufig mehrere Aspekte:
- Patientenschulung und/oder Schulung von Pflegenden über Mechanismen von Kontinenz/Inkontinenz
- Toilettengänge nach einem Zeitplan
- Strategien zur Bewältigung von Harndrang (z. B. Ablenkung, Entspannungstechniken)
- Positive Verstärkung

Welche Art von Toilettengang durchgeführt wird, hängt von der jeweiligen Situation und vom geistigen Zustand des Patienten ab (s. **Tab. 4.27**). Die Voraussetzung für die Durchführung der Toilettengänge ist die Ermittlung der individuellen Entleerungszeiten (s. Anhang 12).

Bei *angebotenen Toilettengängen* werden die Patienten zum Toilettenbesuch aufgefordert. Es handelt sich wieder um eine Art der Verhaltenstherapie, weil durch die Aufforderungen die Sensibilisierung des Patienten in Bezug auf die Blasenfunktion trainiert wird. Das Angebot beinhaltet (vgl. DNQP 2007, S. 79):
- Kontaktaufnahme zu regelmäßigen und festgelegten Zeiten verbunden mit der direkten Frage, ob der Patient eingenässt ist
- Kontrolle, ob diese Angabe stimmt; die Richtigkeit der Aussage geht mit verbalem Feedback einher
- Wenn notwendig, wird die Person gereinigt und die Kleidung/Inkontinenzeinlage gewechselt
- Unterstützung bei Ausscheidung wenn nötig, anbieten und helfen
- Lob für erfolgreichen Toilettengang und auf Erfolg beim nächsten Toilettengang verweisen

Das Training soll über mehrere Tage (bis zu 14 Tage) durchgeführt werden. Bevorzugt wird die Durchführung des Trainings tagsüber, damit das nächtliche Schlafen nicht unterbrochen wird. Angebotene Toilettengänge sind eher kontraproduktiv, weil sie den normalen Ausscheidungsintervallen nicht entsprechen (Detter 2004). Es muss abgewogen werden, was für den Patienten Priorität hat. Die nächtliche Kontinenz kann bei Männern durch Kondomurinale oder Urinflaschen gefördert und bei Frauen die Inkontinenz mit Einlagen kompensiert werden. Das Tragen von Einlagen tagsüber hat sich als eher negativ erwiesen, da die Patienten das Sicherheitsgefühl entwickeln, dass die Kleidung nicht nass wird und dadurch ihre Motivation nachlassen kann.

Ob der Patient positiv auf das Training anspricht, lässt sich durch folgende Kriterien messen (vgl. DNQP 2007, S. 81):
- Patient hat normale Blasenkapazität (> 200 ml und < 700 ml)
- Patient ist in der Lage, den Harndrang wahrzunehmen und ihn zu äußern
- Erhöhte Zahl des selbstinitiierten Hilfeersuchs zur Unterstützung bei der Ausscheidung
- Inkontinenzrate < als vier Episoden in zwölf Stunden
- Weniger als 20 % nass in den ersten drei Tagen
- Mindestens 50 % der Ausscheidungen am ersten Tag erfolgen auf der Toilette oder unter Nutzung mobiler Toilettenhilfen
- Innerhalb der ersten drei Tage wird mehr als 66 % der Fälle angemessen ausgeschieden
- Maximales Ausscheidungsvolumen > 150 ml

Obwohl die Studien eine schwache Evidenz für die Effektivität des angebotenen Toilettengangs aufweisen, zeigt die Praxis eher positive Effekte (Detter 2004).

Das Training des *Toilettengangs zu individuellen Entleerungszeiten* wird, wie der Name schon sagt, nach individuell ermittelten Entleerungszeiten (s. Anhang 12) durchgeführt und ist für die Personen geeignet, die psychisch und kognitiv eingeschränkt sind und dadurch nicht vom Verhaltenstraining profitieren können. Je genauer die Einschätzung der Ausscheidungsintervalle ist, desto präziser ist der Toilettenplan und die Chancen für positive Effekte dieser Maßnahmen. Die Studien belegen positive Effekte dieses Trainings. Colling (AWMF Leitlinien) errechnete bei zuhause lebenden inkontinenten Menschen bei der Durchführung individueller Entleerungszeiten eine Kostenersparnis von 230,00 $ pro Person und Jahr.

Der *Toilettengang zu festgelegten Zeiten* ist eine passive Form des Toilettengangs und wird bei Personen angewandt, die ihren Harndrang nicht mehr spüren und nicht äußern können. Dabei handelt sich um die *Begleitung zur Toilette nach einem festen Rhythmus*, alle zwei bis drei Stunden, damit die Inkontinenzepisoden reduziert werden. Um ein Maximum an Kontinenz bei funktionell abhängigen Betroffenen zu erzielen, ist die Einhaltung der festgelegten Intervalle des Kontinenztrainings durch den Pflegenden eine Grundvoraussetzung.

Die Toilettengänge sollten innerhalb von 30 Minuten um den geplanten Zeitpunkt und bei durch den Betroffenen selbst initiierten Toilettengängen umgehend erfolgen.

Nach Abschluss eines Therapieversuchs mit Toilettentraining bei funktionell abhängigen Personen sollte das Ansprechen oder Nicht-Ansprechen auf die Intervention von der jeweiligen Pflegeperson dokumentiert und kommuniziert werden. Wenn Patienten trocken werden, ist die Arbeitsbelastung geringer und es bringt die ökonomischen Vorteile. Dies wird sich positiv auf die Lebensqualität der Betroffenen und die Arbeitszufriedenheit der Pflegepersonen auswirken.

Tab. 4.27: Ärztliche Leitlinie Harninkontinenz (Quelle: AWMF online – S2-Leitlinie Geriatrie: Harninkontinenz http://www.uni-duesseldorf.de/AWMF/ll/084-001.htm; S. 22 von 41)

Form	Durchführung	Zielgruppe/Bedingung	„Evidenz"-grad/Empfehlungsklasse
Festgelegte Entleerungszeiten (Timed voiding, Scheduled toiletting)	Betroffene werden regelmäßig nach starrem Zeitplan (z. B. tagsüber alle 2 Std.) von Pflegeperson zur Toilette begleitet	Kognitiv eingeschränkte Betroffene Funktionell abhängige Betroffene Einfach für die Pflegenden umzusetzen Motivierte Pflegeperson vorhanden	IV/C
Individuelle Entleerungszeiten (Habit training)	Wie „festgelegte Entleerungszeiten", jedoch mit individuell erstelltem Toilettenplan	Kognitiv eingeschränkte Betroffene Funktionell abhängige Betroffene Einfach für die Pflegenden umzusetzen Motivierte Pflegeperson vorhanden Miktionsmuster kann festgestellt werden	IIa/B
Angebotener Toilettengang (Prompted voiding)	(1) In regelmäßigen Abständen (z. B. alle 2 Std.) wird durch Frage, ob nass oder trocken die Aufmerksamkeit der Betroffenen auf die Blase gelenkt (2) Nach Überprüfung, ob nass oder trocken, wird Rückmeldung gegeben	Nicht ausreichende kognitive Fähigkeiten für komplexere Verhaltensinterventionen Funktionell fähig, Toilette oder Hilfe (z.B. Toilettenstuhl) zu nutzen	Ib/A

Tab. 4.27: Ärztliche Leitlinie Harninkontinenz (Quelle: AWMF online – S2-Leitlinie Geriatrie: Harninkontinenz http://www.uni-duesseldorf.de/AWMF/ll/084-001.htm; S. 22 von 41) (Fortsetzung)

Form	Durchführung	Zielgruppe/Bedingung	„Evidenz"-grad/Empfehlungsklasse
	(3) Anschließend wird Toilettengang angeboten und bis zu dreimal dazu ermuntert, wenn initial abgelehnt (4) Zur Toilette wird nur begleitet, wenn dies gewünscht bzw. nicht abgelehnt wird (5) Bei erfolgreichem Toilettengang oder wenn trocken: positive verbale Rückmeldung (6) Getränk anbieten (7) Bemerkung über Zeitpunkt des nächsten Toilettenganges und Aufforderung, die nächste Miktion bis dahin zu verzögern	Fähig, Harndrang zu verspüren Kann auf die Aufforderung zum Toilettengang reagieren Motivierte Pflegeperson vorhanden	
Blasentraining (Bladder drill, re-education)	Betroffene müssen selbstständig zu bestimmten Zeiten zur Toilette gehen, beginnt meist mit 1–2 Stunden-Intervall. Betroffene sollen nur zu angegebenen Zeiten zur Toilette gehen, wenn erfolgreich, allmähliche Steigerung der Intervalle (z. B. um 30 Min.) Angestrebt werden 3–4 Stunden-Intervalle Systematische Fähigkeit, Miktion zu verzögern durch Unterdrückung des Harndranges. Aktive Rehabilitations- und Schulungstechniken	Kognitiv kompetente, motivierte, lernfähige Betroffene, die Miktionsprotokoll selbst führen können Hohes Maß an Eigeninitiative notwendig Fähig, Toilette selbstständig oder mit Hilfe aufzusuchen Nicht empfohlen bei organischer Gehirnerkrankung	Ib/A

In der ambulanten Pflege können diese Maßnahmen selbstverständlich in der Kontinuität nur dann umgesetzt werden, wenn ein Familienangehöriger bei der inkontinenten Person lebt, der nach Anleitung und Beratung diese Intervention übernimmt, oder wenn eine Betreuung mindestens tagsüber organisiert ist. Sonst sind die Angebote bzw. Begleitung zur Toilette an die regulären Einsatzzeiten zu koppeln und diese sind i. d. R. seltener als der Bedarf (Harndrang). Den pflegenden Angehörigen ist auch zu empfehlen, das Training nur tagsüber durchzuführen, sonst können sie wegen Schlafunterbrechungen schnell überfordert werden.

Hilfsmittel in der Inkontinenzversorgung haben primär die Erlangung einer „sozialen" Kontinenz zum Ziel (Kost 2004). „Soziale Kontinenz bedeutet, dass bis zum Abschluss der diagnostischen und therapeutischen Maßnahmen sozial und hygienisch akzeptable

Zustände geschaffen werden, die eine autonome Lebensführung ermöglichen" (Kost 2004, S. 28). Für die Kompensation der Inkontinenz oder die Unterstützung der Kontinenzförderung sind zahlreiche Hilfsmittel hergestellt worden, so dass es manchmal nicht leicht ist, dem Patienten das für ihn richtige und passende Hilfsmittel zu empfehlen. Dafür ist die differenzierte Inkontinenzdiagnose manchmal unabdingbar. Die genaue Einschätzung der Situation mit der Inkontinenz, des Schweregrads, der Selbstpflegekompetenz der inkontinenten Person, ihre Wünsche und Bedürfnisse sowie finanzielle Möglichkeiten sind zu berücksichtigen. Bei der Produktwahl stehen folgenden Kriterien im Vordergrund (vgl. DNQP 2007, S. 85):
- Qualität
- Komfort
- Verfügbarkeit
- Kosten
- Design

Die Hilfsmittel müssen die Lebensgewohnheiten des betroffenen Patienten unterstützen und so konzipiert sein, dass sie vom Betroffenen selbst angewandt werden können, wenn möglich. Die Hilfsmittel sollen sich des Weiteren an den Schweregraden der Inkontinenz (s. **Tab. 4.28**) orientieren, so dass sie die abgehende Urinmenge absorbieren oder aufsaugen. Die Größe muss an die persönlichen Ausscheidungsintervalle angepasst werden.

Die *funktionell-anatomischen Hilfsmittel* sind die Hilfsmittel, die eine Inkontinenz bei Frauen vorbeugen, wie Pessare und Tampons für den intravaginalen Einsatz. Die Harnröhrenstöpsel werden intraurethral getragen. Das Tragen von Harnröhrenstöpseln ist mit dem Harnwegsinfektionsrisiko, der Reizung der Urethra und Blase verbunden. Deshalb wird es von Frauen nicht akzeptiert. Aufgrund der mangelnden Datenlage können keine gesicherten Aussagen über deren Effektivität gemacht werden (vgl. DNQP 2007, S. 86). Der Einsatz dieser Maßnahmen ist ferner von den Fingerfertigkeiten der betroffenen Frauen und von deren individuellen anatomischen Verhältnissen abhängig.

Unter *mobilen Toilettenhilfen* werden Toilettenstühle, Steckbecken und Urinflaschen verstanden. Durch den Einsatz dieser Hilfsmittel wird bei bewegungseingeschränkten Personen die Kontinenz gefördert. Qualität, Standsicherheit, individuelle Größen, die Möglichkeiten des Deponierens, insbesondere in der häuslichen Pflege, Griff-Erreichbarkeit etc. sind Faktoren, die die Entscheidung beeinflussen.

Bei den Patienten, die keine Kontrolle über ihre Blase haben und deren Kontinenz nicht anders gefördert werden kann, werden *ableitende Hilfsmittel* eingesetzt. Es handelt sich um Hilfsmittel, die den Urin aus der Harnröhre (Urethra) ableiten. Die Indikation für diese Hilfsmittel ist primär die Harninkontinenz aufgrund von Blasenentleerungsstörung. Die Indikation definiert sich dabei über (AWMF Leitlinien)
- das Verhältnis der Restharnbildung zur funktionellen Blasenkapazität,
- das Vorhandensein eines begleitenden Infekts,
- die Nierenfunktion in Anwesenheit eines Refluxes und
- den individuellen Leidensdruck.

Diverse Urinalkatheter werden wie in **Tabelle 4.28** unterteilt:

Tab. 4.28: Formen der Katheter (Webelhuth 2004)

Transurethrale Blasenkatheter	Einführung durch die Harnröhre	• Einmalkatheter • Blasenverweilkatheter (Dauerkatheter)
Suprapubischer Blasenkatheter	Einführung durch die Bauchdecke	
Nephrostomiekatheter	Harnableitung aus der Niere durch die Haut	
Ureterenkatheter (Ureterenschienung)	Schienung des Harnleiters durch eine Hohlsonde aus Kunststoff	

Die transuretherale Einmalkatheterisierung wird überwiegend zu akuten therapeutischen Zwecken angewandt.

Durch den *intermittierenden Katheterismus* (oder *Fremdkatheterismus*) wird die Blase zu regulären Zeiten, d. h. kontrolliert entleert. Dadurch wird die Kontinenz erreicht. Die Durchführung dieser Methode ist nicht nur von der Ursachendiagnose abhängig, sondern maßgeblich vom geistigen Zustand des Patienten, seinen Fingerfertigkeiten sowie von seiner Motivation und Compliance. Eine differenzierte Einschätzung seiner Fähigkeiten ist ebenso wie die fachliche Aufklärung und Beratung vorausgesetzt. Die Wahl der auf dem Markt verfügbaren Kathetertypen soll sich an der Katheterbeschaffenheit und dem Design orientieren. Bevorzugt werden Katheter aus beschichteten Materialien mit einem Gleitmittel, die die Traumata reduzieren und für Patienten angenehm sind. Die Katheterspitzen und Katheteraugen dürfen nicht kantig und scharf sein, Latex ist zu vermeiden. Atraumatische Kathetersysteme, die für einen wiederholten Katheterismus über längere Zeit geeignet sind, die steril verpackt, leicht in der Handhabung und Entsorgung sind, sind empfehlenswert. Das Katheterisieren kann hygienisch in häuslicher Umgebung (Selbstkatheterismus) oder aseptisch im klinischen Bereich, in der stationären Pflege oder ambulant durch Professionelle (Fremdkatheterismus) erfolgen. Dabei sind die „Empfehlungen zur Prävention und Kontrolle katheterassoziierter Harnwegsinfektionen" des Robert Koch-Instituts zu berücksichtigen. Das Katheterisieren kann sitzend oder liegend durchgeführt werden; Frauen wird empfohlen, sich selbst mithilfe eines angelegten Oberschenkelspiegels zu katheterisieren. Vier- bis sechsmal täglich ist die übliche Häufigkeit. Sie hängt vom Blasenvolumen (darf nicht mehr als 500 ml überschreiten), der Restharn- und Trinkmenge ab. Bei der Durchführung ist darauf zu achten, dass die vom Arzt angeordneten Intervalle eingehalten werden. Sollte bei spastischen Störungen der Blasenfunktion eine anticholinergische Begleitmedikation angeordnet werden, ist auch diese zeitlich exakt einzuhalten, um Wirkspiegelschwankungen zu vermeiden (www.uni-duesseldorf.de). Die Flüssigkeitszufuhr soll 2–2,5 l täglich betragen. Die vom Arzt empfohlenen Kontrolluntersuchungen sollen gemacht werden. Die Methode des intermittierenden Katheterismus ist eine der sichersten, weil bei sachlicher Handhabung ein retrogrades Keimwandern nicht möglich ist. Wenn der Patient noch in der Lage ist, das Katheterisieren selbst zu übernehmen, wird dessen Lebensqualität deutlich gesteigert (www.uni-duesseldorf.de).

Ob der *Blasenverweilkatheter* transurethral (durch die Harnröhre) oder suprapubisch (durch die Bauchdecke über der Schamgegend in die Blase) eingeführt wird, liegt in der ärztlichen Verantwortung. Ein *transurethraler Katheter* ist bei Nebenhodenentzündung kontraindiziert; sonst spricht gegen diese Methode auch ein hohes Harnwegsinfektionsrisiko (Webelhuth 2004). Die aufsteigende Keimbesiedlung ist bei transurethralen Kathetern fast unvermeidbar. Harnwegsinfektionen, die mit einem Anteil von 30–40 % zu den häufigsten nosokomialen Infektionen zählen, sind bei bis zu 90 % mit einem Katheter ursächlich assoziiert (Sökeland et al. 2000). Verschiedene in- und extrinsische Faktoren erhöhen das Infektionsrisiko, wie Manipulation am Ableitungssystem, insbesondere bei demenziell erkrankten Menschen, Obstruktionen im Harntrakt, geringe Diurese, Immunsuppression, Diabetes mellitus, Polytrauma, Immobilität, Lebensalter und Stuhlinkontinenz (Leitlinien zur Hygiene in Klinik und Praxis).

Bei *suprapubischem Katheter* (SPK) treten Infektionen viel seltener auf. Den suprapubischen Katheter kann man auch besser befestigen. Er ist beim Geschlechtsverkehr weniger störend als ein transurethraler. Beim suprapubischen Katheter bleibt bei ca. 10 % der Patienten noch ein geringfügiger Harnverlust über die Harnröhre bestehen (Webelhuth 2004). Die SPK-Anlage ist bezüglich der Aseptik mit einem operativen Eingriff gleichzusetzen und wird nur durch den Arzt durchgeführt.

In der Praxis wird der transurethrale Katheter sehr häufig gelegt, ohne dass die Pflegenden die genaue Indikation kennen. Diese Wissenslücke sowie die Unterschätzung des Harnwegrisikos führen dazu, dass die Notwendigkeit dieser Maßnahme nicht hinterfragt wird. Je länger die Katheterisierungsdauer ist, desto größer ist das Harnwegsinfektionsrisiko.

Allgemeine Regeln, die bei Katheterisierung und Pflege eingehalten werden sollen, sind (vgl. DNQP 2007, S. 90):
- Die transurethrale Katheterisierung darf nur durch geschultes Personal vorgenommen werden.
- Hygienische Desinfektion vor und nach Manipulation am Blasenkatheter
- Katheterisierung nur unter aseptischen Bedingungen (s. dazu Empfehlungen des Robert Koch-Instituts)
- Ballonblockade mit sterilem Aqua destilate, bevorzugt wird jedoch 8–10 % Glycerin-Wasserlösung (z. B. Curity® Glycoblock)
- Ableitungssysteme steril halten und abschließen
- Es sollen nur die Systeme zur Anwendung kommen, die auch die hygienischen Anforderungen an die Harnprobenentnahme (Harnprobenentnahmestelle für bakteriologische Untersuchungen), an die Rückflusssperre, das Luftausgleichsventil sowie den Ablassstutzen und -verschluss erfüllen (z. B. Mono-Flo®) (Leitlinien zur Hygiene in Klinik und Praxis).
- Sollte der Katheter vom Drainageschlauch abgetrennt werden, sollte vorher eine Wischdesinfektion mit Alkoholpräparaten durchgeführt werden.
- Spülungen und Instillationen sind nur nach urologischer Indikation durchzuführen. Die für eine Blasenspülung erforderliche Diskonnektion eines geschlossenen Harnableitungssystems leistet der Entstehung nosokomialer Harnwegsinfektionen Vorschub und sollte schon aus diesem Grunde auf ein Minimum beschränkt werden.
- Inkrustationsprophylaxe durch angemessene Harnausscheidung und Harnansäuerung
- Abknicken des Systems vermeiden
- Auffangbeutel unter Blasenniveau ohne Bodenkontakt frei hängen lassen
- Den Auffangbeutel mit unsterilen Einmalhandschuhen rechtzeitig (bevor der Urin die Rückflusssperre erreicht) leeren und dabei darauf achten, dass die Ablassstutzen nicht mit dem Auffanggefäß in Berührung kommen.
- Das intermittierende Abklemmen des Katheters zur Steigerung der Blasenkapazität ist wegen Infektionen zu unterlassen.

- Die Intimpflege mit Wasser und Seifenlotion, ohne Zusatz von antiseptischen Substanzen
- Auch beim suprapubischen Katheter (SPK) werden das Punktionsgebiet am Unterbauch, der Katheter und die Genitalregion täglich mit Wasser und Seife gereinigt. Ein Verband ist nur nach Anlage des SPK oder bei Entzündungen erforderlich.
- Inkrustationen an der äußeren Harnröhrenöffnung (meatusnahe) können mit H_2O_2 (3 %ig) entfernt werden.
- Der Genitalbereich wird steril abgedeckt. Der sterile Katheter ist mit einer sterilen Pinzette einzuführen oder es ist eine sterile Katheter-Schutzhülle zu verwenden. Die Katheterstärke muss dem Lumen des Meatus urethrae angepasst sein. Sie sollte bei Erwachsenen im Regelfall 18 Charrière ((Ch) – Katheterstärke; 1 Ch = 1/3 mm) nicht überschreiten.
- Durch die Verwendung von Kathetersets und die Beteiligung einer Hilfsperson im Einzelfall wird die Handhabung vereinfacht und das Infektionsrisiko gemindert.

Die Beschaffenheit eines Katheters ist zu beachten. Das Kathetermaterial sollte biostabil und biokompatibel sein. Ein Vollsilikonkatheter wird einem beschichteten Latexkatheter bevorzugt, da der Latexkatheter bei einer Liegedauer über fünf Tage Inkrustationen bildet. Der Katheterwechsel sollte bei latexbeschichteten Kathetern alle ein bis zwei und bei Silikonkatheter alle zwei bis vier Wochen erfolgen. Ein suprapubischer Katheter kann alle ein bis zwei Monate gewechselt werden.

Die Patienten, die auf einen Katheter und Fremdkatheterisierung angewiesen sind, fühlen sich abhängig und krank, sie haben Angst vor Infektionen, Schmerzen und Komplikationen. Deshalb soll der Einsatz eines Blasenkatheters, insbesondere des transurethralen, auch seitens der Ärzte genau überlegt werden. Die Pflege muss die medizinische Diagnose kennen und vor allem die Möglichkeiten anderer Maßnahmen in Erwägung ziehen und sich mit dem behandelnden Arzt beraten. Der Patient bzw. seine Angehörigen sollen über Risiken informiert und aufgeklärt werden, denn aufgrund des ständigen Einnässens ziehen sie häufig den Katheter gegenüber aufsaugenden Inkontinenzmittel vor.

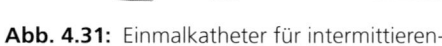

Abb. 4.31: Einmalkatheter für intermittierenden Katheterismus

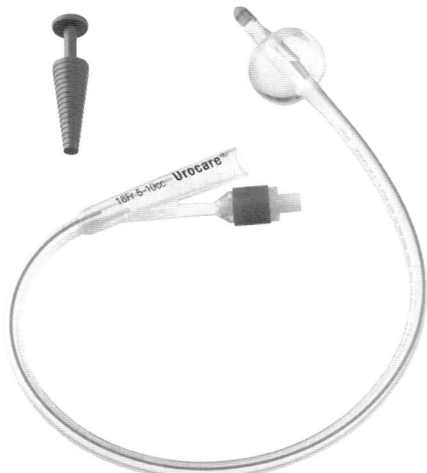

Abb. 4.32: Verweildauerkatheter

Das *Kondomurinal* ist ein Hilfsmittel zur Versorgung inkontinenter Männer, die ihre Blase ohne signifikante Restharnmengen entleeren. Voraussetzungen für die Benutzung eines Kondomurinals sind eine gesunde Penishaut, ausreichende Penislänge sowie Penisumfang. Für Patienten mit retrahiertem Penis werden spezielle Produkte wie Urinkollektoren angeboten, über deren Effizienz jedoch keine Aussage gemacht werden kann (Leitlinien der Deutschen Gesellschaft für Geriatrie. Harninkontinenz). Neben einer relevanten Blasenentleerungsstörung ist eine ausgeprägte Vorhautverengung eine Kontraindikation für die Anlage eines Kondomurinals. Kondomurinale können auch nur nachts für die Inkontinenzversorgung angelegt werden. Das Vorteilhafte an diesem Hilfsmittel ist, dass es durch den Patienten selbst eingesetzt werden kann und ein geringeres Harnwegsinfektionsrisiko besteht. Viele Patienten fühlen sich durch ein Kondomurinal weniger in ihrer Lebensqualität beeinträchtigt als durch andere Versorgungsmöglichkeiten. Es gibt bezüglich des Kondomwechsels keine standardisierten Vorschriften, so dass sich die Frequenz des Wechsels am individuellen Bedarf und an den Angaben des Herstellers orientieren sollte. Madersbacher (vgl. DNQP 2007, S.92) empfiehlt jedoch wegen eventueller Infektionen einen täglichen Wechsel. Die auf dem Markt erhältlichen Kondomurinale unterscheiden sich in ihrem Material (z. B. Latex, Silicon), in ihren Haftmechanismen sowie bezüglich ihrer Auffangsysteme. Kondomurinale werden in unterschiedlichen Arten und Größen angeboten (http://www.inkontinenz-selbsthilfe.com). Wichtig ist die individuelle Anpassung. Der Fachhandel bietet hierzu Messschablonen bzw. Maßbänder an.

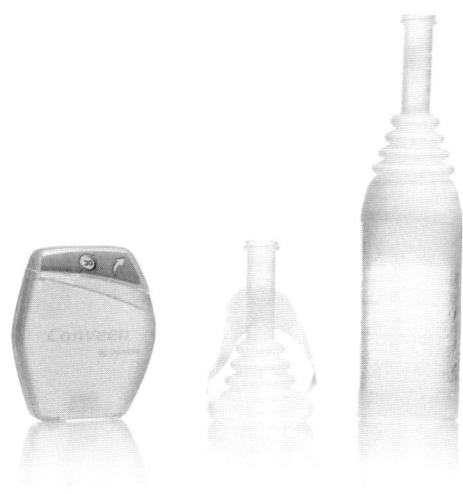

Abb. 4.33: Kondomurinale

Bei immobilen bzw. bettlägerigen Patienten werden *Urinkollektoren* eingesetzt. Die Systeme werden mit selbsthaftenden Hautschutzplatten angebracht, so dass eine Rasur im Klebebereich notwendig ist. Sie sind flüssigkeits- und geruchsdicht. Ähnlich wie bei einem Kondomurinal wird der Urin aus dem kleinen Auffangsystem meist direkt über einen Schlauch in einen Beutel abgeleitet. Gemäß der geringen Mobilität dieser Patientengruppe ist das in der Regel ein Bettbeutel (Team Work. Informationen für den Arzt).

Aufsaugende Mittel sind kontinenzkompensierende Hilfsmittel. Sie werden bei den Patienten eingesetzt, deren Kontinenz nicht mehr gefördert werden kann. Ergänzend zu den kontinenzfördernden Mitteln können Mittel dieser Gruppe nachts eingesetzt werden. Werden sie tagsüber getragen, stärken sie das Sicherheitsgefühl des Betroffenen, wobei es bei kontinenzkompensierenden Maßnahmen in Bezug auf die Erreichung der Kontinenzförderung eher unproduktiv ist. Man unterscheidet zwischen körperfernen und -nahen sowie zwischen Einmal- und Mehrwegprodukten.

Die *körperfernen Hilfsmittel* werden in das Bett oder auf das Sofa aufgelegt und dienen dem Schutz des Mobiliars. Die *körpernahen Hilfsmittel* sind sämtliche Ein- und Vorlagen,

die als offenes oder geschlossenes System erhältlich sind. Bei der Auswahl von aufsaugenden Hilfsmitteln sind folgende Kriterien zu beachten (vgl. DNQP 2007, S. 92–94):
- Hohe Auslaufsicherheit durch eine ausreichende Saugleistung und Flüssigkeitsbindung
- Schnelle Flüssigkeitsaufnahme, um schwallartig austretenden Urin sicher in den Saugkörper abzuleiten
- Optimale Hautfreundlichkeit durch sichere Flüssigkeitsbindung ohne Rücknässung
- Körpergerechte Passform, um einen hohen Tragekomfort sicherzustellen
- Perfekte Diskretion beim Tragen
- Einfache Handhabung, damit sowohl Patienten als auch Pflegekräfte das Produkt problemlos benutzen können

Darüber hinaus sollten Einmalprodukte wirtschaftlich einzusetzen sein und umweltfreundlich entsorgt werden können (Team Work. Informationen für den Arzt). Bevorzugt werden die offenen Systeme, da sie hautverträglicher sind.

Neben den Qualitätsanforderungen an die Hilfsmittel ist für den Einsatz der Hilfsmittel mit passender Saugfähigkeit die Schwere der Harninkontinenz ein entscheidender Faktor (s. Tab. 4.29).

Tab. 4.29: Klassifikationen der Harninkontinenz (DEGAM Leitlinie Harninkontinenz Nr. 5. 2004)

	Urinverlust in 4 Stunden	Produktkapazitäten	Saugvolumen/4 h
Leichte Inkontinenz	50–100 ml	< 150 ml	150 ml
Mittlere Inkontinenz	100–200 ml	< 200 ml	200 ml
Schwere Inkontinenz	200–300 ml	300–750 ml	750 ml
Schwerste Inkontinenz	> 300 ml		> 750 ml

Hilfsmittel sind mit einer ärztlichen Verordnung erhältlich. Für die Verordnung von Inkontinenzhilfsmitteln sind folgende Angaben nötig:
1) Zum Ausgleich eines Funktionsdefizits, wenn es der Befriedigung von Grundbedürfnissen dient; Beispiel: „Wegen Harninkontinenz zur Teilnahme am Leben der Gesellschaft"
2) Zur Prävention bei schweren Funktionsstörungen
3) Zur Prävention bei schweren Funktionsstörungen; Beispiel: „Wegen Inkontinenz zur Prävention von Hauterkrankungen bei Demenz"
4) Im Zusammenhang mit der Behandlung einer Krankheit; Beispiel: „Im Zusammenhang mit der Behandlung von Dekubitus" (Team Work. Informationen für den Arzt. S. 20)

Die Haut wird bei inkontinenten Patienten sehr beansprucht (Füsgen 2004). Urin ist alkalisch und zerstört den Säuremantel der Haut. Je länger die Haut nass ist, desto größer ist die Gefahr von Hautirritationen. Im Genitalbereich liegt Haut an Haut. Durch feuchtes Milieu und erhöhte Temperatur, die sich durch Feuchte und Tragen von Inkontinenzmitteln entwickelt, kommt es zu Hautmaterationen, die wiederum die Keim- und Pilzbesiedlung begünstigt. Deshalb ist die *Hautpflege* des Genitalbereichs bei inkontinenten Patienten von großer Bedeutung. Eine gute Hautpflege trägt nicht nur zum Sicherheitsgefühl und Wohlbefinden der Patienten bei, sondern ist gleichzeitig eine prophylaktische Maßnahme gegen Intertrigo, Materationen, Dekubitus und Harnwegsinfektionen. Die Haut soll sorgsam und täglich mit pH-neutralem Waschmittel oder klarem Wasser gereinigt und gut getrocknet werden. Ein Aneinanderreiben ist zu vermeiden. Trockene Haut soll mit W/O (Wasser in Öl)-Präparaten sanft eingecremt werden. Die Anwendung von abdeckenden Pflegeprodukten (Melkfett, Vaseline, Zinkpaste, Wundschutzcreme, Öle etc.) ist zu unterlassen, da diese Hautporen verschließen. Ölbäder sind vorzuziehen.

Für die Umsetzung der kontinenzfördernden Maßnahmen soll die *Patientenumgebung angepasst* werden. Dazu gehören Orientierungshilfen (z. B. Schild auf der Toilette), Toilettensitzerhöhung, Anschaffung von mobilen Hilfsmitteln, die Erreichbarkeit des Patienten Tag und Nacht, Standsicherheit und Funktionstüchtigkeit, Hygiene, barriere- und sturzfreie Verkehrsflächen, nötige aufsaugende Hilfsmittel, ausreichende Beleuchtung, angepasste Kleidung. Der Kleidung soll besondere Aufmerksamkeit geschenkt werden, da dadurch ein äußeres Erscheinungsbild entsteht, das positive Gefühle und Selbstsicherheit bieten kann. Es gibt heutzutage eine große Auswahl an geeigneter Bekleidung für inkontinente Patienten, die das Tragen von Inkontinenzprodukten gut verstecken kann, gleichzeitig aber eine leichte Handhabung mit Hilfsmittel ermöglicht (Klettverschlüsse, große Ösen, Hosen mit großem Schlitz etc.). Die Bekleidung soll pflegeleicht und konform sein. Auch für bettlägerige Patienten gibt es passende Schlafwäsche.

Fünfte Ebene

Struktur

S5: Die Pflegefachkraft sorgt für eine bedarfsgerechte Personalplanung, ein kontinenzförderndes Umfeld (z. B. Erreichbarkeit, Zugänglichkeit, Nutzbarkeit von Toiletten, Wahrung der Intimsphäre), geschlechtsspezifische Ausscheidungshilfen und Hilfsmittel zur Kompensation von Inkontinenz (z. B. Vorlagen, Kondomurinale).

Prozess

P5: Die Pflegefachkraft koordiniert die multidisziplinäre Behandlung (z. B. durch Ärzte, Hebammen, Physiotherapeuten, Psychologen) und sorgt für eine kontinuierliche Umsetzung des Maßnahmenplans. Auf die Bitte um Hilfe bei der Ausscheidung wird unverzüglich reagiert.

Ergebnis

E5: Maßnahmen, Umfeld und Hilfsmittel sind dem individuellen Unterstützungsbedarf des Patienten/Bewohners bei der Ausscheidung angepasst.

Qualitätskriterien/Qualitätsniveaus

⌂ Einrichtung
  ✓ Kontinenzfördernde Umgebung
☺ Pflegefachkraft
  ✓ Bedarfsgerechte Personalplanung
◉ Prozess
  ✓ Umsetzung und Koordination aller Maßnahmen
☺ Patient
  ✓ Erhält auf seinen Unterstützungsbedarf angepasste Maßnahmen

Die Einrichtung sorgt für Rahmenbedingungen, um die geplanten Maßnahmen umsetzen zu können. In der ambulanten Pflege heißt das, dass der pflegerische Bedarf genau eingeschätzt werden muss (P1, P2) und für die Abdeckung des Bedarfs, Erreichung der festgelegten Ziele, fachliche Beratung und Aufklärung des Patienten (P3) individuelle Maßnahmen unterbreitet werden müssen. Die Absprachen mit dem Patienten fließen in den Pflegevertrag ein. Der pflegerische Auftrag wird definiert, hieraus ergibt sich der notwendige Personalbedarf, es folgt die Personalplanung. Dieser Prozess der Personalplanung durchläuft die ambulante Pflege bei jedem pflegerischen Auftrag, er unterscheidet sich nicht von der üblichen Planung. Bei einem bestehenden Pflegevertrag kann es zu Veränderungen kommen, nachdem alle Schritte des Expertenstandards umgesetzt wurden, so dass der Vertrag geändert werden sollte und die Personalplanung ebenso. Die Umgebungsanpassung, Anschaffung von Hilfsmitteln etc. sind Bestandteile der Beratung und in Absprache mit dem Patienten kann die Pflegefachkraft bei der Anschaffung behilflich sein. Kleine Tipps für die eventuelle Umgestaltung der Wohnung gehören dazu.

Selbstverständlich koordiniert die Pflegefachkraft alle erforderlichen Maßnahmen und Beteiligten, insofern der Patient selbst dazu nicht in der Lage ist. Andernfalls soll immer versucht werden, den Patienten zu ermutigen und zu befähigen. dies selbst zu übernehmen. Auf die Bitte um Hilfe bei der Ausscheidung ist im Rahmen des Einsatzes unverzüglich zu reagieren. Es ist die Aufgabe der Pflegefachkraft, die in der Wohnung mit lebenden Personen darüber aufzuklären, wie wichtig es ist, den Maßnahmenplan einzuhalten.

Auch in der ambulanten Pflege, wo die Gestaltungsmöglichkeiten der Einrichtung in Bezug auf die Umsetzung aller notwendigen Maßnahmen eingeschränkt sind, kann durch professionelle Steuerung des Pflegeprozesses für den Patienten die bestmögliche Unterstützung gewährleistet werden.

Da in den vorherigen Kapiteln die möglichen Interventionen ausführlich dargestellt sind, wird an dieser Stelle darauf verzichtet.

Sechste Ebene

Struktur

S6: Die Pflegefachkraft verfügt über die Kompetenz, die Effektivität der Maßnahmen zum Erhalt und zur Förderung der Kontinenz sowie zur Kompensation der Inkontinenz zu beurteilen.

Prozess

P6: Die Pflegefachkraft überprüft in individuell festzulegenden Abständen den Erfolg der Maßnahmen und entscheidet gemeinsam mit dem Patienten/Bewohner, seinen Angehörigen und den beteiligten Berufsgruppen über deren Fortführung bzw. Modifikation.

Ergebnis

E6: Das angestrebte Kontinenzprofil wurde erreicht bzw. das bisherige Kontinenzprofil wurde erhalten. Für den Patienten/Bewohner ist das individuell höchstmögliche Maß an Harnkontinenz mit der größtmöglichen Selbstständigkeit erlangt.

Qualitätskriterien/Qualitätsniveaus

☺ Pflegefachkraft
  ✓ Kompetenz für die Beurteilung der pflegerischen Maßnahmen
◎ Prozess
  ✓ Evaluation
☺ Patient
  ✓ Erreicht das höchstmögliche Maß an Harnkontinenz

Wie bei jedem Standard schließt sich der Pflegeprozess auf der letzten Ebene. Nach den zuvor festgelegten individuellen Intervallen (P1) für die Beurteilung der Wirksamkeit der pflegerischen Maßnahmen prüft die Pflegefachkraft, inwiefern die pflegerischen Ziele erreicht sind. Sie analysiert den pflegerischen Zustand wieder, schätzt die mit der Ausscheidung zusammenhängenden Probleme ein, prüft, ob die Maßnahmen passen etc. Sollte es – egal auf welcher Ebene – Veränderungen geben (Problem, Ziele, Maßnahmen), muss der Pflegeplan modifiziert werden. Dabei soll der Betroffene nicht vergessen werden, ein Dialog mit ihm und den am Prozess Beteiligten ist unabdingbar.

4.5.4 Praxisbezug

Beispiel 1

Informationssammlung/Pflegeanamnese inkl. Biografie bei Frau Meier
Nach dem Krankenhausaufenthalt ist Frau Meier harninkontinent geworden. Ihr wurde kurz vor der Entlassung der Katheter gezogen. Nach der Krankenhausentlassung fühlte sich Frau Meier noch schwach und konnte aufgrund ihrer Verletzung und körperlichen Schwäche die Toilette nicht selbstständig und rechtzeitig aufsuchen. Hinzu kommt ihre Angst vor einem neuen Sturz. Frau Meier lebt zurückgezogen, sie schämt sich, ihr Problem offen anzusprechen und versucht, es zu vertuschen. Sie kommt insgesamt mit der neuen Situation nicht mehr gut zurecht und würde am liebsten den ganzen Tag im Bett bleiben.
  Die Pflegefachkraft erhebt aus dem Entlassungsbrief und dem Gespräch mit Frau Meier wichtige Informationen. Laut Entlassungsbrief ist der Urininfekt abgeklungen.
  Frau Meier verneint Schmerzen und Brennen beim Wasserlassen und gibt an, den Harndrang zu spüren. Nach einem längeren Gespräch und gezielten Fragen nach Aus-

scheidungsgewohnheiten in der Vergangenheit gibt die Tochter von Frau Meier an, die Mutter hätte bereits vor dem Krankenhausaufenthalt Probleme mit dem Wasserlassen gehabt. Sie konnte den Urinabgang bei körperlichen Anstrengungen, wie Husten oder Heben, nicht ganz kontrollieren und sogar beim Aufstehen kam es manchmal zum plötzlichen Wasserlassen. Der Mutter war das immer peinlich, sie wollte es der Tochter auch nicht sagen.

Die Pflegefachkraft prüft die aktuelle Medikation. Frau Meier nimmt wegen ihrer Herzrhythmusstörungen Betablokator, Schmerzmedikamente (Piroxicam und Novalgin Tropfen) und wegen der depressiven Stimmungslage trizyklische Antidepressiva. Die Pflegefachkraft prüft die Nebenwirkungen dieser Medikamente und stellt fest, dass diese Auswirkungen auf den Harntrakt haben könnten.

Aufklärung/Beratung
Die Pflegefachkraft klärt Frau Meier und ihre Tochter über die Harninkontinenz sowie über die spezielle Form der Harninkontinenz von Frau Meier auf. Durch die gesammelten Informationen geht sie davon aus, dass Frau Meier unter einer Mischinkontinenz leidet (Stress und Dranginkontinenz) mit dem Kontinenzprofil der *abhängig kompensierten Inkontinenz*. Sie schlägt der Patientin und ihrer Tochter vor, ein Miktionsprotokoll über fünf Tage zu führen, um die Ausscheidungsintervalle sowie situationsbedingte Informationen zu sammeln. Auch die eingesetzten Vorlagen sollen gewogen werden, um die Urinmenge quantifizieren zu können und falls erforderlich, passendes aufsaugendes Inkontinenzmittel vorzuschlagen.

Die Pflegefachkraft setzt sich gleichzeitig mit dem behandelnden Arzt in Verbindung, um sich beraten zu lassen, ob weitere diagnostische Methoden nötig sind. Der Arzt schlägt vor, eine erneute Urinuntersuchung durchzuführen, um eine latente Harnwegsinfektion auszuschließen, sowie eine sonografische Untersuchung der Restharnmenge, um eine Überlaufinkontinenz auszuschließen. Die Pflegefachkraft berät Frau Meier über die verschiedenen Hilfsmittel. Ein Toilettenstuhl und Vorlagen mit einer Saugkapazität von bis zu 200 ml in vier Stunden sind sofort anzuschaffen. Der Arzt stellt das Rezept aus, die Tochter reicht es bei der Krankenkasse ein und die Pflegefachkraft engagiert das kooperierende Sanitätshaus, das die Mittel sofort zur Verfügung stellt. Im Rahmen der pflegerischen Einsätze erhält Frau Meier die erforderliche Unterstützung. Die Tochter von Frau Meier ist angewiesen, wie sie der Mutter bei der Ausscheidung helfen kann.

Erneute Einschätzung nach fünf Tagen:
Frau Meier benutzt den Toilettenstuhl tagsüber und nachts, da sie sich noch zu schlapp fühlt, zur Toilette zu gehen. Sie trägt zur Sicherheit die Einlagen mit einem Saugvolumen von 200 ml und kommt damit gut aus.

Tab. 4.30: Miktionsprotokoll von Frau Meier (Diakonie Düsseldorf, internes Miktionsprotokoll)

Name:				Pflegedienst:			Datum:
Uhrzeit	Nass	Trocken	Wasser gelassen (ml)	Meldet sich	aufgefordert	Trinkmenge (ml)	Bemerkungen
07:00							

Tab. 4.30: Miktionsprotokoll von Frau Meier (Diakonie Düsseldorf, internes Miktionsprotokoll) (Fortsetzung)

Name:			Pflegedienst:			Datum:
08:10	x		200	x	200	Pat. war wach, lag noch im Bett. Miktion während der Morgenpflege
09:20					100	
10:15		x	200	x	200	Pat. ging auf den TS
11:00					100	
12:20		x	150	x	200	Pat. ging auf den TS. Beim Aufsetzen lief der Urin in die Einlage
14:10	x		100		x	100	Pat. schlief, nach Aufwachen wollte sie auf den TS, die Einlage war nass
16:30		x	300		200		Pat. war wach
18:30		x			200		Pat. war wach
20:00		x	250		200		Pat. war wach
22:30		x	200		200		Pat. war wach
06:00	x		200		100		Pat. war noch im Halbschlaf, spürte den Harndrang und meldete sich

Analyse des Miktionsprotokolls
Frau Meier meldet sich im Durchschnitt alle zwei Stunden zur Toilette. Meistens ist sie trocken, kann jedoch beim Aufstehen den Urin nicht halten, es kommt zu schlagartigem Urinabgang. Nachts passiert es, dass Frau Meier den Harndrang nicht wahrnimmt und beim Aufwachen nass ist. Sie trinkt 2 l täglich gut verteilt über den Tag. Die Urinprobe zeigt noch eine leichte Keimbesiedlung, die aber nicht mit Antibiotika therapiert werden soll. Die sonografische Untersuchung zeigt ein Restharnvolumen von 50 ml.

Der Arzt diagnostiziert eine Mischinkontinenz mit kleinen Restharnmengen (Überlaufinkontinenz), was wahrscheinlich die Folge einer bereits vorher vorhandenen Inkontinenz ist (s. Anamnese), die durch Katheterisierung, Operation und Harnwegsinfektion potenziert wurde. Hinzu kommt eine funktionelle Inkontinenz (durch eingeschränkte Mobilität). Der Arzt schlägt keine weiteren diagnostischen Methoden vor. Zu Beginn, d. h. bis Frau Meier zu Kräften kommt, soll ein Toilettentraining nach individuellen Entleerungszeiten durchgeführt werden. Die Tochter und Frau Meier werden durch den ambulanten Dienst beraten und eingewiesen. Der Pflegedienst schlägt vor, das Miktionsprotokoll weiterhin zu führen. Tagsüber trägt Frau Meier keine Einlage, im Bett befindet sich nur zur Sicherheit eine Unterlage. Die individuellen Entleerungszeiten sind etwa alle zwei Stunden. Nachts schläft Frau Meier durch, sie trägt eine Einlage mit > 750 ml Saugfähigkeit.

Wiederholte Einschätzung nach 14 Tagen
Frau Meier fühlt sich kräftiger und ist mittlerweile mobiler geworden. Sie hat keinerlei Beschwerden beim Wasserlassen. Es passiert gelegentlich noch, dass sie bei Anstrengungen ungewollt Urin verliert, meistens ist sie aber trocken. Nachts passiert es auch schon mal, dass sie aufwacht und spürt, dass die Einlage nass ist.

Durch die Auswertung des Miktionsprotokolls und des Toilettentrainings kommt es zu folgendem Ergebnis:
- Frau Meier hat eine normale Blasenkapazität (> 200 ml und < 700 ml).
- Sie ist in der Lage, den Harndrang wahrzunehmen und ihn zu äußern.
- Selbstinitiierte Hilfeersuchen zur Unterstützung bei der Ausscheidung
- Inkontinenzrate < als vier Episoden in zwölf Stunden
- Innerhalb der ersten drei Tage wird in mehr als 66 % der Fälle angemessen ausgeschieden.
- Maximales Ausscheidungsvolumen > 150 ml
- Trinkmenge über 2 l

Frau Meier wird über das Blasentraining aufgeklärt und beraten. Sie akzeptiert die Maßnahme, die Tochter wird angewiesen.

Neue Einschätzung in 14 Tagen:
Die Auswertung des Miktionsprotokolls des Toilettentrainings ergibt fast das gleiche Ergebnis wie zuvor – mit einer Inkontinenzrate von weniger als zwei Episoden in zwölf Stunden (nachts).

Frau Meier hat eine abhängige Harnkontinenz *tagsüber* und eine leichte unabhängig kompensierte Harninkontinenz nachts erreicht.

Weitere Interventionen sind:
weiterhin Blasentraining, tagsüber kleine Vorlagen (Slip), Toilettenbesuche nach individuellen Entleerungszeiten, nachts Toilettenstuhl

Evaluation nach einem Monat
Miktionen alle drei Stunden, tagsüber auf der Toilette (mit Toilettensitzerhöhung). Kleine Slips feucht (Tröpfler), nachts steht Frau Meier auf den Toilettenstuhl, gelegentlich passiert es noch, dass der Urin bei Anstrengungen in kleinen Mengen abläuft, nachts trägt sie noch Einlagen mit einer Saugfähigkeit von 200 ml, im Bett hat sie eine Bettunterlage.

Frau Meier hat eine *unabhängig kompensierte leichte Inkontinenz*. Tagsüber erreicht sie fast eine unabhängige Kontinenz. Sie fühlt sich wohl und ist mit dem erreichten Ziel zufrieden, wenn sie auch eine durchgehende Kontinenz noch nicht erreicht hat. Ihr ist ihre Unabhängigkeit wichtiger als die Kontinenz.

Das weitere pflegerische Ziel wird festgesetzt: Aufrechterhaltung des erzielten Kontinenzprofils, unabhängig erreichte Harnkontinenz an mehr als drei Tagen wöchentlich, Maßnahmen, wie mit Frau Meier vereinbart (s. oben).

Beispiel 2

Schauen wir uns die Inkontinenz bei Herrn Müller an.
Herr Müller kann aufgrund seines geistigen und körperlichen Zustands weder den Harndrang spüren noch artikulieren. Er wird im Rahmen der Grundversorgung auf den Toilettenstuhl gesetzt und trägt Tag und Nacht ein geschlossenes Einlagesystem. Es liegt eine schwere funktionelle Harninkontinenz vor. Es ist davon auszugehen, dass auch eine

Störung des Speicher- und Entleerungssystems vorliegt. Da bei Herrn Müller keine kontinenzfördernden Maßnahmen eingesetzt werden können, ist bei ihm eine medizinisch gesicherte Diagnostik irrelevant. Hier geht es um die Auswahl des passenden Inkontinenzmittels, damit die Inkontinenz adäquat kompensiert wird.

Um den Einsatz von Inkontinenzmitteln zu optimieren, wird mit Frau Müller vereinbart, drei Tage lang einen 24-stündigen Vorlagetest in Kombination mit einem Trinkprotokoll zu führen.

Nach drei Tagen Auswertung
Frau Müller wird empfohlen, nachts eine Einlage mit > 750 ml Saugfähigkeit zu tragen und nach der morgigen Toilette, mittags und abends die Einlage von 300–750 ml Saugfähigkeit einzusetzen.

Neue Einschätzung bzw. Auswertung des Einsatzes von Einlagen erneut nach zwei Wochen, ansonsten im Rahmen des Pflegeprozesses.

4.6 Ernährungsmanagement zur Sicherstellung und Förderung der oralen Ernährung in der Pflege

Der Expertenstandard „Ernährungsmanagement zur Sicherstellung und Förderung der oralen Ernährung in der Pflege wurde als siebter in Folge und als bisher letzter am 8. Oktober 2008 vorgestellt. Der Standard wurde in 24 Gesundheitseinrichtungen modellhaft implementiert. Vier ambulante Dienste beteiligten sich daran, den überwiegenden Teil machten die Einrichtungen der stationären Altenhilfe aus.

4.6.1 Definition „Mangelernährung und Flüssigkeitsmangel"

Die Deutsche Gesellschaft für Ernährungsmedizin (DGEM) (vgl. DNQP 2008, S.17) definiert die Mangelernährung als

> „ein anhaltendes Defizit an Energie und/oder Nährstoffen im Sinne einer negativen Bilanz zwischen Aufnahme und Bedarf mit Konsequenzen und Einbußen für Ernährungszustand, physiologische Funktion und Gesundheitszustand".

Die hier verwendete Definition wurde bereits im Qualitätsniveau II „Orale Nahrungs- und Flüssigkeitsversorgung von Menschen in Einrichtungen der Pflege und Betreuung" (Bartholomeyczik er al. 2008) benutzt, das von der Bundeskonferenz zur Qualitätssicherung im Gesundheits- und Pflegewesen (BUKO) erstellt wurde. Wie jeder Expertenstandard muss auch dieser mit einigen Unklarheiten leben. Sie ergeben sich daraus, dass es noch keine einheitliche Nomenklatur für klinisch relevante Ernährungsdefizite gibt. So werden für die gleichen Sachverhalte verschiedene Begrifflichkeiten genutzt. Der Medizinische Dienst der Spitzenverbände der Krankenkassen (MDS) (2003) problematisierte bereits im Jahr 2003 in seiner Grundsatzstellungnahme „Ernährung und Flüssigkeitsversorgung älterer Menschen" die verschiedenen Definitionen von mangelnder Versorgung mit Nahrung. Der englische Begriff Malnutrition wird häufig mit dem deutschen Begriff Mangelernährung gleichgesetzt, was laut Aussagen einiger Autoren nicht korrekt ist. Die Begriffe Fehl-, Unter- und Überernährung (Löser 2001) wären zutreffender, da sie die Richtung der Normabweichung beschreiben. Die Definition ist auch aus pflegerischer Sicht schwierig, weil die Pflege das *anhaltende* Defizit, das negative Folgen auf die physiologische Funktion und den Gesundheitszustand hat, nicht selbst diagnostizieren kann.

> Als „Flüssigkeitsmangel (Dehydratation) oder Austrocknung (Exikkose) wird ein Defizit an Körperwasser und Natrium definiert, dass sich sowohl aus einer zu geringen Aufnahme als auch durch eine zu hohe unausgeglichene Ausscheidung ergeben kann" (vgl. DNQP 2009, S. 41).

Im Vergleich zur Mangelernährung und ihrer negativen Folgen, die erst später feststellbar sind, sind Folgen eines Flüssigkeitsmangels relativ schnell erkennbar und umso bedrohlicher.

Der Expertenstandard „Ernährungsmanagement zur Sicherstellung und Förderung der oralen Ernährung in der Pflege" gibt Empfehlungen, wie die orale Aufnahme von Nahrung und Flüssigkeit durch pflegerische Leistungen unterstützt und gefördert werden kann, bevor zu enteralen und parenteralen (künstlichen) Maßnahmen gegriffen wird.

4.6.2 Gesundheitspolitische Relevanz

Essen und Trinken gehören zu den menschlichen Grundbedürfnissen. Viele Menschen können sich aufgrund von Krankheiten und Pflegeabhängigkeit nicht selbstständig ausreichend ernähren. Zur Erfassung des Ernährungszustands werden in den nationalen und internationalen Studien verschiedene Instrumente und antropometrische Messungen verwendet: vom BMI (Body Mass Index, der das Verhältnis zwischen Körpergröße und Gewicht ausdrückt), Bioimpedenzanalyse (BIA, misst die Körperzusammensetzung, also die Verteilung von Fettmasse, Muskelmasse und Wasser im Körper), Oberarm- und Wadenumfang, Trizepshautfaltendicke, Laborparameter mit Serumalbumin bis hin zur Handkraftmessung. Die Studienlage über die Prävalenz der Mangelernährung in Deutschland ist noch „mager", die Ergebnisse unüberschaubar und untereinander wenig vergleichbar. Die vorhandenen deutschen und internationalen Studien weisen eine unterschiedliche Häufigkeit bei geriatrischen Patienten auf, von 8 % bis zu 70 %. Diese Spannweite kommt daher, dass in jeder Studie andere Messmethoden, Instrumente und Cut-off-Punkte (Trennwerte) zugrunde gelegt werden. Meistens wird der BMI-Wert < 20 als Cut-off-Punkt zwischen normal ernährten und untergewichtigen Menschen genommen. Die wenigen Studien über Mangelernährung bei Altenheimbewohnern weisen bei über 57 % eine Mangelernährung und bei 23 % ein Ernährungsrisiko auf. Der Medizinische Dienst der Krankenkassen (MDK) veröffentlichte in seinem 2. Qualitätsbericht (Medizinischer Dienst der Spitzenverbände der Krankenkassen e. V. 2007) Daten, die anhand der Pflegedokumentation darauf hinweisen, dass bei 30 % der untersuchten Heimbewohner der fachlich gesteuerte Pflegeprozess bei der Ernährung defizitär ist, was – unkorrekterweise –häufig mit dem Anteil der „unterernährten" Bewohner gleichgesetzt wird.

In der Prävalenzstudie (Reuther & Bartholomeyczik 2009) der Universität Maastricht in Kooperation mit der Universität Witten-Herdecke wurden 26 % der Probanden als unterernährt definiert und bei 26 % besteht die Gefahr einer Mangelernährung. Die Prävalenz im Krankenhaus wird auf ca. 15–20 % geschätzt. Auch hier werden unterschiedliche Untersuchungsinstrumente angewendet, so dass die Prävalenzwerte schlecht miteinander vergleichbar sind. Diakonieeigene Daten, die wir über drei Jahre bei unseren

Patienten erfasst haben sagen, dass 2–3 % der von uns versorgten Patienten (600) einen BMI < 18,5 haben. Anhand von Rechenmodellen werden die Kosten im Gesundheitswesen, die für die Behandlung der Folgen von Mangelernährung und Flüssigkeitsmangel aufgebracht werden, auf rund 9 Mrd. € jährlich geschätzt.

Die Zielsetzung des „Expertenstandards Ernährungsmanagement zur Sicherstellung und Förderung der oralen Ernährung lautet, dass

> *„bei jedem Patienten/Bewohner mit pflegerischem Unterstützungsbedarf oder einem Risiko für oder Anzeichen von Mangelernährung die orale Nahrungsaufnahme entsprechend seinen Bedürfnissen und seinem Bedarf sichergestellt" wird (DNQP 2008, S. 19).*

Einer defizitären Aufnahme von Nährstoffen und Flüssigkeitsmengen kann, wenn sie rechtzeitig erkannt wird, durch gezielte Maßnahmen entgegengewirkt werden.

4.6.3 Die Standardebenen

Der Expertenstandard „Ernährungsmanagement zur Sicherstellung und Förderung der oralen Ernährung in der Pflege" hat sechs Ebenen.

Erste Ebene

Struktur

> S1a: Die Pflegefachkraft verfügt über Kompetenzen zur Identifikation von Risikofaktoren und Anzeichen für eine Mangelernährung (Screening) und zur tiefer gehenden Einschätzung der Ernährungssituation und der sie beeinflussenden Faktoren (Assessment).
> S1b: Die Einrichtung stellt sicher, dass die erforderlichen Instrumente zur Einschätzung und Dokumentation zur Verfügung stehen.

Prozess

> P1: Die Pflegefachkraft erfasst bei allen Patienten/Bewohnern zu Beginn des pflegerischen Auftrags im Rahmen der Pflegeanamnese, bei akuten Veränderungen und in regelmäßigen Abständen Risiken und Anzeichen einer Mangelernährung (Screening).
> Die Pflegefachkraft führt bei vorliegendem Risiko oder Anzeichen einer Mangelernährung eine tiefer gehende Einschätzung der Ernährungssituation und der sie beeinflussenden Faktoren durch (Assessment).

Ergebnis

> E1: Für alle Patienten/Bewohner liegt ein aktuelles Screeningergebnis zur Ernährungssituation vor. Bei Patienten/Bewohnern mit einem Risiko für oder Anzeichen von Mangelernährung ist ein Assessment mit handlungsleitenden Informationen erfolgt.

Qualitätskriterien/Qualitätsniveau

☺ Pflegefachkraft
  ✓ Identifikationskompetenz
◉ Prozess
  ✓ Screening
  ✓ Assessment
▦ Dokumentation
  ✓ Screening und Assessment liegen vor

Die Erhebung des Ernährungszustands liefert Informationen und Hinweise für notwendige Interventionsmaßnahmen. Hierzu gehört die Anamnese, in der Ernährungsverhalten, Gewohnheiten, Vorlieben und deren Veränderungen erfasst werden. Bereits im Rahmen der pflegerischen Anamnese sollen mögliche Risiken bzw. Anzeichen einer Mangelernährung erkannt werden.

Risikofaktoren
Die Risiken einer mangelhaften Ernährung stehen in engem Zusammenhang mit den Lebensumständen und der Pflegeabhängigkeit. Je nachdem, wo sich die Menschen befinden, zuhause, im Krankenhaus oder in einer stationären Pflegeeinrichtung kommen bei der Betrachtung zu den allgemeinen Risiken die speziellen hinzu.

Allgemeine Risiken für Mangelernährung sind (vgl. DNQP 2008, S. 21):
- Krankheits-, therapie- und altersbedingte Einschränkungen
- Akute und chronische Krankheiten
- Multimorbidität
- Auswirkungen von Krankheit oder Behandlung (Übelkeit, Erbrechen, Diarrhöe, Schmerzen)
- Nebenwirkungen von Medikamenten (z. B. Müdigkeit, Appetitlosigkeit)
- Erhöhter Energie-, Nährstoff- oder Flüssigkeitsbedarf (z. B. offene Wunden, Fieber, motorische Unruhe)
- Kognitive Beeinträchtigungen (z. B. Demenz)
- Körperliche Beeinträchtigungen (Funktionalitäts-, Mobilitätseinschränkungen)
- Verminderte Sinneswahrnehmungen
- Schluckstörungen, schlechter Mund- und Zahnstatus
- Appetitlosigkeit
- Psychosoziale Einschränkungen
- Depressionen, Einsamkeit/Isolation, fehlendes soziales Netz
- Ungünstiges Ernährungsverhalten (z. B. durch Allergien, Unverträglichkeiten oder Vergiftung (Paranoia))
- Schlankheitswahn
- Umgebungsbedingte Einschränkungen
- Unflexible Essenszeiten
- Unzureichendes, unangemessenes Hilfsmittel- oder Unterstützungsangebot während der Mahlzeiten
- Unruhe, Unterbrechungen während der Mahlzeiten
- Unerkannter und ungeäußerter Unterstützungsbedarf beim Essen und Trinken

4.6 Ernährungsmanagement zur Sicherstellung und Förderung der oralen Ernährung

Speziell im ambulanten Sektor kommen noch folgende Risiken hinzu:
- Einschränkungen bei der Lebensmittelversorgung (z. B. mangelnde Einkaufsmöglichkeiten im näheren Umfeld bzw. eingeschränktes Angebot für bestimmte Kostformen, finanzielle Einschränkungen)
- Einschränkungen bei der selbstständigen Lebensführung (z. B. Lebensmittelbesorgung, Zubereitung der Mahlzeiten)
- Einschränkungen beim selbstständigen Essen und Trinken
- Soziale Isolation, Einsamkeit, Depression

Das Vorhandensein eines oder mehrerer oben genannter Faktoren bei einem Patienten heißt nicht automatisch, dass der Patient der Risikogruppe angehört, bei der es notwendig ist, zu handeln. Zur gezielten Einschätzung der Ernährungssituation und Identifikation von Risiken und Anzeichen einer mangelhaften Versorgung, die ein Handeln nach sich ziehen, wird ein *Screening* durchgeführt. Dies ist eine „kurze, leicht durchführbare Erhebung für das frühzeitige Identifizieren von Menschen mit Gefährdung für ein Gesundheitsproblem oder das Aufspüren von Menschen, die von einem Gesundheitsproblem bereits betroffen sind" (vgl. DNQP 2009, S. 134).

In der nationalen und internationalen Literatur gibt es eine Fülle (28) von verschiedenen Screening-Instrumenten, die wiederum in unterschiedlichen Settings und für unterschiedliche Zielgruppen eingesetzt werden. Der Frage, ob ein Screening das pflegerische Assessment ersetzen kann, ging die Expertengruppe bei ihrer Recherche nach und kam zu dem Entschluss, dass kein Screening-Instrument „vorbehaltlos für die Nutzung bzw. Ergänzung zum umfassenden pflegerischen Assessment empfohlen werden" (vgl. DNQP 2009, S. 97) kann, weil einerseits beim Einsatz von einem der Screening-Instrumente wesentliche Bereiche (z. B. gerontopsychiatrischer Status) unbeachtet bleiben können und es andererseits beim Einsatz der Screening-Instrumente zusätzlich zur pflegerischen Anamnese zu einer Doppeldokumentation (z. B. Doppelfragen zum Ernährungszustand) kommen könnte. Als Orientierung für die Einschätzung der Gefahr einer Mangelernährung dienen Kriterien in der **Tabelle 4.31**.

Bei allen Patienten/Bewohnern, die im Screening auffällig sind, sollte grundsätzlich ein Nahrungs- und Trinkprotokoll über mehrere Tage (drei bis fünf) geführt werden, um die Verzerrmenge und das Ess-/Trinkverhalten feststellen zu können. Bei den Patienten, die Risiken oder bereits Anzeichen der Mangelernährung bzw. des Flüssigkeitsmangels aufweisen, wird zur tiefer gehenden Einschätzung der Ernährungssituation ein *Assessment* durchgeführt. Ein Assessment ist die „differenzierte Erfassung und Untersuchung relevanter Problembereiche einer gesundheitsbezogenen Situation (hier Ernährungssituation) zur Ursachenabklärung oder zur Begründung von Situationen, die als Grundlage der Planung von Maßnahmen dient" (vgl. DNQP 2009, S. 132).

Im Gegenteil zu den Screening-Instrumenten, die im überwiegenden Teil wissenschaftlich überprüft wurden, sind die Assessment-Instrumente kaum auf wissenschaftliche Güte hin geprüft. Ein Assessmentverfahren soll folgende Anforderungen erfüllen:
- Spezifische Probleme, die einen Einfluss auf den Ernährungsstatus haben, sollen ermittelt werden.
- Es soll eine Grundlage für die Gestaltung des Pflegeprozesses sein.
- Es soll standardisiert, effizient und auch einfach in der Handhabung sein (Bartholomeyczik et al. 2005).

Das Assessment bietet eine genaue Analyse des Ernährungszustands und identifiziert die Gründe für das bestehende Risiko respektive Mangelernährung und/oder Flüssigkeitsmangel. Damit stellt das Assessment eine wertvolle Basis für den Interventionsplan dar.

Mögliche Gründe für den Ernährungsmängel bzw. Flüssigkeitsmangel sind (vgl. DNQP 2009, S. 26):
- Körperlich oder kognitiv (geistig) bedingte Beeinträchtigung, z. B. Demenz, Funktionseinschränkungen der Hände oder Arme, schlechter Zustand des Mundes, Müdigkeit beim Essen
- Fehlende Lust zum Essen/ Trinken, kein Appetit, Ablehnen der Speisen z. B. durch Schmerzen, Bewegungsmangel, reduzierter Geruchs- und Geschmackssinn
- Individuelle Abneigungen oder religiöse Gründe
- Ungünstige Umgebungsfaktoren, z. B. hoher Geräuschpegel, unangenehme Gerüche, ungünstige Essenszeiten, mangelnde Unterstützung/Hilfsmittelangebote
- Inadäquates Essens- bzw. Trinkangebot, z. B. unangemessene Konsistenz, fehlende Berücksichtigung individueller Bedürfnisse
- Ein erhöhter Energie- und Nährstoffbedarf-/Flüssigkeitsbedarf z. B. durch Krankheiten, Hyperaktivität

Tab. 4.31: Bedeutsame Kriterien für die Risikoerfassung von Mangelernährung für alle Lebensbereiche und Setting (vgl. DNQP 2009, S. 99)

Generelle Kriterien zur Risikoerfassung Achtung: Täuscht Übergewicht oder Adipositas über kritische Veränderungen hinweg?	
a) Grobe Anzeichen für einen Nahrungs- bzw. Flüssigkeitsmangel	• Unbeabsichtigter messbarer Gewichtsverlust (5 % in 1–3 Monaten, 10 % in sechs Monaten) • Subjektiver Eindruck des Ernährungszustandes: unterernährte bzw. untergewichtige Erscheinung (z. B. eingefallene Wangen, tief liegende Augen, vorstehende Knochenvorsprünge) oder zu weit gewordene Kleidung • BMI < 20 (aktuelles Körpergewicht kg/Körpergröße m²) (Nur korrekt ermittelbar, wenn keine Ödeme, keine übermäßigen Fettmassen und keine Amputationen vorhanden) • Zeichen, die mit einem Flüssigkeitsmangel in Verbindung gebracht werden könnten: z. B. plötzliche bzw. unerwartete Verwirrtheit, trockene Schleimhäute, konzentrierter Urin (wenn Urinableitungssystem vorhanden)
b) Auffällig geringe Ess-/Trinkmenge	• Beobachtung oder Vermutung, dass die angebotenen Speisen oder Getränke nicht oder nicht vollständig verzehrt werden (auffällige Essensreste; weniger als 1000 ml/Tag über mehrere Tage) • Appetitmindernde schwere Erkrankungen oder Behandlungen, die den Appetit mindern oder eine Nahrungskarenz erfordern (z. B. Medikamentennebenwirkung, Operationen)

Nun widmen wir uns einigen der meistverwendeten antropometrischen Werte, die im Screening und bei Assessmentverfahren beobachtet werden und eine entscheidende Rolle bei der Identifikation von risikobehafteten Ernährungszuständen spielen können.

Body Mass Index
Zur Beurteilung des Ernährungszustands werden Größen-Gewichts-Indizes (BMI) berechnet, die das Körpergewicht in Relation zur Körpergröße setzen. Der Body Mass Index erlaubt lediglich eine grobe Einschätzung von Über- und Untergewicht und sagt noch nichts über den tatsächlichen Ernährungszustand insgesamt aus. Aufgrund von

Problemen bei der Größen- und Gewichtsbestimmung ist die Berechnung des BMI z. B. bei immobilen Menschen mit Kontrakturen oder nach Amputationen nicht immer möglich. Auch optimale BMI-Werte können bei Ödemen oder übermäßiger Fettmasse täuschen. Daher betonen die Experten, dass „eine Beurteilung des Ernährungszustandes oder einer Mangelernährung nur mit dem BMI Wert alleine nicht eindeutig und nicht ausreichend" (vgl. DNQP 2008, S. 66; DNQP 2009, S. 92) ist. Wenn die Messung der Körpergröße und des Körpergewichts möglich ist, hängt die Aussagekraft des BMI ganz wesentlich von zuverlässigen Größen- und Gewichtsangaben ab. Die Körpergröße und das Gewicht sollten gemessen und nicht erfragt werden, da bei Befragungen bzw. Selbstangaben der Probanden die Größe üblicherweise um mehrere Zentimeter überschätzt, das Gewicht dagegen unterschätzt wird. Zur Vermeidung methodisch bedingter Fehler ist bei den Messungen grundsätzlich auf die Einhaltung standardisierter Bedingungen zu achten. Die Messungen sollten immer so gut und so genau wie möglich durchgeführt werden, Messungenauigkeiten und Messfehler sind so weit wie möglich zu vermeiden. Die Körpergröße soll im Idealfall in stehender Position gemessen werden. Der Patient soll dabei in aufrechter, gestreckter Körperhaltung mit entspannt herab hängenden Armen ohne Schuhe und mit beiden Fersen auf einem festen, ebenen Untergrund stehen. Die Messung kann alternativ mit einem fest installierten Maßband oder auch mithilfe eines Meterstabs an einer senkrechten, ebenen Wand durchgeführt werden. Alternativ kann die Körperlänge im Liegen bzw. die Kniehöhe gemessen werden. Bei der Messung der Kniehöhe wird der Abstand vom Fuß bis hin zur Kniehöhle in cm gemessen.

Aus der Kniehöhe lässt sich die Körpergröße annähernd berechnen. Zwei Vorgehensweisen sind in der Literatur zu finden (Schreier 2005).

Tab. 4.32: Berechnung der Körpergröße nach Bermudez et al.

Männer: 78,31 + (1,94 x Kniehöhe*) – (0,14 x Alter)
Frauen: 82,21 + (1,85 x Kniehöhe*) – (0,21 x Alter)

Beispielhaft würde das bedeuten: Frau, 80 Jahre, Kniehöhe 50 cm
82,21 + (1,85 x 50) – (0,21 x 80) = 82,21 + 92,5 – 16,80 = 157,91 cm.

Tab. 4.33: Berechnung der Körpergröße nach Lohmann

Männer: 64,2 –(0,04 x Alter) + (2,02 x Kniehöhe*)
Frauen: 84,9 –(0,24 x Alter) + (1,83 x Kniehöhe*)

Beispielhaft würde das bedeuten: Mann, 85 Jahre, Kniehöhe 57 cm
64,2 – (0,04 x 85) + (2,02 x 57) = 64,2 – 3,40 + 115,40 = 176,20 cm

Bei der Interpretation von BMI-Werten sollten mögliche Einflussfaktoren wie Lebensalter, Hydrations- und Trainingszustand ebenso berücksichtigt werden wie unvermeidliche Messungenauigkeiten z. B. infolge von Mobilitätseinschränkungen oder Kyphose (Schreier 2005). Für den BMI wurden vom National Research Council (USA) Normwerte veröffentlicht, die das Lebensalter berücksichtigen. Aufgrund der alterstypischen Veränderungen von Körpergröße und -gewicht werden mit zunehmendem Alter höhere BMI-Werte als wünschenswert angesehen. Wünschenswerte BMI-Werte in Abhängigkeit zum Alter werden in **Tabelle 4.34** dargestellt.

Tab. 4.34: Wünschenswerte BMI-Werte (National Research Council 1989). In MDS 2003, S. 47)

19–24 Jahre	19–24 kg/m²
25–34 Jahre	20–25 kg/m²
35–44 Jahre	21–26 kg/m²
45–54 Jahre	22–27 kg/m²
55–64 Jahre	23–28 kg/m²
65 Jahre	24–29 kg/m²

Bei den Patienten, bei denen die Messung des Körpergewichts sowie der Körpergröße erschwert oder nicht möglich ist, werden ergänzende Parameter wie z. B. Oberarmumfang, Hautfaltendicke, Wadenumfang und Taillenumfang empfohlen.

$$\frac{\text{Mittlerer Oberarmumfang (cm)}}{\text{Trizepshautfaltendicke (cm)}} \times 3{,}14 = \text{Mittlerer Oberarmmuskelumfang (cm)}$$

Tab. 4.35: Werte für Oberarmumfang (OAU) (Schreier 2005)

	Keine Mängel	Leichtes Defizit	Mitteleres Defizit	Schwere Mangelsituation
Männer	25,3 cm	22,8 cm	20,2 cm	< 15,2 cm
Frauen	23,2 cm	20,9 cm	18,6 cm	< 13,9 cm

Diese Werte sind bei älteren Menschen ebenfalls wenig verlässlich, da keine gesicherte wissenschaftliche Validität vorliegt.

Insgesamt darf kein Patient allein von den antropometrischen Werten bewertet werden. Mehrere Parameter sollen gleichzeitig und in der Beziehung untereinander betrachtet werden sowie deren Verläufe über den bestimmten Zeitraum.

Gewichtsverlauf
Der Gewichtsverlauf ist ein verlässlicherer Indikator für das Ernährungsrisiko bei älteren Menschen als der BMI-Wert. Er gibt Auskunft über Veränderungen im Ernährungszustand über einen bestimmten Zeitraum. Dabei muss beachtet werden, dass in dem beobachteten Zeitraum keine gravierende Herz- oder Niereninsuffizienz vorlag. Insbesondere Ausmaß und Geschwindigkeit der Gewichtsabnahme sind von Bedeutung. Als einen bedeutenden Gewichtsverlust bezeichnet man einen Gewichtsverlust von
- 1–2 % in einer Woche,
- 5 % in einem Monat,
- 7,5 % in drei Monaten und
- 10 % in sechs Monaten.

Beispiel: Eine Frau, deren Körpergewicht am 01. Februar 65 kg beträgt, wiegt drei Monate später 60 kg. Der Gewichtsverlust beträgt 5 kg, d. h. 7,7 % vom ursprünglichen Gewicht. Die Expertengruppe empfiehlt, jeglichen ungewollten Gewichtsverlust bei älteren Menschen als Risikoindikator zu werten. Die vorangegangenen Gewichtsverluste, die nicht durch die Pflegeperson festgehalten werden konnten, sind in der Praxis oft schwierig in Erfahrung zu bringen. Daher kann die Frage, ob Rock oder Hose in letzter Zeit spürbar zu weit geworden sind, schon Anhaltspunkte für einen möglichen Gewichtsverlust liefern. Bei den Menschen, bei denen ein bedeutsamer Gewichtsverlust zu verzeichnen ist, soll eine wöchentliche Gewichterfassung durchgeführt werden, es sei denn, es wurde etwas anderes festgelegt. Die Messung sollte solange durchgeführt werden, bis sich „ein als bedenklich erachteter Zustand mit Auswirkungen auf den Ernährungszustand stabilisiert hat bzw. ein festgelegtes Gewicht erreicht ist" (vgl. DNQP 2009, S. 145). Bei Stabilisierung des Gewichtsverlaufs können die Messabstände auf den dreimonatigen Rhythmus geändert werden.

Ess- und Trinkmenge
Der verminderte Appetit und ein fehlendes Durstgefühl führen zu auffällig geringen Ess- und Trinkmengen. Um dies genau feststellen und messen zu können, sollen für die Einschätzung der Ernährungssituation die zugeführten und aufgenommenen Ess- und Trinkmengen beobachtet, dokumentiert und ausgewertet werden. Grundsätzlich sollen bei allen Patienten mit einem auffälligen Screeningergebnis das Ernährungsverhalten und die Verzehrmengen anhand von Nahrungs- und Trinkprotokollen über mehrere Tage (drei bis fünf Tage) überprüft werden. Auf dem Markt gibt es zahlreiche Tabellen bzw. Protokolle, auf denen die Verzehrmengen dokumentiert werden können. Für Portionsgrößen, die eingenommen werden, werden meistens Tellersymbole angeboten. Um die eingenommenen Mahlzeiten in Kilokalorien umrechen zu können, sollen für einen Patienten vorab „normale" Portionsgrößen für die jeweilige Mahlzeit in Kilokalorien umgerechnet werden.

Screening- und Assessment-Instrumente
Damit die Informationen gezielt gesammelt, dokumentiert und interpretiert werden können, empfehlen die Experten anerkannte, wenn auch mit manchen Nachteilen verbundene Screening- und Assessmentverfahren einzusetzen:
- Mini Nutritional Assessment (MNA) für den geriatrischen Bereich
- Nutritional Risk Screening (NRS) für den Krankenhausbereich
- Malnutritional Universal Screening Tool (MUST) für die ambulante Versorgung

Anhand dieser Instrumente werden die Menschen identifiziert, die dem Risiko ausgesetzt sind. Auch diejenigen, die bereits Anzeichen einer Mangelernährung aufweisen, werden erkannt. Daraus können aber keinerlei differenzierte Maßnahmen abgeleitet werden.

Da die MNA-Skala auch im ambulanten Bereich häufig eingesetzt wird, wird sie kurz vorgestellt (s. Anhang 14). Anhand der MNA-Skala wird das Screening in zwei Phasen durchgeführt. Die Voranamnese umfasst sechs Items.

- A: verminderter Appetit
- B: Gewichtsverlust in den letzten drei Monaten
- C: Mobilität/Beweglichkeit
- D: Akute Krankheit oder psychischer Stress während der letzten drei Monate

- E: Psychische Situation
- F: Körpermassenindex (Body Mass Index, BMI) (Körpergewicht/(Körpergröße)^2, in kg/m^2)

Wenn das Ergebnis der Voranamnese gleich/größer als 11 Punkte ist, ist mit der Anamnese fortzufahren. Sie beinhaltet weitere zwölf Parameter:

- G: Wohnsituation: Lebt der Patient unabhängig zuhause?
- H: Medikamentenkonsum: Nimmt der Patient mehr als drei Medikamente (pro Tag)?
- I: Hautprobleme: Schorf oder Druckgeschwüre?
- J: Mahlzeiten: Wie viele Hauptmahlzeiten isst der Patient pro Tag (Frühstück, Mittag- und Abendessen)?
- K: Lebensmittelauswahl
- L: Isst der Patient mindestens zweimal pro Tag Obst oder Gemüse?
- M: Wie viel trinkt der Patient pro Tag (Wasser, Saft, Kaffee, Tee, Wein, Bier)?
- N: Essensaufnahme mit/ohne Hilfe
- O: Glaubt der Patient, dass er gut ernährt ist?
- P: Im Vergleich mit gleichaltrigen Personen schätzt der Patient seinen Gesundheitszustand folgendermaßen ein:
- Q: Oberarmumfang (OAU in cm)
- R: Wadenumfang (WU in cm)

Erreicht das Ergebnis aus beiden Phasen 17 Punkte und mehr befinden sich die Patienten in einem Risikobereich für Unterernährung, weniger als 17 Punkte weisen auf einen bereits bestehenden Ernährungsmangel hin.

Der Nachteil bei dem MNA-Screening-Istrument ist, dass dem BMI-Wert eine wesentliche Bedeutung beigemessen wird. Die Selbsteinschätzung des Ernährungszustands bei kognitiv beeinträchtigten Menschen ist häufig nicht möglich (Schreier 2005).

Alternativ zur MNA-Skala wird in der häuslichen Pflege das MUST-Instrument (Malnutrition Universal Screening Tool) für Erwachsene eingesetzt. Das MUST-Instrument betrachtet das Zusammenspiel von einem BMI unter 20, von Gewichtsverlust und akuter Erkrankung und skaliert die Ergebnisse. Je nach erreichter Punktzahl werden die Patienten als gering, mittel oder hoch risikobehaftet definiert. Daraus resultieren Empfehlungen für konkrete Handlungen, darunter auch Einschätzungsintervalle. Bei einem geringen Risiko soll das Screening einmal jährlich wiederholt werden, bei mittlerem Risiko innerhalb von ein bis sechs Monaten und bei einem hohen Risiko soll eine Behandlung eingeleitet werden.

Screening nach MUST (Malnutrition Universal Screening Tool)

BMI ≥ 20	= 0 P
BMI 18,5–20	= 1 P
BMI ≤ 18,5	= 2 P
+ *Gewichtsverlust* (ungeplant in den letzten drei bis sechs Monaten)	

4.6 Ernährungsmanagement zur Sicherstellung und Förderung der oralen Ernährung

≤ 5 %	= 0 P
5–10 %	= 1 P
≥ 10 %	= 1 P
+ *akute Erkrankungen* (Nahrungskarenz von (voraussichtlich) mehr als fünf Tagen)	= 2 P

Die Bewertung des Gesamtrisikos ergibt sich aus *der Summe* der drei Positionen.

0 P = *geringes Risiko*	→	Screening soll im ambulanten Bereich bei unveränderter Situation einmal jährlich wiederholt werden.
1 P = *mittleres Risiko*	→	erneutes Screening nach drei bis sechs Monate
2 P = *hohes Risiko*	→	Behandlung notwendig (Ernährungstherapie)

(s. Anhang 15)

Für die Langzeitpflege wird das unveröffentlichte Instrument *PEMU (Pflegerische Erfassung von Mangelernährung und deren Ursachen)* (s. Anhang 16) zur zweiphasigen Erfassung der Ernährungssituation empfohlen. In der ersten Phase werden die Risiken bzw. die Zeichen für Mangelernährung erfasst. Zeigt der Bewohner Risiken oder Zeichen für Mangelernährung, ist das Assessment durchzuführen. Es geht gezielt und differenziert auf die möglichen Gründe für die Gefährdung bzw. Mangelernährung und/oder Flüssigkeitsmangel (vgl. DNQP 2009, S. 140) ein. Leider hat das PEMU-Screening-Instrument (1. Phase) seine Defizite. So kann anhand des Instruments nicht zwischen den risikobehafteten und den bereits mangelernährten Menschen unterschieden werden. Einige Parameter sind vom Pflegepersonal selbst einzuschätzen. Somit kann es zur Interreliabilität kommen, das heißt, dass ein Mitarbeiter den Zustand anders beurteilen kann als ein anderer. Wesentliche Kritik an dem Instrument gab es während der modellhaften Implementierung wegen des fehlenden Kriteriums des geistigen Zustands. Aufgrund von Vergesslichkeit, Situationsverkennung, Agnosie, Apraxie, Sprachproblemen etc. stehen Menschen mit Demenz per se unter diesem Risiko. Das Assessment (2. Phase) dagegen hat sich in der Praxis als sehr gutes Instrument gezeigt, da daraus konkrete Maßnahmen abgeleitet werden können. Zu beiden Instrumenten gehören die Leitfäden sowie die Ess- und Trinkprotokolle.

Die Experten empfehlen folgendes Vorgehen (s. Leitfaden zum Instrument, DNQP 2009, S. 145) bei der Einschätzung.

Screening
- Bei allen Patienten/Bewohnern im Rahmen der Pflegeanamnese und danach alle drei Monate
- Umgehende Wiederholung des Screenings, wenn Ergebnisse eintreten, die sich negativ auf den Ernährungszustand auswirken
- Wöchentliche Gewichtserfassung, wenn nicht anders festgelegt, bis der sich als bedenklich erachtete Zustand mit Auswirkungen auf den Ernährungszustand stabilisiert hat bzw. ein festgelegtes Gewicht erreicht ist

Eine tiefer gehende Untersuchung der Ernährungssituation soll dann erfolgen, wenn das Screening positiv ist (ebd., S. 146).

Assessment
- Durchführung nötig, wenn Screening positiv
- Eintragungen und Informationen/Kenntnisse anderer am Betreuungsprozess beteiligter Berufsgruppen
- Wichtige Aspekte (Probleme und Ressourcen) mit Einfluss auf die Ernährung sollen präzisiert und ausformuliert eingetragen werden, damit ein genaues Bild entsteht und Handlungen/Maßnahmen abgeleitet werden können.

Gründe für geringe Nahrungsaufnahme
Es gibt viele verschiedene Gründe, die zur ungewollten geringen Nahrungsaufnahme führen können. Im Folgenden werden spezielle Ursachen für ein Ernährungsrisiko bzw. Ernährungsmangel aufgeführt.

Kognitiv (geistig) bedingte Beeinträchtigung
Nachlassende geistige Kompetenzen – am meisten durch demenzielle Erkrankungen hervorgerufen – verursachen eine Menge Funktionseinschränkungen, die ein Grund für eine Nahrungsverweigerung sein können. Mögliche Symptome sind:
- Fehlendes Gefühl von Hunger bzw. Appetit
- Der Sinn des Speisenangebots wird nicht erkannt.
- Geschmack/Geruch/Konsistenz der Speisen irritieren
- Die Speisen können nicht zugeordnet werden, da ein Wiedererkennungswert nicht vorhanden ist.
- Das Essen schmeckt nicht.
- Die Atmosphäre belastet, zu viele Umfeldreize
- Schmerzzustände, die nicht erkannt werden
- Schluckstörungen, Angst vor dem Schlucken
- Übelkeit oder Unwohlsein als Nebenwirkung von Medikamenten
- Nicht wahrgenommene Bedürfnisse/Gefühle, Unwohlsein
- Die bisherigen Essgewohnheiten weichen von den aktuellen, die nicht erkannt werden, ab und führen zu Irritationen.

Kau- und Schluckstörungen
Kaubeschwerden können durch schlecht sitzende Prothesen oder Krankheiten des Mundraums entstehen, wie z. B. Entzündungen, Absinken des Kiefergelenks oder eingeschränkte Kraft und Ausdauer der Kaumuskulatur. Bei demenziell erkrankten Personen kommt hinzu, dass diese Personen vergessen zu kauen.

Schluckstörungen (Dysphagie) im Alter sind in aller Regel die Folge von Schlaganfällen, Tumorerkrankungen oder neurodegenerativen Krankheiten wie Morbus Parkinson oder Demenz. Kau- und Schluckstörungen und die dabei auftretende Mundtrockenheit wirken sich erheblich auf die Freude am Essen und Trinken aus. Beide Störungen sind wiederum bedeutende Risiken für Aspiration und Aspirationspneumonie.

Körperliche und motorisch bedingte Beeinträchtigung
Bewegungsmangel vermindert den Appetit. Funktionseinschränkungen der Hände oder Arme, eine gestörte Feinmotorik, eingeschränkte Mobilität und Bettlägerigkeit hindern die Betroffenen, die Nahrung selbstständig zu sich zu nehmen, mundgerecht vorzubereiten, zu kochen oder zu beschaffen.

Weitere körperliche Beeinträchtigungen, die negative Auswirkungen auf die Essensaufnahme haben, können sein:

- Gestörte Wahrnehmung (eingeschränkte Gesichtshälfte)
- Sehstörungen (Ekel, weil man z. B. Kräuter für Ungeziefer hält)
- Schmerzen (Übelkeit und Erbrechen)
- Durchblutungsstörungen (Schwindel und Übelkeit)
- usw.

Fehlende Lust zum Essen und Trinken, kein Appetit, Ablehnen des Essens und Trinkens
(vgl. DNQP 2009)
Auch die Menschen, die nicht an Demenz erkrankt sind, können aufgrund verschiedener Faktoren verminderten Appetit haben oder sogar das Essen ablehnen.
- Besondere psychische Belastung, z. B. Depression, Einsamkeit
- Akute Erkrankungen
- Medikamente wie Digitalis, Antirheumatika und Antidepressiva verstärken bzw. können in der Nebenwirkung zu Appetitlosigkeit führen. Besonders belastend ist die gleichzeitige Einnahme mehrerer Medikamente, was im Alter nicht selten ist.
- Schmerzen
- Reduzierter Geschmacks- und Geruchssinn
- Kulturelle und religiöse Gründe
- Individuelle Abneigungen, Vorlieben und Gewohnheiten
- Unkenntnisse über Ernährungsgrundsätze, keine ausreichenden Informationen über Speisen und Getränke
- Angst vor Unverträglichkeit oder Allergien
- Wunsch nach geringer Ausscheidung (Angst von Inkontinenz, häufige Toilettengänge)

Umgebungsfaktoren
Die Esssituationen und Essensorte können auch für die Menschen, die zuhause leben, als unangenehm empfunden werden, wenn sich die Gesundheitssituation oder die familiären Verhältnisse verändert haben oder die gewohnte Umgebung bauliche oder dekorative Veränderungen erlebt hat, die der Betroffene nicht mehr vertraut findet. Wenn das Verhältnis zwischen dem zu Pflegenden und der Pflegeperson angespannt ist, kann dies negativen Einfluss auf den Appetit haben. Veränderte Essenszeiten können ebenso den Appetit beeinflussen. Unpassende oder sogar fehlende Hilfsmittel für die Nahrungsaufnahme erschweren diese.

Inadäquates Essens- bzw. Trinkangebot
Wenn die Menschen nicht mehr in der Lage sind, die Lebensmittel selbst zu kaufen, auszuwählen und Speisen vorzubereiten, verändern sich Angebot, Geschmack und möglicherweise auch die Konsistenz der zubereiteten Speisen. In jedem Fall entspricht das Essen für den Betroffenen nicht mehr dem Gewohnten und kann ein Grund für verminderten Appetit sein. Bei einer verordneten Diät können die Akzeptanz oder das passende Angebot fehlen.

Erhöhter Energie- und Nährstoffbedarf
Gründe für einen erhöhten Energie- und Nährstoff-/Flüssigkeitsbedarf können akute und chronische Krankheiten sein. Hyperaktivität insbesondere bei demenziell erkrankten Menschen verbraucht mehr Energie. In solchen Fällen kommt es zur Disbalance zwischen der Kalorieneinnahme und dem Kalorienverbrauch auch bei den Menschen, deren Appetit und Verzehrmenge unverändert bleiben.

All diese Faktoren sind mittels Assessment zu analysieren und daraufhin das individuelle Hilfeangebot zu erstellen.

Zweite Ebene

Struktur

S2a: Die Pflegefachkraft verfügt über Fachwissen zur Planung und Steuerung berufsgruppenübergreifender Maßnahmen zur Sicherstellung einer bedürfnisorientierten und bedarfsgerechten Ernährung einschließlich der Kompetenz zur Entscheidungsfindung bei ethisch komplexen Fragestellungen.
S2b: Die Einrichtung verfügt über eine multiprofessionell geltende Verfahrensregelung zur berufsgruppenübergreifenden Zusammenarbeit beim Ernährungsmanagement.

Prozess

P2: Die Pflegefachkraft koordiniert Maßnahmen für eine individuell angepasste Ernährung auf der Grundlage der Verfahrensregelung in enger Kooperation mit Küche und Hauswirtschaft sowie in Absprache mit den anderen Berufsgruppen (z. B. Ärzten, Logopäden, Diätassistenten).

Ergebnis

E2: Die multiprofessionellen Maßnahmen sind koordiniert, umgesetzt und gegebenenfalls ethisch begründet und ihre Umsetzung ist überprüft.

Qualitätskriterien/ Qualitätsniveau

☺ Pflegefachkraft
  ✓ Entscheidungskompetenz
  ✓ Koordinierungskompetenz für die Planung der bedürfnis- und bedarfsgerechten Ernährung
🏠 Einrichtung
  ✓ Multiprofessionelle Verfahrensregelung
◉ Prozess
  ✓ Umsetzung und Koordination der ethisch vertretbaren und begründeten Maßnahmen
  ✓ Umsetzung der individuell angepassten bedürfnis- und bedarfsgerechten Ernährung
☺📄 Patient/Dokumentation
  ✓ Individuell angepasste Ernährung, die ethisch vertretbar und begründet ist, wird gewährleistet.

Über die Wichtigkeit vom Fachwissen der Pflegefachkräfte wurde bereits ausführlich gesprochen. Hier werden die Pflegefachkräfte aufgefordert, nach der Feststellung des Ernährungszustands die individuellen Bedürfnisse des Betroffenen/Patienten zu ermitteln und diese in Einklang mit dem Bedarf zu bringen. Daraus resultiert ein multiprofessionell gestalteter Pflegeprozess, der durch die Pflegefachkräfte zu koordinieren ist.

Bedürfnisorientierte Ernährung
Bedürfnisorientierte Ernährung bedeutet, dass sie auf die individuellen Bedürfnisse des Patienten abgestimmt ist. Der Expertenstandard gibt der bedürfnisorientierten Ernährung

den Vorrang vor bedarfsgerechter Ernährung. Dieses Qualitätsmerkmal erleichtert die praktische Anwendung. Die Nahrungs- und Flüssigkeitsaufnahme ist für Menschen mehr als nur die Erfüllung des existenziellen Grundbedürfnisses. Essen und Trinken ist eine Kultur, die im Leben von jedem von uns entwickelt und gelebt wird. Der Eintritt der Pflegebedürftigkeit sowie der Unterstützungsbedarf sollen diese Kultur nicht aufbrechen, denn mit dieser Kultur verbunden ist der Appetit und die Lust auf Essen und Trinken. Man verbindet es mit vielen Ritualen und Gebräuchen, es gehört zu freudigen sowie zu traurigen Feierlichkeiten dazu und wird auf unterschiedliche Art und Weise in den verschiedenen Weltkulturen und Religionsgemeinschaften ausgeübt. Da wir immer mehr in einer multikulturellen Gesellschaft leben, die Anzahl der Migranten, die versorgt werden, zunimmt, ist es von größter Bedeutung, die individuellen Gewohnheiten, Rituale, Gebräuche, Vorlieben sowie Abneigungen der Patienten zu ermitteln. Solche Informationen können in einem biografischen Gespräch ermittelt werden. Auch wenn man nicht immer bereit ist, etwas aus seiner Vergangenheit preiszugeben, ist man aber meistens bereit, über Essen und Trinken zu sprechen, insbesondere wenn die fragende Personen „nach den Zusammenhängen zwischen Lebensgeschichte, Gesellschaft, politischer, sozialer, kultureller und ökonomischer Geschichte fragt" (Dressel 2010, S. 25). Dann werden Geschichten erzählt, die mit der Ernährung zusammenhängen. Deshalb ist es wichtig, sich im Vorhinein über die Fragen Gedanken zu machen. Eckpunkte des Gesprächs können sein:

- Wann wurden welche Mahlzeiten aufgenommen?
- Wurde in Gemeinschaft gegessen?
- Gibt es Lieblingsessen/Lieblingsgetränke?
- Welches Essen wurde nicht vertragen?
- Wurde früher immer gekocht?
- Wer hat gekocht?
- Wie und wo wurden die Lebensmittel eingekauft?
- Wie ging es der Familie/den Betroffenen finanziell?
- Wie haben sie sich geholfen?
- Welche Speisen wurden zu Geburtstagen vorbereitet?
- Welche Speisen gab es zu Weihnachten und anderen Feiertagen/Festlichkeiten?
- Wie groß waren die Portionen?
- Wie wurde der Tisch gedeckt?
- etc.

Bedarfsgerechte Ernährung
Die bedarfsgerechte Ernährung deckt den täglichen Kalorienbedarf, den Bedarf an Nährstoffen (Proteinen, Fetten, Kohlenhydraten und Ballaststoffen), Vitaminen und Spurenelementen sowie den täglichen Flüssigkeitsbedarf, der für die Sicherstellung der Organfunktion bei bestimmten Aktivitäten notwendig ist. Senioren verbrauchen aufgrund nachlassender Aktivitäten weniger Energie, dadurch verringert sich deren Stoffwechselaktivität und die Muskelmasse nimmt ab. Die Konsequenz daraus ist, dass der Grundumsatz in der Regel auch abnimmt und die Energiezufuhr (kcal) verringert werden kann. Im Gegensatz dazu bleibt laut der Gesellschaft für Ernährungsmedizin (DGE) im Alter der Bedarf an Vitaminen, Mineralstoffen, Spurenelementen, Ballaststoffen, Proteinen und essenziellen Fettsäuren unverändert. Dies bedeutet, dass die Senioren verstärkt Lebensmittel mit hoher Nährstoffdichte (z. B. Vitamine, Spurenelemente) zu sich nehmen sollen (DGE et al. 2000). Die DGE hat zehn Regeln für vollwertiges Essen und Trinken, das den täglichen Bedarf abdecken soll, aufgestellt (www.dge.de).

1. Vielseitig essen
2. Reichlich Getreideprodukte und Kartoffeln
3. Gemüse und Obst – Nimm „5 am Tag"…
4. Täglich Milch und Milchprodukte; ein- bis zweimal in der Woche Fisch; Fleisch, Wurstwaren sowie Eier in Maßen
5. Wenig Fett und fettreiche Lebensmittel
6. Zucker und Salz in Maßen
7. Reichlich Flüssigkeit
8. Schmackhaft und schonend zubereiten
9. Nehmen Sie sich Zeit, genießen Sie Ihr Essen.
10. Achten Sie auf Ihr Gewicht und bleiben Sie in Bewegung.

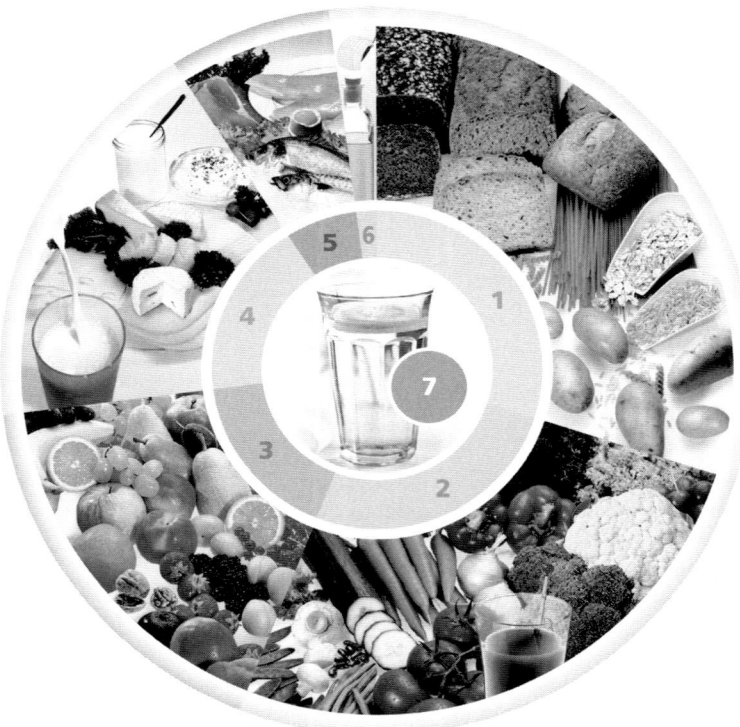

Abb. 4.34: Ernährungskreis (DGE-Ernährungskreis®, © Deutsche Gesellschaft für Ernährung e.V., Bonn)

Die Segmentgröße des Ernährungskreises der DGE wird auf der Grundlage der D-A-CH-Referenzwerte[6] für die Nährstoffzufuhr berechnet. Sie ist zugleich ein Maß für die Lebensmittelmenge. Die Größe der Segmente verdeutlicht das Mengenverhältnis der einzelnen Lebensmittelgruppen zueinander.

---

6 Dies sind die gemeinsamen Referenzwerte für die Nährstoffzufuhr der Gesellschaften für Ernährung in Deutschland (DGE-D), Österreich (ÖGE-A) und Schweiz (SGE/SVE-CH).

Tab. 4.36: Einsatz von Lebensmitteln im Gesamtangebot der Vollverpflegung, die in der Speiseplangestaltung einer Woche mindestens integriert sind (Bundesministerium für Ernährung, Landwirtschaft und Verbraucherschutz 2009)

Lebensmittelgruppe	Lebensmittelqualität, -auswahl und -angebot	Angebotsform/Lebensmittel als Beispiel
Pflanzliche Lebensmittel		
Obst und Gemüse	Frisches Obst • Nüsse und Samen • Frisches Gemüse • Hülsenfrüchte • Kartoffeln	Klein geschnitten, als Obstsalat, gekocht, als Fruchtpüree oder Fruchtsaft • Als Topping für Salate, für Desserts oder Kuchen • Fein geraspelt als Rohkost, Salat, gegart, als Gemüsepüree, • Gemüsesaft oder Cremesuppe • Als Eintopf, Beilage oder Salat • Als Salzkartoffeln, Kartoffelpüree, Pellkartoffeln, Bratkartoffeln, Kartoffelsalat
Getreide	• Vollkorngetreideprodukte sind im Angebot • Reis • Ein Müsli ohne Zusatz von Zucker oder zuckerähnlichen Stoffen	• Z. B. Brot (Vollkorntoast), Getreideflocken, Grieß, Nudeln, Gebäck • Als Naturreis oder Parboiled-Reis • Feine Getreideflocken (unterschiedlicher Konsistenz), Cornflakes, Schmelzflocken
Süße Brotaufstriche	• Konfitüre, Marmelade oder Gelee • Honig	
Milch und Milchprodukte	• Trinkmilch mit einem Fettgehalt von max. 3,5 % • Milch und Milchprodukte zur Verarbeitung mit einem Fettgehalt von max. 1,5 %	für Dessert, Dressing, Soße, Püree

Der Kalorienbedarf (DGE) beträgt für die Altersgruppe der über 65-Jährigen eine tägliche Zufuhr von 1.800–2.300 kcal. Genauer kann es nach folgender Form berechnet werden: Der Gesamtenergiebedarf älterer Personen liegt zwischen dem 1,5- und 1,75-fachen des Grundumsatzes. Bei vollständig immobilen Personen liegt der Gesamtenergiebedarf beim 1,2-fachen des Grundumsatzes (MDS 2003, S. 32).

Der Grundumsatz (GU) bezeichnet die Energieproduktion, die zur Erhaltung der Organfunktionen im Zustand völliger Ruhe und entspannter Muskulatur notwendig ist. Der GU macht mit etwa 60–75 v. H. den Hauptanteil des Energiebedarfs aus und ist abhängig von Alter, Geschlecht, Körperoberfläche, Hormonfunktion und Art der Ernährung. Er erhöht sich z. B. bei Fieber, Tumoren und einer Schilddrüsenüberfunktion. Mit zunehmendem Alter nimmt der GU ab; das passiert im Zusammenhang mit dem Abbau der fettfreien, stoffwechselaktiven Körpermasse. (MDS 2003, S. 34).

Berechnung des Grundumsatzes (MDS 2003):
- Männer: GU = [(0,0491 x kg + 2,46) x 239]
- Frauen: GU = [(0,0377 x kg + 2,75) x 239]

Gesamtenergiebedarf = Vielfaches des Grundumsatzes x Aktivitätsfaktor
- Vollständig immobile Senioren: 1,2 x GU
- Leichte Aktivität: 1,5 x GU
- Mittlere Aktivität: 1,75 x GU
- Schwere Aktivität: 2,0 x GU

Senioren betätigen sich meist nur leicht; sie führen ein relativ ruhiges Leben ohne größere Anstrengungen. Mittelmäßig aktiv sind die Senioren, die sich z. B. bei der Gartenarbeit betätigen und sportlich sind; schwere Aktivitäten treffen auf Senioren kaum zu. Einige demenziell erkrankte Personen, die einen ausgeprägten Laufdrang haben, starke Muskelspannungen und wiederkehrende Bewegungen auch im Liegen oder Sitzen verspüren, können so viel Energie verbrauchen, dass deren Aktivitätsfaktor der schweren Aktivität zugeordnet werden soll.

Berechnung des Gesamtenergiebedarfs:
- Männer: GU [kcal/Tag] = [(0,0491 x kg + 2,46) x 239] x 1,2 – 2,0
- Frauen: GU [kcal/Tag] = [(0,0377 x kg + 2,75) x 239] x 1,2 – 2,0

Rechenbeispiel
Mann, 75 kg, mittlere Tätigkeit:
[(GU: 0,0491 x 70 + 2,46)] x 239 x 1,75 = 2.466,42 kcal/Tag
Frau, 60 kg, leichte Tätigkeit:
[(GU: 0,0377 x 60 + 2,75)] x 239 x 1,50 = 1.796,80 kcal/Tag

Der Gesamtenergiebedarf dient der groben Orientierung unter kontrollierten Bedingungen. Die aufgenommene Energiemenge soll so angepasst werden, dass das Körpergewicht bei üblicher Aktivität konstant bleibt bzw. das wünschenswerte Körpergewicht erreicht wird (MDS 2003). Individuelle Unterschiede wie z. B. bei den aktiven demenziell erkrankten Menschen sind zu beachten. Durch regelmäßige Gewichtskontrollen wird überprüft, ob die aufgenommene Energiemenge dem individuellen Bedarf entspricht.

Zur Berechnung der erforderlichen *Flüssigkeitsmenge* gibt es mehrere Methoden. Die häufigste berechnet die Flüssigkeitsmenge folgendermaßen:
- 100 ml je kg für die ersten 10 kg Körpergewicht
- 50 ml je kg für die zweiten 10 kg Körpergewicht
- 15 ml für jedes weitere kg Körpergewicht (MDS 2003, S. 40; DGE et al. 2000; Chidester & Spangler 1997).

Das bedeutet, dass fast jeder erwachsene Mensch 1,5 l Flüssigkeit täglich braucht.

4.6 Ernährungsmanagement zur Sicherstellung und Förderung der oralen Ernährung

Rechenbeispiel für den täglichen Flüssigkeitsbedarf:
Person 65 kg
10 kg x 10 = 1.000 ml
10 kg x 50 = 500 ml
1.500 ml + 45 (kg) x 15 = 1.500 + 675 = 2.175 ml (täglicher Gesamtflüssigkeitsbedarf)

Zur Berechnung der *Trink*flüssigkeitsmenge sind vom Gesamtbedarf die Flüssigkeitsanteile der Nahrung abzuziehen. Zur Orientierung kann bei einer üblichen Nahrungszusammensetzung davon ausgegangen werden, dass je zugeführter Kilokalorie etwa 0,33 ml Flüssigkeit in der Nahrung enthalten sind (DGE et al. 2000).

Ein Rechenbeispiel:
Der Gesamtenergiebedarf bei dem Mann (s. oben), der den täglichen Gesamtenergiebedarf durch die zu sich genommene Nahrung abdeckt, nimmt mit jeder der 2.466,42 kcal 0,33 ml Flüssigkeit pro Kilokalorie zu sich. Das bedeutet, dass er mit der Nahrung 813,91 ml seines Flüssigkeitsbedarfs abdeckt. Die Differenz zu 2.175 ml ist *1.361 ml* und muss als Trinkflüssigkeit eingenommen werden.

> Mann, 70 kg, mittlere Tätigkeit = 2.466,42 kcal/Tag
> Frau, 65 kg, leichte Aktivität = 1.796,80

Bei den Patienten, die parenteral ernährt werden, muss auf die Art der Sondenkost geachtet werden. In der normkalorischen Sondenkost sind 80 % Flüssigkeitsanteile enthalten, bei hochkalorischer Kost 70 %. Das bedeutet, dass in 1 l normkalorischer Kost 800 ml Flüssigkeit, und in 1 l hochkalorischer Kost ca. 700 ml Flüssigkeit enthalten sind.

Frau, 60 kg, leichte Aktivität, hochkalorische Sondenkost 1,2 l – täglich Sondenkost = 1.800 kcal

> Gesamtflüssigkeitsbedarf = 1.796,80 ml
> In der Sondenkost = 1.200 x 70/100 = 840 ml freies Wasser
> Zu substituierende Flüssigkeit = ca. 956 ml

Der Expertenstandard legt den pflegerischen Beitrag im Ernährungsmanagement fest. Die Deutsche Gesellschaft für Ernährung, die die Qualitätsstandards für die Verpflegung in stationären Senioreneinrichtungen im September 2009 herausgegeben hat, hat die Qualitätsanforderungen aus Sicht der Küche und Hauswirtschaft beschrieben. Das Qualitätsniveau II „Orale Nahrungs- und Flüssigkeitsversorgung von Menschen in Einrichtungen der Pflege und Betreuung" der Bundeskonferenz zur Qualitätssicherung im Gesundheits- und Pflegewesen e. V. (BUKO-QS) beschreibt das disziplinenübergreifende Qualitätsmanagement.

Jede Gesellschaft bzw. Berufsgruppe schaut aus ihrer Sicht auf die Ernährung und stellt die Anforderungen an eine qualitativ hochwertige Ernährung im Alter dar. Sie differieren ein wenig voneinander, weil sie unterschiedliche Aspekte in den Vordergrund stellen. Eines haben sie aber gemeinsam – alle drei Qualitätssicherungsinstrumente stellen das individuelle Bedürfnis des Patienten in den Mittelpunkt. Daraus ergeben sich Handlungen, die sowohl die Bedürfnisse als auch den täglichen Bedarf an Nährstoffen und Kilokalorien sowie Flüssigkeit in Einklang bringen sollen.

Um diese Ziele zu erreichen, ist es zwingend erforderlich, dass mehrere Berufsgruppen zusammenarbeiten. Die Zusammenstellung der bedarfsgerechten Seniorenernährung obliegt in einer stationären oder teilstationären Einrichtung der Hauswirtschaft. In der häuslichen Pflege übernehmen die Betroffenen selbst, deren Angehörige oder Betreuer diese Aufgabe. Die Pflegefachkräfte beraten. Geht die Beratung über die pflegerischen Themen hinaus, kann bzw. soll ein Ernährungsberater in Anspruch genommen werden. Die Ärzte bzw. Fachärzte sollen bei der Festlegung bedarfsgerechter Ernährung helfen, insbesondere bei Erkrankungen, deren Ursache die mangelhafte Ernährung ist. Bei Schluck- oder Kauproblemen sind Zahnärzte und Logopäden in den Prozess einzubeziehen. Wenn die Mangelernährung aufgrund von fehlender oder eingeschränkter Feinmotorik droht, können die Ergotherapeuten gefragt werden. Bei demenziell erkrankten Patienten sind spezialisierte Kenntnisse im Umgang mit diesen Problemen erforderlich. Ein Kollege, der die betreffenden Fort- und/oder Weiterbildungen gemacht hat, kann behilflich sein. Die Liste kann fast beliebig erweitert werden.

Die Pflegefachkraft, die den Prozess steuert, soll bereits nach der Einschätzung des pflegerischen Zustands Entscheidungen treffen, wer noch außer dem Patienten selbst bzw. seinen Angehörigen in den Prozess einbezogen werden soll. Sie muss den Patienten aufklären und beraten, sein Einverständnis einholen und weitere Schritte unternehmen. Sie muss weitere Fachpersonen in den Prozess einbeziehen. Die Einrichtung hilft, wenn solche Koordinierungsaufgaben anhand einer Verfahrensregelung im Voraus geklärt sind, damit bei jedem Patienten die Sicherstellung der oralen Ernährung gewährleistet ist. Ein Beispiel im Anhang 17 liefert die Verfahrensregelung.

Ethische Fallbesprechungen
Es gibt Situationen, in denen die Sicherstellung der oralen Ernährung und Flüssigkeitsversorgung infrage gestellt wird, wie z. B. wenn die Patienten bewusst oder unbewusst die Essensaufnahme oder das Trinken verweigern (vgl. DNQP, S. 62–69). Bewusst kann dies daher kommen, dass sich die Patienten „des Lebens müde" fühlen, z. B. bei einer Depression oder anderen Erkrankung. Unbewusst passiert dies eher bei demenziell erkrankten Patienten, die ein verändertes Körpergefühl haben und damit einhergehend einen veränderten Appetit oder fehlendes Durstgefühl. Aufgrund von Situationsverkennung, Agnosie oder Apraxie können sie auch das Ess- und Trinkangebot ablehnen. Patienten in der Sterbephase haben ebenso ein fehlendes Durstgefühl und verminderten Appetit, hinzu kommen andere Begleitsymptome, die eine negative Auswirkung auf die Ernährungssituation haben, wie Übelkeit, Erbrechen, Verdauungsprobleme, Bettlägerigkeit, Schmerzen, Atemprobleme etc. Die Pflegepersonen sind mit vielen Fragen konfrontiert:
- Welchem Problem sollen sie sich in welcher Situation zuerst widmen?
- Was soll wann unternommen werden?
- Wie können die aktuellen Bedürfnisse mit dem aktuellen Bedarf in Einklang gebracht werden?

Das Selbstbestimmungsrecht ist das oberste Gebot und soll gewährleistet werden. An dieser Stelle ist eine Kompetenz in sensiblen Aushandlungsprozessen gefragt – Bedürfnis des Bewohners einerseits, individuell, biografisch, religiös und/oder kulturell geprägt und ein objektiver Bedarf andererseits! Die Entscheidungen am Lebensende sind für alle Beteiligten schwierig und nicht selten sehr komplex. Wann immer es möglich ist, sollen bereits im Rahmen des Aufnahmeprozesses rechtliche Aspekte angesprochen werden: Die Betroffenen und ihre Angehörigen sollen über die Möglichkeiten aufgeklärt werden, z. B. Patientenverfügung und Vorsorgevollmachten sowie verträgliche Regelungen über die Bestattung. Der Einrichtung ist zu raten, eine Ethikberatung als Regelwerk einzuführen. Das kann in Form eines Ethikgesprächskreises gewährleistet werden, der alle drei bis vier Monate stattfindet. Im Ethikgesprächskreis sollen – soweit möglich – verschiedene Professionen und Hierarchieebenen zusammenarbeiten. Die ambulanten Pflegedienste, die zu einem Verbund gehören, können beim eigenen Träger auf die möglichen vorhandenen Ressourcen zurückgreifen. Eine andere Möglichkeit ist, mit dem Ethikkomitee eines Krankenhauses eine Kooperation einzugehen. Der Ethikgesprächskreis bespricht im Voraus mögliche Situationen, die ethisch-moralische Fragen aufwerfen und entwickelt Hilfestellungen und Leitfäden für das tägliche Handeln. Diese ethischen Leitfäden sollen das Leitbild und die Leitlinien in ethischen Fragen konkretisieren, den Mitarbeitern einen transparenteren Rahmen für das tägliche Handeln in solchen Situationen bieten und sie anregen, diese mit den Betroffenen und den an der Versorgung Beteiligten zu diskutieren. Unter anderem sollen solche Leitlinien die Fragen am absehbaren Lebensende über die Ernährung und Flüssigkeitsversorgung näher regeln, z. B. Anlage einer PEG-Sonde oder einer Infusion, Durchführung von prophylaktischen Maßnahmen, Unsicherheiten über den Willen und/oder das Wohl eines nicht auskunftsfähigen Bewohners. Die Organisation soll nach einem standardisierten Ablauf erfolgen. Wenn die Einrichtung die Ethikberatung als Regelwerk institutionalisiert hat, kann und wird darüber hinaus immer eine individuelle fallbezogene Ethikberatung benötigt. In dem Falle können die Mitglieder des Ethikgesprächskreises mit ihrem Rat den Mitarbeitern und den Angehörigen kurzfristig bei Bedarf zur Seite stehen. Sie bieten fallbezogene Hilfe, Beratung und Klärung an. Gegebenenfalls sind zur fachlichen Beratung weitere Berufsgruppen hinzuzuziehen. Ethisch komplexe Fragestellungen können sein:

- Umgang mit Nahrungsverweigerung
- Kenntnisse rechtlicher Hintergründe (z. B. Patientenverfügung)
- Einsatz von lebensverlängernden Maßnahmen
- Einweisung in das Krankenhaus
- etc.

Dritte Ebene

Struktur

S3a: Die Pflegefachkraft verfügt über fundierte Kompetenzen zur Planung einer individuellen Mahlzeiten- und Interaktionsgestaltung.
S3b: Die Einrichtung verfügt über ein geeignetes Verpflegungskonzept.

Prozess

P3: Die Pflegefachkraft plant gemeinsam mit dem Patienten/Bewohner und seinen Angehörigen Maßnahmen zur Unterstützung bei der Nahrungsaufnahme, zur Gestaltung der Umgebung, zu geeigneten, flexiblen Speisen- und Getränkeangeboten sowie Darreichungsformen und zieht bei Bedarf weitere Berufsgruppen hinzu.

Ergebnis

E3: Ein individueller Maßnahmenplan zur Sicherstellung einer bedürfnisorientierten und bedarfsgerechten Ernährung liegt vor.

4 Expertenstandards

Qualitätskriterien/Qualitätsniveaus

> ☺ Pflegefachkraft
> ✓ Planungskompetenz
> ⌂ Einrichtung
> ✓ Geeignetes Verpflegungskonzept
> ◉ Prozess
> ✓ Entwicklung von Maßnahmenplan mit Partizipation von Patienten, Angehörigen und weiteren Berufsgruppen
> 🗐 Dokumentation
> ✓ Bedürfnis- und bedarfsgerechter Maßnahmenplan liegt vor

Planungskompetenz

Die Pflegefachkraft bringt ihr Wissen in die interprofessionelle Zusammenarbeit ein, die dazu dient, die bedarfsgerechte Ernährung unter Berücksichtigung der Patientenwünsche und Bedürfnisse zu planen. In der häuslichen Pflege spielen die individuellen finanziellen Möglichkeiten des Patienten eine große Rolle. Die Pflegefachkraft soll sich erkundigen, ob die Anschaffung von Lebensmitteln sichergestellt ist; sie kann den Patienten beraten, wo welches Lebensmittel eingekauft werden kann und ob diese bei Bedarf ins Haus geliefert werden können. Jede Planung der erforderlichen Maßnahmen soll fachlich sinnvoll und begründbar sein, in schwierigen Ernährungssituationen sollen angemessene Lösungen gefunden werden. Häufig ist es so, dass Patienten eingefahrene Vorlieben und Neigungen haben, wie z. B. jahrelang das gleiche, wenig abwechslungsreiche Frühstück zu sich zu nehmen. In dieser Situation kann mit dem Patienten gesprochen und auf die möglicherweise defizitäre, einseitige Ernährung hingewiesen und aufgeklärt werden oder gegebenenfalls andere Möglichkeiten unterbreitet werden. Zusammen mit dem Patienten und/oder seinen Angehörigen, seinem Betreuer oder seiner Haushaltshilfe soll im Bedarfsfall ein Ernährungsplan entwickelt werden. Auch die Organisation von Essen auf Rädern, Informationen über die Möglichkeiten, das warme Essen in einer Begegnungsstätte oder einem nahe gelegenen Bistro einzunehmen, gehört zu den Aufgaben der Pflegekraft. All diese Maßnahmen können ohne eine fundierte und kontinuierliche Biografiearbeit nicht geplant und durchgeführt werden. Hierzu gehören auch Strategien bei Appetitlosigkeit, Nahrungsverweigerung und Gewichtsverlust. Der Appetit kann durch verschiedene Maßnahmen angeregt werden. Auch die mobilitätsfördernden Maßnahmen, Lieblingsessen, Tischdekorationen, Umgebungsgestaltung gehören dazu.

Verpflegungskonzept in der häuslichen Pflege

Im Gegensatz zur Gemeinschaftsverpflegung, bei der die Grundsätze und allgemein gültigen Standards für Ernährungs- und Flüssigkeitsversorgung konzeptionell erarbeitet und in einem mehrwöchigen Essensplan ausgedruckt werden, kann ein solches Konzept in der häuslichen Pflege selten gemacht werden. Die Verpflegung zuhause ist von Patient zu Patient so unterschiedlich und hängt von der jeweiligen individuellen Situation ab. Zudem übernimmt die häusliche Pflege selten Aufgaben wie Bestellen, Einkaufen und Zubereiten von Speisen. Dennoch gibt es in der häuslichen Pflege eine gemeinschaftsähnliche Versorgung wie z. B. in der ambulanten Betreuungsgemeinschaft. Auch die in den letzten Jahren zunehmende Versorgung der Patienten durch hauswirtschaftliche Dienste kann durch ein Verpflegungskonzept qualifizierter und gesicherter werden. Der Expertenstandard nimmt keine Stellung zum Verpflegungskonzept in der häuslichen Pflege. Auch die gängige Literatur bietet keine Empfehlungen.

Verpflegungskonzept in den ambulanten Wohngemeinschaften

Die ambulanten Wohngemeinschaften werden meistens von ambulanten Diensten organisiert. Es handelt sich hierbei um eine verdichtete Wohnform. Die Bewohner wohnen in ihren eigenen Wohnungen, verbringen aber einen Großteil ihres Lebens in der betreuten Gemeinschaft. Ziel dieser Wohn- und Lebensform ist die Förderung der Selbstbestimmung, die Bewohner, Angehörigen und Betreuer sind in das Leben der Wohngemeinschaft einzubeziehen (Wendte 2006). Sie stellt eine Alternative zwischen ambulanter und vollstationärer Versorgung dar. Punktuell übernimmt der ambulante Pflegedienst die Versorgung, insbesondere die pflegerisch-medizinische. Die Betreuung, weshalb die Menschen diese Wohnform eigentlich wählen, ist i. d. R. ganztägig gewährleistet ebenso wie die hauswirtschaftliche Versorgung, die in der Gemeinschaft erfolgt. Somit werden diese Leistungen ähnlich wie in einer stationären Einrichtung organisiert. Um eine altersgerechte, bedürfnis- und bedarfsgerechte Ernährung der Bewohner zu gewährleisten, sollen die Dienstleister ein entsprechendes Konzept entwickeln, das dem aktuellen Standard entspricht. Hilfreich sind die vorhandenen Konzepte für die stationäre Vollversorgung (Bundesministerium für Ernährung, Landwirtschaft und Verbraucherschutz 2009).

Essen auf Rädern

Das Angebot „Essen auf Rädern" (EaR) ermöglicht vielen älteren Menschen, die Eigenständigkeit in vertrauter Umgebung zu erhalten (Verbraucherzentrale Bundesverband e. V. 2004). Aufgrund von Altersgebrechlichkeit, akuter oder chronischer Krankheit und Einsamkeit neigen ältere Menschen dazu, ihre Essens- und Kochgewohnheiten zu vereinfachen, was häufig zu einer einseitigen und vitaminarmen Ernährung führt. Die häusliche Pflege übernimmt an dieser Stelle eine Beratungs- und Vermittlerrolle. Um die Patienten fachlich zu beraten, sollen sich Pflegedienste gut über Lieferanten informieren. Es ist zwischen den auf dem Markt gut etablierten Anbietern, deren Qualität stetig geprüft wird, und noch unbekannten Lieferanten zu unterscheiden. Das Preis-Leistungs-Verhältnis ist für Patienten eines der wichtigsten Kriterien. Dabei geht es nicht nur um die Zusammensetzung der Mahlzeiten, sondern auch um Service und Bringdienste, Einhaltung der Lieferzeiten, Kündigungsfristen etc. Die Anbieter unterscheiden sich auch dadurch, ob sie frisch zubereitete, warmgehaltene Mahlzeiten ausliefern. Heute dominieren tiefgefrorene Gerichte, die entweder vom Bringdienst zuvor aufgewärmt wurden oder als Tiefkühlkost angeliefert werden. Im letzteren Fall wird das Gericht beim Kunden in der Mikrowelle erhitzt. Heute wird aus ernährungsphysiologischer Sicht eine Versorgung mit tiefgekühlten Menüs vorgezogen, da dabei negative Beeinträchtigungen durch lange Warmhaltezeiten vermieden werden. Welche Lieferart empfohlen wird, ist wiederum von der individuellen Pflegesituation abhängig:
- ob eine Mikrowelle im Haushalt vorhanden ist und
- ob der Patient diese bedienen kann.

Im Jahr 2002 ist von der Verbraucherzentrale NRW ein umfassender Fragenkatalog erarbeitet worden: „Checkliste Essen auf Rädern" der den Verbrauchern die Auswahl der EaR-Anbieter erleichtern soll.

Tab. 4.37: Checkliste „Essen auf Rädern" (Verbraucherzentrale NRW, 2002)

Probenmenüs	Gibt es ein (kostenloses) Probenmenü? Entsprechen Aussehen, Geschmack und Verpackung der Mahlzeiten Ihren Wünschen?

Bestellungen	Bis wann muss die Bestellung der Mahlzeiten beim Anbieter eingegangen sein? Können nachträglich Ab- oder Umbestellungen vorgenommen werden?
Beratung	Gibt es einen verantwortlichen Ansprechpartner? Wird auf Wunsch kostenlose Ernährungsberatung durch qualifizierte Berater durchgeführt?
Angebot	Wie viele Wahlmöglichkeiten gibt es für Ihre Kostform? Wird Rücksicht auf besondere Diäten genommen, z. B. für Zuckerkranke? In welchen Abständen wiederholt sich der Speiseplan?
Kennzeichnung der Menüs	Werden Zutaten und Zusatzstoffe deklariert? Gibt es Nährwertangaben?
Qualität der Mahlzeiten	Wie lange werden die Menüs warmgehalten? Eine Warmhaltedauer von drei Stunden sollte nicht überschritten werden. Verwendet der Anbieter für seine Menüs Produkte aus ökologischem Anbau oder regionaler Herkunft?
Anlieferungszeiten	Erfolgt die Anlieferung täglich oder als Wochenpaket? Wird das tägliche Essen warm oder tiefgekühlt geliefert? Ist eine Versorgung mit Mahlzeiten auch am Wochenende und an Feiertagen gewährleistet?
Preise	Welche Preise verlangt der Anbieter für die Menüs? Berücksichtigen Sie beim Preisvergleich eventuelle Anlieferungskosten und Wochenendzuschläge. Für ein Menü zahlen Sie zwischen 4,50 € und 7,99 €. Bei Heißanlieferung am Wochenende muss mit einem Aufschlag von 0,50 € gerechnet werden (Stand: Dezember 2003) Welche Zahlungsmöglichkeiten werden Ihnen angeboten? Bekommen Sie eine aufgeschlüsselte Rechnung?

Bedürfnis- und bedarfsgerechter Maßnahmenplan
Der bedürfnis- und bedarfsgerechte Maßnahmenplan berücksichtigt:
- Individuelle Vorlieben und Abneigungen, Gewohnheiten und Rituale
- Aktuelle Bedürfnisse und Wünsche
- Kulturelle Besonderheiten
- Den aktuellen Bedarf an Kalorien und Nährstoffen
- Den individuellen Unterstützungsbedarf
- Den finanziellen Rahmen
- Die fachlichen Standards

Er basiert
- auf den Informationen, die in der Biografiearbeit und während des Pflegeprozesses gesammelt werden:
  - individuelle Vorlieben und Abneigungen,
  - Gewohnheiten und Rituale,
  - aktuelle Bedürfnisse und Wünsche,
  - finanzieller Rahmen,
- auf objektiven Messungen – Gewicht, Größe, BMI, andere antropometrische Maßnahmen, anhand derer der aktuelle Bedarf an Kalorien und Nährstoffen errechnet wird und
- auf den im Assessmentverfahren ermittelten individuellen Unterstützungsbedarf sowie auf der Fachlichkeit der Mitarbeiter, die die fachlichen Standards kennen.

4.6 Ernährungsmanagement zur Sicherstellung und Förderung der oralen Ernährung

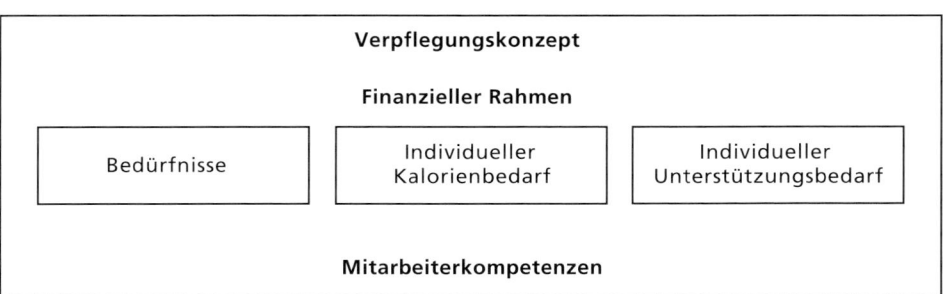

Abb. 4.35: Bedürfnisorientierter und bedarfsgerechter individueller Maßnahmenplan (eigene Darstellung)

Essenszeiten
Jeder Mensch hat in seinem Leben sein individuelles Essritual entwickelt. Diese Rituale sind so individuell wie die Vorlieben oder Abneigungen. Wenn der Patient zum Beispiel berufstätig gewesen ist, hat er möglicherweise andere Gewohnheiten bezüglich der Essenszeiten als die Patienten, die ihr Leben lang Hausfrauen gewesen sind. Auch die Hausfrauen mit Kindern oder ohne Kinder haben unterschiedliche Gewohnheiten. Diese können sich im Rentenalter, wenn beide Ehepartner zuhause sind, verändert haben oder nicht. Meistens bilden die Essenszeiten nicht nur für demenziell erkrankte Menschen, sondern für alle Menschen feste Tagesstrukturen bzw. Orientierungspunkte. Die Patienten sollen genügend Zeit für die Nahrungsaufnahme haben, damit sie genussvoll vollzogen werden kann. Bei immobilen Patienten soll auf die Erreichbarkeit der Zwischenmahlzeiten und Getränke geachtet werden.

Raum- und Tischgestaltung, Hilfsmittel
Gegessen wird zuhause meist in der Küche. Die Küche oder ein anderer Raum, in dem das Essen eingenommen wird, soll hell sein. Ein entsprechendes Ambiente und altersgerechtes, gut zu reinigendes, an die Fähigkeiten des Bewohners angepasstes Geschirr und Besteck sollen nach Möglichkeit auch zur Verfügung gestellt werden. Für Menschen mit Sehschwierigkeiten oder für demenziell erkrankte Patienten soll farbiges Geschirr bzw. Geschirr mit buntem Rand verwendet werden oder weißes Geschirr bei farbiger Tischplatte, damit ein farblicher Kontrast am Essplatz entsteht. Das Besteck und die Trinkhilfen sollen den Fingerfertigkeiten angepasst werden. Weitere Hilfsmittel, wie rutschfeste Unterlagen, Wärmeteller, sollen eingesetzt werden. Bei der Auswahl von Hilfsmittel sollen folgende Kriterien in die Entscheidung einbezogen werden (Huhn 2010):
- Angemessenheit und Diskretion:
  Das bedeutet keine Ober- oder Unterversorgung mit Hilfsmitteln und möglichst unauffällige Gestaltung in der Öffentlichkeit (z. B. im Restaurant)
- Komfortabilität und Sicherheit:
  Das bedeutet eine einfache Handhabung, die aber in der Hand sicher gehalten werden oder auf dem Tisch sicher stehen können

- Haltbarkeit und Verfügbarkeit:
  Das bedeutet, dass die Hilfsmittel stabil, bruchfest und leicht zu reinigen sein sollen. Einzelne Teile oder Zubehör sollten einzeln verfügbar sein.
- Stimmiges Preis-Leistungs-Verhältnis:
  Vor der Anschaffung sollten sich Patienten und deren Angehörige über die auf dem Markt zur Verfügung stehenden Hilfsmittel gut informieren, bei Bedarf sich fachlich beraten lassen.
- Stilvolle Funktionalität:
  Das Hilfsmittel soll selbstverständlich seine Funktionalität erfüllen, ohne dass die Optik vernachlässigt wird.

Interaktionsgestaltung bei den Mahlzeiten
Neben den technischen Hilfsmitteln, die bei der Nahrungsaufnahme eingesetzt werden, spielt die Beziehung zwischen dem zu Pflegenden und der Pflegeperson eine wesentliche Rolle. Besonders im häuslichen Bereich können die belastenden Beziehungen innerhalb einer Familie, unter den Ehepaaren oder zwischen Eltern und Kindern zu Appetitlosigkeit oder Nahrungsverweigerung des Betroffenen führen. Bei den hilfebedürftigen Menschen kommt es zu einem Rollenkonflikt Mann/Frau und Eltern/Kinder. Die Pflegepersonen üben in gewissem Maße Macht aus, indem sie Hilfestellungen vorgeben sowie Kontrolle über die eingenommenen Mahlzeiten durchführen. Sollte der häusliche Pflegedienst eine solche Situation beobachtet haben, könnte mit den Pflegepersonen ein Gespräch über ihre Situation geführt werden. Die Angehörigen sind häufig mit der Situation überfordert und zu ihrer Entlastung können verschiedene Maßnahmen empfohlen werden:
- Hilfestellung bei der Nahrungsaufnahme durch den Pflegedienst
- Hilfestellung durch eine Haushaltshilfe
- Inanspruchnahme der kommunalen Hilfeinfrastrukturen, z. B. Nachbarschaftshilfe, Ehrenamtliche.

Die professionellen Pflegepersonen befinden sich in der gleichen Position, oft wegen knappen zeitlichen Rahmenbedingungen.

Spezielle Maßnahmen/Interventionen
Im folgenden Text wird auf spezielle Maßnahmen für bestimmte Zielgruppen näher eingegangen.

Spezielle Maßnahmen bei Kau- und Schluckbeschwerden
Bei Kau- und Schluckbeschwerden soll auf die Nahrungskonsistenz geachtet werden und dem jeweiligen Schweregrad der Störung individuell angepasst werden. In der Regel ist weiche Kost notwendig. Ausschließlich püriertes Essen soll vermieden werden. Der behandelnde Arzt soll in den Prozess einbezogen werden.

Empfehlung für einen vierstufigen Kostaufbau:
1. Passierte dickflüssige bzw. breiige Kost
2. Pürierte Kost
3. Teilpürierte Kost
4. Adaptierte/weiche Kost, nicht püriert

Die Komponenten sollen eine homogene Konsistenz haben und keine Krümel, Fasern oder Stücke enthalten. Auf eine appetitliche Darreichung, besonders auch beim Frühstück und Abendbrot, ist zu achten (z. B. Brot mit Dickungsmittel einweichen). Durch Anpassung des Speiseangebots und das Andicken von Getränken kann das Risiko einer Aspiration verringert werden. Heutzutage gibt es verschiedene Zubereitungsmethoden, die die Aufnahme von ernährungsphysiologisch hochwertigen Nahrungsmitteln bei Schluckstörungen ermöglichen, wie z. B. SMOOTH-FOOD. Die Nahrungsmittel werden bei SMOOTH-FOOD durch „Schneiden, Mixen, Pürieren, Passieren, Pacossieren[7] oder Aufschäumen in eine geschmeidige Konsistenz (engl. smooth) gebracht. Durch diese Zubereitungstechniken wird sowohl bei den Inhaltsstoffen, bei der Konsistenz als auch bei der Konzentration der Geschmacksstoffe eine außergewöhnlich hohe Qualität erreicht", was besonders die Ernährung von Menschen mit einer Schluckstörung entscheidend verbessert (http://www.haco.ch).

Mehrere kleine Portionen sind über den Tag verteilt anzubieten. Auch bei pürierter Kost sind die einzelnen Komponenten erkennbar. Diese sind mithilfe von Spritzbeuteln, verschiedenen Tüllen und Formen optisch ansprechend anzurichten.

Mahlzeitengestaltung bei demenziell erkrankten Patienten
Für Menschen mit Demenz gelten im Grunde die gleichen Anforderungen wie bei der Verpflegung von Senioren ohne Demenz. Besondere Anforderungen an die Verpflegung ergeben sich aus den individuellen Ausprägungen der Demenz oder der Tagesverfassung. In den früheren Demenzstadien lassen Hunger- und Durstgefühl nach, im mittleren Stadium verlieren die Menschen mit Demenz die Handlungs- und Erkennungsfähigkeiten und in den höheren Demenzstadien leiden sie zusätzlich sehr oft unter Schluckstörungen. Hinzu treten Wahrnehmungsveränderungen auf, die Körpersignale werden sehr häufig nicht mehr richtig zugeordnet. Bei der Demenz vom Alzheimer-Typ kann schon sehr früh eine Störung des Wiedererkennens des Geruchs vorliegen. Zur Verschlechterung des Geschmackssinns tragen Mundtrockenheit und mangelnde Mundhygiene bei. Am längsten scheint die Geschmackswahrnehmung für „süß" stabil zu bleiben. Der Geschmacksausprägung von „sauer", „bitter" und „salzig" wird schwächer und ist darum auch schlechter zuzuordnen. Diese Verschlechterung der Geschmackswahrnehmung können Menschen mit Demenz nicht artikulieren.

All das und noch mehr kann zur Nahrungsverweigerung führen. Der bedürfnis- und bedarfsgerechte Maßnahmenplan bei demenziell erkrankten Menschen berücksichtigt alle Maßnahmen, die die fehlende oder eingeschränkte Fähigkeit kompensiert und darüber hinaus den Appetit anregt bzw. die Nahrungsverweigerung reduziert (Deutsche Alzheimer Gesellschaft 2005; Rothhardt 2010; Huhn 2010).

- Lieblingsessen und -getränke anbieten
- Bei erhöhtem Energiebedarf, der durch innere Unruhe und einen hohen Bewegungsdrang entsteht, ist hochkalorische Kost anzubieten. Im Einzelfall können 3000–4000 kcal pro Tag benötigt werden.
- Bei Bedarf können Getränke und herzhafte Speisen gesüßt werden, ausreichend Süßigkeiten anbieten.
- Kräftige Farben von Speisen und Getränken erleichtern das Erkennen.
- Den Essplatz so gestalten, dass der Tisch bzw. die Tischdecke und das Geschirr sich farblich deutlich voneinander abgrenzen, einfache Tischdekoration verwenden.
- Sicherheit und Orientierung geben: Eine ruhige Umgebung, der Duft nach Essen, die Einbeziehung in die Mahlzeitenzubereitung und -verteilung

---

7 Pacossieren nennt man die innovativen Verfahren, das tiefgefrorene Rezeptzutaten direkt zu einer einmalig feinen Konsistenz püriert – ohne Auftauen.

- Appetit anregen durch Schlüsselreize wie Düfte, geschmackliche Reize, auditive Reize, wie z. B. Geschirrgeklapper
- Kleine Portionen
- Richtige Essenstemperatur, damit der Geschmack angeregt wird
- Reduktion der äußeren Anreize
- Einsatz von geeigneten Hilfsmitteln (keine Schnabeltassen)
- Maßnahmen bei Kau- und Schluckstörungen (Deutsche Alzheimer Gesellschaft 2005, © team Lekla Demenz: Ernährung und Hydration):
  - Aufrechte Sitz- und Kopfhaltung
  - Wenn der Mund fest geschlossen wird, hilft es oft die Lippen z. B. mit Honig zu bestreichen.
  - Es hilft oft auch, wenn der Mund nicht geöffnet wird, das Kiefergelenk auszustreichen (nie mit Zwang öffnen).
  - Nur kleine Bissen und Schlucke eingeben und nachschlucken lassen
  - Beim Schlucken auf den Mundschluss achten
  - Vorsichtiges Streicheln über den Kehlkopf kann den Schluckreflex auslösen.
  - Damit das Schlucken unterstützt wird, kann der Zungenboden ausgestrichen werden.
  - Auf keinen Fall versuchen, den Schluckreflex durch gleichzeitiges Verabreichen von Getränken auszulösen
  - Nach der Nahrungsaufnahme die betreffende Person noch mindestens 20 Minuten sitzen lassen, um das Risiko der Aspiration von Resten zu vermeiden.
  - Nach jeder Mahlzeit eine sorgfältige Mundpflege durchführen, damit sich nicht an verbliebenen Resten im Mund verschluckt werden kann.
  - Schluckstörungen durch Therapie der Grunderkrankung behandeln; Schlucktraining durch Logopäden oder Therapeuten mit spezieller Ausbildung verordnen lassen
- Mit dem Arzt die Behandlung von Schmerzen bzw. Medikamentennebenwirkungen besprechen, Medikamente prüfen bzw. anpassen.
- Vorliegende Probleme im Zahn- und Mundbereich mit dem Zahnarzt klären
- Bei Problemen im Mundbereich nach dem Zähneputzen Kamillen- oder Salbeitee als Mundspülung anbieten
- Gegen reduzierten Speichelfluss z. B. zu Eisbonbons gefrorene, säuerliche Fruchtsaftgetränke anbieten
- Vor jeder Mahlzeit eine gehaltvolle und leicht aufzunehmende „Vorspeise" wie Kakao oder Trinkjoghurt reichen
- Kohlenhydrat- und fettreiche Kost führen zur Bildung von Serotonin im Gehirn; Serotonin wirkt sich positiv auf die Stimmung aus

Fingerfood und Eat by Walking
Für demenziell erkrankte Patienten, die während der Mahlzeit nicht in Ruhe am Tisch sitzen können, ist es hilfreich, sogenannte Fingerfood-Speisen vorzubereiten, die sie beim Gehen zu sich nehmen können. Die Speisen werden in mundgerechten Stücken vorbereitet und serviert, ihre Konsistenz muss das Essen mit der Hand ermöglichen. Die Stücke dürfen nicht größer als ein bis zwei Bissen sein, sie müssen gut zu greifen, einfach zu kauen und zu schlucken sein. Fingerfood ist so anzubieten, dass es nicht klebrig ist. Damit die Patienten das Fingerfood leichter akzeptieren, sollte möglichst mit Nahrungsmitteln begonnen werden, die traditionell schon immer bevorzugt mit den Fingern gegessen wurden. Hilfreich ist auch, wenn die Mitarbeiter den Patienten das Essen von Fingerfood „vorführen". Das Ertasten der Speisen mit den Fingern ist eine Sinnesstimulation, die bei den meisten Patienten nach ein paar Tagen zu mehr Aufmerksamkeit für das Essen führt.

4.6 Ernährungsmanagement zur Sicherstellung und Förderung der oralen Ernährung

Vierte Ebene

Struktur

S4a: Die Einrichtung
- sorgt für eine angemessene Personalausstattung und -planung zur Gewährleistung eines bedürfnis- und bedarfsgerechten Ernährungsmanagements.
- gewährleistet geeignete räumliche Voraussetzungen für patienten-/bewohnerorientierte Mahlzeiten und Interaktionsgestaltung.

S4b: Die Pflegefachkraft verfügt über spezifische Kompetenzen zur Unterstützung bei der Nahrungsaufnahme einschließlich besonderer Risikosituationen bzw. bei speziellen Beeinträchtigungen.

Prozess

P4: Die Pflegefachkraft gewährleistet eine die Selbstbestimmung und Eigenaktivität des Patienten/Bewohners fördernde Unterstützung (z. B. Begleitung zum Speisesaal, genügend Zeit) und eine motivierende Interaktions- und Umgebungsgestaltung (z. B. personale Kontinuität, erwünschte Tischgemeinschaften, Platz für Gehhilfen) während der Mahlzeiten.

Ergebnis

E4: Der Patient/Bewohner hat eine umfassende und fachgerechte Unterstützung zur Sicherung der bedürfnisorientierten und bedarfsgerechten Ernährung während und auch außerhalb der üblichen Essenszeiten erhalten. Die Umgebung bei den Mahlzeiten entspricht den Bedürfnissen und dem Bedarf des Patienten/Bewohners.

Qualitätskriterien/Qualitätsniveaus

- ☺ Pflegefachkraft
    - ✓ Umgebungs- und Interaktionsgestaltung
    - ✓ Haltung
- ⌂ Einrichtung
    - ✓ Personelle Ausstattung
    - ✓ Räumliche Ausstattung
    - ✓ Technische Ausstattung
- ☺ Patient
    - ✓ Bedürfnis- und bedarfsgerechte Ernährung

Personelle Ausstattung

Oben genannte Qualitätskriterien zielen darauf ab, dass die pflegerischen Organisationen den Mitarbeitern den bestmöglichen Rahmen und die nötigen Ressourcen zur Verfügung stellen sollen, um die bedarfs- und bedürfnisgerechte Ernährung ihrer Kunden zu gewährleisten. Neben den räumlichen und technischen Rahmenbedingungen fordert der Expertenstandard die Einrichtungen auf, dafür Sorge zu tragen, dass ein überschaubarer Kreis von Mitarbeitern bei den Patienten Hilfestellung bei der Ernährung leistet. Vertrauen aufzubauen, sich für die Aufgabe Zeit zu nehmen und auf die pflegebedürftigen Menschen einzugehen, gehört dazu. Diese Anforderung ist nicht umstritten, aber in der

Praxis schwer umzusetzen. Die Erfahrung zeigt, dass Menschen mit Demenz pro Mahlzeit 1–1,5 Stunden brauchen. Unter heutigen Rahmenbedingungen kann dies kaum eine pflegerische Organisation gewährleisten. Durch die Novellierung des Pflegeversicherungsgesetzes im Jahr 2008 haben sich die Bedingungen sowohl in der stationären als auch in der ambulanten Pflege verbessert. Menschen mit Demenz haben Anspruch auf zusätzliche Betreuung. Dies können sie im ambulanten Bereich durch den Antrag auf den zusätzlichen Betrag von 1.200 Euro pro Jahr bei geringem und von 2.400 Euro bei hohem Betreuungsbedarf (§ 45a, b SGB XI) realisieren. Die stationären Pflegeeinrichtungen können für diese Personengruppe auch einen zusätzlichen Betrag beantragen (§ 75b SGB XI) und dafür zusätzliches Personal einstellen (sogenannte zusätzliche Betreuungsassistenten). Gerade die Betreuung von Menschen mit Demenz muss immer die Hilfestellung beim Essen und Trinken beinhalten, da die Nahrungsaufnahme bei dieser Personengruppe über den ganzen Tag verteilt wird. Sollte der Pflegedienst feststellen, dass die Nahrungsaufnahme bei dem Patienten zuhause auch mit zusätzlicher Betreuung nicht sichergestellt werden kann, können sie ihm die Inanspruchnahme der Tagespflege empfehlen. Die Einsätze bei jenen Patienten, bei denen die Leistungen zum Essen und Trinken erbracht werden, sollen deren Essenszeiten und die benötigte Zeit für die Hilfestellung berücksichtigen. Des Weiteren soll der Patient möglichst immer von der gleichen Pflegeperson versorgt werden. Im Rahmen des Auftrags und unabhängig von der Hilfestellung sollen die Angehörigen und sonstige Helfer über die Wichtigkeit der Umgebung, Atmosphäre und Möglichkeiten der Anschaffung von zusätzlichen Helfern etc. beraten werden. Die in der letzten Zeit neu konzipierten Haus- und Betreuungsgemeinschaften beziehen die pflegebedürftigen Menschen in das Tagesgeschehen ein, nicht nur durch die Teilnahme an den Aktivitäten, da das nicht immer oder nicht für immer zu realisieren ist, sondern auch durch die Teilhabe an den Aktivitäten. Dort nehmen die hauswirtschaftlichen Tätigkeiten wie Kochen und Essgestaltung eine zentrale Rolle ein. Für die noch zuhause wohnenden Menschen ist dies auch ein Stück weit verloren gegangen, weil die Küchen zu klein sind, diese Arbeiten Angehörige übernehmen, die Angehörigen sich bei Erledigung der Aufgaben durch auffällige Verhaltensweisen des Patienten gestört fühlen etc.; die Liste lässt sich weiter führen. Die Pflegedienste können auch da intervenieren, wenn sie den beteiligten Personen andere Möglichkeiten unterbreiten und die Wichtigkeit der Teilhabe an Essenszu- und -vorbereitung vermitteln. Dadurch werden Sinnesorgane und Appetit angeregt. All diese Elemente fließen in die persönliche Haltung der Pflegeperson dem Patienten gegenüber ein, was für die Interaktionsgestaltung bei der Nahrungsaufnahme eine wesentliche Rolle spielt. Wenn die Pflegeperson eine positive Beziehung zu der pflegebedürftigen Person hat, das heißt unter anderem, dass sie ihr Kontroll- oder Machtbedürfnis zurückhalten kann, wenn es auch gut gemeint ist, verzehren die Pflegebedürftigen mehr und besser. Drei wesentliche Merkmale tragen zur Interaktion bei (vgl. DNQP 2009, S. 105),

- Positiv:
  - Zur Nahrungsaufnahme verführendes, verlockendes Verhalten
  - Aufrechterhalten und Unterstützen bei der Nahrungsaufnahme
- Negativ:
  - Den Prozess der Nahrungsaufnahme zerstörendes/tilgendes Verhalten

Räumliche und technische Ausstattung
Die Räumlichkeiten, in denen das Essen eingenommen wird, sollen gut beleuchtet und der Weg dorthin gesichert werden. Es muss in den Räumen genug Platz für z. B. Bewegungsmittel (Rollstuhl, Gehwagen, Rollator) vorhanden sein. Die Küchenausstattung

für die Patienten, die noch in der Lage sind, das Essen selbst vorzubereiten bzw. zu kochen, spielt eine große Rolle. Qualitativ gute und sichere Küchengeräte, die in ihrer Handhabung einfach sind, sollen zur Verfügung stehen. Am besten sind die Geräte, mit denen die Patienten vertraut sind. Der Pflegedienst soll im Auge behalten, ob alle Geräte einwandfrei funktionieren und im Falle eines Defekts bei der Reparatur behilflich sein. Bei Patienten, die im Rollstuhl sitzen, sollen die Küchenmöbel so angepasst werden, dass sie überall dran kommen können. Hilfestellungen bei der Anschaffung und Auswahl von geeigneten Esshilfen sowie eine Einleitung bei der Benutzung der Esshilfen gehören zu den Leistungen der ambulanten Pflege.

Alle anderen Qualitätsniveaus auf diese Ebenen sind bereits dargestellt worden

Fünfte Ebene

Struktur

S5: Die Pflegefachkraft verfügt über Informations-, Beratungs- und Anleitungskompetenzen zur Sicherstellung einer bedürfnisorientierten und bedarfsgerechten Ernährung.

Prozess

P5: Die Pflegefachkraft informiert und berät den Patienten/Bewohner und seine Angehörigen über Gefahren einer Mangelernährung und Möglichkeiten einer angemessenen Ernährung (z. B. Art der Unterstützung) und leitet gegebenenfalls zur Umsetzung von Maßnahmen an (z. B. im Umgang mit Hilfsmitteln).

Ergebnis:

E5: Der Patient/Bewohner und seine Angehörigen sind über Risiken und Folgen einer Mangelernährung und über mögliche Interventionen informiert, beraten und gegebenenfalls angeleitet.

Qualitätskriterien/Qualitätsniveaus

☺ Pflegefachkraft
  ✓ Informations-, Beratungs- und Anleitungskompetenz
◉ Prozess
  ✓ Aufklärung/Beratung
☺ Patienten
  ✓ Sind informiert

Information und Beratung

Informieren, Aufklären und Beraten sind wesentliche Maßnahmen, die zur Sicherstellung der oralen Ernährung beitragen. Zu beraten ist über:
- Alters- und bedarfsgerechte Ernährung
- Bedürfnisorientierte Ernährung
- Einkaufen
- Hilfesystem

- Unterstützungsmöglichkeiten
- Umgebungsgestaltung
- Interaktionen
- Technische Hilfsmittel
- etc.

Die Beratung kann strukturierter und effizienter mittels eines Beratungsflyers verlaufen.

Sechste Ebene

Struktur

S6: Die Pflegefachkraft verfügt über die Kompetenz, die Angemessenheit und Wirksamkeit, die eingeleiteten Maßnahmen zu beurteilen.

Prozess

P6: Die Pflegefachkraft überprüft gemeinsam mit dem Patienten/Bewohner und seinen Angehörigen in individuell festzulegenden Abständen den Erfolg und die Akzeptanz der Maßnahmen, nimmt gegebenenfalls eine Neueinschätzung vor und ändert bei Bedarf in Zusammenarbeit mit den anderen Berufsgruppen den Maßnahmenplan.

Ergebnis

E6: Die orale Nahrungsaufnahme des Patienten/Bewohners ist entsprechend seinen Bedürfnissen und seinem Bedarf sichergestellt.

Qualitätskriterien/Qualitätsniveaus

☺ Pflegefachkraft
  ✓ Evaluations-/Beurteilungskompetenz
◉ Prozess
  ✓ Beurteilung und Maßnahmenanpassung
☺ Patient
  ✓ Bedürfnis-, und bedarfsgerechte Ernährung

Evaluation

Wie oft kann und soll ein Pflegeprozess evaluiert werden? Diese Frage wird bei jedem Problem gestellt. Und so wie es viele individuelle Probleme gibt und wie unterschiedlich sie auch ausgeprägt sind, so viele Antworten gibt es auch darauf. Es muss nach jeder individuellen Situation eingeschätzt und festgelegt werden, wann die Wirksamkeit der eingesetzten Maßnahmen messbar wäre und damit beurteilt werden kann. Je akuter die Situation ist, desto häufiger sollte das pflegerische Problem erneut eingeschätzt werden. Bei festgestelltem Nahrungsmangel sollte eine wöchentliche Gewichtsmessung erfolgen, bis sich der Zustand stabilisiert hat, bei einer medikamentös behandelten Diurese noch häufiger. Im „Normalfall" empfehlen die Experten, das Screening alle drei Monate zu wiederholen. Die Pflegefachkraft soll bereits bei der Pflegeplanung den Evaluationsrhythmus festlegen, der immer von festgesetzten Zielen und geplanten und durchgeführten

Maßnahmen abhängig ist. Wenn die Maßnahmen eine schnelle Wirkung in Richtung des Ziels haben, soll deren Effekt auch kurzfristiger gemessen werden und umgekehrt, z. B. lässt sich eine Appetitsteigerung bei bestimmten Gerichten in der Regel sofort beurteilen, wobei eine Gewichtserhöhung nicht innerhalb von ein paar Tagen eintreten kann und somit nicht gemessen werden kann. Bei der Beurteilung der Wirksamkeit der Interventionen ist zu beachten, dass der Erfolg durch mehrere Faktoren beeinflusst wird. Die Pflegefachkraft muss in der Lage sein, die Resultate zu interpretieren und mit allen am Prozess Beteiligten zu reflektieren. Danach erfolgt die Anpassung und Fortsetzung des Pflegeprozesses. Der Patient muss eine seinen Bedürfnissen und seinem Bedarf entsprechende Ernährung bekommen. Die Bedürfnisse, Selbstbestimmung und Autonomie des Patienten haben immer Vorrang. Dies ist insbesondere in der palliativen Versorgung zu beachten. Die Pflegefachkraft muss ihre Entscheidungen situativ begründen können und dies dokumentieren.

Dieser Expertenstandard beschränkt sich auf die orale Nahrungsaufnahme. In Einzelfällen wird jedoch die künstliche Nahrungs- und Flüssigkeitssubstitution empfohlen. Der Entscheidungsprozess wird multidisziplinär gestaltet. Dies ist zu dokumentieren und jederzeit nachzuweisen.

4.6.4 Praxisbezug

Beispiel 1

Frau Meier verlor während des Krankenhausaufenthalts 5 kg. Bei einer Körpergröße von 165 cm wiegt sie 59 kg, sie ist schwach und hat keinen Appetit. Ihre Gefühlslage ist eher niedergeschlagen.

Die Pflegefachkraft schätzt die Ernährungssituation bei Frau Meier zu Beginn des pflegerischen Auftrags anhand zweier Screening-Verfahren ein.

Screening nach MUST (Malnutrition Universal Screening Tool)

BMI	= 21,6 =	0 P
Gewichtsverlust von 5 kg	= 9,2 % =	1 P
Akute Erkrankung vor mehr als fünf Tagen	=	2 P
Summe:		3 P

Laut MUST-Screening-Instrument handelt es sich hier offensichtlich um ein Ernährungsdefizit, ein Zustand, der behandelt werden soll.

Die Einschätzung mittels MNA-Skala ergibt auch einen defizitären Ernährungszustand.

Tab. 4.38: Anamnesebogen zur Bestimmung des Ernährungszustandes älterer Menschen – Mini Nutritional Assessment MNA™ bei Frau Meier

Voranamnese	Anamnese
A) Hat der Patient einen verminderten Appetit? Hat er während der letzten drei Monate wegen Appetitverlust, Verdauungsproblemen, Schwierigkeiten beim Kauen oder Schlucken weniger gegessen (Anorexie)? 1 = leichte Anorexie	G) Wohnsituation: Lebt der Patient unabhängig zuhause? 0 = nein

4 Expertenstandards

Tab. 4.38: Anamnesebogen zur Bestimmung des Ernährungszustandes älterer Menschen – Mini Nutritional Assessment MNA™ bei Frau Meier (Fortsetzung)

Voranamnese	Anamnese
B) Gewichtsverlust in den letzten drei Monaten 0 = Gewichtsverlust > 3 kg	H) Medikamentenkonsum: Nimmt der Patient mehr als drei Medikamente (pro Tag)? 0 = ja
C) Mobilität/Beweglichkeit 1 = in der Wohnung mobil	I) Hautprobleme: Schorf oder Druckgeschwüre? 0 = ja
D) Akute Krankheit oder psychischer Stress während oder letzten drei Monate? 0 = ja	J) Mahlzeiten: Wie viele Hauptmahlzeiten isst der Patient pro Tag? (Frühstück, Mittag- und Abendessen)? 2 = 3 Mahlzeiten
E) Psychische Situation 1 = leichte Demenz oder Depression	K) Lebensmittelauswahl: Isst der Patient • mindestens einmal pro Tag Milchprodukte? <u>Ja</u>　　　　　　　　　　　nein
F) Körpermassenindex (Body Mass Index, BMI) (Körpergewicht/(Körpergröße)², in kg/m²) 2 = 21 ≤ BMI < 23	• mindestens ein- bis zweimal pro Woche Hülsenfrüchte oder Eier? <u>ja</u>　　　　　　　　　　　nein
	• jeden Tag Fleisch, Fisch oder Geflügel ja　　　　　　　　　　　<u>nein</u> 0.5 = wenn 2 x ja
	L) Isst der Patient mindestens zweimal pro Tag Obst oder Gemüse? 0 = nein
	M) Wie viel trinkt der Patient pro Tag? (Wasser, Saft, Kaffee, Tee, Wein, Bier ...) 0.5 = 3 bis 5 Gläser/Tassen
	N) Essensaufnahme mit/ohne Hilfe 1 = isst ohne Hilfe, aber mit Schwierigkeiten
	O) Glaubt der Patient dass er gut ernährt ist? 1 = weiß es nicht oder leichte Unter-/Mangelernährung
	P) Im Vergleich mit gleichaltrigen Personen schätzt der Patient seinen Gesundheitszustand folgendermaßen ein: 0.5 = weiß es nicht
	Q) Oberarmumfang (OAU in cm) 0.5 = 21 ≤ OAU ≤ 22
	R) Wadenumfang (WU in cm) 0 = WU < 31

4.6 Ernährungsmanagement zur Sicherstellung und Förderung der oralen Ernährung

Tab. 4.38: Anamnesebogen zur Bestimmung des Ernährungszustandes älterer Menschen – Mini Nutritional Assessment MNA™ bei Frau Meier (Fortsetzung)

Voranamnese	Anamnese
Ergebnis der Vor-Anamnese: 5 12 Punkte oder mehr: normaler Ernährungszustand 11 Punkte oder weniger: Gefahr der Mangelernährung Wenn der Wert 11 oder kleiner 11 ist, ist mit der Anamnese fortzufahren, um den Gesamt-Index zu erhalten.	Ergebnis der Anamnese: 6
Gesamt-Index: 11	
Auswertung des Gesamt-Index 17–23.5 Punkte Weniger als 17 Punkte	Risikobereich für Unterernährung schlechter Ernährungszustand

Das MNI-Instrument bestätigt den defizitären Ernährungszustand von Frau Meier. Um die Analyse anhand des MNI-Instruments durchführen zu können, muss sich die Pflegefachkraft näher über die Essgewohnheiten von Frau Meier erkundigen, das meint: Ernährungsbiografie (Vorlieben, Gewohnheiten, Rituale) und aktuelle Bedürfnisse. Frau Meier nimmt ihre Mahlzeiten in der Küche ein, sie mag es, zusammen mit ihrer Tochter zu essen. Zum Frühstück liebt sie süße Speisen, beim Mittagessen bevorzugt sie Suppen und Eintöpfe, zum Abend isst sie gerne etwas Herzhaftes. Sie ist es gewohnt, nach dem Abendessen im Sessel zu sitzen und ein bis zwei Tassen Tee zu trinken. Morgens mag sie starken Kaffee, mittags lieber Kaltgetränke, überwiegend stilles Wasser. Obst mag sie eher in Form von Obstsalat und Obstjoghurt. Das Gemüse darf nicht verkocht sein. Sonntags freut sie sich auf Sonntagsstuten und weich gekochte Eier.

Im weiteren Verlauf werden die Gründe für den defizitären Ernährungszustand von Frau Meier ermittelt, um daraus den individuellen bedürfnisorientierten und bedarfsgerechten Maßnahmenplan für sie zu entwickeln.

Tab. 4.39: Assessment in der häuslichen Pflege angelegt mithilfe des PEMU-Instruments bei Frau Meier (Ralic 2010)

Patient: Frau Meier	Datum: Unterschrift der Pflegefachkraft:	
Gründe für eine geringe Nahrungs- u./od. Flüssigkeitsaufnahme		
Körperlich oder kognitiv bedingte Beeinträchtigung	*Problembeschreibung*	*Geplante Pflegemaßnahmen*
Kognitive Überforderung	• Aufgrund von akuter Erkrankung leidet Frau Meier unter depressiven Verstimmungen, ist zeitweise kognitiv überfordert	• Unterstützende verbale Aufforderung durch Pflegekraft und Tochter

Tab. 4.39: Assessment in der häuslichen Pflege angelegt mithilfe des PEMU-Instruments bei Frau Meier (Ralic 2010) (Fortsetzung)

Körperlich oder kognitiv bedingte Beeinträchtigung	Problembeschreibung	Geplante Pflegemaßnahmen
Funktionseinschränkung der Arme oder Hände	• Frau Meier fühlt sich schlecht, manchmal fehlt ihr die Kraft, das Fleisch zu schneiden	• Hilfestellung beim Schneiden, mundgerechte Zubereitung
Schlechter Zustand des Mundes	• Leidet unter Mundtrockenheit	• Trinken anbieten (Wasser, Kamillentee, Salbeitee) • Bonbons
Beeinträchtigung der Kaufunktion/Zahnprobleme	• Prothese locker	• Hilfsmittel wie Haftcreme verwenden • Zahnarzt konsultieren
Schluckstörungen		
Müdigkeit beim Essen	• Frau Meier ist sehr schnell erschöpft	• Aktuelle Medikation durch Arzt prüfen lassen • Pflegemaßnahmen und Therapie zeitlich abstimmen (z. B. keine Krankengymnastik direkt vor Mahlzeit) • Pausen einplanen, kleine Portionen
Beeinträchtigung der Seh- oder Hörfähigkeit		
Andere Gründe oder Ursachen: • Einschränkungen der Lebensmittelversorgung • Einschränkungen bei selbständigen Lebensführung	• Frau Meier kann aufgrund der akuten Situation die Lebensmittel nicht selbstständig besorgen • Kann die Mahlzeiten nicht selbstständig vor- und zubereiten	• Tochter kümmert sich um alles
• Fehlende Lust zum Essen/zum Trinken, kein Appetit, Ablehnen der Angebote		
Besondere psychische Belastung	• Depressive Verstimmungen	• Gesellschaft beim Essen durch Tochter • Lieblingsspeisen/-getränke anbieten, Wunschkost • Gute Beleuchtung
Schmerzen	• Leidet unter Schmerzen (s. Schmerzmanagement)	• Schmerzlindernde Maßnahmen • Schmerzstandard: Erfassung und Messung (s. Schmerzmanagement)
Verdacht auf Medikamentennebenwirkungen	• Nimmt Antidepressiva, Schmerzmittel, Digitalis	• Arzt hinzuziehen, Medikamentenanordnung anpassen
Keine ausreichenden Informationen über Speisen und ihre Zusammensetzung		

4.6 Ernährungsmanagement zur Sicherstellung und Förderung der oralen Ernährung

Tab. 4.39: Assessment in der häuslichen Pflege angelegt mithilfe des PEMU-Instruments bei Frau Meier (Ralic 2010) (Fortsetzung)

Körperlich oder kognitiv bedingte Beeinträchtigung	Problembeschreibung	Geplante Pflegemaßnahmen
Angst vor Unverträglichkeiten oder Allergien		
Wunsch nach geringer Urin-/Stuhlausscheidung	• Frau Meier leidet unter Mischinkontinenz, versucht mit der Flüssigkeit sparsam umzugehen	• Beratung/Aufklärung • Unterstützung bei Toilettengang • Toilettentraining • Hilfsmittel, z. B. Rollator, Toilettenerhöhung, Nachtstuhl (s. Kontinenzförderung)
Andere Gründe oder Ursachen:		
Umgebungsfaktoren		
Esssituation wird als unangenehm empfunden		
Fehlende Hilfsmittel		
Andere Gründe oder Ursachen:		
Essens- bzw. Trinkangebot		
Unzufriedenheit mit dem üblichen Angebot		
Unangemessene Konsistenz	• Frau Meier findet das Fleisch zu hart	• Zubereitung des Fleisches anpassen, so dass es zart ist • Hilfestellung beim Schneiden
Nicht akzeptierte verordnete Diät; Erkrankung mir reduzierter Trinkmenge; Verdacht auf inadäquate Diät		
Andere Gründe oder Ursachen:		
Gründe für einen erhöhten Energie- und Nährstoff-/Flüssigkeitsbedarf		
Krankheit (z. B. Fieber, Übelkeit, starkes Erbrechen, anhaltende Durchfälle, Verdauungsprobleme, Medikamente zur Entwässerung oder zum Abführen, Infektion, Tumor, Begleiteffekte einer Chemotherapie, offene Wunden, Dekubitus, psychischer Stress)	• Durch Krankheiten geschwächt • Offene Wunde vorhanden • Psychischer Stress	• Wunschkost • Trinkplan • Trinkprotokoll • Essprotokoll • Mehrere kleine Mahlzeiten über den Tag verteilt • Eiweißhaltige Produkte anbieten
Starkes Schwitzen, unzweckmäßige Kleidung		
Andere Gründe oder Ursachen:		

Die Pflegefachkraft berät Frau Meier und ihre Tochter über kalorienreiche, ausgewogene Ernährung und ausreichenden Flüssigkeitsbedarf. Frau Meier soll etwa 1800–1900 kcal täglich zu sich nehmen, um den Gewichtsverlust zu kompensieren und mindestens 1,5 l Flüssigkeit oral hinzufügen. Frau Meier sieht die empfohlenen Maßnahmen ein, ihr ist sehr wichtig, ihre Mobilität zu verbessern und selbstständiger zu werden. Außerdem beeinflusst der schlechte Ernährungszustand die Wundheilung des Ulcus cruris.

Im Rahmen der vereinbarten Einsätze wurden bereits folgende Maßnahmen (s. Kap. 4.1) geplant, die direkt oder indirekt den Ernährungszustand verbessern sollen:
- Trinken anbieten
- Die Tochter protokolliert zusammen mit der Pflege die eingenommene Nahrungsmenge.
- Die Tochter protokolliert zusammen mit der Pflege die eingenommene Trinkmenge.
- Einmal wöchentlich wiegen

Weitere Maßnahmen siehe **Tabelle 4.39** unter Berücksichtigung ihrer Essgewohnheiten und Vorlieben.

Evaluation nach zwei Wochen
- Auswertung der Ess- und Trinkprotokolle
- Hautzustand
- Beschreibung des Zustands/Anpassung der Pflegeplanung bzw. der Maßnahmen je nach Befund
- Informationen an Frau Meier, Tochter, Arzt über den Ist-Zustand
- Vereinbarung und Festlegung der weiteren Maßnahmen
- Informationen an das Team

Bei einer Verbesserung des Zustands ist zu entscheiden, ob die Einschätzungs- sowie die Evaluationsrhythmen des Pflegeprozesses verlängert werden können. Ebenso kann das tägliche Protokollieren von Ess- und Trinkmengen wegfallen. Bei einer Verschlechterung sind die Maßnahmen zu verändern und die Beurteilungsrhythmen engmaschiger zu gestalten.

Frau Meiers Allgemeinzustand verbesserte sich nach zwei Wochen. Sie wiegt 1 kg mehr und nimmt laut Ess- und Trinkprotokollen die empfohlene Kalorien- und Flüssigkeitsmenge zu sich. Da Frau Meier mobiler und psychisch stabiler ist, sind die Aussichten auf Verbesserung und Erreichung des ursprünglichen Ernährungszustands gut. Die Pflegefachkraft berät die Tochter, das Ess- und Trinkverhalten von Frau Meier nach wie vor genau zu betrachten und im ständigen Austausch mit dem Pflegedienst zu sein. Die Ess- und Trinkprotokolle sollen nicht mehr geführt werden, das Wiegen wurde in zweiwöchigem Rhythmus geplant.

Neueinschätzung nach zwei Wochen
- Screening und Assessment
- Wiegen
- Auswertung des Essverhaltens

Frau Meier hat insgesamt 3 kg zugenommen und wiegt mittlerweile 62 kg. Sie isst und trinkt gut. Screening und Assessment ergeben ein Resultat, das zwar noch ein Ernährungsrisiko aufweist, aber kein Ernährungsdefizit mehr. Kleinere Maßnahmenänderungen sind notwendig (mehr ressourcenorientierte Maßnahmen, wie z. B. dass Frau Meier sich an der Vor- und Zubereitung des Essens beteiligt). Eine neue Einschätzung soll in einem Monat erfolgen.

4.6 Ernährungsmanagement zur Sicherstellung und Förderung der oralen Ernährung

Beispiel 2

Schauen wir uns das Ernährungsmanagement bei Herrn Müller an:

Herr Müller hat aufgrund seiner Krankheit Kau- und Schluckprobleme. Sein Gewicht ist stabil, beträgt 88 kg bei einer Körpergröße von 1,83 m. Frau Müller versorgt ihn, kauft die Nahrung ein und kocht. Sie bereitet das Essen mundgerecht zu und hilft ihm bei der Nahrungsaufnahme.

Die Ersteinschätzung ergab, dass Herr Müller aufgrund von
- Kau- und Schluckstörungen,
- Demenz und
- einer eingeschränkten Mobilität

zwar ein Risikopatient ist, aber da sein Körpergewicht stabil ist und er alle Mahlzeiten zu sich nimmt, nicht defizitär ernährt ist.

Screening nach MUST (Malnutrition Universal Screening Tool)

BMI	= 26,3 =	0 P
Gewichtsverlust	= kein (< 5 %)	0 P
Akute Erkrankung Nahrungskarenz in mehr als fünf Tagen		0 P
Summe:		*0 P*

Laut MUST-Screening-Instrument hat Herr Müller ein geringes Risiko, das in Rahmen der Pflegeprozessbeurteilung beobachtet werden soll. Die Einschätzung mittels MNA-Skala ergibt ebenfalls ein Risiko.

Tab. 4.40: Anamnesebogen zur Bestimmung des Ernährungszustandes älterer Menschen Mini Nutritional Assessment MNA™ bei Herrn Müller

Voranamnese	Anamnese
A) Hat der Patient einen verminderten Appetit? Hat er während der letzten drei Monate wegen Appetitverlust, Verdauungsproblemen, Schwierigkeiten beim Kauen oder Schlucken weniger gegessen (Anorexie)? 2 = keine Anorexie	G) Wohnsituation: Lebt der Patient unabhängig zu Hause? 0 = nein
B) Gewichtsverlust in den letzten drei Monaten 3 = kein Gewichtsverlust	H) Medikamentenkonsum: Nimmt der Patient mehr als drei Medikamente (pro Tag)? 0 = ja
C) Mobilität/Beweglichkeit 0 = vom Bett zum Stuhl	I) Hautprobleme: Schorf oder Druckgeschwüre? 1 = nein
D) Akute Krankheit oder psychischer Stress während oder letzten drei Monate? 2 = nein	J) Mahlzeiten: Wie viele Hauptmahlzeiten isst der Patient pro Tag?(Frühstück, Mittag- und Abendessen)? 2 = 3 Mahlzeiten

## 4 Expertenstandards

Tab. 4.40: Anamnesebogen zur Bestimmung des Ernährungszustandes älterer Menschen Mini Nutritional Assessment MNA™ bei Herrn Müller (Fortsetzung)

Voranamnese	Anamnese
E) Psychische Situation 0 = schwere Demenz oder Depression	K) Lebensmittelauswahl: Isst der Patient • mindestens einmal pro Tag Milchprodukte? ja
F) Körpermassenindex (Body Mass Index, BMI) 3 = BMI ≥ 23	• mindestens ein- bis zweimal pro Woche Hülsenfrüchte oder Eier? Ja
	• jeden Tag Fleisch, Fisch oder Geflügel Ja 1.0 = wenn 3x ja
	L) Isst der Patient mindestens zweimal pro Tag Obst oder Gemüse? 1 = ja
	M) Wie viel trinkt der Patient pro Tag? (Wasser, Saft, Kaffee, Tee, Wein, Bier …) 0.5 = 3 bis 5 Gläser/Tassen
	N) Essensaufnahme mit/ohne Hilfe 0 = braucht Hilfe beim Essen
	O) Glaubt der Patient dass er gut ernährt ist? 2 = gut ernährt
	P) Im Vergleich mit gleichaltrigen Personen schätzt der Patient seinen Gesundheitszustand folgendermaßen ein: 0.5 = weiß es nicht
	Q) Oberarmumfang (OAU in cm) 1.0 = OAU > 22 .
	R) Wadenumfang (WU in cm) 1 = WU ≥ 31
Ergebnis der Vor-Anamnese: 10	Ergebnis der Anamnese: 9,5
Auswertung des Gesamt-Index 17–23.5 Punkte Weniger als 17 Punkte	Risikobereich für Unterernährung schlechter Ernährungszustand

Bei diesem Beispiel werden durch einen Vergleich beider Skalen deren Unterschiede und Grenzen sichtbar. Keine von beiden erfasst Kau- und Schluckstörungen als Faktoren, die zum Risiko führen. Die MUST-Skala differenziert sogar noch weniger als die MNA-Skala zwischen den Patienten die möglicherweise risikobehaftet sind und denen, die kein Risiko haben. Wenn man das Ergebnis des MUST-Instruments ohne den gesamten Kontext hinnehmen würde, könnte man Herrn Müller als Patient ohne Probleme in Bezug auf Ernährung einschätzen. Neben dem Einsatz von wissenschaftlich geprüften Einschätzungsinstrumenten ist die klinische Einschätzung der Pflegefachkraft unerlässlich.

4.6 Ernährungsmanagement zur Sicherstellung und Förderung der oralen Ernährung

Nun betrachten wir anhand des modifizierten PEMU-Assessment-Instruments, welchen Unterstützungsbedarf Herr Müller hat.

Tab. 4.41: Modifiziertes PEMU-Assessment-Instrument für die häusliche Pflege bei Herrn Müller (Ralic 2010)

Patient: Herr Müller	Datum:	
	Unterschrift der Pflegefachkraft:	
Gründe für eine geringe Nahrungs- u./od. Flüssigkeitsaufnahme		
Körperlich oder kognitiv bedingte Beeinträchtigung	*Problembeschreibung*	*Geplante Pflegemaßnahmen*
Kognitive Überforderung	• Aufgrund der demenziellen Erkrankung weiß Herr Müller nichts mit Essen anzufangen, vergisst zu kauen und zu schlucken	• Beratung der Ehefrau über Nahrungskonsistez • Unterstützende verbale Aufforderung durch Ehefrau
Funktionseinschränkung der Arme oder Hände	• Ist unruhig, hat unwillkürliche schießende Bewegungen, • Stuporose Körperhaltung • Feinmotorik nicht vorhanden, kann das Besteck nicht benutzen • Nimmt die Tasse in die Hand, wenn sie ihm gegeben wird	• Mundgerechte Vorbereitung und Hilfestellung beim Essen durch Ehefrau • Die Ehefrau gibt Herrn Müller die Tasse in die Hand und unterstützt ihn beim Führen der Tasse zum Mund
Schlechter Zustand des Mundes	• Leidet unter vermehrtem Speichelfluss	• Trinken anbieten • Mund abtrocknen
Beeinträchtigung der Kaufunktion/Zahnprobleme	• Herr Müller trägt eine Vollprothese, sie sitzt gut • Er vergisst, zu kauen	• Gesellschaft beim Essen leisten, vormachen
Schluckstörungen	• Verschluckt sich leicht, • Hustet oft beim Essen/Trinken • Kann weiche Kost zu sich nehmen	• Essen anreichen in Sitzposition • Weiche Kost homogener Konsistenz • Andicken der Flüssigkeiten
Müdigkeit beim Essen	• Herr Müller scheint manchmal müde beim Essen	• Ruhe- und Schlafrhythmus den Essenszeiten anpassen
Beeinträchtigung der Seh- oder Hörfähigkeit	• Sehfähigkeit eingeschränkt	• Brille aufsetzen • Farbige Gerichte
Andere Gründe oder Ursachen: • Einschränkungen der Lebensmittelversorgung • Einschränkungen bei der selbstständigen Lebensführung	• Herr Müller hat diesbezüglich keine Ressourcen, lebt mit seiner Frau, die alles übernimmt	• Ehefrau kümmert sich um alles

Tab. 4.41: Modifiziertes PEMU-Assessment-Instrument für die häusliche Pflege bei Herrn Müller (Ralic 2010) (Fortsetzung)

Körperlich oder kognitiv bedingte Beeinträchtigung	Problembeschreibung	Geplante Pflegemaßnahmen
Fehlende Lust zum Essen/zum Trinken, kein Appetit, Ablehnen der Angebote		
Besondere psychische Belastung	• Wechselnde Verstimmungen	• Gesellschaft beim Essen durch Ehefrau • Lieblingsspeisen/-getränke anbieten; Wunschkost • Gute Beleuchtung
Schmerzen	• Leidet unter Schmerzen (s. Schmerzmanagement)	• Schmerzlindernde Maßnahmen • Schmerzstandard: Erfassung und Messung (s. Schmerzmanagement)
Verdacht auf Medikamentennebenwirkungen	• Nimmt Antiparkinsonika, die keinen negativen Einfluss auf den Appetit haben	
Keine ausreichenden Informationen über Speisen und ihre Zusammensetzung		• Frau Müller beraten
Angst vor Unverträglichkeiten oder Allergien		
Wunsch nach geringer Urin-/Stuhlausscheidung	• Herr Müller ist inkontinent, Inkontinenz hat keine Auswirkung auf sein Trinkverhalten	
Andere Gründe oder Ursachen:		
Häusliche Situation		
Einschränkungen der Lebensmittelversorgung	• Herr Müller hat diesbezüglich keine Ressourcen, lebt mit seiner Frau, die alles übernimmt	• Ehefrau kümmert sich um alles
Einschränkungen bei selbstständigen Lebensführung	• Herr Müller hat diesbezüglich keine Ressourcen, lebt mit seiner Frau zusammen, die alles übernimmt	• Ehefrau kümmert sich um alles
Umgebungsfaktoren		
Esssituation wird als unangenehm empfunden	• Herr Müller fühlt sich am besten an seinem Küchentisch • Ist es gewohnt, dass das Radio leise an ist	• Essen am Küchentisch anrichten • Radio an

Tab. 4.41: Modifiziertes PEMU-Assessment-Instrument für die häusliche Pflege bei Herrn Müller (Ralic 2010) (Fortsetzung)

Körperlich oder kognitiv bedingte Beeinträchtigung	Problembeschreibung	Geplante Pflegemaßnahmen
Fehlende Hilfsmittel	• Hat keinen geeigneten Besteck	• Frau Müller über geeignetes Besteck beraten
Andere Gründe oder Ursachen:		
Essens- bzw. Trinkangebot		
Unzufriedenheit mit dem üblichen Angebot		• Frau Müller beachtet seine Gewohnheiten
Unangemessene Konsistenz	• Frau Müller achtet auf homogene Konsistenz der Nahrung	• Zubereitung anpassen
Nicht akzeptierte verordnete Diät; Erkrankung mir reduzierter Trinkmenge; Verdacht auf inadäquate Diät		
Andere Gründe oder Ursachen:		
Gründe für einen erhöhten Energie- und Nährstoff-/Flüssigkeitsbedarf		
Krankheit	• Durch Unruhe und angespannte Körperhaltung	• Wunschkost • Mehrere kleine Mahlzeiten über den Tag verteilt • Kalorienreiche Produkte anbieten
Starkes Schwitzen, unzweckmäßige Kleidung	• Durch Parkinson'sche Krankheit	• Flüssigkeit täglich 2 L anbieten
Andere Gründe oder Ursachen:		

Nach der Einschätzung berät die Pflegefachkraft Frau Müller über Schluckstörungen, über die Essenskonsistenz und andere Möglichkeiten, die das Verschlucken und die Aspiration vermeiden können. Es wird auf die aufrechte Körperhaltung beim Essen und Trinken hingewiesen und vor Ort gezeigt. Die Pflegefachkraft sieht, dass Frau Müller die Getränke mit einer Schnabeltasse reicht. Sie klärt Frau Müller über das vergrößerte Risiko durch den Einsatz einer Schnabeltasse auf und empfiehlt, ihren Mann aus einer normalen Tasse bzw. dem Glas trinken zu lassen oder einem speziellen Trinkbecher. Sie zeigt, wie Essen und Trinken angereicht werden sollen. Die Pflegefachkraft plant die Neueinschätzung bei der Pflegeprozessevaluation, da keine akute Gefahr vorliegt. Sie bleibt mit Frau Müller im Gespräch wegen des Umgangs mit Kau- und Schluckproblemen und plant eine intermittierende Beratung.

Die Evaluation nach 3 Monaten zeigt nach wie vor einen stabilen Ernährungszustand. Frau Müller fühlt sich sicherer bei der Hilfestellung und bleibt in regelmäßigem Austausch mit dem Pflegedienst.

4.7 Entlassungsmanagement in der Pflege

Das Entlassungsmanagement wurde sehr früh als defizitärer Bereich in der Gesundheitsversorgung identifiziert. Die Experten im Gesundheitswesen griffen bereits im Jahr 2002 das Thema auf und gaben mit dem Standard „Entlassungsmanagement in der Pflege" den Rahmen vor für eine fachgerechte, qualitative Überleitung der Patienten aus den stationären gesundheitlichen Einrichtungen in den ambulanten Sektor. Damit wurde der Maßstab für eine sektorenübergreifende, multiprofessionelle Versorgung gelegt. Das Implementierungsprojekt lief im Jahr 2003; es beteiligten sich 19 Krankenhäuser der speziellen und Maximalversorgung. 2009 wurde der Standard aktualisiert. Es lagen keine signifikanten wissenschaftlichen Neuerkenntnisse vor, jedoch Erfahrungen und veränderte gesundheits- und sozialpolitische Rahmenbedingungen, die die Experten veranlassten, den Standardtext zu ändern und zu ergänzen.

4.7.1 Definition „Entlassungsmanagement in der Pflege"

In der Gesundheitsversorgung kommt es zu Versorgungseinbrüchen beim Übergang vom stationären in den nachstationären Bereich und auch vom ambulanten in den stationären Bereich. Diese führen zur Verschwendung knapper Ressourcen und zur Diskontinuität in der Gesundheitsversorgung bzw. Behandlung des betroffenen Menschen. Das in diesem Standard beschriebene Entlassungsmanagement richtet sich an Pflegefachkräfte in stationären Gesundheitseinrichtungen, d. h. Krankenhäuser, Fach- und Rehabilitationskliniken. Das heißt aber nicht, dass die Pflegeüberleitung aus dem ambulanten Sektor in den stationären Bereich einschließlich Altenpflegebereich keine Verbesserungspotenziale aufweist. Aufgrund verschiedener Zielsetzungen grenzen die Experten die Zielgruppe jedoch ein.

> Das Entlassungsmanagement umfasst alle Schritte einer professionellen pflegerischen Überleitung der Patienten aus den stationären Gesundheitseinrichtungen in die nachstationäre Versorgung – nach Hause, in Rehabilitations- oder Altenpflegeeinrichtungen (Deutsches Netzwerk für Qualitätsentwicklung in der Pflege 2009).

Damit sollen Versorgungseinbrüche bei der Patientenentlassung verhindert werden, um den Patienten eine bestmögliche Kontinuität in der Versorgung zu gewährleisten. Das Entlassungsmanagement ist eine multiprofessionelle Aufgabe, jedoch richtet sich der Standard an die Pflege, da die Pflegemitarbeiter den Patienten am nähesten stehen und die meisten Kenntnisse und Informationen über den Patienten besitzen. Da dieser Standard die Überleitung aus dem ambulanten Bereich in andere Bereiche der Gesundheitsversorgung nicht beachtet, wird in diesem Kapitel der Standard mit seinen Aussagen kürzer vorgestellt als die anderen. Das Augenmerk richtet sich dabei auf die Aussagen und Prozesse, die erfahrungsgemäß auf den ambulanten Bereich übertragen werden können oder darauf, wo Kenntnisse dieser Prozesse für die ambulante Versorgung der aus den stationären Gesundheitseinrichtungen entlassenen Patienten wichtig sind.

4.7.2 Gesundheitspolitische Relevanz

Die Zielgruppe des pflegerischen Entlassungsmanagements sind alle Patienten, die nach der Entlassung ein erhöhtes Risiko aufweisen können. Damit geht das Verständnis von Entlassungsmanagement über die in Deutschland verbreitete Vorstellung hinaus, dass nur die Versorgungsdiskontinuität an sich eine Ursache poststationärer Probleme sein kann. Eine Vielzahl von Faktoren können unerwünschte Entwicklungen nach sich ziehen, die nicht optimale Entlassung kann ein Faktor unter mehreren sein.

Neben der Mortalitätsrate ist die Anzahl der *Wieder*aufnahmen im Krankenhaus als wichtigster Indikator für problematische gesundheitliche Entwicklungen nach der Krankenhausentlassung zu sehen. Die Rehospitalisierungsrate innerhalb des ersten Monats beträgt bis zu 20 % nach der Entlassung, bei einigen Patientengruppen im höheren Alter steigt die Rate innerhalb eines Jahres auf 50 % und mehr. Die meisten ungeplanten Rehospitalisierungen ereignen sich in den ersten Wochen nach der Entlassung. Ein erhöhtes Risiko poststationärer Probleme zeigt sich bei Patienten mit folgenden Erkrankungen (vgl. DNQP 2009, S. 49):
- Erkrankungen des Herz-Kreislauf-Systems, insbesondere Schlaganfall, Herzinfarkt und chronische Herzinsuffizienz
- Erkrankungen des Atmungssystems
- Stoffwechselerkrankungen und Erkrankungen der Verdauungsorgane
- Krebserkrankungen
- Demenzielle Erkrankungen
- Psychische Erkrankungen
- Verletzungen mit lang anhaltenden gesundheitlichen Beeinträchtigungen wie Oberschenkelhalsfrakturen
- Schweres Schädel-Hirn-Trauma

Neben den primär krankheitsbedingten Krisen soll ein komplexes Hintergrundgeschehen berücksichtigt werden. In 77 % der Fälle ergeben sich Probleme für poststationäre krisenhafte Entwicklungen im Zusammenhang mit der Versorgung durch die Angehörigen. Rund 60 % aller ungeplanten Wiederaufnahmen sind vermeidbar, wenn eine adäquate Bewältigung krankheitsbedingter Anforderungen in der poststationären Versorgung gewährleistet ist. Deshalb setzt der Standard folgendes Ziel fest:

„Jeder Patient mit einem poststationären Pflege- und Unterstützungsbedarf erhält ein individuelles Entlassungsmanagement zur Sicherung einer kontinuierlichen bedarfsgerechten Versorgung" (DNQP 2009, S. 25).

4.7.3 Die Standardebenen

Der Expertenstandard „Entlassungsmanagement in der Pflege" hat sechs Ebenen.

Erste Ebene

Struktur

> S1a: Die Einrichtung verfügt über eine schriftliche Verfahrensregelung für ein multidisziplinäres Entlassungsmanagement. Sie stellt sicher, dass die erforderlichen organisatorischen (z. B. Zeitressourcen, Festlegung der Arbeitsteilung, Schulungsräume), personellen (z. B. Pflegefachkräfte mit hinreichender Qualifikation) und fachlichen Rahmenbedingungen (z. B. Einschätzungskriterien, -instrumente) – gewährleistet sind.
> S1b: Die Pflegefachkraft beherrscht die Auswahl und Anwendung von Instrumenten zur Einschätzung der Risiken und des zu erwartenden Versorgungs- und Unterstützungsbedarfs nach der Entlassung.

Prozess

> P1: Die Pflegefachkraft
> - führt mit allen Patienten und wenn möglich ihren Angehörigen innerhalb von 24 Stunden nach der Aufnahme eine erste kriteriengeleitete Einschätzung der zu erwartenden poststationären Versorgungsrisiken und des Unterstützungsbedarfs durch. Diese Einschätzung wird bei Veränderung des Krankheits- und Versorgungsverlaufs aktualisiert.
> - führt bei identifiziertem poststationären Versorgungsrisiko bzw. Unterstützungsbedarf ein differenziertes Assessment mit dem Patienten und seinen Angehörigen mittels geeigneter Instrumente durch bzw. veranlasst dieses.

Ergebnis

> E1: Eine aktuelle, systematische Einschätzung der erwartbaren poststationären Versorgungsrisiken sowie des Unterstützungs- und Versorgungsbedarfs liegt vor.

Qualitätskriterien/Qualitätsniveaus

> ☺ Pflegefachkraft
> - ✓ Einschätzungs- und Assessment-Instrumente für die erwartbaren Risiken und den Unterstützungsbedarfs in der poststationären Versorgung
> - ✓ Innerhalb von 24 Stunden nach der Aufnahme und bei Veränderungen
>
> 🏠 Einrichtung
> - ✓ Qualifiziertes Personal
> - ✓ Multiprofessionelle Verfahrensregelung
> - ✓ Einschätzung und Assessment-Instrumente
>
> ◎ Prozess
> - ✓ Einschätzung
> - ✓ Assessment
>
> 📄 Dokumentation
> - ✓ Aktuelle, systematische Einschätzung

Das Entlassungsmanagement ist ein höchst multiprofessionelles Geschehen. Die Entlassung eines Patienten hängt von vielen Faktoren ab, überwiegend von den individuellen Behandlungszielen und dem Heilungsverlauf. Zur Erreichung der Behandlungsziele tragen Ärzte, Pflegende, Betreuer, andere Therapeuten, Psychologen, Seelsorger, das Verpflegungspersonal und die Verpflegung selbst, die technische Ausstattung, der Patient selbst und seine Angehörigen etc. bei. Der Standard stellt die Pflegefachkraft in den Mittelpunkt und beauftragt sie mit der Koordination aller Aufgaben, weil sie den Patienten von allen Berufsgruppen im Krankenhaus am besten kennt und den engsten Austausch mit ihm und seinen Angehörigen hat. Dies ist durch die kontinuierliche Pflege und Betreuung im Krankenhaus bedingt. Die festgelegte Verfahrensregelung für den Prozess der Entlassung enthält Aussagen zu fachlich-inhaltlichen, organisatorischen, qualifikatorischen und personellen Gegebenheiten und ermöglicht, einen aufeinander abgestimmten Prozess durchzuführen. Sie beinhaltet (vgl. DNQP 2009, S. 26):

- Ein Organigramm, mit dem die Autorisierung der Pflegefachkraft zur Koordination und die Kooperationen und Zuständigkeiten der einzelnen Berufe festgelegt sind
- Benennung der Verantwortlichen für das Entlassungsmanagement; dies können Bezugspflegefachkräfte oder spezialisierte Stellen sein
- Aussagen zur Qualifikation der mit dem Entlassungsmanagement beauftragten Pflegefachkräfte, mit denen sichergestellt wird, dass die im Standard angesprochenen Aufgaben hinreichend qualifiziert ausgeführt werden können
- Einen Ablaufplan für das Entlassungsmanagement
- Einschätzungskriterien, auf deren Grundlage poststationäre Versorgungsbrüche und -risiken identifiziert werden können
- Zielgruppenspezifisch zu nutzende Assessment-Instrumente, die der Einschätzung des spezifischen nachstationären Versorgungs-/Pflegebedarfs dienen
- Die Vorgehensweise bei der Einschätzung bzw. Identifizierung von Patienten mit poststationärem Unterstützungsbedarf
- Eine Aussage zur generellen Einbeziehung von Angehörigen unter Wahrung der Patientenautonomie
- Vorgaben zur Dokumentation des Entlassungsmanagements
- Konkretisierung der Einflussnahme der Pflegefachkraft auf den Entlassungstermin
- Umgang mit prästationären Schulungen im Rahmen elektiver Klinikaufenthalte

Wie aus den Kriterien für die multiprofessionelle Verfahrensregelung hervorgeht, kann für die Koordination aller Aufgaben eine bestimmte Person oder Stelle beauftragt werden. Der Expertenstandard fordert aber auf, dass die für das Entlassungsmanagement zuständigen Mitarbeiter über ein fundiertes Wissen über Entlassung, Einschätzungs- und Assessmentverfahren verfügen. Im Rahmen des initialen Assessments soll jede Person identifiziert werden, die ein erhöhtes Risiko für nachstationäre Versorgungsprobleme und einen Unterstützungsbedarf aufweist. Es handelt sich um Versorgungsrisiken und Unterstützungsbedarfe, „die von Patienten, Angehörigen oder weiterversorgenden Einrichtungen im Anschluss an den Krankenhausaufenthalt bewältigt werden müssen, um Drehtüreffekte und unnötige Leidbelastung zu vermeiden" (DNQP 2009, S. 29).

Das initiale Assessment erfolgt im Rahmen des Aufnahmegesprächs. Die zuständige Pflegefachkraft nimmt die Informationen auf und leitet diese selektiv und differenziert an die anderen Berufsgruppen weiter. Dazu gehören (DNQP 2009, S. 30)
- mehrfache Krankenhausaufenthalte innerhalb des letzten Jahres,
- Pflegebedürftigkeit bereits im Vorfeld des Krankenhausaufenthalts,

- kognitive Einbußen, psychische Störungen und/oder Verhaltensauffälligkeiten,
- erhebliche Mobilitätseinbußen,
- sensorische Defizite,
- bereits im geringen Alter mit gesundheitlichen Risiken und Problemen (z. B. Frühgeborene mit weiterhin bestehenden gesundheitlichen Problemen),
- hohes Alter und/oder prästationär geschwächte Gesamtkonstitution des Patienten,
- nach der Entlassung voraussichtlich andauernde pflege- und therapiebedingte Anforderungen und Belastungen (auch seitens der Angehörigen),
- schwerwiegende Krankheiten, die hohe körperliche oder psychische Belastungen nach sich ziehen,
- fehlende informelle Hilfen bei voraussichtlich andauerndem Unterstützungsbedarf,
- prekäre Lebens- und Versorgungsumgebung (z. B. wohnungslose, alte und allein lebende Patienten),
- Hinweise, dass möglicherweise ein Umzug in ein Heim erforderlich ist,
- Patienten mit stark begrenzter Lebenserwartung sowie
- bestehende und sich verändernde Hilfsmittelunterstützung.

Im zweiten Schritt wird ein *differenziertes Assessmentverfahren* durchgeführt. Das differenzierte Assessment konkretisiert die im Initialassessment festgestellten Risiken und Probleme. Somit ermöglicht es eine individuelle Bedarfsplanung. Je nach Notwendigkeit sollen fachspezifische Assessmentverfahren eingesetzt werden, z. B. für Sturz-, Dekubitus-, Ernährungsrisiko, Schmerzmanagement. Es wird kein für das Entlassungsmanagement spezifisches Assessment-Instrument empfohlen, jedoch sollen die eingesetzten Instrumente Informationen und gesicherte Aussagen über folgenden Kriterien beinhalten (DNQP 2009, S. 31):
- Allgemeine und relevante Informationen (zur Person des Patienten, seiner Lebenssituation, seinen Angehörigen, zum Grund des Krankenhausaufenthaltes, zu wichtigen Ansprechpartnern außerhalb des Krankenhauses wie der Hausarzt etc.)
- Gesundheitliche Situation (Krankheiten und andere gesundheitliche Probleme, gesundheitliche Risiken, Erwartungen von Patient und Angehörigen zum weiteren Krankheits- und Versorgungsverlauf sowie dem Pflegebedarf)
- Kognitive Fähigkeiten, Verhaltensauffälligkeiten, emotionaler Status
- Selbstständigkeit im Bereich der Lebensaktivitäten
- Merkmale der Wohnsituation (z. B. Barrieren, materielle Ausstattung oder soziales Umfeld)
- Verfügbare und benötigte Hilfsmittel
- Voraussichtlicher Versorgungsbedarf nach der Krankenhausentlassung (differenzierte Einschätzung)
- Aktuelle Versorgungssituation (Unterstützung durch Angehörige oder andere informelle Helfer, durch Pflegedienste und andere Leistungsanbieter)
- Finanzielle Situation (einschließlich der Frage von Leistungsansprüchen)
- Eventuelle Besonderheiten des Versorgungsbedarfs
- Bedarf an Information, Beratung, Anleitung und Schulung
- Unterstützungsbedarf der Angehörigen
- Informationen zu Therapie- und Medikamentenverordnungen sowie Beurteilung der Compliance

Zweite Ebene

Struktur

S2: Die Pflegefachkraft verfügt über Planungs- und Steuerungskompetenz zur Durchführung des Entlassungsmanagements.

Prozess

P2: Die Pflegefachkraft entwickelt in Abstimmung mit dem Patienten und seinen Angehörigen sowie den beteiligten Berufsgruppen unmittelbar im Anschluss an das differenzierte Assessment eine individuelle Entlassungsplanung.

Ergebnis

E2: Eine individuelle Entlassungsplanung liegt vor, aus der die Handlungserfordernisse zur Sicherstellung einer bedarfsgerechten poststationären Versorgung hervorgehen.

Qualitätskriterien/Qualitätsniveaus

☺ Pflegefachkraft
  ✓ Planung- und Steuerungskompetenz
◉ Prozess
  ✓ Planung der Entlassung
▤ Dokumentation
  ✓ Individuelle Entlassungsplanung

Um Prozesse zu steuern und die nachstationäre Versorgung zusammen mit dem Patienten und seinen Angehörigen zu planen, muss die zuständige Pflegefachkraft differenzierte Kenntnisse über die ambulanten und stationären Versorgungsangebote sowie gesetzlichen Rahmenbedingungen (Ansprüche aus dem SGB XI, SGB V, SGB II, XII etc.) in der Region haben. Des Weiteren muss sie entsprechende Einrichtungen und Fachexperten zur Klärung spezifischer z. B. sozialrechtlicher oder pflegetherapeutischer Fragen kontaktieren bzw. den Patienten und seine Angehörigen an entsprechende Ansprechpartner zur Klärung von spezifischen Fragen vermitteln, bspw. den Sozialdienst im Krankenhaus, pflegerische Fachexperten, Logopädie, Physiotherapie, Koordinationsstellen, Pflegekassen, Selbsthilfegruppen, den Hausarzt oder Anbieter von Hilfsmitteln. Im Rahmen des Entlassungsmanagements sind die Maßnahmen zu Information, Anleitung, Beratung und Schulung von Patienten und Angehörigen von größter Bedeutung, um frühzeitig und längerfristig die Förderung von Selbstmanagementkompetenzen des Patienten und seiner Angehörigen in den Blick zu nehmen. Auf die Möglichkeiten der Beratung nach §§ 7 und 44 SGB XI sind die Patienten hinzuweisen. Der Entlassungsplan enthält notwendige Maßnahmen (z. B. Beschaffung von Hilfsmitteln, Kontaktaufnahme mit einem ambulantem Pflegedienst oder Schulungsmaßnahmen), die allen Beteiligten Orientierung geben.

Dritte Ebene

Struktur

S3: Die Pflegefachkraft verfügt über die Kompetenz, den Patienten und seine Angehörigen sowohl über poststationäre Versorgungsrisiken als auch über erwartbare Versorgungs- und Pflegeerfordernisse zu informieren, zu beraten und entsprechende Schulungen anzubieten oder zu vermitteln sowie die Koordination der weiteren daran beteiligten Berufsgruppen vorzunehmen.

Prozess

P3: Die Pflegefachkraft gewährleistet für den Patienten und seine Angehörigen eine bedarfsgerechte Information, Beratung und Schulung.

Ergebnis

E3: Dem Patienten und seinen Angehörigen sind bedarfsgerechte Information, Beratung und Schulung angeboten worden, um Versorgungsrisiken erkennen und veränderte Versorgungs- und Pflegeerfordernisse bewältigen zu können.

Qualitätskriterien/Qualitätsniveaus

- ☺ Pflegefachkraft
  - ✓ Beratungs- und Koordinationskompetenz
- ◉ Prozess
  - ✓ Information/Beratung/Schulung
- ☺ Patient
  - ✓ Ist informiert und beraten

Neben dem Aspekt der Information soll die Beratung darauf gerichtet sein, den Patienten und seine Angehörigen in die Lage zu versetzen, den eigenen Hilfebedarf zu analysieren und selbst zu situationsangemessenen Lösungen zu gelangen. Durch die Schulungen sollen Wissen und technische Fertigkeiten vermittelt werden, die den Patienten und seine Angehörigen zu Verhaltensänderungen, zur Stärkung von Selbstpflege- und Selbstmanagement-Kompetenzen befähigen, z. B. im Umgang mit Hilfsmitteln, mit besonderen Krankheiten wie Diabetes, chronische Wunden, Schmerzen, Stomaversorgung. Innerhalb der jeweiligen Gesundheitseinrichtungen gibt es beratende Stellen oder Spezialisten für Beratungen und Schulungen, die dem Patient vermittelt werden sollen. Da sich viele Patienten und deren Angehörige während des Krankenhausaufenthaltes auf die medizinische Versorgung und Behandlung fokussieren, können sie mit den Beratungs- und Schulungsangeboten im Rahmen des Entlassungsmanagements überfordert werden. Die Aufgabe der Pflegefachkraft besteht darin, dies zu erkennen und die Patienten auf die anderen speziellen Beratungsstellen hinzuweisen bzw. Informationsmaterial auszuhändigen. Wünschenswert ist, dass sich Patienten und Angehörige so qualifiziert beraten fühlen, dass sie die vermittelten Handlungsinhalte unmittelbar nach der Entlassung umsetzen.

Vierte Ebene

Struktur

S4: Die Pflegefachkraft ist zur Koordination des Entlassungsprozesses befähigt und autorisiert.

Prozess

P4: Die Pflegefachkraft stimmt in Kooperation mit dem Patienten und seinen Angehörigen sowie den intern und extern beteiligten Berufsgruppen und Einrichtungen frühzeitig den voraussichtlichen Entlassungstermin sowie die erforderlichen Maßnahmen ab.

Ergebnis

E4: Mit dem Patienten und seinen Angehörigen sowie den weiterversorgenden Berufsgruppen und Einrichtungen ist der Entlassungstermin abgestimmt sowie der erwartbare Unterstützungs- und Versorgungsbedarf geklärt.

Qualitätskriterien/Qualitätsniveaus

☺ Pflegefachkraft
  ✓ Ist als Koordinatorin autorisiert
◎ Prozess
  ✓ Einbeziehung aller Beteiligten in den Prozess und Abstimmung des Entlassungsplans
☺ Patient
  ✓ Ist in den Prozess einbezogen
  ✓ Kennt den Entlassungstermin

Die Pflegefachkraft auf der Station besitzt eine Schlüsselrolle, weil sie unmittelbar und kontinuierlich am Versorgungsprozess des Patienten beteiligt ist und über ein umfassendes Wissen zu relevanten Problem- und Bedarfslagen verfügt. Je nach Organisationsform übernimmt die leitende Kraft einer Station diese Aufgabe oder bei Bezugspflegesystemen die Bezugspflegefachkraft (Primary Nursing). Auch dezentrale Organisationsformen innerhalb oder außerhalb der Gesundheitsorganisation sind möglich. Das Entlassungsmanagement kann stationsübergreifend von ambulant tätigen Pflegefachkräften übernommen werden. In Deutschland sind solche Modelle als „Pflege im Anschluss an Krankenhausaufenthalt (PIA)" bekannt. Hier stehen die Pflegefachkräfte der PIA im täglichen Austausch mit Stationsleitungen bzw. behandelnden Ärzten und organisieren die Überleitung des Patienten. Der zu erwartende nachstationäre Versorgungs- und Unterstützungsbedarf des Patienten inklusive eingeschätzter Risiken ist mit dem Patienten, seinen Angehörigen und der Versorgungsinstitution im Rahmen der Überleitung geklärt. Somit haben Patienten, die Angehörigen und nachbetreuende Institutionen die Möglichkeit, einerseits ihre Vorstellungen und den erforderlichen Unterstützungsbedarf vorzustellen und anderseits zu schauen, ob die ausgewählte nachbetreuende Institution dies erfüllen kann. Für die nachbetreuenden Institutionen sind die frühzeitigen Informationen wichtig, um die Überleitung (Aufnahme) zu planen und um die erforderlichen personellen, zeitlichen und sachlichen Ressourcen zur Verfügung zu stellen, damit keine Versorgungseinbrüche für den Patienten eintreten. Alle Beteiligten haben die notwendigen Informationen in Schriftform (Dokumentation). Ein einheitlicher Überleitungsbogen, den alle Institutionen einer Region benutzen, ist dabei hilfreich.

Fünfte Ebene

Struktur

S5: Die Pflegefachkraft verfügt über die Fähigkeit zu beurteilen, ob die Entlassungsplanung dem individuellen Bedarf des Patienten und seiner Angehörigen entspricht.

Prozess

P5: Die Pflegefachkraft führt mit dem Patienten und seinen Angehörigen spätestens 24 Stunden vor der Entlassung eine abschließende Überprüfung der Entlassungsplanung durch. Bei Bedarf werden Modifikationen eingeleitet.

Ergebnis

E5: Die Entlassung des Patienten ist bedarfsgerecht vorbereitet.

Qualitätskriterien/Qualitätsniveaus

- ☺ Pflegefachkraft
  - ✓ Beurteilungskompetenzen
- ☻ Prozess
  - ✓ Beurteilung und Modifizierung des Entlassungsplans
  - ✓ Abstimmung des Entlassungsplan 24 Stunden vor der Entlassung
- ☺ Patient
  - ✓ Ist in den Prozess einbezogen

Die Beurteilung des Entlassungsplans soll 24 Stunden vor der geplanten Entlassung stattfinden, damit der Plan noch rechtzeitig dem aktuellen Stand angepasst werden kann und damit der Patient und seine Angehörigen die Möglichkeit haben, die Entlassung noch mitzubestimmen, sich selbst zu organisieren und die nachsorgenden Organisationen die aktuellen Informationen bekommen. Die Perspektiven des Patienten bzw. seiner Angehörigen werden berücksichtigt. Die aktuellen Informationen sind auf einem unterschriebenen Überleitungsbogen festzuhalten. Der Überleitungsbogen wird dem Patienten und den nachsorgenden Instanzen bei der Entlassung zur Verfügung gestellt. Der Überleitungsbogen, egal in welcher Form, soll folgende Aspekte berücksichtigen (DNQP 2009, S. 37–38):

- Pflege- und krankheitsbezogener Unterstützungs- und Versorgungsbedarf (z. B. Wundversorgung, Medikation oder Mobilisation)
- Alltagsbezogener Unterstützungs- und Versorgungsbedarf (z. B. hauswirtschaftliche Versorgung oder Alltagshilfen)

- Psychosozialer und biografiebedingter Unterstützungs- und Versorgungsbedarf (z. B. gewachsenes Unterstützungsnetz oder Vorlieben bzw. Abneigungen gegenüber bestimmten Lösungsvorschlägen)
- Unterstützungs- und Versorgungsbedarf zur Förderung und Stabilisierung von Selbstmanagementkompetenzen unter Einbeziehung des Erfahrungswissens und der Ressourcen des Patienten und seiner Angehörigen sowie der Möglichkeiten, diese zu stärken (z. B. durch Schulungen und Übungen zu Verbänden oder Stomaversorgung, zu Diäten, zum Medikamentenregime oder zum adäquaten Handeln in Notfallsituationen)
- Unterstützungs- und Versorgungserfordernisse bei der Auswahl und Koordination
- Verschiedene Unterstützungs- und Versorgungsmöglichkeiten (z. B. durch Angehörige, ambulante Pflegedienste oder den Hausarzt) sowie die angemessene Auswahl und Koordination der erforderlichen Hilfeleistungen (z. B. Abstimmungen zwischen Angehörigen und ambulanter Pflege, Unterstützung bei der Bewältigung der veränderten Lebenssituation durch Selbsthilfegruppen für Patienten oder Entlastungsangebote für pflegende Angehörige)

Eine Entlassung ist dann bedarfsgerecht, wenn all diese Aspekte berücksichtigt sind, der Patient sich sicher fühlt und die nachstationären Versorgungsinstitutionen die Aufnahme des Patienten zum vereinbarten Termin geplant haben.

Sechste Ebene

Struktur

S6: Die Pflegefachkraft ist befähigt und autorisiert, eine abschließende Evaluation der Entlassung durchzuführen.

Prozess

P6: Die Pflegefachkraft nimmt innerhalb von 48 Stunden nach der Entlassung Kontakt mit (s. Original) dem Patienten und seinen Angehörigen oder der weiterversorgenden Einrichtung auf und vergewissert sich, dass die Entlassungsplanung angemessen war und umgesetzt werden konnte.

Ergebnis

E6: Der Patient und seine Angehörigen haben die geplanten Versorgungsleistungen und bedarfsgerechte Unterstützung zur Bewältigung der Entlassungssituation erhalten.

Qualitätskriterien/Qualitätsniveaus

- ☺ Pflegefachkraft
    - ✓ Evaluationskompetenzen
- ◉ Prozess
    - ✓ Evaluation der Entlassung 48 Stunden nach der Entlassung
- ☺ Patient
    - ✓ Ist in den Prozess einbezogen

Um Versorgungsbrüche nachhaltig vermeiden zu können, sind die Erkenntnisse über die Entlassung für die entlassende Einrichtung von großer Bedeutung. Diese Informationen werden durch das Gespräch mit dem Patienten, seinen Angehörigen und nachsorgenden Institutionen gewonnen. Die dadurch erhaltenen Informationen sollen in einen kontinuierlichen Qualitätsverbesserungsprozess integriert werden, um die Versorgungsqualität ständig zu verbessern.

4.7.4 Entlassungsmanagement in der häuslichen Pflege

Obwohl der oben beschriebene Standard nicht die Patientenüberleitung aus der ambulanten Pflege in andere Einrichtungen beschreibt, lassen sich bestimmte Ansätze von diesem Standard anwenden. An dieser Stelle ist zu unterscheiden, ob es sich um einen geplanten oder ungeplanten Krankenhausaufenthalt handelt. Beim geplanten Krankenhausaufenthalt lassen sich durch die zuständige Bezugspflegekraft erforderliche Maßnahmen planen. Die Pflegefachkraft soll den Patienten und seine Angehörigen dabei unterstützen. Sie bereitet die erforderlichen Informationen vor über
- Medikamente,
- Hilfsmittel,
- kognitive und körperliche Fähigkeiten des Patienten aus pflegerischer Sicht,
- Unterstützungsbedarf, Gewohnheiten des Patienten und zu erbringende Leistungen und
- das soziale Umfeld.

Neben der Dokumentation kann die Pflegefachkraft das aufnehmende Krankenhaus anrufen und die Informationen im Vorfeld weitergeben. Sie kann dem Patienten und seinen Angehörigen bei konkreten Maßnahmen helfen, z. B. beim Einpacken von erforderlicher Bekleidung. Die Begleitung des Patienten ins Krankenhaus und die „Übergabe am Bett" wäre wünschenswert, ist aber wegen knapper Ressourcen nicht umsetzbar. Was sicher umzusetzen ist, ist dass die Bezugspflegefachkraft nach der Krankenhausaufnahme die dort zuständige Pflegefachkraft kontaktiert, um eventuell fehlende Informationen weiterzugeben oder sich zu vergewissern, ob die Überleitung wie geplant gelaufen ist sowie sich über den Zustand des Patienten zu informieren. Wünschenswert wäre es innerhalb von 24 Stunden nach der Aufnahme, damit der Austausch im Zeitfenster der ersten Initialeinschätzung und des Assessment-Verfahrens geschieht, denn da werden schon seitens des Krankenhauses die Maßstäbe für das Entlassungsmanagement gelegt.

Im Falle eines ungeplanten Krankenhausaufenthalts (in Abwesenheit der Pflegefachkraft) kann der Patient seine Pflegedokumentation mitnehmen oder Teile davon: das Medikamentenblatt, den vorhandenen Überleitungsbogen, die Pflegeplanung. Die Vervollständigung der Informationen kann telefonisch erfolgen oder durch das Nachreichen des vervollständigten Überleitungsbogens.

Bei der Entlassung des Patienten ist der ambulante Dienst zu involvieren. Das ist selbstverständlich von der Qualität des Entlassungsmanagements des Krankenhauses abhängig. Um aktiv am Prozess mitzuwirken, ist eine gute Zusammenarbeit beider Sektoren allgemein zu stärken. Der Pflegedienst bindet die Kunden und sichert die Versorgungsqualität, indem er die Zusammenarbeit mit den Krankenhäusern stärkt und sich in den Prozessen aktiv einbringt.

Sollte der Patient vorübergehend oder dauernd in die stationäre Altenpflegeeinrichtung aufgenommen werden, übernimmt der Pflegedienst die Rolle der entlassenden Einrichtung und kann die Entlassung bzw. Aufnahme in die andere Einrichtung nach dem Expertenstandard „Entlassungsmanagement" organisieren. Auch die gemeinsame Verantwortung für die Versorgung der Patienten, die gleichzeitig die häusliche Pflege und die Tagespflege in Anspruch nehmen, erfordert, täglich die Überleitung gemeinsam zu organisieren und sicherzustellen. Die häuslichen Dienste sind gut beraten, für all diese Fälle ein Konzept zur Pflegeüberleitung zu erstellen, in dem sie Ziele, Aufgaben und Verantwortlichkeiten festlegen. Der Standard „Entlassungsmanagement" soll an die jeweilige Zielsetzung und Situation angepasst werden. Auch die Notwendigkeit einer multiprofessionellen Verfahrensregelung ist zu prüfen.

4.7.5 Praxisbezug

Da dieser Expertenstandard die Entlassung aus dem stationären Bereich in die poststationäre Versorgung behandelt, werde ich kurz auf die Mitwirkung des Pflegedienstes „Sommer" bei der Entlassung von Frau Meier eingehen.

Nehmen wir an, dass die verantwortliche Pflegefachkraft im Krankenhaus Frau Meier und ihrer Tochter die Bedarfslage sowie die möglichen Unterstützungsmöglichkeiten mitgeteilt hat. Eine Liste von agierenden Pflegediensten in der Wohnumgebung von Frau Meier wurde beiden vorgelegt und sie entscheiden sich dafür, den häuslichen Pflegedienst „Sommer" anzusprechen. Der Pflegedienst „Sommer" erklärt sich bereit, die Versorgung von Frau Meier zu übernehmen. Die zuständige Pflegefachkraft setzt sich mit dem Entlassungsmanagement im Krankenhaus in Verbindung und klärt folgende Fragen:
- Welche Krankheiten bzw. Einschränkungen liegen vor?
- Gibt es erwartbare Risiken und wie sieht der Unterstützungsbedarf zuhause aus?
- Welche Informationen gibt es zum sozialen Umfeld?
- Wie ist die Versorgung mit Hilfsmitteln?
- Wie lautet die aktuelle Medikation?

Der Entlassungstermin ist dem Pflegedienst mitgeteilt worden. Am Entlassungstag wird der Patientin und ihrer Tochter der Überleitungsbogen mit allen relevanten Informationen ausgehändigt. Der Pflegedienst hat den ersten Einsatz bzw. das Erstgespräch im Haushalt von Frau Meier geplant. Alternativ könnte das Erstgespräch bereits im Krankenhaus durchgeführt werden. Dies hätte den Vorteil, sich persönlich mit der für die Entlassung zuständigen Pflegefachkraft auszutauschen. Das Erstgespräch bei Frau Meier zuhause hat den Vorteil, dass man sich ein genaues Bild über das Wohnumfeld von Frau Meier machen kann und eventuelle Anpassungen vorschlagen könnte. Der Pflegedienst übernimmt die Versorgung, wie in den vorangegangenen Kapiteln dargestellt. Optimal wäre es, wenn das Krankenhaus sich innerhalb von 48 Stunden erkundigt hätte entweder bei Frau Meier bzw. ihrer Tochter oder dem Pflegedienst, ob die poststationäre Versorgung gewährleistet ist.

5 Pflegeprozess und Pflegeplanung

5.1 Pflegeprozess und Pflegedokumentation bei Frau Meier

1. Informationssammlung: allgemeine Pflegeanamnese inkl. Biografie

Frau Meier, 84 Jahre alt, lebt allein in ihrer Wohnung. Zwei Häuser weiter lebt ihre Tochter, die sie täglich besucht. Sie hat noch einen Sohn, der 200 km entfernt wohnt. Zu ihm hat sie ein gutes Verhältnis, er besucht sie einmal im Monat. Frau Meier war Grundschullehrerin, sie hat ihren Beruf gern ausgeübt und meint, dass sie bei ihren Schülern beliebt war. Ihr Mann verstarb vor drei Jahren, sie waren 40 Jahre verheiratet. Den Tod ihres Mannes hat sie nur schwer verkraften können. Da sie ein gläubiger Mensch ist, hat sie Kraft in ihrem Glauben gefunden und denkt sehr gern an all die guten Jahre mit ihrem Mann und die gemeinsamen Ausflüge und Urlaube. Frau Meier war ein sportlicher Typ, sie und ihr Mann sind gern gewandert. Sie besuchten sportliche Veranstaltungen, wie z. B. Athletikmeisterschaften, Eissport, Wassersport, und schauten sich den Sport gern im Fernsehen an. Zu weiteren Hobbys gehören Bücher lesen und Heimatfilme schauen.

Frau Meier leidet unter hohem Blutdruck, Herzinsuffizienz mit Rhythmusstörungen, Chronischer Veneninsuffizienz mit Ulcus cruris venosum und chronischem Rheumasyndrom. Sie bewegt sich in ihrer Wohnung mithilfe eines Rollators, draußen traut sie sich nur in Begleitung zu gehen, da sie sich zunehmend unsicherer fühlt, Gleichgewichtsstörungen hat und gebrechlicher geworden ist. Die Tochter hilft der Mutter im Haushalt, kauft ein, reinigt die Wohnung und sorgt für saubere Wäsche. Frau Meier kann sich pflegerisch selbst versorgen, die Tochter hilft ihr aber beim Duschen. Vor sechs Wochen stolpert Frau Meier über einen Teppichläufer und fällt in ihrer Wohnung. Sie erleidet einen Oberschenkelhalsbruch, woraufhin sie operiert wird und vier Wochen lang im Krankenhaus liegt. Ihre Genesung verläuft aufgrund ihrer Herzprobleme nicht reibungslos. Sie wird katheterisiert und zieht sich eine fieberhafte Harnwegsinfektion zu. Frau Meier verliert in der Zeit 5 kg. Bei einer Körpergröße von 165 cm wiegt sie 59 kg, ist schwach und hat keinen Appetit. Sie nimmt ihre Mahlzeiten in der Küche ein und mag es, die Mahlzeiten zusammen mit ihrer Tochter einzunehmen. Zum Frühstück liebt sie süße Speisen, zum Mittagessen bevorzugt sie Suppen und Eintöpfe, zum Abend isst sie gern etwas Herzhaftes. Sie ist es gewohnt, nach dem Abendessen im Sessel zu sitzen und ein bis zwei Tassen Tee zu sich zu nehmen. Morgens trinkt sie gern starken Kaffee, mittags mag sie lieber Kaltgetränke, überwiegend stilles Wasser. Obst mag sie eher in Form von Obstsalat und Obstjoghurt. Das Gemüse darf nicht verkocht sein. Sonntags freut sie sich auf Sonntagsstuten und weich gekochte Eier.

Die Gefühlslage von Frau Meier ist eher niedergeschlagen. Sie lehnte eine stationäre Rehabilitation ab. Frau Meier kann in ihrer Wohnung mittlerweile langsam mit personeller Unterstützung und mit einem Rollator ein paar Schritte laufen. Zweimal wöchentlich erhält sie Krankengymnastik. Frau Meier klagt über diffuse Schmerzen im ganzen Körper. Beim Laufen klagt sie über Schmerzen in der rechten Hüfte. Sie ist nicht mehr so belastbar, hat beim Bewegen sehr schnell Atemnot und Herzrasen. Nach dem Krankenhausaufenthalt ist Frau Meier harninkontinent geworden. Sie kommt insgesamt mit der neuen Situation nicht mehr gut zu recht, am liebsten würde sie nur im Bett bleiben. Sie wurde in die Pflegestufe 2 eingestuft. Ihre Tochter beauftragte einen häuslichen Pflegedienst, Frau Meier bei der Körperpflege zu helfen.

2. Pflegerische Diagnostik – Erste Einschätzungen (in den ersten drei Tagen nach Aufnahme)/ Erkennen von Pflegeproblemen und Ressourcen

Problem/Risiko		Einschätzungs-instrument	Nächste Einschätzung
Entlassung	• Frau Meier ist Patientin mit poststationärem Unterstützungsbedarf; ihre Tochter ist in die Pflege und Betreuung einbezogen • Sie war bereits im Vorfeld des Krankenhausaufenthalts pflegebedürftig • Sie leidet unter depressiven Verstimmungen • Sie hat zur Zeit erhebliche Mobilitätseinbußen • Sie benötigt nach der Entlassung voraussichtlich andauernde pflege- und therapiebedingte Anforderungen und Belastungen (auch seitens der Angehörigen) • Sie hat mehrere Krankheiten, die eine körperliche und/oder psychische Belastungen nach sich ziehen • Hilfsmittelunterstützung	Tabelle DNQP Differenziertes Assessment (s. oben)	Innerhalb von 48 Std. nach Entlassung durch das Krankenhaus
Dekubitus	Frau Meier ist aufgrund • eingeschränkter Mobilität, • des Pflegeabhängigkeitsgrades der Pflegestufe 2, • eines bereits vorhandenen Dekubitus Grad 1 im Bereich der rechten Hüfte (Fingertest positiv), die Rötung ist 3 x 4 cm groß, die Hautoberschicht ist noch intakt, • Gewichtsverlusts, • Harninkontinenz und • ihres niedergeschlagenen psychischen Zustands dekubitusgefährdet. • Im Intimbereich ist Frau Meier häufig nass	Klinische Einschätzung Hautinspektion (Fingertest)	Klinische Einschätzung in zwei Wochen Fingertest täglich
Chronische Wunde	Ulcus cruris venosum links infolge von CVI, seit fünf Jahren (s. Wundassessmentbogen). Wunde heilte in den vergangenen fünf Jahren ab und ging wieder auf. Rezidivzahl ist nicht genau ermittelbar, lt. Frau Meier ist das Bein zum dritten Mal offen. Die Wunde schmerzte, zurzeit hat sie überall und in der Hüfte Schmerzen, so dass der Wundschmerz nicht isoliert wahrgenommen wird. Die Schmerzen im Bereich des Ulcus cruris hat sie bei der Mobilisation und beim Verbandswechsel. Unmittelbar nach dem Krankenhausaufenthalt spürte sie Schmerzen, die aus der Wunde hervorgehen, auch im Ruhezustand. Die Schmerzen beim Verbandswechsel kennt Frau Meier schon. Sie konnte mit diesen Schmerzen gut umgehen, sie wusste, es handelt sich um einen erträglichen, kurzfristigen Schmerz. Frau Meier empfindet in der neuen Situation auch diesen Schmerz stärker und ist demgegenüber intoleranter geworden. Sie konnte sich früher innerhalb der Wohnung gut bewegen, achtete darauf, dass sie sich nicht stößt und dabei verletzt.	Wundanamnese Wundassessment Schmerzmanagement anhand NRS-Skala Selbsteinschätzung der gesundheitsbezogenen Lebensqualität angelehnt an-	Wundassessment in zwei Wochen dreimal täglich vor und während des Verbandswechsels Selbsteinschätzung der gesundheitsbezogenen Lebensqualität

Problem/Risiko		Einschätzungs-instrument	Nächste Einschätzung
	Außerhalb der Wohnung traute sie sich mit offenem Bein nicht zu gehen, da sie mehr Angst vor Verletzungen hatte und es ihr wegen Wundnässe und Wundgeruch unangenehm war. Aktuell liegt die Mobilitätseinschränkung vor, hauptsächlich aufgrund des Sturz und Sturzfolge. Das Vorhandensein des offenen Beins verstärkt die Angst, erneut zu stürzen, dabei die Wunde zu verletzen oder sogar neue Wunden zu verursachen. Das linke Bein war immer dicker als das rechte, Frau Meier konnte abends links keinen Schuh tragen. Frau Meier trug ab und zu Kompressionsstrümpfe, empfand das Tragen belastend und hob die Maßnahme auf. Sie hat die Wunde mehr oder weniger selbst versorgt, man erprobte bei ihr verschiedene Verbände, die Tochter half ihr bei der Versorgung.	hand Würzburger Wundscore (WWS) Gesundheitsbezogene Selbstpflegefähigkeiten und -defizite anhand WAS-VOB	anhand des Würzburger Wundscores (WWS) in vier Wochen gesundheitsbezogene Selbstpflegefähigkeiten und -defizite anhand WAS-VOB in vier Wochen

Schmerzen	Frau Meier hat:
	• diffuse Schmerzen im ganzen Körper in Ruhe aufgrund eines chronischen rheumatischen Syndroms; sie nimmt deshalb seit Jahren zweimal eine Tablette Piroxicam. Das reicht aber nicht mehr aus.
	Schmerzstärke:
	• Stärkste Schmerzen beim Aufstehen morgens:
	   – 6/10 vor Medikamenteneinnahme
	   – 3/10 nach Medikamenteneinnahme
	• Durchschnittsschmerz bei Bewegung/Belastung 5/10
	• Durchschnittsschmerz in Ruhe 4/10
	
	• Ziehende Schmerzen in rechter Hüfte nach Fraktur und Operation entstanden bei Bewegung/Belastung. Sie kann nicht mehr als fünf Meter laufen. Gegen diese Schmerzen bekam Frau Meier im Krankenhaus zusätzlich dreimal 20 Novalgin Tropfen täglich.
	Schmerzstärke:
	• Stärkste Druckschmerzen in Ruhe beim Liegen auf der rechten Seite 3/10
	• Durchschnittsschmerz in Ruhe beim Liegen auf der rechten Seite 2/10
	• Stärkste Schmerzen beim Laufen von mehr als fünf Metern nach Medikamenteneinnahme 7/10
	• Durchschnittsschmerz beim Laufen 6/10
	• Sie verspürt einen Schmerz in der rechten Hüfte, wenn sie sich auf die rechte Seite dreht bedingt durch den Dekubitus.
	• Im Bereich des Ulcus cruris bei Belastung, verstärkt beim Verbandswechsel; nach dem Krankenhausaufenthalt spürt sie Schmerzen, die aus der Wunde hervorgehen auch in Ruhe und bei Druck auf die betroffene Stelle
		Schmerzanalyse NRS-Skala	

5 Pflegeprozess und Pflegeplanung

Problem/Risiko		Einschätzungs-instrument	Nächste Einschätzung
	• Die Schmerzen beim Verbandswechsel kennt Frau Meier schon. Frau Meier konnte mit diesen Schmerzen gut umgehen, sie wusste, es handelt sich um einen erträglichen, kurzfristigen Schmerz. Frau Meier empfindet in der neuen Situation auch diesen Schmerz stärker und ist dem gegenüber intoleranter geworden. **Schmerzstärke:** • Noch leichte Schmerzen außerhalb vom Verbandswechsel 2/10 • Beim Verbandswechsel stärkste Schmerzen 4/10 • Keine Schmerzen beim Wasserlassen Frau Meier ist depressiv. Ihre Lebenssituation und die Hilfebedürftigkeit belastet sie psychisch, was auf das Schmerzempfinden negative Auswirkung hat.		
Sturz	• Sturzgefährdet aufgrund von: Osteoporose, Herzrhythmusstörungen, depressiven Verstimmungen, Gangunsicherheit, eingeschränkter Mobilität, Balanceprobleme, Post-Fall-Syndrom, Angst vor erneuten Stürzen, körperlicher Schwäche, Zustand nach dem OHS und Krankenhausaufenthalt, Schmerzen, Inkontinenz, sparsamem Umgang mit Beleuchtung, mehreren Teppichen, die übereinander stehen, rutschigen Fliesen im Bad, fehlenden Haltemöglichkeiten im langen Flur, Wegehindernissen: Tisch und ein Sessel, ungeeignetem Schuhwerk – Frau Meier läuft in ihrer Wohnung gerne in den ausgeleierten Pantoffeln. Einnahme von Antiarrhytmika gegen Herzrhythmusstörungen Sie trägt eine Brille, die ihre Sehschwäche gut kompensiert. Frau Meier läuft mit dem Rollator und kann mit dem Rollator gut umgehen.	Sturzrisikotabelle (DNQP)	In zwei Wochen anhand Sturzrisikotabelle (DNQP) und Checkliste für die Wohnung
Urininkonti-nenz	Frau Meier kann den Urinabgang bei körperlichen Anstrengungen, wie Husten oder Heben nicht ganz kontrollieren, manchmal kam es sogar beim Aufstehen zum plötzlichen Wasserlassen. Zustand nach Urininfekt aufgrund von Katheterisieren (Verweilkatheter) im Krankenhaus. Sie leidet unter einer Mischinkontinenz (Stress- und Dranginkontinenz). Kontinenzprofil: **abhängig kompensierte Inkontinenz** Frau Meier nimmt wegen ihrer Herzrhythmusstörungen den Betablokator; Schmerzmedikamente (Piroxicam und Novalgin Tropfen) und wegen depressiver Stimmungslage trizyklische Antidepressiva.	Anamnese	In fünf Tagen anhand des Miktions- und Trinkprotokolls Urinanalyse und sonografischer Messung der Restharnmenge

5.1 Pflegeprozess und Pflegedokumentation bei Frau Meier

Problem/Risiko		Einschätzungs-instrument	Nächste Einschätzung
Ernährung	Frau Meier hat ein Ernährungsdefizit. • Gewichtsverlust von 9,2 % im letzten Halbjahr • Schlechter Appetit, die Ernährung ist nicht bedarfsgerecht • Ist auf Hilfe bei der Essensvorbereitung angewiesen • Eingeschränkte Mobilität • Zustand nach akuter Krankheit • Aufgrund von akuter Erkrankung leidet sie unter depressiven Verstimmungen, zeitweise kognitiv überfordert • Frau Meier fühlt sich schlecht, manchmal fehlt ihr die Kraft, Fleisch zu schneiden, sie findet es zu hart • Leidet unter Mundtrockenheit • Prothese ist locker • Sehr schnell erschöpft • Kann aufgrund der akuten Situation die Lebensmittel nicht selbstständig besorgen • Kann die Mahlzeiten nicht selbstständig vor- und zubereiten • Leidet unter Schmerzen (s. Schmerzmanagement) • Nimmt Antidepressiva, Schmerzmittel, Digitalis, • Leidet unter Mischinkontinenz versucht, mit der Flüssigkeit sparsam umzugehen • Durch Krankheiten geschwächt • Offene Wunde vorhanden • Psychischer Stress	Screening MNA/ MUST modifiziertes PEMU Assessment	In zwei Wochen anhand des Ernährungs- und Trinkprotokolls einmal wöch. wiegen

293

3a. Vorläufiger Maßnahmenplan:

Entlassung	Maßnahmen	Täglicher Ablaufplan bei Einsätzen
Dekubitus	- Aufklärung/Beratung - Anschaffung von Anti-Dekubitus-Bettauflage – Antrag bei der Krankenkasse - Schmerzbekämpfung – Schmerzmedikation (s. Schmerzmanagement) - Mobilisierung morgens, mittags und abends; Laufen mit Unterstützung und Rollator dreimal täglich für ca. 20 Minuten, zusätzlich zweimal wöchentlich Fortsetzung der Krankengymnastik (s. Sturzprophylaxe) - Schonende Hautpflege – die gerötete Stelle mit klarem Wasser, die restliche Haut mit Wasser/Öl-Präparaten - Bei jeder Mobilisation: Setzen auf die Toilette, Einsatz von saugfähigen Inkontinenzmitteln (s. Förderung der Harnkontinenz) - Beim Liegen 135° Seitenlagerung (Rücken, linke Seite – Ulcus frei lagern, bei der rechten Seite – Hüfte frei lagern – im Wechsel alle drei Stunden) - Mikrobewegungen so viel wie möglich, - Beim Sitzen auf dem Sofa – Gelkissen und Positionswechsel im Sitzen; das Sitzen soweit wie möglich vermeiden - Bedarfsgerechte kalorienreiche Ernährung (s. Ernährungsmanagement) - Mindesteinnahme von Flüssigkeit 1,5 Liter täglich (s. Ernährungsmanagement)	Vor jedem Einsatz: Stimmungslage von Frau Meier einschätzen, sie motivieren und ermutigen, unterstützende Gespräche führen, bei Begleitung Sicherheit vermitteln **Morgeneinsatz** - Frau Meier vor dem Aufstehen das Schmerzmittel (durch Tochter) geben, Trinken anbieten - Schmerzmessung vor der Wundbehandlung, - Wundbehandlung und Kompressionstherapie nach Anordnung noch im Bett (Pflegedienst) - Schmerzmessung bei der Wundbehandlung **Körperpflege am Waschbecken** - Frau Meier beim Aufstehen unterstützen - Blutdruckkontrolle morgens nach Medikamenteneinnahme in Sitzposition zunächst durch den Pflegedienst - Den Rollator in die Hand geben, zum Badezimmer begleiten, kleine Ruhepause ermöglichen - Frau Meier auf die Toilette setzen - Das Bett richten - Frau Meier am Hocker hinsetzen - Bei der Oberkörperwaschung helfen – Gesicht mit klarem Wasser, danach in das Waschbecken Waschzusatz W/Ö hinein geben - Haftcreme beim Einsetzen der Zahnprothese verwenden - Unterkörperwaschung im Stehen - Begutachtung der Rötung/Fingertest anwenden - Gerötete Stelle mit klarem Wasser waschen - Den Körper mit Lotion eincremen - Inkontinenzmittel einsetzen, beim Anziehen helfen - Schuhe anziehen, sich über den stabilen Körperhalt vergewissern - Frau Meier zum Frühstückstisch begleiten - Frau Meier beim Hinsetzen helfen, die Korrektheit des Gelkissen prüfen - Trinken anbieten
Wundmanagement	- Aufklärung/Beratung - Behandlungspflege nach ärztlicher Verordnung - Wundbehandlung - Schmerzbekämpfung – Novalgin Tropfen vor dem Verbandswechsel (s. Schmerzmanagement) - Kompressionsverbände – Pütter-Methode täglich - Bewegung - Frau Meier wird bei täglicher Pflege mobilisiert, sie läuft täglich in Begleitung ihrer Tochter und mit dem Rollator, - Eiweißreiche, hochkalorische Ernährung (s. Ernährungsmanagement)	

5.1 Pflegeprozess und Pflegedokumentation bei Frau Meier

	Maßnahmen	Täglicher Ablaufplan bei Einsätzen
Entlassung	• Wundbericht/Wundbeschreibung bei jedem Verbandswechsel • Erneutes Wundassessment/Evaluation in vier Wochen durch Wundexperten inkl. Photodokumentation	• Hilfestellung beim Frühstück übernimmt die Tochter • Dokumentation: Schmerz-, Wund-, Trink-, und Miktionsprotokoll
Schmerzen	• Aufklärung/Beratung, • Schmerzmessung mit Unterstützung des Pflegepersonals bei Einsätzen (dreimal täglich), • Frau Meier misst und protokolliert, jeden Schmerz vor Einnahme der Medikamenten und eine Stunde nach der Medikamenteneinnahme sowie in Ruhe und bei Bewegung	**Mittagseinsatz/Mobilisation:** • Hilfestellung beim Laufen in der Wohnung • Schmerzmessung bei Bewegung • Hinsetzen auf die Toilette • Inkontinenzmittelwechsel bei Bedarf • Hilfestellung beim Anziehen • Begleiten zum Bett • Trinken anbieten • 135° Lagerung im Bett • Dokumentation: Schmerz-, Trink-, und Miktionsprotokoll
Sturz	• Aufklärung/Beratung: • Schuhwerk (s. auch Schmerzmanagement und Wundmanagement) • Umgang mit Hilfsmittel • Stolperfallen in der Wohnung • Ausreichende Beleuchtung • Sturzvermeidbare Bewegungen beim Toilettengang • Beobachtung der Bewegung und das Dokumentieren • Tägliche Mobilisation durch Pflegekräfte und die Tochter, Begleitung	**Abendeinsatz** • Schmerzmessung • Aufstehen aus dem Sofa • Begleiten zum Bad/Schmerzmessung • Hinsetzen auf die Toilette • Intimpflege im Stehen am Waschbecken • Begutachtung der geröteten Stelle/Anwendung von Fingertest • Gerötete Stelle mit Hautlotion (Wasser/Öl-Emulsion) einreiben • Einlage einsetzen • Unterstützung bei Mund-/Zahnpflege • Trinken anbieten • Begleitung zum Bett • Unterlage im Bett • Pütterverbände entfernen • Dokumentation: Schmerz-, Trink-, und Miktionsprotokoll
Kontinenz	• Aufklärung/Beratung • Führen des Miktionsprotokolls • Toilettentraining nach individuellen Entleerungszeiten (Zeiten sind zu hinterlegen) • Tragen von Einlage nachts mit einem Saugvolumen von > 750 ml • Unterlage im Bett	**Dokumentation bei jedem Einsatz** • Tägliches Berichten über den Fingertest und Hautzustand an der geröteten Stelle (Standard Dekubitusprophylaxe) • Tägliches Berichten über Verhalten bei der Mobilisation (Standard Sturzprophylaxe und Schmerzmanagement) • Tägliches Berichten über die Auswirkung von chr. Wunde auf die Selbstpflegekompetenzen und -defizite (s. Standard Wundmanagement)
Ernährungsmanagement	• Beratung/Aufklärung über kalorienreiche, ausgewogene Ernährung (täglicher Bedarf von 1800–1900 kcal) und ausreichendem Flüssigkeitsbedarf (mind. 1,5 l) • Tochter kümmert sich um Beschaffung von Lebensmitteln und Vorbereitung des Essens • Unterstützende verbale Aufforderung durch Pflegekraft und Tochter • Eiweißhaltige Produkte anbieten, z. B. Zubereitung des Fleisches anpassen, so dass es zart ist • Hilfestellung beim Schneiden, mundgerechte Zubereitung • Mehrere kleine Mahlzeiten über den Tag verteilt anbieten	

Entlassung	Maßnahmen	Täglicher Ablaufplan bei Einsätzen
	- Trinken anbieten (Wasser, Kamillentee, Salbeitee)
- Bonbons anbieten
- Hilfsmittel für Zahnprothese, wie Haftcreme, verwenden
- Zahnarzt konsultieren
- Aktuelle Medikation durch Arzt prüfen lassen
- Pflegemaßnahmen und Therapie zeitlich abstimmen (z. B. keine Krankengymnastik direkt vor einer Mahlzeit
- Pausen einlegen, kleine Portionen
- Gesellschaft beim Essen durch Tochter
- „Lieblingsspeisen/-getränke anbieten; Wunschkost
- Trinkplan/Trinkprotokoll
- Essprotokoll
- Gute Beleuchtung
- Schmerzlindernde Maßnahmen: Schmerzstandard: Erfassung und Messung – s. Schmerzmanagement,
- Unterstützung beim Toilettengang, Toilettentraining
- Hilfsmittel, z. B. Rollator, Toilettenerhöhung, Nachtstuhl (s. Kontinenzförderung)	- 135 °-Lagern im Bett
- Die Tochter protokolliert zusammen mit der Pflege die eingenommene Essmenge (Standard Ernährungsmanagement)
- Die Tochter protokolliert zusammen mit der Pflege die eingenommene Trinkmenge (Standard Ernährungsmanagement),
- Wiegen einmal wöchentlich (Standard Ernährungsmanagement)
- Wohlbefinden und Akzeptanz der eingesetzten Hilfsmittel (Superweichmatratze, Rollator und Inkontinenzmittel) einmal wöch. befragen (Standards Dekubitusprophylaxe, Sturzprophylaxe und Kontinenzförderung)
- Schmerzeinschätzung in Ruhe und bei Belastung (Standard Schmerzmanagement)

3b. Pflegerische Diagnostik – Erste Evaluation/wiederholte Einschätzung/Erkennen von Problemen und Ressourcen

Problem/Risiko	Pflegerische Diagnostik	Einschätzungsinstrument	Nächste Einschätzung
Dekubitus	**Evaluation nach zwei Wochen:** Frau Meier fühlt sich psychisch und physisch viel besser, sie bewegt sich mehr und ist sicherer. Sie nimmt die empfohlenen Kalorien- und Flüssigkeitsmengen zu sich, hat 1 kg zugenommen. Gelegentlich passiert es noch, dass sie bei Anstrengungen den Urin ungewollt verliert, meistens ist die Einlage aber trocken. Nachts passiert es auch schon mal, dass sie aufwacht und spürt, dass die Einlage nass ist. Der Hautzustand hat sich verbessert, es sind keine Rötungen mehr zu beobachten. Aufgrund von noch • eingeschränkter Mobilität und • geschwächten Allgemeinzustands und • gelegentlich nasser Haut besteht weiterhin eine Dekubitusgefahr.	Dekubitusrisiko anhand klinischer Einschätzung, Auswertung der Ess- und Trinkprotokolle, Hautinspektion, Auswertung des Miktionsprotokolls, Auswertung der Schmerzeinschätzung/Schmerzprotokoll, Austausch mit Krankengymnastik, Auswertung der täglichen Berichte, Gespräch mit Frau Meier und der Tochter	Klinische Einschätzung in vier Wochen,
Chronische Wunde	**Evaluation nach zwei Wochen:** Der Wundstatus (s. Wundassessment) hat sich verbessert, Frau Meier akzeptiert die Kompressionstherapie, Sie bewegt sich täglich mindestens 1,5–2 Stunden, Sie lagert das Bein im Sitzen hoch, Frau Meier hat weiterhin Wundschmerzen bei der Bewegung, Frau Meier fühlt sich psychisch viel besser, die Wunde belastet sie nicht mehr so sehr,	Wundassessment, Schmerzmanagement anhand NRS-Skala, Tägliche Berichte über gesundheitsbezogene Lebensqualität und gesundheitsbezogene Selbstpflegefähigkeiten und -defizite,	Wundassessment in 4 Wochen, 3x täglich vor und während des Verbandswechsels, Berichte über gesundheitsbezogene Lebensqualität und gesundheitsbezogene Selbstpflegefähigkeiten und -defizite einmal wöchentlich,
Schmerzen	**Evaluation nach einer Woche:** Die Schmerzen haben nachgelassen. Die stärksten Schmerzen nach wie vor bei Bewegung und Belastung 4/10. Frau Meier ist beweglicher, sie kann mit ihren Schmerzen besser umgehen, ihre Schmerztoleranz ist höher. Frau Meiers Gang ist stabiler, nächste Woche wird sie dem Orthopäden vorgestellt. Sie bekommt täglich einen Kompressionsverband und hat auch dadurch einen sichereren Halt. Sie hat an Kraft gewonnen, hat keine Erschöpfungszustände mehr oder Atemnot. Sie arbeitet bei der Pflege gut mit, freut sich über die Fortschritte und Genesung. Frau Meier klagt nicht über Nebenwirkungen.	Schmerzanalyse, NRS-Skala, tägliche Berichte/Schmerzverlaufskontrolle, Gespräch mit Frau Meier und Tochter	In vier Wochen Schmerzmessung anhand NRS weiterhin, Berichte/Schmerzverlaufskontrolle

5 Pflegeprozess und Pflegeplanung

Problem/Risiko		Einschätzungsinstrument	Nächste Einschätzung
	Evaluation nach zwei Wochen: Die derzeitige medikamentöse Therapie sowie nicht-medikamentöse Maßnahmen (Krankengymnastik, Stärkung des Selbstmanagements) sind ausreichend, Frau Meiers Schmerzen befinden sich im erträglichen Maß (< 3/10). Frau Meiers Zustand hat sich insgesamt verbessert. Das wirkt sich auf das Schmerzerlebnis positiv aus.		
Sturz	**Evaluation nach zwei Wochen:** Frau Meier bewegt sich zunehmend mehr, zeigt mehr Sicherheit, nimmt langsam an Gewicht zu, was zur körperlichen Stabilität beiträgt. Frau Meier ist aufgrund von noch bestehenden mehreren intrinsischen und extrinsischen Faktoren weiterhin sturzgefährdet (s. Sturztabelle).	Sturzrisikotabelle (DNQP), tägliche Berichte, Gespräch mit Frau Meier und Tochter	In vier Wochen anhand Sturzrisikotabelle (DNQP) und Checkliste für die Wohnung, einmal wöch. berichten über Verhalten bei Mobilisation
Urininkontinenz	**Evaluation nach zwei Wochen** Frau Meier fühlt sich kräftiger, ist mittlerweile mobiler geworden. Sie hat keinerlei Beschwerden beim Wasserlassen. Gelegentlich passiert es noch, dass sie bei Anstrengungen den Urin ungewollt verliert, meistens ist die Einlage aber trocken. Nachts passiert es auch schon mal, dass sie aufwacht und spürt, dass die Einlage nass ist. Frau Meier hat eine normale Blasenkapazität (> 200 ml und < 700 ml). Sie ist in der Lage, den Harndrang wahrzunehmen und ihn zu äußern. Selbstinitiierte Hilfeersuchen zur Unterstützung bei der Ausscheidung Inkontinenzrate < als 4 Episoden in zwölf Stunden Innerhalb der ersten drei Tage wird mehr als 66 % der Fälle angemessen ausgeschieden Maximales Ausscheidungsvolumen > 150 ml Trinkmenge über 2 l	Miktionsprotokoll, Trinkprotokoll, tägliche Berichte, Gespräch mit Frau Meier und Tochter	In 14 Tagen anhand des Miktionsprotokolls
Ernährung	**Evaluation nach 2 Wochen** Frau Meiers Allgemeinzustand verbesserte sich in zwei Wochen. Sie wiegt 1 kg mehr und nimmt lt. Ess- und Trinkprotokollen die empfohlenen Kalorien- und Flüssigkeitsmengen zu sich. Da Frau Meier mobiler und psychisch stabiler ist, sind die Aussichten auf Verbesserung und Erreichung des ursprünglichen Ernährungszustands gut.	Gewichtsverlauf, Ess- und Trinkprotokolle, Gespräch mit Frau Meier und Tochter, Tägliche Berichte über Essverhalten übernimmt Tochter	In zwei Wochen anhand des Gewichtsverlaufs und Berichte über Essverhalten, Erneutes Screening und Assessment

4. Pflegeplanung

Datum/ Kürzel	Problembeschreibung (Ressourcen und Probleme)	Ziele	Maßnahmen	Evaluation am
	Mobilisation (sich bewegen): Frau Meier ist vor vier Wochen aus dem Krankenhaus entlassen worden. Der Grund für den Krankenhausaufenthalt war ein Sturz mit OHS rechts (am 12.05.2010). Zustand nach OP am 13.05.2010. TEP rechts. Frau Meier bewegt sich in ihrer Wohnung mithilfe von Rollator (zwei bis drei Std. täglich), mit dem kann sie sicher umgehen. Sonst liegt sie im Bett auf einer Anti-Dekubitus-Bettauflage und sitzt im Stuhl/Sofa, wo sie ein Gelkissen hat. Nach draußen traut sie sich noch nicht. Ihre Tochter verbringt viel Zeit mit ihr und hilft ihr. Frau Meier bekommt zweimal wöch. Krankengymnastik. Bei Bewegung hat sie noch Schmerzen. Sie hat einen Ulcus cr. links, aufgrund dessen sie sich in ihrer Mobilität auch eingeschränkt fühlt. Frau Meier ist geistig rege und arbeitet ihren Ressourcen entsprechend mit. Sie nimmt gerne Beratungen auf. Frau Meier hat aufgrund von eingeschränkter Mobilität folgende Risiken: • Dekubitus (s. Dekubitusprophylaxe) • Sturz (s. Sturzprophylaxe) • Ernährungsmangel (s. Ernährungsmanagement) • Funktionelle Harninkontinenz (s. Kontinenzförderung) • Schmerzen bei Bewegung (s. Schmerzmanagement) • Wundheilungsstörungen (s. Wundmanagement) Weitere Probleme/Unterstützungs- und Hilfebedarf, die sich aus der eingeschränkten Mobilität ergeben: Bei • Ernährung • Körperpflege und Anziehen • Ausscheidung • Organisation des Lebens zuhause	Sichere Mobilität: Frau Meier bewegt sich täglich mindestens zwei bis vier Stunden mit Rollator in ihrer Wohnung • S. Dekubitusprophylaxe • Sturzprophylaxe • S. Ernährungsmanagement • S. Kontinenzförderung • S. Schmerzmanagement • S. Wundmanagement • S. Ernährungsmanagement • S. Kontinenzförderung • Frau Meier fühlt sich in ihrer Wohnung sicher, sie hat die Hilfestellung und Unterstützung die sie braucht	S. Ablaufplan und spezielle Maßnahmen	In einem Monat und s. spezielle Probleme

Datum/ Kürzel	Problembeschreibung (Ressourcen und Probleme)	Ziele	Maßnahmen	Evaluation am
	Dekubitusgefahr aufgrund von • eingeschränkter Mobilität • geschwächtem Allgemeinzustand • gelegentlich nasser Haut • Dekubitus 1. Kategorie in der Vergangenheit • Pflegebedürftigkeit (Stufe 2)	Intakte Haut	Allgemeine Mobilisation: Aufstehen, Laufen mit Rollator zwei bis vier Std. täglich, Mikrobewegungen im Sitzen im Liegen, selbstständiges Umlagern Hilfsmittel – Gelkissen auf Wunsch), Hautpflege und Hautinspektion Ernährung (s. dort), Kontinenztraining (s. dort)	In einem Monat
	Sturzrisiko aufgrund von • Angst vor Stürzen/Sturzvorgeschichte • Schmerzen bei Bewegung • Gleichgewichtsstörungen beim Aufstehen • Medikamenten (Novalgin Tropfen) • übereinanderliegenden Teppiche, die als Teppichbrücken benutzt werden • inadäquater Beleuchtung in der Wohnung	Sichere Mobilität	Allgemeine Mobilisation (s. oben) Beratung über: • die übereinanderliegenden Teppiche, die als Teppichbrücken benutzt wurden, zu entfernen • den einen übrig gebliebenen Teppich mit rutschfestem „Stopper" zu verlegen • die sparsamen Glühbirnen zu kaufen • das Nachtlicht anzubringen • nachts den Toilettenstuhl ans Bett zu stellen • beim Aufstehen den Körper langsam in die aufrechte Position mithilfe eines Aufrichters zu bringen, eine Weile sit-	In einem Monat

5.1 Pflegeprozess und Pflegedokumentation bei Frau Meier

Datum/ Kürzel	Problembeschreibung (Ressourcen und Probleme)	Ziele	Maßnahmen	Evaluation am
			zen zu bleiben, Luft zu holen, etwas zum Trinken einzunehmen • die Getränke in greifbarer Nähe hinzustellen • Fortführung der Krankengymnastik	
	Chronische Wunde Frau Meier hat aufgrund von CVI seit fünf Jahren einen rezidivierten UCV links (3 Rezidivzahl) (s. Wundassessment).	Epithelisierungsgewebe > 75 % des Wundbettes Tägliche Bewegung mindestens zwei bis vier Stunden Frau Meier lagert das Bein im Sitzen hoch Frau Meier hat keine Wundschmerzen	S. Wundassessment und ä. Verordnungen Allgemeine Mobilisation Kompressionstherapie	In einem Monat
	Akute und zu erwartende Schmerzen Aufgrund eines chronischen rheumatischen Syndroms leidet Frau Meier unter diffusen Schmerzen im ganzen Körper in Ruhe. Sie nimmt deshalb seit Jahren zweimal eine Tablette Piroxicam. Bei Bewegung verstärken sich diese Schmerzen. Sonst hat Frau Meier Schmerzen in der rechten Hüfte und im Bereich der Wunde. Schmerzen im Wundbereich treten beim Verbandswechsel auf (s. Schmerzassessment). Frau Meier nimmt Analgetika nach ä. Verordnung, ist befähigt ihre Schmerzen selbstständig zu messen und zu kontrollieren.	Schmerzen verhalten sich im erträglichen Maß (NRS < 3/10), ausreichende Analgesie	Schmerzmedikation (s. ä. VO) Nicht-medikamentöse Schmerzbehandlung (s. Schmerzmanagement)	In einem Monat
	Ausscheidung/Kontinenzförderung Aufgrund von eingeschränkter Mobilität, Tragen von Dauerkatheter während des KHK-Aufenthaltes, Urininfektes, Medikation, Alters und Geschlechts leidet Frau Meier an einer Misch- und Restharn-Urininkontinenz. Sie spürt den Harndrang, kann den Bedarf äußern, und tagsüber kann sie mithilfe von Rollator und personeller Hilfe die Toilette rechtzeitig erreichen. Nachts schläft sie durch, das Aufsuchen der Toilette würde ihren Schlaf stören. Hinzu kommt die Angst vor Stürzen. Nachts trägt sie eine Einlage, die sie gut verträgt. Am Bett hat sie den Toilettenstuhl, traut sich aber noch nicht aufzustehen und ihn zu benutzen.	Unabhängig kompensierte leichte Urininkontinenz	Allgemeine Mobilisation, Blasentraining weiterhin, tagsüber kleine Vorlagen (Slip), Toilettenbesuche nach individuellen Entleerungszeiten, nachts Toilettenstuhl und Bettunterlage, Einnahme von Flüssigkeit, mind. 1,5 l tägl.	In einem Monat

Datum/ Kürzel	Problembeschreibung (Ressourcen und Probleme)	Ziele	Maßnahmen	Evaluation am
	Kontinenzprofil: Tagsüber abhängig kompensierte leichte Urininkontinenz; nachts unabhängig kompensierte Urininkontinenz			
	Ernährung Frau Meier hat aufgrund von eingeschränkter Mobilität, ihrem psychischem Zustand, Gewichtsverlust im letzten Halbjahr bedingt durch akute Erkrankung (s. oben) und schlechtem Appetit ein Risiko auf Mangelernährung und Flüssigkeitsdefizit	Frau Meier erreicht ihr vorheriges Gewicht (65 kg) Sie nimmt täglich 1800–1900 kcal und mind. 1,5 l Flüssigkeit zu sich.	Komplette Versorgung durch Tochter Beratung und Flüssigkeit anbieten durch den Pflegedienst	In einem Monat
	Körperpflege Frau Meier hat aufgrund von eingeschränkter Mobilität und allgemeiner Schwäche Unterstützungsbedarf bei der Körperpflege. Sie kann das Bad nicht selbstständig erreichen, den Unterkörper, Intimbereich und den Rücken nicht selbstständig waschen. Beim Anziehen des Unterkörpers ist sie ebenso auf Hilfe angewiesen. Sie hilft bei der Pflege mit und äußert ihre Wünsche bezüglich der Bekleidung. Sie mag eine korrekt sitzende Frisur.	Frau Meier fühlt sich gepflegt, hat ein ihren Wünschen und Vorstellungen entsprechendes Erscheinungsbild. Die Funktionseinschränkungen sind kompensiert. In einem Monat kann Frau Meier ihren Unterkörper selbstständig waschen.	s. Ablaufplan Frau Meier anleiten und motivieren, die Pflege zunehmend selbstständig auszuführen Ihre Wünsche berücksichtigen Friseurbesuche durch Tochter organisiert. Unterstützung beim Kämmen am Spiegel.	In einem Monat

4.1 Täglicher Maßnahmen-/Ablaufplan

Morgeneinsatz	Mittagseinsatz	Abendeinsatz
• Frau Meier vor dem Aufstehen das Schmerzmittel (durch Tochter) geben, Trinken anbieten • Schmerzmessung vor der Wundbehandlung • Wundbehandlung und Kompressionstherapie nach ä. Anordnung noch im Bett (Pflegedienst) • Schmerzmessung bei der Wundbehandlung • Körperpflege am Waschbecken, • Frau Meier beim Aufstehen unterstützen • Blutdruckkontrolle morgens nach Medikamenteneinnahme, in Sitzposition • Den Rollator in die Hand geben, zum Badezimmer begleiten, kleine Ruhepause ermöglichen • Frau Meier auf die Toilette setzen, • Das Bett richten • Frau Meier am Hocker hinsetzen • Bei Oberkörperwaschung helfen – Gesicht mit klarem Wasser waschen, in das Waschbecken Waschzusatz W/Ö hinein geben • Haftcreme beim Einsetzen der Zahnprothese verwenden • Hilfestellung bei der Unterkörperwaschung im Stehen, Frau Meier halten und den Waschlappen in die Hand geben damit sie ihren Intimbereich selbstständig wäscht • Begutachtung der Haut • Bei Rötungen Fingertest anwenden • Den Körper mit Lotion eincremen • Slipeinlage einsetzen, beim Anziehen helfen • Schuhe anziehen, sich über den stabilen Körperhalt vergewissern • Frau Meier zum Frühstückstisch begleiten • Frau Meier beim Hinsetzen helfen, die Korrektheit des Gelkissens prüfen • Trinken anbieten • Hilfestellung beim Frühstück übernimmt die Tochter • Dokumentation: Schmerz, Wund-, und Miktionsprotokoll	• Hilfestellung beim Laufen in der Wohnung • Schmerzmessung bei Bewegung • Hinsetzen auf die Toilette • Inkontinenzmittelwechsel bei Bedarf • Begleiten beim Laufen mit Rollator • Begleitung zum Sitzplatz • Trinken anbieten • Dokumentation: Schmerz-, Trink-, und Miktionsprotokoll	• Schmerzmessung • Unterstützung beim Aufstehen • Begleiten zum Bad/Schmerzmessung • Hinsetzen auf die Toilette • Intimpflege im Stehen am Waschbecken • Hilfestellung bei Unterkörperwaschung im Stehen, Frau Meier halten und den Waschlappen in die Hand geben damit sie ihren Intimbereich selbstständig wäscht • Begutachtung der Haut • Fingertest bei Rötungen anwenden • Einlage einsetzen • Unterstützung bei Mund/Zahnpflege, • Begleitung zum Bett • Unterlage im Bett • Hilfestellung bei der Positionierung im Bett • Trinken anbieten • Toilettenstuhl ans Bett hinstellen • Putterverbände entfernen • Bein und Fußpflege im Bett – Waschen und mit Hautlotion eincremen • Füße hoch lagern (ca. 10°, ein Lagerungskissen) • Dokumentation: Schmerz-, und Miktionsprotokoll

5.2 Pflegeprozess und Pflegedokumentation bei Herrn Müller

1. Informationssammlung: allgemeine Pflegeanamnese inkl. Biografie

Herr Müller ist ein demenziell erkrankter 85-jähriger Patient. Er war beruflich Schlosser, hatte sein ganzes Arbeitsleben in einer Firma verbracht. Seit 25 Jahren leidet er an Morbus Parkinson, musste deshalb frühzeitig in Rente gehen, was er schwer verkraftet. Seit fünf Jahren hat er einen ausgeprägten Rigor, hinzu kam eine Alzheimer Demenz, erste Anzeichen vor zehn Jahren. Fortgeschrittene Alzheimer Demenz zeichnet sich aus durch Sprachverlust und komplette Desorientierung. Herr Müller ist seit drei Jahren immobil, hat anschießende und rigorartige Bewegungen im Liegen und im Sitzen. Seine Körperhaltung ist steif und schief, er kann im Stuhl nicht aufrecht sitzen, im Bett ist er fast stuporos. Herr Müller hat Streckkontrakturen an beiden Kniegelenken, Fußspitzen beiderseits und entwickelt Pfötchenposition an beiden Fäusten. Herr Müller hatte in der Vergangenheit zweimal Dekubitalulzera im Sakralbereich. Er liegt auf einer Wechseldruckmatratze. Herr Müller leidet unter Obstipation, zum Abführen muss er Laksantia zu sich nehmen. Er ist komplett auf fremde Hilfe angewiesen, ist harn- und stuhlinkontinent, kann seine Bedürfnisse sprachlich nicht mitteilen. Bei körperlichen Berührungen stöhnt er auf und wird handgreiflich. Zwischendurch schreit er, wird unruhig und schaukelt mit dem Oberkörper nach vorn und nach hinten. Er nimmt Antiparkinsonika und Antidementiva ein, zusätzlich Muskelrelaxantien.

Herr Müller wohnt zusammen mit seiner Ehefrau, die sich um ihn kümmert und ihn seit 15 Jahren pflegt. Ein Sohn, der in der Nähe wohnt, entlastet die Mutter am Wochenende. Die Enkeltochter kommt jeden Mittwochnachmittag für drei Stunden, damit Frau Müller zu ihrer Skatgruppe gehen kann. Die Tochter wohnt weit weg, die Eltern haben keinen Kontakt zu ihr. Frau Müller leidet sehr darunter und erzählt, dass ihr Mann ebenso sehr betroffen war davon. Sie glaubt, dass er trotz seiner Desorientiertheit dieses Leid noch immer wahrnimmt.

Der Pflegedienst unterstützt Frau Müller dreimal täglich: morgens und abends große und kleine Grundpflege, mittags Transfer in das Bett, Lagern/Betten und Inkontinenzversorgung.

2. Pflegerische Diagnostik – Erste Einschätzungen (in den ersten drei Tagen nach Aufnahme)/ Erkennen von Pflegeproblemen und Ressourcen

Problem/Risiko		Einschätzungsinstrument	Nächste Einschätzung
Dekubitus	Herr Müller ist an allen Prädilektionsstellen dekubitusgefährdet aufgrund von • Immobilität • Pflegeabhängigkeitsgrad der Pflegestufe 3 • Dekubitusvorgeschichte (zweimal) • im Sitzen besteht die Gefahr von Scherkräften • Harn- und Stuhlinkontinenz	Klinische Einschätzung Hautinspektion (Fingertest)	Klinische Einschätzung in zwei Wochen Fingertest täglich
	Herr Müller macht unkontrollierte Armbewegungen im Bett und mit Armen und Oberkörper im Sitzen. Die Lagerungsposition kann bei stabiler Lage eingehalten werden. Er kann seine Liegeposition nicht umfassend wechseln.		
Schmerzen	Herr Müller stöhnt bei körperlichen Berührungen und wird handgreiflich. Zwischendurch schreit er, wird unruhig und schaukelt mit dem Oberkörper nach vorn und nach hinten. Aufgrund von steifer Körperhaltung, deformierten und versteiften Gelenken und Muskelverspannungen sind Schmerzen im ganzen Körper und insbesondere in den durch Kontrakturen veränderten Gelenken zu erwarten.	Schmerzanalyse BESD Skala	Drei Tage lang
Sturz	Sturzgefährdet im Sitzen und im Liegen aufgrund von • unkontrollierten rigorartigen Bewegungen im Bett und im Sitzen • überstreckter Sitzposition, Schaukeln nach vorn und hinten • fehlender Risikoeinschätzung	Sturzrisikotabelle (DNQP)	In vier Wochen anhand Sturzrisikotabelle (DNQP)
Urininkontinenz	Herr Müller hat eine funktionelle Harn- und Stuhlinkontinenz (seit 10 Jahren). Andere Inkontinenzarten können nicht ausgeschlossen werden, da eine differenzierte Diagnostik ist von keiner Bedeutung, da eine Kontinenzförderung nicht möglich ist. Herr Müller trägt Tag und Nacht ein geschlossenes Einlagesystem	Anamnese 24-stündiger Vorlagentest	In drei Tagen anhand des Miktions- und Trinkprotokolls/24-stündiger Vorlagetest
Ernährung	Herr Müller hat ein Ernährungs- und Flüssigkeitsrisiko aufgrund von • schwerer Demenz (kann Hunger und Durst nicht artikulieren) • Immobilität (kann nicht selbstständig essen und trinken) • keinen Selbstpflegekompetenzen	Screening MNA/MUST modifiziertes PEMU-Assessment	In drei Monaten anhand des modifizierten PEMU-Assessments
	Frau Müller kümmert sich um alles, Herr Müller hat ein stabiles Körpergewicht.		

3a. Vorläufiger Maßnahmenplan

Entlassung	Maßnahmen	Täglicher Ablaufplan bei Einsätzen
Dekubitus	- Aufklärung/Beratung/Anleitung - Pflegefachkraft prüft die Korrektheit (den Härtegrad) der Wechseldruckmatratze - Hautinspektion - Hautpflege - Inkontinenzversorgung (Hilfsmittel) - Korrektes Sitzen im Stuhl, Mikrobewegungen im Sitzen - 30° Lagerung alle drei Stunden wird empfohlen, Druckentlastung des Gesäßes, der Hüfte, der Fersen und der Schulter durch Mikrolagerung (Rollen, Brezel-Faltung), in die bequeme Position bringen, Zug auf die Gelenke vermeiden - Frau Müller wird in die Transfer- und Lagerungstechniken angeleitet	**Morgeneinsatz** morgens große Grundpflege: - Waschen im Bett unter Anwendung von Basaler Stimulation - Inkontinenzmittelversorgung - Hautinspektion und Hautpflege mit Körperlotion - Prüfen des Härtegrades der WDM, - Transfer auf den Rollstuhl - Sitzposition aufrichten und stabilisieren (Lagerungskissen b. B) - Trinken anbieten **Mittagseinsatz/Mobilisation:** - Trinken anbieten - Transfer in das Bett - Inkontinenzversorgung - Intimpflege - 30°Lagerung – Druckentlastung des Gesäßes, der Hüfte, der Fersen und der Schulter durch Mikrolagerung (Rollen, Brezel-Faltung), in die bequeme Position bringen, Zug auf die Gelenke vermeiden - Bettholme hochziehen, abpolstern **Abendeinsatz** - kleine Grundpflege im Bett unter Anwendung von Basaler Stimulation - Inkontinenzversorgung und Intimpflege - Hautinspektion - Trinken anbieten - 30°-Lagerung – Druckentlastung des Gesäßes, der Hüfte, der Fersen und der Schulter durch Mikrolage-
Schmerzen	- Aufklärung/Beratung - Beobachtung von Reaktionen bei jedem Einsatz drei Tage lang - Frau Müller beobachtet die Reaktionen zwischen den Einsätzen, in Ruhe - Dokumentation und Auswertung - Information des Arztes - Nicht-medikamentöse Therapie, wie z. B. Musik bei Körperpflege, Lichtkugel, Düfte und Einsatz von Basaler Stimulation während der Körperpflege, bequeme Lagerung - Pflegefachkraft schult Frau Müller, die Ansätze von berührender Begleitung zwischendurch anzuwenden	
Sturz	- Aufklärung/Beratung: - Beantragung von neuem Rollstuhl - Schulung und Anleitung in Transfertechnik - Bettholme abpolstern	
Kontinenz	- Aufklärung/Beratung - Tragen von Einlage nachts mit einem Saugvolumen von > 750 ml - Tagsüber Einlage mit Saugvolumen von 300–750 ml - Unterlage im Bett	

Entlassung	Maßnahmen	Täglicher Ablaufplan bei Einsätzen
Ernährungsmanagement	Aufklärung/Beratung der Ehefrau über: • Nahrungskonsistenz • Unterstützende verbale Aufforderung • Angebot von „Lieblingsspeisen/-getränken"; Wunschkost • Gute Beleuchtung • Korrekte Sitzposition • Brille • „Bunte" Gerichte • Schmerzlindernde Maßnahmen	rung (Rollen, Brezel-Faltung), in die bequeme Position bringen, Zug auf die Gelenke vermeiden **Dokumentation bei jedem Einsatz** • Tägliches Berichten über Verhalten bei der Mobilisation (Standard Schmerzmanagement) • Wiegen alle drei Monate (Standard Ernährungsmanagement) • Schmerzeinschätzung in Ruhe und bei Belastung (Standard Schmerzmanagement)

3b. Pflegerische Diagnostik – Erste Evaluation/wiederholte Einschätzung/Erkennen von Problemen und Ressourcen

Problem/Risiko		Einschätzungsinstrument	Nächste Einschätzung
Dekubitus	**Evaluation nach zwei Wochen:** Keine Veränderung des Zustands, keine Veränderung der Dekubitusgefahren. Frau Müller hilft im Prozess mit, beteiligt sich aktiv und tauscht ihre Informationen sowie Beobachtungen mit dem Pflegedienst aus.	Dekubitusrisiko anhand klinischer Einschätzung Auswertung der Ess- und Trinkprotokolle Hautinspektion Auswertung der Schmerzeinschätzung/Schmerzprotokoll Auswertung der täglichen Berichte, Gespräch mit Frau Müller	Klinische Einschätzung in vier Wochen
Schmerzen	**Evaluation nach einer Woche:** Zweiterhebungen (Ø über eine Woche) in Ruhe 4 Punkte Zweiterhebungen (Ø über eine Woche) bei Belastung 6 Punkte Evaluation nach 2 Wochen: Dritterhebungen (Ø über zwei Wochen) in Ruhe 4 Punkte Dritterhebungen (Ø über zwei Wochen) bei Belastung 5 Punkte Die medikamentöse und nicht-medikamentöse Therapie (basale Stimulation, Musik, berührende Begleitung, bequeme Lagerung) wirken beruhigend und schmerzlindernd.	Schmerzanalyse BESD Skala Tägliche Berichte/ Schmerzverlaufskontrolle Gespräch mit Arzt und Frau Müller	In zwei Wochen Schmerzmessung anhand BESD Skala, weiterhin berichten/ Schmerzverlaufskontrolle
Sturz	**Evaluation nach vier Wochen:** Herr Müller ist weiterhin im Liegen, im Sitzen und beim Transfer sturzgefährdet. Seine Gefährdung ist durch das Hilfsmittel und Transfer durch zwei Personen kompensiert.	Sturzrisikotabelle (DNQP) Tägliche Berichte Gespräch mit Frau Müller	In zwei Monaten anhand Sturzrisikotabelle (DNQP) berichten über Verhalten bei Mobilisation
Urininkontinenz	**Evaluation nach zwei Wochen** Einsatz von Inkontinenzmittel passend, die Inkontinenz ist gut kompensiert.	Miktionsprotokoll Trinkprotokoll Tägliche Berichte Gespräch mit Frau Müller	In drei Monaten anhand des gezielten Beobachtens und des Gesprächs mit Frau Müller
Ernährung	Herr Müllers Zustand hat sich nicht verändert. Sein Gewicht ist stabil. Frau Müller setzt ihr empfohlenen Maßnahmen ein.	Gewichtsverlauf Gespräch mit Frau Müller	In drei Monaten anhand des Gewichtsverlaufs und der Berichte über Essverhalten erneutes Assessment

4. Pflegeplanung

Datum/ Kürzel	Problembeschreibung (Ressourcen und Probleme)	Ziele	Maßnahmen	Evaluation am
	Mobilisation (sich bewegen): Infolge von demenzieller Erkrankung in Kombination mit Mb. Parkinson ist Herr Müller immobil. Seine Körperhaltung ist steif und schief, er kann im Stuhl nicht aufrecht sitzen, im Bett ist er fast stuporos. Er hat anschießende und rigorartige Bewegungen im Liegen und im Sitzen; hat Streckkontrakturen an beiden Kniegelenken, Fußspitzen beiderseits und entwickelt Pfötchenposition beider Fäuste. Er kann höchstens drei Std. im speziellen Rollstuhl sitzen, wobei er mit dem Oberkörper hin und her schaukelt. Im Bett liegt er auf einer Wechseldruckmatratze, kann seine Position nicht willentlich ändern.	Die vorhandene Beweglichkeit bleibt aufrechterhalten	S. Ablaufplan und spezielle Maßnahmen s. Schmerzmanagement s. Körperpflege	In einem Monat und s. spezielle Probleme
	Geistiger Zustand/Kommunikation Sein geistiger Zustand ist sehr herabgesetzt, er ist desorientiert, kann sich sprachlich nicht mitteilen. Auf seine Frau und auf die Bezugspflegekraft reagiert er positiv. Aufgrund der oben beschriebenen Einschränkungen ist Herr Müller in jeder Aktivität des täglichen Lebens auf die personelle Hilfe angewiesen.	Herr Müller wirkt zufrieden: ist entspannter, schreit weniger bei Berührung		
	Körperpflege Komplettes Selbstpflegedefizit. Bei Körperpflege wird er unruhig und handgreiflich. Deshalb nimmt er Schmerzmedikation, reagiert positiv auf Basale Stimulation und entspannte Musik.			

Datum/ Kürzel	Problembeschreibung (Ressourcen und Probleme)	Ziele	Maßnahmen	Evaluation am
	Ausscheidung Herr Müller ist harn- und stuhlinkontinent (abhängig kompensierte Harninkontinenz) Wegen der Einnahme von Antiparkinsonika und Immobilität leidet Herr Müller unter Obstipation, zum Abführen muss er Laksantia zu sich nehmen.	Die Harn- und Urininkontinenz ist adäquat kompensiert Keine Infektionen Herr Müller führt täglich ab.	Versorgung mit Inkontinenzmittel (s. Ablaufplan) Einmal täglich Aufsetzen auf den Toilettenstuhl	
	Ernährung Herr Müller leidet unter Schluck- und Kaustörungen. Sein Körpergewicht ist stabil. Frau Müller versorgt ihn. Herr Müller hat aufgrund von beschriebenen Einschränkungen weitere Risiken: • Dekubitus (s. Dekubitusprophylaxe) • Sturz (s. Sturzprophylaxe) • Schmerzen bei Berührung (s. Schmerzmanagement) • Aspiration und Pneumonie • Weiterer Kontrakturbildungen	Herr Müller erleidet keine Aspiration. Sein Gewicht bleibt stabil.	s. Aspirationsprophylaxe (hier wird darauf nicht tiefer eingegangen)	
	Dekubitusgefahr aufgrund von • Immobilität • Dekubitus in Vergangenheit • Pflegebedürftigkeit (Stufe 3) • Scherkräfte im Liegen und Sitzen • Inkontinenz	Intakte Haut	Mobilisation: Transfer mit zwei Personen Sitzen im speziellen RS Kleine Positionswechsel Mikrobewegungen im Sitzen und individuelle 30° Lagerung (Druckentlastung des Gesäßes, der Hüfte, der Fersen und der Schulter durch Mikrolagerung (Rollen, Brezel-Faltung), in die bequeme Position bringen, Zug auf die Gelenke vermeiden Hilfsmittel (Wechseldruckmatratze Hautpflege und Hautinspektion Ernährung (s. dort) Kontinenzversorgung (s. dort)	In drei Monaten

5.2 Pflegeprozess und Pflegedokumentation bei Herrn Müller

Datum/ Kürzel	Problembeschreibung (Ressourcen und Probleme)	Ziele	Maßnahmen	Evaluation am
	Sturzrisiko aufgrund von • unkontrollierten Bewegungen im Sitzen und im Bett • steifer Körperhaltung und schiefe Sitzposition • keiner Mithilfe beim Transfer (Kontrakturen, kann sich nicht auf die Beine stellen)	Sicherer Transfer Kein Herausrutschen aus dem RS oder aus dem Bett	Transfer mit zwei Personen Korrektes Sitzen Abgepolsterte Bettholme im Liegen	In drei Monaten
	Akute und zu erwartende Schmerzen Aufgrund von Kontrakturen, Muskelspannungen und steifer Körperhaltung sind Schmerzen bei Berührung und Belastung zu erwarten.	Schmerzen halten sich anhand der BESD-Skala in erträglichem Maße ausreichende Analgesie	Schmerzmedikation (s. ä. VO) Nicht-medikamentöse Schmerzbehandlung (s. Schmerzmanagement)	In zwei Wochen

4.1 Täglicher Maßnahmen-/Ablaufplan

Morgeneinsatz	Mittagseinsatz	Abendeinsatz
Morgens große Grundpflege: • Waschen im Bett unter Anwendung von Basaler Stimulation, Musik anmachen, behutsamer Umgang, auf die Gestik und Mimik achten, schmerzhafte Bewegungen vermeiden • Inkontinenzmittelversorgung (Einlage von 300–750 ml Saugfähigkeit einsetzen) • Hautinspektion und Hautpflege mit Körperlotion • Prüfen des Härtegrades der WDM • Transfer auf den Rollstuhl zusammen mit Frau Müller • An den Esstisch setzen, Sitzposition stabilisieren • Trinken anbieten	• Zum Trinken anbieten • Transfer zusammen mit Frau Müller in das Bett, Inkontinenzversorgung (Einlage von 300–750 ml Saugfähigkeit einsetzen) • Intimpflege • 30 °-Lagerung – Druckentlastung des Gesäßes, der Hüfte, der Fersen und der Schulter durch Mikrolagerung (Rollen, Brezel-Faltung), in die bequeme Position bringen, Zug auf die Gelenke vermeiden • Bettholme hochziehen und abpolstern	• Kleine Grundpflege im Bett unter Anwendung von Basaler Stimulation, Musik anmachen, behutsamer Umgang, auf die Gestik und Mimik achten, schmerzhafte Bewegungen vermeiden • Inkontinenzversorgung und Intimpflege • Hautinspektion • Zum Trinken in Sitzposition anbieten • 30 °-Lagerung – Druckentlastung des Gesäßes, der Hüfte, der Fersen und der Schulter durch Mikrolagerung (Rollen, Brezel-Faltung), in die bequeme Position bringen, Zug auf die Gelenke vermeiden

Dokumentation bei jedem Einsatz
- Tägliches Berichten über Verhalten bei der Mobilisation (Standard Schmerzmanagement)
- Wiegen alle drei Monate (Standard Ernährungsmanagement)
- Schmerzeinschätzung in Ruhe und bei Belastung (Standard Schmerzmanagement)

6 Wechselwirkungen von Expertenstandards

Standards	Einschätzungs-instrumente	Risikofaktoren	Maßnahmen	Wechselwirkungen
Dekubitus-prophylaxe	Klinische Einschätzung Pflegerische Einschätzungs-instrumente; Assessmentbogen	• Pflegebedürftigkeit • Eingeschränkte Mobilität • Eingeschränkte Aktivität • Reibungs-/und Scherkräfte • Sensorische Einschränkungen • Beanspruchte Haut • Ernährungs- und Flüssigkeitsdefizite	Information/Aufklärung/Beratung Mobilisation/und oder Lagerung Hautpflege/Hautbeobachtung Ernährung/Flüssigkeit Förderung der Harnkontinenz (Inkontinenzversorgung) Einsatz von Hilfsmitteln Schmerzbekämpfung	Wundmanagement Schmerzmanagement Ernährungsmanagement Förderung der Harnkontinenz Sturzprophylaxe
Wundma-nagement	Klinische Einschätzung Screening Wundassessment durch Wundexperten	• CVI • Postthrombotisches Syndrom • AVK • Diabetes Mellitus • Neurologische Krankheiten • Dekubitusrisiko	Information/Aufklärung/Beratung Förderung der Selbstpflegekompetenz Behandlung der Grunderkrankungen Kompressionstherapie Mobilisierung oder Lagerung Hilfsmittel, adäquate Bekleidung, Schuhwerk Wundbehandlung Schmerzbekämpfung Sturzprophylaxe Ernährungsmanagement Rezidivprophylaxe	Dekubitusprophylaxe Schmerzmanagement Ernährungsmanagement Förderung der Harnkontinenz Sturzprophylaxe

Standards	Einschätzungs-instrumente	Risikofaktoren	Maßnahmen	Wechselwirkungen
Schmerzmanagement	Schmerzanamnese NRS-Skala Gewichtsskalen Verbale Schmerzskalen ECPA/BESID-Skala	• Zu erwartende Schmerzen aufgrund bevorstehender Eingriffe oder Aktivitäten • Postoperativer Zustand • Akute Erkrankungen/Verletzungen • Chronische Erkrankungen • Tumorkrankheiten	Information/Aufklärung/Beratung Medikamentöse Maßnahmen - kausale und symptomatische nicht-medikamentöse Maßnahmen Mobilisation Stärkung der Selbstbewältigung	Wundmanagement Dekubitusprophylaxe Ernährungsmanagement Förderung der Harnkontinenz Sturzprophylaxe
Ernährungsmanagement	MNA MUST	• Krankheits-, therapie- und altersbedingte Einschränkungen • Akute und chronische Krankheiten • Multimorbidität • Auswirkungen von Krankheit oder Behandlung (Übelkeit, Erbrechen, Diarrhöe, Schmerzen) • Nebenwirkungen von Medikamenteneinnahme (z. B. Müdigkeit, Appetitlosigkeit) • Erhöhter Energie-, Nährstoff- oder Flüssigkeitsbedarf (z. B. offene Wunden, Fieber, motorische Unruhe) • Kognitive Beeinträchtigungen (z. B. Demenz) • Körperliche Beeinträchtigungen (Funktionalitäts-, Mobilitätseinschränkungen) • Verminderte Sinneswahrnehmung • Schluckstörungen, schlechter Mund-, Zahnstatus • Appetitlosigkeit • Psycho-soziale Einschränkungen • Depressionen, Einsamkeit/Isolation, fehlendes soziales Netz • Ungünstiges Ernährungsverhalten (z. B. durch Allergien, Unverträglichkeiten oder Vergiftung (Paranoia)) • Schlankheitswahn • Umgebungsbedingte Einschränkungen • Unflexible Essenszeiten • Unzureichendes, unangemessenes Hilfsmittel- oder Unterstützungsangebot während der Mahlzeiten • Unruhe, Unterbrechungen während der Mahlzeiten	Information/Aufklärung/Beratung adäquate, bedürfnis- und bedarfsgerechte Ernährung und Flüssigkeitsversorgung unterstützende Maßnahmen: Hilfestellung bei Essen und Trinken Schmerzbekämpfung Mobilisation fördernde Umgebung/Hilfsmittel	Dekubitusprophylaxe Wundmanagement Schmerzmanagement Förderung der Harnkontinenz Sturzprophylaxe

6 Wechselwirkungen von Expertenstandards

Standards	Einschätzungs-instrumente	Risikofaktoren	Maßnahmen	Wechselwirkungen
		• Unerkannter und ungeäußerter Unterstützungsbedarf beim Essen und Trinken • Einschränkungen bei der Lebensmittelversorgung (z. B. mangelnde Einkaufsmöglichkeit im näheren Umfeld bzw. eingeschränktes Angebot für bestimmte Kostformen, finanzielle Einschränkungen) • Einschränkungen bei der selbstständigen Lebensführung (z. B. Lebensmittelbesorgung, Zubereitung der Mahlzeiten) • Einschränkungen beim selbstständigen Essen und Trinken • Soziale Isolation, Einsamkeit, Depression		
Sturzpro-phylaxe	Tabelle DNQP	• Funktionseinbußen und Funktionsbeeinträchtigungen • Sehbeeinträchtigungen • Beeinträchtigung der Kognition und Stimmung • Erkrankungen, die zu kurzzeitiger Ohnmacht führen • Inkontinenz • Angst vor Stürzen • Sturzvorgeschichte • Verwendung von Hilfsmitteln • Schuhe, Kleidung • Medikamente • Gefahren in der Umgebung	• Information/ Aufklärung/Beratung • Mobilisation • sturzfreie Umgebung • funktionstüchtige bedarfsgerechte Hilfsmittel • Bekleidung, Schuhwerk • Medikamentenanpassung • Ernährung	Wundmanagement Schmerzmanagement Ernährungsmanagement Förderung der Harnkontinenz Dekubitusprophylaxe
Förderung der Harn-kontinenz	Tabelle DNQP	• Kognitive Einschränkungen • Körperliche Einschränkungen • Alter • Erkrankungen z. B.: • Schlaganfall • Multiple Sklerose • Morbus Parkinson • Demenz • Diabetes mellitus • Medikamente z. B.: Diuretika, Anticholinergika, Antihistaminika, Antidepressiva, Neuroleptika • Harnwegsinfektionen • Obstipation • Belastung des Beckenbodens • Östrogenmangel • Veränderung der Prostata/Operation der Prostata	• Information/ Aufklärung/Beratung • Primärprävention • Flüssigkeitszufuhr • Gewichtsreduktion • Darmmanagement • Förderung der Autonomie • Blasentraining • Beckenbodentraining • Toilettentraining • Toilettengänge • Kompensation durch Hilfsmittel	Dekubitusprophylaxe Wundmanagement Schmerzmanagement Ernährungsmanagement Sturzprophylaxe

Standards	Einschätzungs-instrumente	Risikofaktoren	Maßnahmen	Wechselwirkungen
Entlassungs-management	Überleitungsbo-gen	• Pflege- und krankheitsbezogener Unterstützungs- und Versorgungsbedarf • Alltagsbezogener Unterstützungs- und Versorgungsbedarf • Psychosozialer und biografiebedingter Unterstützungs- und Versorgungsbedarf • Unterstützung- und Versorgungsbedarf zur Förderung und Stabilisierung von Selbstmanagementkompetenzen unter Einbeziehung des Erfahrungswissens und der Ressourcen des Patienten und seiner Angehörigen sowie der Möglichkeiten, diese zu stärken • Unterstützungs- und Versorgungserfordernisse bei Auswahl und Koordination verschiedener Unterstützungs- und Versorgungsmöglichkeiten	Information/Aufklärung/Beratung Entlassungsplan	Dekubitusprophylaxe Wundmanagement Schmerzmanagement Ernährungsmanagement Förderung der Harnkontinenz Sturzprophylaxe

Mittels dieser Tabelle wird verdeutlicht, in welcher gegenseitigen Beziehung die Expertenstandards untereinander stehen, und zwar auf mehreren Ebenen:
- Ursache
- Maßnahmen
- Wirkungen

So ist eingeschränkte Mobilität die Ursache bzw. der Risikofaktor für die Entstehung mehrerer Risiken bzw. pflegerischer Probleme wie Dekubitus, Harninkontinenz, Sturz, Ernährungsdefizit, wobei sie gleichzeitig die Folge der bestehenden Schmerzen oder der chronischen Wunde sein kann. Die Schmerzen oder die chronischen Wunden können die Mobilisation einschränken, was automatisch das Risiko von Dekubitus, Harninkontinenz, defizitärer Ernährung und Hinfälligkeit erhöht, andererseits verringert die Bewegungsförderung als Maßnahme die Eintrittswahrscheinlichkeit der sämtlichen Risiken (s. **Abb. 6.1**).

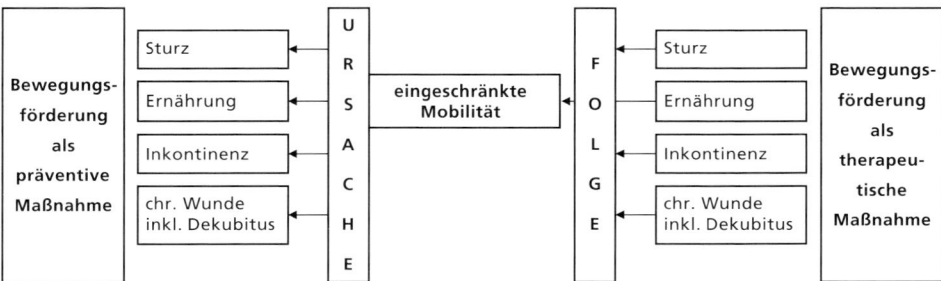

Abb. 6.1: Eingeschränkte Mobilität als Ursache (Risikofaktor) für die Entwicklung von pflegerischen Problemen und als Folge bei bestehenden pflegerischen Problemen (eigene Darstellung)

So verhalten sich aber nicht alle Maßnahmen. Der Einsatz von z. B. Hüftprotektoren kann selbstständiges An- und Ausziehen verhindern, so dass aufgrund dessen die Betroffenen nicht mehr beim Toilettengang selbstständig sind. Somit vergrößert sich automatisch das Risiko auf die funktionelle Inkontinenz. Oder das Tragen des Hüftprotektors nachts im Bett kann bei Patienten das Risiko auf Dekubitusentstehung verstärken.

Beim Vorhandensein mehrerer Risiken gleichzeitig, und das ist nicht selten der Fall, müssen Pflegefachkräfte zusammen mit den Betroffenen Prioritäten setzen und in einem ausgewogenen Prozess zwischen fachlichem Anspruch und Patientenwünschen den Maßnahmenplan festlegen.

7 Fazit

Die Expertenstandards basieren auf den umfangreichen, zum Zeitpunkt der Erstellung verfügbaren, nationalen und internationalen Literaturrecherchen. Aufgrund dessen bilden sie den aktuellen Stand der medizinisch-pflegerischen Erkenntnisse für die einzelnen Themen. Ziel der Expertenstandards ist es, dass die Pflegemitarbeiter unabhängig vom pflegerischen Sektor auf Grundlage der aktuellen pflegewissenschaftlichen Erkenntnisse fachlich korrekt und auf gleich hohem Qualitätsniveau ihre Dienste erbringen. Die Zuständigkeit für die Steuerung des Pflegeprozesses liegt in den Händen der Pflegefachkraft. Mit ihrem Kenntnisstand, ihrer Erfahrung und ihrem berufsspezifischen Geschick steht die Pflegefachkraft im Fokus des Geschehens, denn neben der Steuerung des Pflegeprozesses, verantwortet sie die Durchführung des Prozesses, vermittelt ihr Wissen kompetent an den Betroffenen selbst und an alle an der Versorgung Beteiligten und bindet somit alle Ressourcen ein.

Mit Einführung der Expertenstandards gewinnen die Pflegefachkräfte, insbesondere in der Altenpflege, an Sicherheit. Folgerichtig verbessert sich die Zusammenarbeit mit allen am Prozess Beteiligten. Dies macht sich besonders in der Zusammenarbeit mit den Ärzten bemerkbar.

Die Implementierung der Expertenstandards bietet den pflegerischen Einrichtungen viele Chancen, die Qualität der Dienstleistungen zu verbessern. Die Pflegeeinrichtungen müssen ihre Mitarbeiter motivieren und auffordern, ständig auf dem aktuellsten Stand des fachlichen Wissens zu sein, um dieses in die Praxis zu integrieren. Gleichzeitig ist das Management gefordert, den Mitarbeitern einen passenden Rahmen zu bieten, in dem die Kenntnisse umgesetzt werden können. Das bezieht sich auf die personellen, räumlichen, sachlichen und konzeptionellen Strukturen.

Mit einer kompetenten Beratung, die auf dem fundierten Wissen basiert, bieten die Expertenstandards den ambulanten Pflegediensten, sich als fachlich kompetenter, kundenorientierter Dienstleister auf dem Markt zu positionieren.

Literaturverzeichnis

Abrams P., Cardozo L., Fall M., Griffiths D., Rosier P., Ulmsten U., Kerrebroeck van P., Victor A. & Wein A. (2002). The standarsisation of terminolgy of lower urinary tract function: report from the standarisation sub-commitee of the International Continence Society. In: Neurology and Urodynamics. 21. Jg., Heft 2, 167–178.

Aktiv in jedem Alter. Sturzprävention. Checkliste für die eigene Wohnung. (http://www.aktiv-in-jedem-alter.de/html/img/pool/checkliste_wohnen.pdf; Zugriff am 16.01.2011)

Allman R. M. (1997). Pressure ulcer prevalence, incidence, risk factors and impact. In: Clin Geriatr Med. 13. Jg., Heft 3, 421–436.

Arbeitsgemeinschaft der Wissenschaftlichen Medizinischen Fachgesellschaften (AWMF). Diagnostik und Therapie der peripheren arteriellen Verschlusskrankheit (PAVK). (http://www.uni-duesseldorf.de/AWMF/ll/065-003.htm; Zugriff am 12.09.2010)

Arbeitsgemeinschaft der Wissenschaftlichen Medizinischen. Fachgesellschaften (AWMF). Leitlinien der Deutschen Gesellschaft für Phlebologie. AWMF-Leitlinien-Register Nr. 037/005 Entwicklungsstufe (Jünger M, Partsch H, Kahle B, Rabe E, Stenger D, Stücker M, Waldermann F & Wienert V.). Letzte Überarbeitung. 06/2006. Phlebologischer Kompressionsverband (PKV) und http://www.uni-duesseldorf.de/AWMF/ll/037-005.htm.

AWMF online – S2-Leitlinie Geriatrie: Harninkontinenz. Leitlinien der Deutschen Gesellschaft für Geriatrie. (http://www.uni-duesseldorf.de/AWMF/ll/084-001.htm; Zugriff am 07.08.2010)

Ärztliches Zentrum für Qualität in der Medizin (ÄZQ) (2007). NVL Diabetische Fußkomplikationen, Kitteltaschenversion. September 2007.

Baisch J. (2002). Physikalische und biologische Phänomene aus heutiger Sicht. In: Heilberufe spezial. Dekubitus, München: Urban & Vogel, 10.

Bamberger G. G. (2009a). Eine Begegnung voller Liebe. In: Die Schwester/Der Pfleger. 48. Jg., Heft 7, 654–655.

Bamberger G. G. (2009b). Hoffnung schenken, Mut für das Morgen machen. In: Die Schwester/Der Pfleger. 48. Jg., Heft 9, 860–861.

Bartholomeyczik S., Schreier M. M., Halek M., Bernhard F., Calero C., Cramer H., Ganz U., Hunstein D., Dintelmann Y., Herbart-Hermann M., Wagner A., Isfortt M., Rosner J., Urselmann H. W. & Vollmer A. (2005). Positionspapier der Pflegeassessmentgruppe Deutschland zur Grundsatzstellungnahme „Ernährung und Flüssigkeitsversorgung älterer Menschen" – Abschlussbericht Projektgruppe P 39, des Medizinischen Dienstes der Spitzenverbände der Krankenkassen. (http://www.wernerschell.de/Rechtsalmanach/Heimrecht/SondennahrungUniWitten210705.pdf; Zugriff am 27.01.2012)

Bartholomeyczik S., Schreier M. M., Volkert D. & Bai J. C. (2008). Qualitätsniveau II: Orale Nahrungs- und Flüssigkeitsversorgung von Menschen in Einrichtungen der Pflege und Betreuung. Qualitätsniveaus in der stationären Altenpflege. Herausgegeben von Bundeskonferenz zur Qualitätssicherung im Gesundheits- und Pflegewesen e. V. (BUKO-QS). Heidelberg: Economica.

Basler H. D., Hüger D., Kunz R., Luckmann J., Lukas A., Nikolaus T. & Schuler M. S. (2006). Beurteilung von Schmerz bei Demenz (BESD). In: Der Schmerz. Heft 6, 519–526.

Becker C., Lindemann U. & Rißmann U. (2003). Handbuch Sturzprophylaxe. Hannover: Vincentz Network.

Becker C., Lindemann U., Rißmann U., Eichner B., Sander S., Sturm E., Stahl C., Nikolaus T. & Kron M. (2005). Dritter Jahresbericht und Abschlussbericht zum Modellvorhaben. Mobilitätsverbesserung und Sturzprävention bei zu Hause lebenden hilfs- und pflegebedürftigen Älteren. Ulm-Stuttgart. (http://www.aktiv-in-jedem-alter.de/www2/downloads/pdf/Abschlussbericht-Stapf.pdf; Zugriff am 06.07.2010)

Benner P. (1994). Stufen zur Pflegekompetenz. Bern: Huber.
Betzold T. (1996). Zur Messung der Dienstleistungsqualität. Eine theoretische und empirische Studie zur Methodenentwicklung unter besonderer Berücksichtigung des ereignisorientierten Ansatzes. Frankfurt am Main: Peter Lang.
Bilnik-Clauß S. (2010). Warum kann die Klang-Entspannung wirksam und unterstützend für Menschen mit Demenzerkrankungen sein? (http://www.peter-hess-institut.de/peter-hess-klangmassage/erfahrungsberichte-klangmassage/74.html; Zugriff am 10.12.2009)
Bindschelder P. (1998). Wie man den Patienten lagert. In: Krankenpflege/Soins Infirmiers, Heft 7/8, 29–32.
Braden B. (2002). Mit Risikoskalen arbeiten. In: Heilberufe spezial Dekubitus, Heft 6/7. München: Urban & Vogel.
Braun M. (1997). Anatomische, physiologische und physikalische Aspekte der Dekubitusentstehung. In: Bienenstein C., Schröder G., Braun M. & Neander K.-D. (Hrsg.). Dekubitus. Die Herausforderung für Pflegende. Stuttgart: Thieme. 42–68.
Bredhauer D. (2006). Können Fixierungen bei dementen Altenheimbewohnern vermieden werden? Betreuungsmanagement 2006. 185–191.
Bredhauer D. (2009). Freiheitseinschränkende Maßnahmen im Pflegeheim sind vermeidbar – Empfehlungen aus den ReduFix-Projekten. Würzburg: Veranstaltung der Regierung von Unterfranken und dem Caritas Seniorenzentrum St. Thekia.
Brunnen M. H. & Herold E. E. (1995). Ambulante Pflege. Die Pflege Gesunder und Kranker in der Gemeinde. Band 1: Grundlagen – Pflegeanleitung, Pflegeberatung, Pflegeprozess, kommunikative Methoden – Ganzheitliche, integrative Pflege. Hannover: Schlütersche.
Bundesgerichtshof. Mitteilung der Pressestelle. Urteil des III. Zivilsenats vom 28.4.2005 – III ZR 399/04 – Pressemitteilung Nr. 68/2005, vom 28.4.2005.
Bundesinnungsverband für Orthopädie-Technik (BIV) (Hrsg.). Team Work. Informationen für den Arzt. Inkontinenzhilfsmittel. Indikation und Verordnung. Dortmund. (http://www.ot-forum.de/archiv/teamwork/TW_3.pdf; Zugriff am 14.07.2010)
Bundeskonferenz zur Qualitätssicherung im Gesundheits- und Pflegewesen e. V. BUKO-QS – Modellvorhaben Qualitätsentwicklung in der Pflege und Betreuung (gefördert durch das BMFSFJ). (http://www.buko-qs.de/cms/front_content.php?idcat=43; Zugriff am 12.06.2009)
Bundesministerium für Ernährung, Landwirtschaft und Verbraucherschutz (2009). Fit im Alter. Deutschlands Initiative für gesunde Ernährung und mehr Bewegung. Qualitätsstandards für die Verpflegung in stationären Senioreneinrichtungen.
Bundesministerium für Gesundheit (Hrsg.) (2006). Rahmenempfehlungen zum Umgang mit herausforderndem Verhalten bei Menschen mit Demenz in der stationären Altenhilfe.
Büsch D. (2000). Theoriegeleitetes Arbeiten in Ausbildung und Praxis. In Kuratorium Deutsche Altershilfe (Hrsg.). KDA Forum 24, Köln: Kuratorium Deutsche Altershilfe, 52–150.
Clark M. (1998). Repositioning to prevent pressure sores – what is the evidence? In: Nursing Standard, 13. Jg., Heft 3, 58–64.
Clinical practice guidelines (2002). Pressure ulcer risk assessment and prevention. (http://www.rcn.org.uk/professional/clinical-downloads/pressure-ulcer_risk_asses_1.pdf; Zugriff am 16.12.2002)
Collier M. E. (1996). Pressure-reducing mattresses. In: Journal of Wound Care. Heft 5, 207–211.
Das Informationsangebot der deutschsprachigen Dermatologie. Chronische venöse Insuffizienz. (http://www.derma.de/87.0.html. Zugriff am 11.09.2010)
Dassen T., Heinze C., Lahmann N., Lohrmann C., Mertens E., Tannen A., Belmann A., Boggatz T., Bräutigam K., Gaatz S., Helberg D., Pohl C. & Schmitz G. (2002). Dekubitus. Sturzereignisse. Pflegeabhängigkeit. Prävalenzerhebung 2002. Zentrum für Human- und Gesundheitswissenschaften der Berliner Hochschulmedizin, Institut für Medizin-/Pflegepädagogik und Pflegewissenschaft. Berlin.
Dassen T., Lahmann N., Petermann B., Heinze C., Kottner J., Mertens E., Schmitz G., Tannen A., Wilborn D., Kuntz S., Kutz F., Lützkendorf D., Pöhler A., Raeder K. & Schröer F. (2008). Pflegeabhängigkeit. Sturzereignisse. Inkontinenz. Dekubitus Prävalenz. Institut für Medizin-/Pflegepädagogik und Pflegewissenschaft (Hrsg.) . Berlin: Charité Institut für Medizin-/Pflegepädagogik und Pflegewissenschaft.

Deutsche Gesellschaft für Allgemeinmedizin und Familienmedizin (DEGAM) (Hrsg.) (2002). DEGAM-Leitlinie Nr. 4. Ältere Sturzpatienten. Düsseldorf. (http://leitlinien.degam.de/uploads/media/Langfassung-sturz001.pdf; Zugriff am 12.03.2010)

Deutsche Gesellschaft für Allgemeinmedizin und Familienmedizin (DEGAM) (Hrsg.) (2004). DEGAM-Leitlinie Nr. 5. Harninkontinenz. Düsseldorf. (http://www.degam.de/leitlinien/LL_Harninkontinenz.pdf; Zugriff am 10.08.2010)

Dekubitusprävention. Evidenzbasierte Leitlinie des Wissensnetzwerkes „evidence.de" der Universität Witten/Herdecke (2002). (http://www.evidence.de/Leitlinien/leitlinienintern/Dekubitus_Leitli.../body_dekubitus_volltext.htm; Zugriff am 16.12. 2002)

DeMarco E. F. (1999). Urinary tract disorders in perimenopausal and postmenopausal women. In: Lobo R. A. (Hrsg.). Treatment of the Postmenopausal Woman: Basic and Clinical Aspects. 2. Aufl. Philadelphia: Lippincott Williams & Wilkins, 213–227.

Detter U. (2004). Kontinenztraining im Stationsalltag. In: Heilberufe spezial. Heft B 4649, 24–25.

Deutsche Alzheimer Gesellschaft e. V. (2005). Empfehlungen zum Umgang mit Ernährungsstörungen bei Demenz. (http://www.deutsche-alzheimer.de/fileadmin/alz/pdf/empfehlungen/empfehlungen-zum-umgang-mit-schluckst_rungen0605.pdf; Zugriff am 20.10.2010)

Deutsche Gesellschaft für Ernährung. Vollwertig essen und trinken nach 10 Regel der DGE. (www.dge.de; Zugriff am 16.10.2010)

Deutsche Gesellschaft für Ernährungsmedizin (DGEM). (2008). Arbeitstexte zur 7. Konsensus-Konferenz in der Pflege. Thema: Ernährungsmanagement zur Sicherstellung und Förderung der oralen Ernährung in der Pflege. Herausgegeben vom Deutschen Netzwerk für Qualitätsentwicklung in der Pflege.(DNQP) Osnabrück: Fachhochschule Osnabrück. 17.

Deutsche Liga für Bekämpfung von Gefäßerkrankungen e. V. Das postthrombotisches Syndrom. (http://www.deutsche-gefaessliga.de/postthrombotisches-syndrom.html; Zugriff am 12.09.2010)

Deutsches Institut für Normung e. V. (1995). Qualitätsmanagement-Begriffe. EN ISO 8404. Berlin: Beuth.

Deutsches Institut für Normung e. V. (2000) Qualitätsmanagementsysteme. Grundlagen und Begriffe EN ISO 9000:2000. Brüssel: Management –Zentrum: rue de Stassart, 36 B-1050. Deutsche Fassung Berlin: Beuth.

Deutsches Kuratorium für Sicherheit in Heim und Freizeit (DSH). „Das sichere Haus" (www.das-sichere-haus.de; Zugriff am 13.08.2010)

Deutsches Netzwerk für Qualitätsentwicklung in der Pflege (DNQP) (Hrsg.) (2000). Dekubitusprophylaxe in der Pflege. Sonderdruck einschließlich Kommentierung und Literaturanalyse. Osnabrück: Fachhochschule Osnabrück.

Deutsches Netzwerk für Qualitätsentwicklung in der Pflege (DNQP) (Hrsg.) (2002). Expertenstandard Dekubitusprophylaxe in der Pflege. Entwicklung – Konsentierung – Implementierung. Osnabrück: Fachhochschule Osnabrück.

Deutsches Netzwerk für Qualitätsentwicklung in der Pflege (DNQP) (Hrsg.) (2004). Expertenstandard Dekubitusprophylaxe in der Pflege. Entwicklung – Konsentierung – Implementierung. 2. Auflage mit aktualisierter Literaturstudie (1999–2002). Osnabrück: Fachhochschule Osnabrück

Deutsches Netzwerk für Qualitätsentwicklung in der Pflege (DNQP) (Hrsg.) (2005a). Expertenstandard Schmerzmanagement in der Pflege. Entwicklung – Konsentierung –Implementierung. Osnabrück: Fachhochschule Osnabrück.

Deutsches Netzwerk für Qualitätsentwicklung in der Pflege (DNQP) (Hrsg.) (2005b). Expertenstandard Sturzprophylaxe in der Pflege einschließlich Kommentierung und Literaturanalyse. Osnabrück: Fachhochschule Osnabrück (Sonderdruck).

Deutsches Netzwerk für Qualitätsentwicklung in der Pflege (DNQP) (Hrsg.) (2006). Expertenstandard Sturzprophylaxe in der Pflege. Entwicklung – Konsentierung – Implementierung. Osnabrück: Fachhochschule Osnabrück.

Deutsches Netzwerk für Qualitätsentwicklung in der Pflege (DNQP) (Hrsg.) (2007). Expertenstandard Förderung der Harnkontinenz in der Pflege. Osnabrück: Fachhochschule Osnabrück (Sonderdruck).

Deutsches Netzwerk für Qualitätsentwicklung in der Pflege (DNQP) (Hrsg.) (2008). Expertenstandard Pflege von Menschen mit chronischen Wunden. Kommentierung und Literaturanalyse. Osnabrück: Fachhochschule Osnabrück.

Deutsches Netzwerk für Qualitätsentwicklung in der Pflege (DNQP) (2009a). Expertenstandard Entlassungsmanagement in der Pflege. 1. Aktualisierung 2009. Kommentierung und Literaturstudie. Osnabrück: Fachhochschule Osnabrück.
Deutsches Netzwerk für Qualitätsentwicklung in der Pflege (DNQP) (Hrsg.) (2009b). Ernährungsmanagement zur Sicherstellung und Förderung der oralen Ernährung in der Pflege einschließlich Kommentierung und Literaturanalyse. Osnabrück: Fachhochschule Osnabrück (Sonderdruck).
Deutsches Netzwerk für Qualitätsentwicklung in der Pflege. (DNQP) (Hrsg.) (2010). Expertenstandard Dekubitusprophylaxe in der Pflege. 1. Aktualisierung einschließlich Kommentierung und Literaturstudie. Osnabrück: Fachhochschule Osnabrück.
Deutsches Netzwerk für Qualitätsentwicklung in der Pflege (DNQP) (Hrsg.) (2011). Expertenstandard Schmerzmanagement in der Pflege bei akuten Schmerzen. 1. Aktualisierung 2011, einschließlich Kommentierung und Literaturstudie. Osnabrück: Fachhochschule Osnabrück.
Diakonie Düsseldorf. (2007). Miktionsprotokoll. Unveröffentlichtes internes Material.
Diakonie Düsseldorf (2011). Wunddokumentation. Unveröffentlichtes internes Material.
Dissemond J. & Körber A. (2008). Ursachen gesucht. In: Heilberufe spezial. Ulcus cruris. Heft 60, 21–23.
Donabedian A. (1966). Evaluation the Quality of Medicale Care, Milbank Memorial Fund Quaterly. 166–203.
Dressel G. (2010). Über das biografische Fragen. In: Praxis Palliative Care. Heft 6, 25.
Druckreduzierende Hilfsmittel im Vergleich (2008). In: Pflegezeitschrift. 7. Jg., 392–395.
Durweiler (2007). Aktueller Stand der Diagnostik und Therapie bei Harninkontinenz. Präsentationsfolien. Düsseldorf: Interne Fortbildung bei der Diakonie Düsseldorf.
Ebel J., Lua S. & Dassen T. (2006). Sturzereignisprotokolle in Theorie und Praxis. Empfehlungen zur Erstellung eines praxisorientierten Sturzereignisprotokolls für Einrichtungen der stationären Pflege In: Pflegezeitschrift. Pflegewissenschaft. Dokumentation. 59. Jg., Heft 4, 1–10.
Empfehlungen der Kommission für Krankenhaushygiene und Infektionsprävention (1999). Empfehlungen zur Prävention und Kontrolle Katheter-assoziierter Harnwegsinfektionen. In: Bundesgesundheitsbl-Gesundheitsforsch-Gesundheitsschutz. Heft 42, 806–809.
Entzian H. (2001). Pflege am Stand des Wissens. In: Kämmer K., Hennecke M., Trapp F. & Bruns-Waigand W. (Hrsg.). Qualitätsverfahren im Überblick. Der Weg zum besten System. Hannover: Vincentz Network, 15–27.
Europarat (2001). Entwicklung einer Methodik für die Ausarbeitung von Leitlinien für optimale medizinische Praxis – Empfehlungen des Europarates und erläuterndes Memorandum. (http://www.leitlinien.de/informationen/pdf/europaratmethdt.pdf,2008; Zugriff am 12.05.2010)
Ewans D., Hodgkinson B., Lambert L., Wood J. & Kowanko I. (1998). Falls in acute hospitals. A systematic Review. The Joanna Briggs Institute for Evidence based Nursing and Midwifery. Adelaide.
Fischer T. (2007). Hilfsmittel für die Beobachtung, aber kein Ersatz der Fachlichkeit. In: Pflegezeitschrift. 60. Jg., Heft 6, 308–311.
Fischer T. (2009). Skalen alleine reichen nicht aus. In: pflegen: Demenz. Zeitschrift für die professionelle Pflege von Menschen mit Demenz. Heft 13, 32–35.
Fischer T., Spahn C., & Kovach C. (2007). Die „Serial Trial Intervention" (STI). In: Pflegezeitschrift. 60. Jg., Heft 7. 370–373.
Freiberger E. (2005). Stürze: Die große Gefahr für Senioren. (http://www.standfest-im-alter.de; Zugriff 30.12.2009)
Füsgen I. (1996). Chronische Wunden. München: Quientenssenz.
Füsgen I. (1998). Kostenproblem Harninkontinenz. In: Journal für Urologie und Urogynekologie. 5. Jg., Heft 1, 7–12.
Füsgen I. (2004a). Besonderheiten der Haut im Alter. In: Heilberufe spezial. Heft B 4649, 44–46.
Füsgen I. (2004b). Der demente Patient mit Schmerzen. In: geriatrie praxis. Heft 4, 1–4.
Füsgen I. & Hallauer J. F. (2004). Qualitätsgesicherte Heimbetreuung für Demente – Wo geht der Weg hin. In: Zukunftsforum Demenz. 12. Workshop des „Zukunftsforum Demenz" 26/27. März 2004 in Gelsenkirchen. (http://www.zukunftsforum-demenz.de/pdf/4344_Doku8_Innen_low.pdf; Zugriff am 14.04.2011)

Gehling M. & Tryba M. (2001). Unterschiede zwischen akutem und chronischem Schmerz. Lehrbuch der Schmerztherapie. Stuttgart: Zens. Jurna. S. 565–575.
Generalindikator Dekubitusprophylaxe (www.bqs-qualifi.com.online/public/leistungen/exqual/lbs/2008/dekubitus; Zugriff am 22.11.2010)
Geraedts M. (2001). OECD. Gesundheitsdaten 1998. Gesundheitsversorgung in Europa. Düsseldorf: Vorlesung im Zusatzstudiengang Public Health. 15.–16.5.2001. Heinrich-Heine Universität Düsseldorf.
Gnass I. & Sirsch E. (2007) Schmerzeinschätzung bei kognitiv beeinträchtigten Menschen – Die Testung des Einschätzungsinstruments ZOPA©. Qualifikationsarbeit in Studiengang Pflegewissenschaft (MScN). Witten: Universität Witten/Herdecke.
Grühl M. (2002). Strategie für ein Qualitätsmanagement im Gesundheitswesen. In: Deutsches Netzwerk für Qualitätsentwicklung in der Pflege (DNQP) (Hrsg.). Expertenstandard Dekubitusprophylaxe in der Pflege. Fachhochschule: Osnabrück, 12–17.
Gründler B. M. (2006). Sturzprävention für Senioren und Seniorinnen. Die Rolle des Hüftprotektors in der Sturz-Fraktur-Prävention. Bern: Schweizerische Beratungsstelle für Unfallverhütung bfu. (http://www.bpa.ch/PDFLib/952_105.pdf; Zugriff am 03.12.2010)
Hampel C. et al. (1997). Häufigkeit der Inkontinenzarten. In: Urology. Heft 50 (suppl 6A), 4–14.
Heinze C. (2007). Sturzhäufigkeit, -folgen und -risiko in deutschen Kliniken und Pflegeheimen. (Dissertation).
Hess W. (2003). Diabetisches Fuß-Syndrom. In: Österreichische Pflegezeitschrift. Heft 2, 17–23. (http://www.oegkv.at/fileadmin/docs/OEPZ; Zugriff am 28.11.2010)
Hildebrandt R. (2000). Methodenfibel Qualitätsmanagement. Herausgegeben von Hildebrandt & Partner GmbH.
Holt S., Schmiedl S. & Thürmann P. A. (2010). Potentially inappropriate medication in the elderly – PRISCUS list. In: Deutsches Ärzteblatt Int. Heft 107, 543–551. (http://priscus.net/download/PRISCUS-Liste_2010_final.pdf; Zugriff am 15.11.2010)
Hoppe H. D. & Hederer F. (2006). Wund-Foto-Dokumentation. Was nicht dokumentiert wurde, gilt als nicht erbracht. In: Die Schwester/Der Pfleger. 45. Jg., Heft 11, 20–24.
Huhn S. (2010). Die Lust aufs Essen wecken. In: Die Schwester/Der Pfleger. 49. Jg. Heft 2, 112–116.
Huhn S. (2010). Mit Becher und Spezialbesteck. In: Die Schwester/Der Pfleger. 49. Jg., Heft 2, 118–121.
Icks A., Becker C. & Kunstmann W. (2005). Sturzprävention bei Senioren: Eine interdisziplinäre Aufgabe. In: Deutsches Ärzteblatt. 102 Jg., Heft 31–32, A-2150/B-1812/C-1716.
Initiative chronische Wunden. (http://ic-wunden.de/index.php?id=439; Zugriff am 16.12.2010)
Integriertes Risikomanagement (2002) (http://www.kpmg.de/library/broschüre/satelit/IRM.pdf.; Zugriff am 24.02.2002)
International Association fort the Study of Pain (1986). In: Grundkurs Therapie chronischer Schmerz (2006). Arbeitskreis A.M.A.D.E.U.S. (Hrsg.) Neuss Ó 1999, 2000, 2003, 2004, 2006 by Jansen-Cilag GmbH.
Jakob A., Busse A., Riedel-Heller S. G., Pavlicek M. & Angermeyer M. C. (2002). Prävalenz und Inzidenz von Demenzerkrankungen in Alten- und Altenpflegeheimen im Vergleich mit Privathaushalten. In: Zeitschrift für Gerontologie und Geriatrie, 35. Jg., Heft 5, 474–480.
Jonas I. (2002). Viele Druckgeschwüre bleiben unbehandelt. Neue Studie aus Hannover zeigt erschreckende Ergebnisse. In: Pro Alter. Heft 1, 10–15.
Jünemann K. P. (2009). Kontinenz aktuell. Deutsche Kontinenz Gesellschaft e. V. (Hrsg.). Kassel.
Kämmer K. & Schröder B. (2000). Pflegemanagement in Alteneinrichtungen. 4., überarb. u. erw. Aufl. Hannover: Schlütersche.
Keller I. E. & Wolpert H. (2007). Lagerung in Neutralstellung LiN. In: Intensivpflege. Intensiv. 15. Jg., Heft 5, 230–233.
Kellog International Work Group on the Prevention of Falls by the Elderly (1987). The Prevention of falls in later life. Dan Med Bull. Heft 34, (Suppl 4), 1–24 (aus DNQP 2005, 12)
Kompetenzzentrum für Gesundheitsberufe – Berufsfachschule für Krankenpflege am Kreiskrankenhaus Vilsbiburg des Landkreises Landshut, Projekt „Chronische Wunden" am Beispiel Ulcus cruris. (http://www.krankenpflegeschule-vilsbiburg.de/index.php?id=84; Zugriff am 11.09.2010)

Köpke S. & Meyer G. (2010). Eine Aufgabe für die Pflege? In: Pflegezeitschrift. 63. Jg., Heft 1, 12–15.
Koschorke M. (1995). Fragestellungen zum theologischen Verständnis von Beratung. In: Brunnen M. H. & Herold E. E. (Hrsg.). Ambulante Pflege. Hannover: Schlütersche, 88.
Kost D. (2004). Absorbierende Einmalhilfsmittel. In: Heilberufe spezial. Heft B 4649, 28–29.
Köther I. & Gnamm E. (2000). Altenpflege in Ausbildung und Praxis. Stuttgart: Thieme.
Krohwinkel M. (1993). Der Pflegeprozess am Beispiel von Apoplexiekranken – eine Studie der Erfassung und Entwicklung ganzheitlich-rehabilitierender Prozesspflege. (Hrsg.) Schriftenreihe des Bundesministeriums für Gesundheit, Band 16.
Krohwinkel M. (1997). Fördernde Prozesspflege. In: Handout zur Sonderveranstaltung: Fördernde Prozesspflege mit integrierten ABEDLs – dann aber richtig. Nürnberg: CareFair Kongress vom 22.-23.04.2010 (www.carefair-germany.de)
Kunz R. (2002). Palliative Medizin Menschen. In: Schweiz Med. Forum, Heft 5, 100–105.
Landendörfer P. & Hesselbarth S. (2003). Schmerz-Beurteilung bei sprachlosen Patienten. In: Der Allgemeinarzt. Heft 10, 822–828.
Hubacher M. & Wettstein A. (2000). Die Wirksamkeit des Hüftprotektors zur Vermeidung von sturzbedingten Schenkelhalsfrakturen. (http://www.bfu.ch/PDFLib/525_74.pdf; Zugriff am 30.01.2012)
Leineweber T. (2002). In der Altenpflege erfolgreich umsetzen. Handbuch. Herausgegeben von WEKA Media GmbH, Kissing. Stand 02/2002.
Leitlinie Dekubitus. Prävention. (http://www.epuap.org/guidelines/QRG_Prevention_in_German.pdf; Zugriff am 08.03.2010)
Leitlinien der Deutschen Gesellschaft für Geriatrie. Harninkontinenz. AWMF-online. (http://www.uni-duesseldorf.de/AWMF/ ll/084-001.htm; Zugriff am 24.03.2010)
Leitlinien der Deutschen Gesellschaft für Phlebologie. Phlebologischer Kompressionsverband (PKV). AWMF-online. (http://www.uni-duesseldorf.de/AWMF/ll/037-005.htm; Zugriff am 28.11.2010)
Leitlinie FEM. Die Initiative zur Vermeidung freiheitseinschränkender Maßnahmen in der beruflichen Altenpflege. (http://www.leitlinie-fem.de; Zugriff am 08.03.2011)
Leitlinien zur Hygiene in Klinik und Praxis. Arbeitskreis „Krankenhaus- & Praxishygiene" der AWMF Working Group „Hygiene in Hospital & Practice" of AWMF. (http://www.uni-duesseldorf.de/AWMF/ll/029-007.htm; Zugriff am 07.08.2010)
Livesley N. J. & Chow A. W. (2003). Infected pressure ulcers in elderly individuals. (http://www.ncbi.nl.../query.fcgi?cmd=Retrieve&db=PubMed&list-uids=12439803&dopt=Abstrac; Zugriff am 15.02.2003)
Lohrmann C. (2004). Die Pflegeabhängigkeitsskala. In: Bartholomeyczik S. & Halek M. (Hrsg.). Assessmentinstrumente in der Pflege, 55–60.
Löser C. (2001). Mangelernährung im Krankenhaus-Prävalenz, klinische Folgen, Budgetrelevanz. In: Deutsche Medizinische Wochenschrift, Heft 162, 729–734.
Lukas A. (2008). Schmerzmessung im Alter. In: DGS – Zeitschrift für angewandte Schmerztherapie. Heft 4, 5–8. (http://www.schmerz-therapie-deutschland.de/pdf/Zeitschrift/2008_4_Schmerztherapie.pdf; Zugriff am 30.01.2012)
Lüscher N. J. (1989). Dekubitalulzera der Beckenregion. Bern: Huber.
Medizinischer Dienst der Krankenkassen (MDK) (Hrsg.). MDK-Qualitätsprüfungen der Pflegeeinrichtungen. (http://www.mdk.de/1328.htm; Zugriff am 08.05.2009)
Medizinischer Dienst des Spitzenverbandes Bund der Krankenkassen e. V. (MDS) (Hrsg.) (2001). Grundsatzstellungnahme Dekubitus. Medizinisch-pflegerische Grundlagen. Prophylaxe und Therapie. Bearbeitung von Behandlungs-/Pflegefehlervorwürfen. Essen: Medizinischer Dienst der Spitzenverbände der Krankenkassen.
Medizinischer Dienst der Spitzenverbände der Krankenkassen e. V. (2003). Grundsatzstellungnahme Ernährung und Flüssigkeitsversorgung älterer Menschen. Essen: Abschlussbericht Projektgruppe P 39.
Medizinischer Dienst des Spitzenverbandes der Krankenkassen e. V. (MDS) (Hrsg.) (2007). 2. Bericht des MDS nach § 118 Abs. 4 SGB XI. Qualität in der ambulanten und stationären Pflege. Essen: Medizinischer Dienst der Spitzenverbände der Krankenkassen.

Medizinischer Dienst des Spitzenverbandes Bund der Krankenkasse e. V. (MDS) (Hrsg.) (2009). Qualitätsprüfungs-Richtlinien MDK-Anleitung Transparenzvereinbarung. Grundlagen der MDK-Qualitätsprüfungen in der ambulanten Pflege. Essen. (http://www.mds-ev.org/media/pdf/2010-04-29_MDK-Anleitung_ambulant_korr.pdf; Zugriff am 11.01.2009)

Medizin media Austria. DFP-Allgemeinmedizin: ULCUS CRURIS. Differenzialdiagnose des Ulcus cruris. (http://www.medizin-medien.at/dynasite.cfm?dsmid=59317&dspaid=687683; Zugriff am 10.09.2010)

Meffeert H. (1986). Marketing. Grundlagen der Absatzpolitik. 7. Aufl., Wiesbaden, 43.

Menche N. (Hrsg.) (2011). Pflege Heute. Lehrbuch für Pflegeberufe. 5., vollst. überarb. Aufl. München: Urban & Fischer.

Meyer G., Berg A., Köpke S., Fleischer S., Langer G., Reif K., Wylegall C. & Behrsn J. (Mitglieder des Fachbereichs Pflege und Gesundheitsförderung des Deutschen Netzwerkes Evidenzbasierte Medizin (2006). Chancen für die Qualitätsentwicklung nutzen. In: Pflegezeitschrift. 59. Jg., Heft 1, 34–38.

Mohnecke R. (2003). Arbeitskreis A.M.A.D.E.U.S. Analgesie Management durch Edukation und Service. Neuss: Grundkurs Fortbildung chronischer Schmerzen, © 1999, 2000, 2003 by Janssen-Cilag GmbH.

Mohnecke R. (2003). Arbeitskreis A.M.A.D.E.U.S. Analgesie Management durch Edukation und Service. Neuss: Curriculum chronisches Schmerzmanagement. Folie A2. Grundkurs Fortbildung chronischer Schmerzen, © 1999, 2000, 2003 by Janssen-Cilag GmbH.

Mohnecke R. (2006). Arbeitskreis A.M.A.D.E.U.S. Analgesie Management durch Edukation und Service. Neuss: Grundkurs Therapie chronischer Schmerzen, © 1999, 2000, 2003, 2004, 2006 by Janssen-Cilag GmbH.

Monath E. (2003). Sachanalyse Dekubitusprophylaxe. (http://www.pflegenet.com/praxis/konzepte/sachanalysedecubitus.html; 14.01.2003)

Morbach S., Müller E., Reike H., Risse A., Rümenapf G. & Spraul M. (2010). Diabetisches Fußsyndrom. In: Diabetologie und Stoffwechsel. Die Praxisempfehlungen der Deutschen Diabetes-Gesellschaft. Herausgegeben von Kellerer M. & Danne T. im Auftrag der DDG. Aktualisierte Version. 5. Jg., Supplement S2, 107–192. (http://www.deutsche-diabetes-gesellschaft.de/redaktion/mitteilungen/leitlinien/PL_DDG2010_Fusssyndrom; Zugriff am 27.11.2010)

Morbach S., Müller E., Reike H., Risse A., Rümenapf G. & Spraul M. (2008). Evidenzbasierte Leitlinien der Deutschen Diabetes-Gesellschaft. Diagnostik, Therapie, Verlaufskontrolle und Prävention des diabetischen Fußsyndroms. herausgegeben von Scherbaum W. A. & Haak T. 2. Auflage. (http://www.deutsche-diabetes-gesellschaft.de/redaktion/mitteilungen/leitlinien/EBL_Fusssyndrom_Update_2008.pdf; Zugriff am 09.09.2010)

Mühlbauer W. (1989). Dekubitalgeschwüre. Pathogenese und Therapie. München: Hans Marseille.

Münter K. C. (2008). Chronisch venöse Insuffizienz. In: Heilberufe Spezial. Ulcus cruris. Heft 60, 14–15.

Neander K. D. & Hesse F. (2002). Wirkung von medizinischen Fellen zur Dekubitusprophylaxe an den Fersen. Chronische Wunden. (http://www.pflegethemen.de.dekubitus/Felle .htm; Zugriff am 27.12.2002)

Nickel A., Ungerer O. & Zanneck H. U. (Hrsg.) (1995). Altenpflege Geriatrie. Hamburg: Handwerk und Technik.

Nikolaus T. & Becker C. (1999). Ulmer Modellvorhaben. Verminderung von sturzbedingten Verletzungen bei Alten- und Pflegeheimen. Ulm: Erster Jahresbericht.

NutriNEWS (2000). Dekubitus: Bedarfsgerechte Ernährung als Prophylaxe und Therapiesatz. In: NutriNEWS. Heft 1, 1–2.

Pages I. H. (2007). Physiotherapie bei Inkontinenz. In: Kontinenz aktuell. 2. Jg., Heft 42, 18–19.

Partsch H. (2000). Kompressionstherapie: Wann, wie, wo, warum? In: Orthopädie-Technik. Heft 5. (http://www.ot-forum.de/OT/split2000/ot2000.217-220.pdf; Zugriff am 15.09.2010)

Passero C. & McCaffery M. (2005). No-Self-Report Means No pain-Intensity Rating: Assessing pain in patients who cannot provide a report. In: American Journal of Nursing. 105. Jg., Heft 10, 50–53.

Patientenleitlinie zur Nationalen Versorgungsleitlinie (2008). Typ-2-Diabetes Prävention und Behandlungsstrategien für Fußkomplikationen.

Paul Hartmann AG (2010). Präsentationsfolien interne Fortbildung Diakonie in Düsseldorf, Juni, 2010. Heidenheim: Paul Hartmann AG.
Pelka R. P. (1997). Expertise zur Kostensituation bei chronischen Wunden. Kaufbeuren.
Perrar K. M. (2009) Medikamente gegen den Schmerz. In: pflegen: Demenz Heft 13, 20–23.
Phillips J. (2001). Dekubitus und Dekubitusprophylaxe. In: Schröder G. (Hrsg.). Dekubitus und Dekubitusprophylaxe (Deutschsprachige Ausgabe). Bern: Huber, 27.
Protz K. (2006). Kompressionstherapie: ohne Wicklung keine Entwicklung. In: Die Schwester/Der Pfleger. 45. Jg., Heft 11, Schwerpunkt 001–006.
Protz K. (2007). Wie wichtig ist Kompressionstherapie? In: Heilberufe, Heft 4, 28–31.
Protz K. (2008). Kompressions-Grundlage des Therapieerfolges. In: Heilberufe Spezial. Heft 60, 25–27.
Protz K. (2008). Wundversorgung beim Ulcus cruris venosum. In: Heilberufe Spezial. Heft 60, 36–40.
Püschel K. (2008). Hamburgs Partner im Gesundheitswesen wollen Versorgung für ältere Menschen in Hamburg verbessern. Zusammenfassung der Studie der Hamburger Rechtsmedizin zur Situation älterer Menschen in Hamburg und Umgebung. (http://www.uke.de/medien/index_57969.php; Zugriff am 02.03.2010)
Ralic N. (2003). Dekubitus als Pflegequalitätsproblem am Beispiel stationärer Altenpflegeeinrichtungen der Diakonie in Düsseldorf. Düsseldorf: Heinrich-Heine-Universität Düsseldorf
Ralic N. (2008). Modellhafte Implementierung des Expertenstandards Pflege von Menschen mit chronischen Wunden. 11. Netzwerk-Workshop. Ergebnisse der Implementierung des Expertenstandards „Pflege von Menschen mit chronischen Wunden". Deutsches Netzwerk für Qualitätsentwicklung in der Pflege Berlin. 27.02.2009.
Reddy M. P. (1983). Decubitus ulcers: Principles of Prevention and Management. Prävention und Behandlung von Dekubitalulzera beim älteren Menschen. In: Geriatrichs. Heft 38, 7.
ReduFix. Ein Projekt zur Reduktion der körpernahen Fixierung. (http://www.redufix.de/cms/website.php?id=/de/projekt.html&sid=3am7e9amks1ovjgg5rk8gqsf12; Zugriff am 15.02.2010)
Reisenauer C. (2003). Zur Zeit – Zur Unzeit. Inkontinenz und Beckenbodenproblematik. (Präsentationsfolien) (http://www.institut-frauengesundheit.org/fileadmin/user_upload/pdf/PDF-Vorlesung/Inkontinenz.pdf; Zugriff am 27.01.2012)
Reuther S. & Bartholomeyczik S. (2009). Europäische Prävalenzerhebung der Mangelernährung. Ergebnisse für Deutschland. Präsentationsfolien. (http://www.lpz-um.eu/media/text/Sven%20Reuther.pdf; Zugriff am 20.12.2009)
Reuther S., Palm R. & Bartholomeyczik S. (2010). Qualitätserhebung zur Ernährung und Dekubitus in deutschen Altenpflegeheimen. Tagung Europäische Pflegequalitätserhebung zu den Themenbereichen Mangelernährung und Dekubitus. Landesweite Prävalenzerhebung pflegebezogener Daten. (http://www.lpz-um.eu/deu/home/; Zugriff am 22.11.2010)
RKI (Robert Koch Institut) (2005). Richtlinien für Krankenhaushygiene. Infektionsprävention in Heimen – Empfehlung der Kommission für Krankenhaushygiene und Infektionsprävention beim Robert Koch-Institut (RKI) . Empfehlungen zur Händehygiene. 01.03.2000. (http://www.rki.de/cln_011/nn_226778/DE/Content/Infekt/Krankenhaushygiene/Kommission/kommission__node.html__nnn=true; Zugriff am 12.01.2011)
Roes M., Fancois-Kettner H., Schmälze G. & Lehman T. (2000). MUM. Ein Qualitätsprogramm zum Anfassen. Bern: Huber.
Roth G. (2001). Qualitätsmängel und Regelungsdefizite der Qualitätssicherung in der ambulanten Pflege. Nationale und international Forschungsergebnisse. Schriftenreihe des Bundesministeriums für Familie, Senioren, Frauen und Jugend, Band 226. Stuttgart: Kohlhammer.
Rothhardt O. (2010). Das Perfekte Dinner – Essen als sinnliche Erfahrung. In: Demenz. Das Magazin. Heft 4, 18–19.
Rust L., Abt-Zeggelin A. & Bamberger G. G. (2009). „Setzen Sie sich doch einen Moment …". In: Die Schwester/Der Pfleger. 48. Jg., Heft 09, 856–861.
Sackoman V. (2002). Chirurgische Therapiekonzepte der Dekubiti im Beckenbereich. Vortrag auf dem 4. Symposium Wunde[r] Welt. Dekubitus-Prävention und Behandlung. 21.09.2002. (http://www.medizin.fuberlin.de/pflege/pflege/Abstract%20komplett.pdf; Zugriff am 23.08.2010)

Scand J. (2002). Sitting pressure and perfusion of buttock skin in paraplegic and tetraplegic patients, and in healthy subjects: a comparative study. (http://www.ncbi.n.../query.fcgi?cmd=Retrieve&db=PubMed&list-uids=12477086&dopt=Abstract; Zugriff am 16.12.2002)

Schäfer E. (2008). Postthrombotisches Syndrom. In: Heilberufe spezial. Ulcus cruris. Heft 60, 16–18.

Schreier M. M. (2005). Mangelernährung bei alten und pflegebedürftigen Menschen. Präsentationsfolien. Witten/Gießen.

Schuhmacher J. & Brähler E. (1999). In: Arbeitskreis A.M.A.D.E.U.S. Analgesie Management durch Edukation und Service. 13. Präsentationsfolien. Neuss: Curriculum chronisches Schmerzmanagement. Grundkurs Fortbildung chronischer Schmerzen © 1999, 2000, 2003 by Janssen-Cilag GmbH.

Schümmelfelder F., Osterbrink B. & Panfil E. M. (2009). Gesundheitspolitische Relevanz chronischer Wunden. In: Deutsches Netzwerk für Qualitätsentwicklung in der Pflege (DNQP) (Hrsg.). Expertenstandard Pflege von Menschen mit chronischen Wunden. Kommentierung und Literaturanalyse. Osnabrück: Fachhochschule Osnabrück, 57–60.

Schwarz G. (2004). Evangelische Gesellschaft Stuttgart e. V. Impulsveranstaltung: Schmerzwahrnehmung und Umgang mit Schmerzen bei demenzkranken Menschen. Einige Zahlen und Fakten. Präsentation am 18.11.2004. (http://www.alzheimer-bw.de/cms/_data/Schmerz-Demenz_G._Schwarz_04.11.pdf; Zugriff am 10.05.2009)

Schwendimann R., Bühler H., De Geest S. & Milisen K. (2008). Characteristic of Hospital Inpatient Falls across Clinical Departments. In: Gerontology. Heft 54, 342–348.

Selbmann H. K. (1990). Stand der medizinischen Qualitätssicherung in der Bundesrepublik Deutschland – Grundsätze und methodische Übersicht. In: Bundesministerium für Arbeit und Sozialordnung (BMA) (Hrsg.). Symposium zur Qualitätssicherung. Forschungsarbeit 203. Bonn: BMA, 29–46.

Sellmer W. (2007). Negativprodukte und Negativmethoden in der Behandlung chronischer Wunden. In: Wundmanagement. Heft 2, 67–70. (http://www.werner-sellmer.de/Downloads/Sellmer/Sellmer%20Negativliste%2004.07.pdf; Zugriff am 10.01.2011)

Sellmer W. (2008). Klare Aussagen fördern moderne Wundbehandlung. In: Heilberufe Spezial. Heft 60, 46–50.

SGB V, Sozialgesetzbuch. Gesetzliche Krankenversicherung. § 70. (http://www.sozialgesetzbuch-sgb.de/sgbv/1.html; Zugriff am 10.05.2010)

SGB XI, Sozialgesetzbuch, Soziale Pflegeversicherung. (http://www.sozialgesetzbuch-sgb.de/sgbxi/1.html; Zugriff am 10.05.2009)

Sirsch E. (2009a). Schmerz ist das, was man als Schmerz empfindet. In: pflegen: Demenz. Zeitschrift für die professionelle Pflege von Menschen mit Demenz. 3. Jg., Heft 13, 8–12.

Sirsch E. (2009b). Welche Schmerzeinschätzung ist die richtige? Präsentationsfolien Dementia Fair Care, Hamburg, 19. Februar 2009.

Sökeland J., Brühl P., Hertle L. & Piechota H. (2000). Katheterdrainage der Harnblase heute. In: Deutsches Ärzteblatt, 97. Jg., Heft 4: A-168/B-139/C-135. (www.aerzteblatt.de/v4/archiv/artikel.asp?id=20959. Zugriff am 12.04.2010)

Steudter E. (2009). Schmerzlinderung auf sanfte Weise. In: pflegen: Demenz. Zeitschrift für die professionelle Pflege von Menschen mit Demenz. Heft 13, 14–17.

Stoffer F. J. (2002). Neue Führung als Qualitätsmerkmal In: Igl G., Schiemann D. & Gerste B. (Hrsg.). Qualität in der Pflege. Stuttgart: Schattauer, 311–324.

Sturz/Prävention. Aktuell – Gesund altern – Sturzprophylaxe – BVPG.mht. (http://www.bvpraevention.de/cms/index.asp?inst=bvpg&snr=7576; Zugriff am 12.03.2010)

team Lekla Demenz: Ernährung und Hydration.

The National Pressure Ulcer Advisory Panel (NPUAP) (2009). Pressure Ulcer Prevention. (http://www.epuap.org/guidelines/Final_Quick_Prevention.pdf; Letzter Zugriff am 20.10.2010)

Tinneti M. E., Speechley M. F., Bartholomeyczik S. & Schreier M. M. (1988). Risc factors for falls among elderly persons living in the community. In: Expertenstandard Sturzprophylaxe in der Pflege. Entwicklung – Konsentierung – Implementierung. Osnabrück: Fachhochschule Osnabrück.

Troike W. G. & Schneider V. (2000). Zur Prävention von Dekubitalulzera. In: Zeitschrift der Berliner Ärztekammer. Heft 12, 28–30.
Verbraucherzentrale Bundesverband e. V. (2004). Essen im Alter. Zu wenig? Zu viel? Das Falsche? Seniorenernährung in Deutschland. (http://www.vzbv.de/mediapics/essen_im_alter_januar_2004.pdf; Zugriff am 20.10.2010)
Verbraucherzentrale Nordrhein-Westfalen (2002). Essen auf Rädern. Eine Checkliste zur Auswahl eines Menüdienstes. (http://www.vz-nrw.de/mediabig/72801A.pdf; Zugriff am 19.10.2010)
Volkert D. (2006). Der Body-Mass-Index (BMI) ein wichtiger Parameter zur Beurteilung des Ernährungszustands. In: Aktuel Ernaehr Med. Heft 31, 126–132.
Völkl R. (2005). Richtige Fußpflege bei Diabetes. (http://www.diabetesgate.de/hautpflege/2005/fusspflege_1227.php; Zugriff am 15.09.2010)
Webelhuth W. (2004). Instrumentelle Harnableitung. In: Heilberufe spezial. Heft B 4649. 30–32.
Webelhuth W. (2004). Der intermittierende Selbstkatheterismus. In: Heilberufe spezial. Heft B 4649, 35–36.
Wendte U. (2006). Selbst verwaltete Wohn- und Betreuungsgemeinschaften. Was eine ambulant betreute Wohngemeinschaft wirklich von einem Heim unterscheidet. Blätter der Wohlfahrtspflege 1/2006.
Wolf J. (1996). Dekubitus ist nicht Schicksal. In: Heilberufe. 123. Jg., Heft 48, 26–27.

Internetseiten
www.aekno.de/page.asp?pageID=5287; Zugriff am 15.02.2010.
www.aktivinjedemalter.de/html/img/pool/gleichgewichtstraining_broschuere.pdf; Zugriff am 12.02.2010.
www.bobathpflege.de/Bobath/Einfuhrung/einfuhrung.htm#Inhalt – Bewegung durch die Pflege ist Therapie: Pflege von Menschen mit zentralen Lähmungen nach dem Bobath-Konzept; Zugriff am 24.10.2010.
www.bqs-qualifi.com.online/public/leistungen/exqual/lbs/2008/dekubitus; Zugriff am 10.01.2011.
www.dekubitus.de/dekubitusprophylaxe-hilfsmittel.htm; Zugriff am 24.10.2010.
www.dermis.net/dermisroot/de/25894/image.htm; Zugriff am 15.10.2011.
www.diss.fublin.de/diss/servlets/MCRFileNodeServlet/FUDISS_derivate_000000002794/0_Heinze.pdf;jsessionid=B19BFE080E7C0086EAA48FD990AB5C6E?hosts=; Zugriff 30.12.2009.
www.draco.de/abrechnungsinfo/glossar/stadieneinteilung-der-cvi-nach-Widmer?JOB_NAME=DisplayPage; Zugriff am 10.09.2010.
www.gandersheimer-modell.de/cms/fileadmin/pdf/Wund-Foto-Dokumentation-Was-nicht-dokumentiert-wurde-gilt-als-nicht-erbracht.pdf; Zugriff am 19.09.2010.
www.gbe-bund.de. Demenz Kapitel 1.2.4 [Gesundheit in Deutschland, 2006]; Zugriff am 09.01.2012.
www.haco.ch/DE/GrossverbraucherSchweiz/ForumCulinaire/Kursangebot/Smooth-Food.htm; Zugriff am 20.10.2010.
www.hilfe-bei-krampfadern.com/images/content/krampfadern/krampfadern.jpg; Zugriff am 25.10.2010.
www.inkontinenz-selbsthilfe.com/html/urinal_kondomurinal.html. Kondomurinal; Zugriff 07.08.2010.
www.jobst.de/de/produkte/jobstrulcercarenachmass/page.html. JOBST® UlcerCARE nach Maß Kompressions-Therapiesystem.
www.kinaesthetics.net/ Was ist Kinaesthetics?; Zugriff 24.10.2010.
www.kup.at/journals/abbildungen/gross/13933.html; Zugriff am 10.01.2011.
www.lin-arge.de/system/start_www.php?public=p4000&nav=n7. Die Lagerungen; Zugriff am 25.01.2011.
www.lohmann-rauscher.de/enid/0,595ed4305f7472636964092d0934323532/Dekubitus/Praedilektionsstellen_8o.html; Zugriff am 14.10.2009.
www.medizinmedien.at/dynasite.cfm?dsmid=59317&dspaid=687683.Medizin media Austria. DFP-Allgemeinmedizin: ULCUS CRURIS; Zugriff am 16.08.2009.
www.medizinfo.de/wundmanagement/dfneuropathie.htm; Zugriff am 19.09.2010.

www.ot-forum.de/archiv/teamwork/TW_3.pdf; Zugriff am 12.09.2010.
www.praeventionskonzept.nrw.de/index.php?id=4; Zugriff am 20.02.2010.
www.praximed.info/viomatrix/imgs/pdf/puetterverband.pdf; Zugriff am 28.11.2010.
www.rki.de/cln_011/nn_226778/DE/Content/Infekt/Krankenhaushygiene/Kommission/kommission__node.html__nnn=true; Zugriff am 15.11.2010.
www.sanivit.eu/act/produktansicht/category/Anti-Dekubitus-Hilfsmittel/product/Anti-Dekubitus-Matratze-Soft-Air-Plus-wds-bis-Grad-4.htm; Zugriff am 24.10.2010.
www.special-harninkontinenz.de/harninkontinenz/beckenbodengymnastik/vaginalkonen/content-199552.html. Beckenbodentraining mal anders. Vaginaltrainer – das bringen sie einfach beim Gehen den Beckenboden; Zugriff am 05.08.2010.
www.versorgungsleitlinien.de/themen/diabetes2/dm2_fuss/pdf/pll_dm2_fuss.pdf; Zugriff am 15.09.2010.
www.wernersellmer.de/Downloads/Protz/Protz%20Aktuelles%20zur%20Kompressionstherapie%2004.07.pdf; Zugriff am 19.06.2010.
www.venenzentrum.org/Postthrombotismenu_236.html; Zugriff am 25.10.2010
Zahlen und Fakten zur Pflegeversicherung 07/09. www: aok-bv.de/imperial/…/zahlen-fakten-pflege-0709.pdf. Stand 01.01.2009; Zugriff am 23.11.2010.

Stichwortverzeichnis

A

Anamnese 100, 104, 236, 242
– Claudicatio- 99
– pflegerische 58, 68, 102, 136, 157, 181, 202
Assessmentverfahren 280
Auditierung 40

B

Beratung 174, 182, 196, 200
Bewegungsplan 25, 74, 78
Bobath-Konzept 78, 81
Bradenskala 71

D

Dekubitus 44, 61, 62, 63, 64, 68, 69, 72, 80, 85, 87, 100, 110, 169, 290, 294, 297, 305, 306, 308
– Bewegungsförderung 116
– Dekubitusprophylaxe 61, 63
– Lebensqualität 102
Dokumentation 40, 104

E

Entlassungsmanagement 276, 278, 279, 282, 286
Ernährung 25, 26, 64, 71, 99, 124, 188, 216, 236, 244, 252, 254, 255, 265, 293, 298, 305
– bedarfsgerechte 247, 261
– bedürfnisgerechte 261
– bedürfnisorientierte 246
Ernährungsmanagement 233, 235
Erstgespräch 34, 35, 37, 196, 287
Evaluation 20, 105, 139, 170, 181, 196, 276
Expertengruppe 39, 40, 53, 55, 102, 123, 175

F

Fortbildung 33
Fotodokumentation 109
freiheitsentziehende Maßnahmen (FEM) 190

G

Gesetzgeber 22, 23, 29
Gesundheitswesen 16, 17, 19, 35, 61, 62

H

Harninkontinenz 292
– Diagnostik 207
Harnkontinenz 200
Haut 63, 64, 65, 82, 87, 94, 100
– Hautpflege 63, 111
Hilfsmittel 19, 20, 30, 41, 48, 51, 78, 80, 102, 113, 124, 186, 188, 199, 201, 214, 220, 221, 257, 260, 306
– aufsaugende 225
– druckreduzierende 75
– Kondomurinal 225
– körperferne 225
– körpernahe 225
– Urinkollektoren 225

I

Implementierung 18, 43, 49, 51
– Bedarfsanalyse 43
– Evaluation 57
– modellhafte 40, 41, 50, 126, 175
– nachhaltige 27, 48, 57
– Rollenverteilung 59
– Vorbereitungsphase 48
Inkontinenz
– Dranginkontinenz 206
– funktionelle 205
– Mischinkontinenz 206
– Stress-/Belastungsinkontinenz 205

K

Katheter 223
Kinästhetik 78, 81
kognitives Verhaltenstraining 188
Kompetenz 21, 29, 36
Kompressionstherapie 118
Konsensus-Konferenzen 40
Kostenträger 23, 28

Kunden 15, 16, 62
- Kundenerwartungen 21, 26

L

Lagerung 75
Lagerungsintervalle 78
Leitlinie 19, 63, 66, 166
- ärztliche 18, 191
- medizinische 18

M

Managamentebene 20
Management 80
Mangel-/Fehlernährung 44
Maßnahmen
- sturzpräventive 183
Medikamente 180
Medizinischer Dienst der Krankenkassen (MDK) 24, 46
Mikro-Stimulationssystem (MiS) 81, 91

P

Patienten 29, 37, 38, 48, 49, 55, 128, 151, 182, 184, 213, 216, 228, 246, 284
- Aufklärung 35
Patientenwünsche 16, 23, 28, 29, 34, 35, 38, 77
Pflegeabhängigkeitsskala (PAS) 68, 69
Pflegeanamnese 288
Pflegebeartung 29
Pflegebedarf 16, 19, 28
Pflegeberatung 25, 35, 36, 38, 51, 83, 128, 213, 252, 264
Pflegedokumentation 21, 25, 50, 55, 57, 60, 71, 304
Pflegefachkraft 20, 28, 29, 35, 50, 67, 85, 113, 114, 170, 202, 252
Pflegegeld 28, 29
Pflegequalität 17, 19, 21, 24, 62
Pflegestandards 17, 18, 19, 21, 23, 27, 39, 40, 54, 57, 166
Pflegestufe 29, 30, 86, 289
Pütterverband 120

Q

Qualität 15, 16, 17, 23, 24, 33, 40, 49
Qualitätsbeauftragte 46
Qualitätsprüfungen 21, 23, 26, 48
- Prüfkatalog 58

R

Reibungs- und Scherkräfte 71
Risiko 43, 44, 45, 48, 55, 62, 202, 297, 305, 308

S

Sachleistungen 29
Schmerzen 44, 67, 74, 86, 96, 100, 142, 145, 155, 157, 169, 171, 224, 291, 295, 297, 305, 306, 308
- akute 140, 141
- ältere Menschen 148
- chronische 140, 148
- idiopathische 144
- Kinder 148
- psychosomatische 144
- Schmerzmedikation 162
- somatische 144
- viszerale 144
Strümpfe 118
Strumpfsysteme 118
- Kompressionsverband 119
- Kurzzugbinden 119
- Langzugbinden 119
- Mehrlagenbindesysteme 119
- Zinkleimbinden 119
Sturzdokumentation 193
Stürze 44
Sturzprophylaxe 175

W

Wechseldrucksystem 80
Wohlbefinden 36
Wunden 294
- chronische 44, 91, 290, 297
- Diabetisches Fußsyndrom 92
- Druckentlastung 116
- Ulcus cruris arteriosum 92
- Ulcus cruris mixtum 92, 99
- Ulcus cruris venosum 92
- Wundheilung 121

Anhang

Anhang 1 – Risikoassessmentbogen

(© Diakonie Düsseldorf)

Einschätzungsinstrumente Risikofaktoren	Dekubitus	Sturz	Schmerz	Harninkontinenz	Malnutrition	Dehydratation	chr. Wunden	Pflegeüberleitung									
Risiken	klinische Einschätzung	nach Risikotabelle Expertenstandard „Sturzprophylaxe"	akute Schmerzen, tumorbedingte chr. Schmerzen, zu erwartende Schmerzen	nach Risikotabelle Expertenstandard „Förderung der Harnkontinenz"	nach Risikotabelle Expertenstandard „Ernährungsmanagement" – einrichtungsspezifische Risikofaktoren in der ambulanten Pflege	nach Risikotabelle Expertenstandard „Ernährungsmanagement" – einrichtungsspezifische Risikofaktoren in der ambulanten Pflege	< 6 Wochen keine Heilungstendenzen; Dekubitus, Ulcus cruris, Diabetischer Fuß	Aufnahme aus dem Krankenhaus; Überleitung in das Krankenhaus, in die Kurzzeitpflege, Reha, stationäre Pflege									
Patientenname																	

Anhang 2 – Lebensweltkonzept RiP®

© Karla Kämmer Beratungsgesellschaft, Essen

RiP®-Managementsystem — Version 2012 — **RiP®-Tabelle**

Erfassung der Risiken pro Pflegekundin/-kunde über 12 Monate (hier kommt noch die ambulante Version)

Bearbeitet von: .... Pflegekundin/-kunde: ....
Risikostufe: 3 = hoher Hilfebedarf   2 = mittlerer Hilfebedarf   1 = Hilfebedarf vorhanden   0 = kein Hilfebedarf erkennbar

Kreuz PDL (X)/ Relevante Risiken		RiP®amb-Tabelle mit AEDL-Bezug	Kategorie	AEDL-Bezug	Monat (1)	Monat (2)	Monat (3)	Monat (4)	Monat (5)	Monat (6)	Monat (7)	Monat (8)	Monat (9)	Monat (10)	Monat (11)	Monat (12)
		Pflegestufe														
		Gefahr der Sensorischen Deprivation														
		1. Dekubitusgefahr	A	2												
		2. Kontrakturgefahr	B	2												
		3. Gefahr durch Ortsfixierung	B	2												
		4. Thrombosegefahr	C	2												
		5. Pflegerelevante Probleme bei Diabetes mellitus	B	3												
	Überwiegend körperlicher Hilfebedarf	6. Pneumoniegefahr	B	3												
		7. Gefahr Chronischer Wunden	A	4												
		8. Gefahr einer beeinträchtigten Hautintegrität	A	4												
		9. Gefahr der Munderkrankungen	B	4												
		10. Gefahr der mangelnden oralen Flüssigkeitsaufnahme	A	5												
		11. Gefahr der mangelnde Nahrungsaufnahme	A	5												
		12. Gefährdete Harnkontinenz	A	6												
		13. Stuhlgangprobleme	C	6												
		14. Sturzgefahr	A	11												
		15. Gefahr von Schmerzen	A	13												
		16. Gestörter Ausdruck von Bedürfnissen	B	1												
		17. Gefahr der unzureichenden Hauswirtschaft	B	4												
		18. Verwahrlosen	B	4												
	Überwiegend sozial/psychischer Hilfebedarf	19. Gestörter Lebensrhythmus	B													
		20. Verursachen gefährdender Situationen	B													
		21. Suizidalität		11												
		22. Hin- und Weglaufgefahr	B													
		23. Mangelnde Kooperation	B													
		24. Unkontrolliert emotionales Verhalten	B	11												
		25. Inadäquates Verhalten	B	11												
		26. Störung höherer Hirnfunktionen	B	11												
		27. Überwiegende Niedergeschlagenheit	B	11												
		28. Tätlich oder verbal aggressives/abwehrendes Verhalten	B	11												
		a) Bestehende Kontraktur	A	2												
		b) Bestehender Dekubitus	A	2												
		c) Immobilität	B	2												
		d) Gehhilfe	A	2												
		e) Rollstuhl	A	2												
		f) Patientenlifter	A	2												
		g) Antidekubitusmatratze	A	2												
		h) Tracheostoma	B	3												
	Zusatzinformation Gesundheit und /oder Pflegeaufwand	i) Infusionstherapie a) ZVK, b) Port, c) dez. Zugang, d) s. c. Infusion, e) rect. Infusion*	A	3												
		j) Behandlungspflege (Häufigkeit, pro Monat bitte vermerken)	B	3												
		k) Adipositas	B	5												
		l) Mundgerechte Nahrungszubereitung	B	5												
		m) Essenshilfe (reichen, richten)	A	5												
		n) Magensonde a) nasal, b) PEG, c) PEJ	A	5												
		o) Toilettengänge zur Kontinenzförderung	A	6												
		p) Stuhlinkontinenz	B	6												
		q) Harnableitungen a) Einmalkatheter, b) Transurethraler DK, c) SPK, d) Nierenfistel	A	6												
		r) Colostomie	B	6												
		s) Freiheitsentziehende Maßnahmen	B	11												
		t) Hilfebedarf durch zweiten Mitarbeitenden	A	11												
		u) Behandlungspflege – (Häufigkeit pro Monat bitte vermerken)	B	11												
		v) Spezielle soziale Betreuung § 45a SGB XI	B	12												
		w) MRSA/ORSA	A	13												
		x) Sterbebegleitungsphase	B	13												
		Handzeichen Pflegefachkraft:														

PP = Übernahme der RiP®-Infos in Pflegeprozessplanung ist erfolgt;   PV = Erfordernis einer Pflegevisite
Kategorien: A = Expertenstandards   B = Prüfkriterien/bestehende Leitlinien   C = weitere Risiken *(Zutreffendes bitte ankreuzen, Buchstaben zur speziellen Kennzeichnung bitte einfügen Bereichsbezogene RiP®-Tabelle in der AEDL-Systematik

RiP®-Managementsystem – ambulant -MUSTER	Prüfung/Freigabe:	Version	Überprüfung:	Seite:
K. Kämmer, A.-K. Kelch, H. Schwarzer, W. Wassong, A. von Schaper	karla kämmer	1.4/11_12_13/hsch	11/2012	2 / 16
Karla Kämmer Beratungsgesellschaft, Essen	RiP® Managementsystem _V. 1.4_2012 / www.kaemmer-beratung.de			

Anhang 3 – Audit Dekubitusprophylaxe – Teil 1: Patienten-/bewohnerbezogenes Audit

© Deutsches Netzwerk für Qualitätsentwicklung in der Pflege (DNQP), 2010

Dies ist ein Auszug aus dem Audit Dekubitusprophylaxe. Das gesamte Instrument finden sie auf der Homepage des DNQP (www.dnqp.de).

Fragebogen 1: Patienten-/bewohnerbezogene Daten

Name der Einrichtung und Pflegeeinheit: ....
Datum: .... Benötigte Zeit: .... Nummer: ....

Quelle		Frage	Antwort	Kommentare
Dokumentenanalyse	E 0	Lagen bei Aufnahme des Patienten/Bewohners in der Pflegeeinheit ein oder mehrere Dekubitus vor?		Wenn ja: Lokalisation:_____ Bitte vermerken Sie den Dekubitusgrad auf der folgenden Seite.
	E 1.1	Wurde unmittelbar zu Beginn der pflegerischen Versorgung eine systematische Einschätzung des Dekubitusrisikos vorgenommen?		
	E 1.2	Wurde eine Hautinspektion vorgenommen?		
	E 1.3	Liegt eine aktuelle, systematische Risikoeinschätzung vor?		
	E 2	Erfolgt die Bewegungsförderung nach einem individuellen Bewegungsplan?		
	E 3.1	Wenn individuell benötigte druckverteilende Hilfsmittel in der Pflegeplanung vorgesehen waren, wurden sie unverzüglich eingesetzt?		
	E 4.1	Wurde dem Patienten/Bewohner Beratung über sein Dekubitusrisiko angeboten?		
Befragung der zuständigen Pflegefachkraft	E 4.2	War es Ihnen möglich, den Patienten/Bewohner oder ggf. Angehörige in Bezug auf sein Dekubitusrisiko zu beraten?		
	E 4.3	War es Ihnen möglich, den Patienten/Bewohner oder ggf. Angehörige an der Planung der Maßnahmen zu beteiligen?		
	E 5.1	Wurden alle an der Versorgung beteiligten Berufsgruppen über die notwendigen prophylaktischen Maßnahmen informiert?		Wenn ja: auf welche Weise?
Befragung von Patient/Bewohner (alternativ Angehörige)	E 4.4	Hat jemand mit Ihnen über die Gefahr des Wundliegens gesprochen?		
	E 4.5	Waren die Informationen für Sie verständlich und ausreichend?		
	E 4.6	Sind Ihnen Möglichkeiten zur Vermeidung des Wundliegens gezeigt worden?		
Beobachten	E 6	Hat der Patient/Bewohner einen oder mehrere Dekubitus, der oder die seit Aufnahme in der Pflegeeinheit neu entstanden sind?		Wenn ja: Lokalisation:_____ Bitte vermerken Sie den Dekubitusgrad auf der folgenden Seite.

Ausfüllhinweis: J: ja   N: Nein   NA: nicht anwendbar

Anhang

Dekubitusgrade

Name der Einrichtung und Pflegeeinheit: ....

Datum: .... Nummer: ....

Bitte vermerken Sie jeweils das Ergebnis der Dokumentenanalyse und der Hautbeobachtung durch den Auditor.

	E0 (Dokumentenanalyse)	E6 (Beobachtung)
Kategorie/ Stufe/ Grad I: Nicht wegdrückbare Rötung Nicht wegdrückbare, umschriebene Rötung bei intakter Haut, gewöhnlich über einem knöchernen Vorsprung. Bei dunkel pigmentierter Haut ist ein Verblassen möglicherweise nicht sichtbar, die Farbe kann sich aber von der umgebenden Haut unterscheiden. Der Bereich kann schmerzempfindlich, verhärtet, weich, wärmer oder kälter sein als das umgebende Gewebe. Diese Symptome können auf eine (Dekubitus-) Gefährdung hinweisen.	☐	☐
Kategorie/ Stufe/ Grad II: Teilverlust der Haut Teilzerstörung der Haut (bis zur Dermis), die als flaches, offenes Ulcus mit einem rot bis rosafarbenen Wundbett ohne Beläge in Erscheinung tritt. Kann sich auch als intakte oder offene/rupturierte, serumgefüllte Blase darstellen. Manifestiert sich als glänzendes oder trockenes, flaches Ulcus ohne nekrotisches Gewebe oder Bluterguss. Diese Kategorie sollte nicht benutzt werden um Blasen, Verbands- oder pflasterbedingte Hautschädigungen, feuchtigkeitsbedingte Läsionen, Mazerationen oder Abschürfungen zu beschreiben.	☐	☐
Kategorie/ Stufe/ Grad III: Verlust der Haut Zerstörung aller Hautschichten. Subkutanes Fett kann sichtbar sein, jedoch keine Knochen, Muskeln oder Sehnen. Es kann ein Belag vorliegen, der jedoch nicht die Tiefe der Gewebsschädigung verschleiert. Es können Tunnel oder Unterminierungen vorliegen. Die Tiefe des Dekubitus der Kategorie/Stufe/Grad III variiert je nach anatomischer Lokalisation. Der Nasenrücken, das Ohr, der Hinterkopf und das Gehörknöchelchen haben kein subkutanes Gewebe, daher können Kategorie III Wunden dort auch sehr oberflächlich sein. Im Gegensatz dazu können an besonders adipösen Körperstellen extrem tiefe Kategorie III Wunden auftreten. Knochen und Sehnen sind nicht sichtbar oder tastbar.	☐	☐
Kategorie/ Stufe/ Grad IV: vollständiger Haut oder Gewebeverlust Totaler Gewebsverlust mit freiliegenden Knochen, Sehnen oder Muskeln. Belag und Schorf können vorliegen. Tunnel oder Unterminierungen liegen oft vor. Die Tiefe des Kategorie IV Dekubitus hängt von der anatomischen Lokalisation ab. Der Nasenrücken, das Ohr, der Hinterkopf und der Knochenvorsprung am Fußknöchel haben kein subkutanes Gewebe, daher können Wunden dort auch sehr oberflächlich sein. Kategorie IV Wunden können sich in Muskeln oder unterstützende Strukturen ausbreiten (Fascien, Sehnen oder Gelenkkapseln) und können dabei leicht Osteomyelitis oder Ostitis verursachen. Knochen und Sehnen sind sichtbar oder tastbar	☐	☐

vgl. EPUAP/NPUAP (2009) Deutsche Übersetzung S.9

Befragung der Pflegefachkräfte zum Fortbildungsbedarf

Liebe Kollegin, lieber Kollege aus dem Pflegedienst,
in Ihrer Pflegeeinheit wurde der Expertenstandard „Dekubitusprophylaxe in der Pflege" eingeführt. Sie sind unter Umständen bereits über die Qualitätsbewertung (Audit) informiert und zu von Ihnen betreuten Patienten/Bewohnern befragt worden. Zur Auswertung des Erfolgs der Standardeinführung und -anwendung ist es wichtig, die Selbsteinschätzung des Pflegepersonals zum Wissensstand bezüglich der Standardkriterien zu erfassen. Wir bitten Sie daher, den folgenden kurzen Fragebogen ohne Angabe Ihres Namens auszufüllen, damit Ihre Anonymität gewahrt bleibt.

Da es Sinn und Zweck von Expertenstandards ist, neues Wissen zu verbreiten, besteht bei ihrer Einführung grundsätzlich Fortbildungsbedarf. **Wir möchten von Ihnen wissen, zu welchen Themen Sie in den vergangenen 24 Monaten an Schulungs- oder Fortbildungsmaßnahmen teilgenommen haben** und **zu welchen Themen Sie weiteren Schulungs-/Fortbildungsbedarf sehen.** Als Fortbildungen gelten auch Informationen durch Kolleginnen im Rahmen von Dienstbesprechungen oder Übergaben. Ebenso gehören dazu praktische Übungen und Trainings (z. B. Schulungen für Hilfsmittel).

Fortbildungsthemen	Teilnahme		Weiterer Bedarf	
	Ja	Nein	Ja	Nein
Dekubitusentstehung, Risikofaktoren und Einschätzung von Dekubitus(S1a)	☐	☐	☐	☐
Durchführung der systematischer Risikoeinschätzungen zur Erfassung des Dekubitusrisikos (S1b)	☐	☐	☐	☐
Gewebeschonende Bewegungs-, Lagerungs- und Transfertechniken (S2)	☐	☐	☐	☐
Auswahl geeigneter Hilfsmittel, z. B geeignete druckverteilende Lagerungshilfsmittel (S3)	☐	☐	☐	☐
Beratung/Anleitung zu Dekubitusrisiko und prophylaktischen Maßnahmen, z. B. Bewegungsförderung (S4)	☐	☐	☐	☐
Beurteilung und Dokumentation der Effektivität der prophylaktischen Maßnahmen, z. B. Begutachtung des Hautzustandes (S6)	☐	☐	☐	☐

Anhang

Anhang 4 – Würzburger Wundscore

© Carsten Hampel-Kalthoff, 01/2011

Patient	Patienten-Nr.

Allgemeine Angaben zur Person:

Wie alt sind Sie?
- [ ] unter 20 Jahre [ ] 20 - 30 Jahre [ ] 31 - 40 Jahre [ ] 41 - 50 Jahre
- [ ] 51 - 60 Jahre [ ] 61 - 70 Jahre [ ] 71 - 80 Jahre [ ] 81 - 90 Jahre
- [ ] über 90 Jahre

Welches Geschlecht haben Sie?
- [ ] weiblich [ ] männlich

Was ist Ihre derzeitige Tätigkeit?
- [ ] Arbeiter [ ] Angestellter [ ] Beamter [ ] Landwirt
- [ ] Selbständig [ ] Arbeitslos/-suchend [ ] Rentner [ ] Hausfrau

Was ist Ihr höchster Schulabschluss?
- [ ] kein Schulabschluss [ ] Fachhochschule / Universität
- [ ] Volks- / Hauptschule [ ] Mittel- / Realschule [ ] 12. Klasse / Gymnasium

Leben Sie allein?
- [ ] Nein [ ] Ja

Wodurch ist die Wunde entstanden?
- [ ] unbekannt [ ] Operation [ ] Insektenstich [ ] Liegen [ ] Sitzen
- [ ] Quetschung [ ] Hitze [ ] Kälte [ ] Schnittverletzung
- [ ] Schuhe [ ] Prothesen

Haben Sie Schmerzen?
- [ ] gar nicht [ ] etwas [ ] mäßig [ ] ziemlich [ ] sehr

Wie schmerzhaft ist der Verbandwechsel?
- [ ] gar nicht [ ] etwas [ ] mäßig [ ] ziemlich [ ] sehr

Wie sehr stört Sie der Anblick Ihrer Wunde?
- [ ] gar nicht [ ] etwas [ ] mäßig [ ] ziemlich [ ] sehr

Wie stark stört Sie Ihre Wunde durch Wundflüssigkeit?
- [ ] gar nicht [ ] etwas [ ] mäßig [ ] ziemlich [ ] sehr
- [ ] betrifft mich nicht

Wie stark stört Sie Ihre Wunde durch Geruch?
- [ ] gar nicht [ ] etwas [ ] mäßig [ ] ziemlich [ ] sehr
- [ ] betrifft mich nicht

Wie stark stört Sie Ihre Wunde durch Juckreiz?
- [ ] gar nicht [ ] etwas [ ] mäßig [ ] ziemlich [ ] sehr

Wie sehr ist Ihre Mobilität eingeschränkt?
- [ ] gar nicht [ ] etwas [ ] mäßig [ ] ziemlich [ ] sehr

Ist Ihr Nachtschlaf durch die Wunde eingeschränkt?
- [ ] gar nicht [ ] etwas [ ] mäßig [ ] ziemlich [ ] sehr

Stellt Ihre Wunde eine Einschränkung in Ihrer täglichen Lebensführung dar?
- [ ] gar nicht [ ] etwas [ ] mäßig [ ] ziemlich [ ] sehr

Wer unterstützt Sie zurzeit in der täglichen Lebensführung?
- [ ] selber [ ] Angehöriger [ ] Nachbar [ ] Pflegedienst

Fragebogen Dokumentation Lebensqualität und gesundheitsbezogenes Selbstmanagement — ORGAMed DORTMUND

Sind Sie bei der Auswahl Ihrer Kleidung / Schuhe durch Ihre Wunde eingeschränkt?
- [ ] gar nicht [ ] etwas [ ] mäßig [ ] ziemlich [ ] sehr

Wer wechselt zurzeit den Verband?
- [ ] selber [ ] Angehöriger [ ] Nachbar [ ] Pflegedienst

Haben Sie das Gefühl von anderen Abhängig zu sein?
- [ ] gar nicht [ ] etwas [ ] mäßig [ ] ziemlich [ ] sehr

Schränken Sie Ihre Urlaubsplanung wegen Ihrer Wunde ein?
- [ ] gar nicht [ ] etwas [ ] mäßig [ ] ziemlich [ ] sehr
- [ ] betrifft mich nicht

Hat Ihre Wunde Ihre Kontakte zu Freunden und Verwandten eingeschränkt?
- [ ] gar nicht [ ] etwas [ ] mäßig [ ] ziemlich [ ] sehr

Empfinden Sie sich wegen Ihrer Wunde als krank?
- [ ] gar nicht [ ] etwas [ ] mäßig [ ] ziemlich [ ] sehr

Fühlen Sie sich aufgrund Ihrer Wunde im Vergleich zu einem Gesunden als behindert?
- [ ] gar nicht [ ] etwas [ ] mäßig [ ] ziemlich

Wie sehr leiden Sie unter Ihrer Wunde?
- [ ] gar nicht [ ] etwas [ ] mäßig [ ] ziemlich [ ] sehr

Sind Sie in letzter Zeit wegen Ihrer Wunde häufig niedergeschlagen?
- [ ] gar nicht [ ] etwas [ ] mäßig [ ] ziemlich [ ] sehr

Sind Ihre Verdienstmöglichkeiten durch Ihre Wunde eingeschränkt?
- [ ] gar nicht [ ] etwas [ ] mäßig [ ] ziemlich [ ] sehr
- [ ] betrifft mich nicht

Haben Sie Angst, dass Sie sich wegen Ihrer Wunde eines Tages einer Amputation unterziehen müssen?
- [ ] gar nicht [ ] etwas [ ] mäßig [ ] ziemlich [ ] sehr
- [ ] betrifft mich nicht

Haben Sie Angst, dass Sie wegen Ihrer Wunde operiert werden müssen?
- [ ] gar nicht [ ] etwas [ ] mäßig [ ] ziemlich

Meinen Sie, dass Ihre Wunde Ihre Lebenserwartung einschränkt?
- [ ] gar nicht [ ] etwas [ ] mäßig [ ] ziemlich [ ] sehr

Wie sehr sind Sie davon überzeugt, dass Ihre Wunde zuheilen wird?
- [ ] gar nicht [ ] etwas [ ] mäßig [ ] ziemlich [ ] sehr

Was glauben Sie, wie lange es dauern wird?
- [ ] Tage [ ] Wochen [ ] Monate [ ] Jahre

Wie groß etwa ist der zeitliche Aufwand pro Tag, den Sie zur Versorgung Ihrer Wunde benötigen?
- [ ] 15 Min. [ ] 30 Min. [ ] 45 Min. [ ] 60 Min. [ ] 90 Min.
- [ ] länger als 90 Min.

Wie häufig müssen Sie im Monat wegen Ihrer Wunde Ärzte, Therapeuten oder andere Einrichtungen aufsuchen?
- [ ] 1 x in der Woche [ ] 2 x in der Woche [ ] 3 x in der Woche
- [ ] 1 x im Monat [ ] 2 x im Monat [ ] 1 x im Quartal

T T M M J J J J

Datum   Unterschrift

Anhang 4

| Patient | Patienten-Nr. | Evaluation – Dokumentation Lebensqualität und gesundheitsbezogenes Selbstmanagement — ORGAMed DORTMUND |

Haben Sie noch Schmerzen?
☐ gar nicht ☐ etwas ☐ mäßig ☐ ziemlich ☐ sehr

Ist der Verbandwechsel noch schmerzhaft?
☐ gar nicht ☐ etwas ☐ mäßig ☐ ziemlich ☐ sehr

Stört Sie noch der Anblick Ihrer Wunde?
☐ gar nicht ☐ etwas ☐ mäßig ☐ ziemlich ☐ sehr

Haben Sie noch Probleme durch die Wundflüssigkeit?
☐ gar nicht ☐ etwas ☐ mäßig ☐ ziemlich ☐ sehr
☐ betrifft mich nicht

Wie stark stört Sie Ihre Wunde noch durch Geruch?
☐ gar nicht ☐ etwas ☐ mäßig ☐ ziemlich ☐ sehr
☐ betrifft mich nicht

Haben Sie noch Juckreiz?
☐ gar nicht ☐ etwas ☐ mäßig ☐ ziemlich ☐ sehr

Ist Ihre Mobilität noch eingeschränkt?
☐ gar nicht ☐ etwas ☐ mäßig ☐ ziemlich ☐ sehr

Ist Ihr Nachtschlaf durch die Wunde noch eingeschränkt?
☐ gar nicht ☐ etwas ☐ mäßig ☐ ziemlich ☐ sehr

Stellt Ihre Wunde noch eine Einschränkung in Ihrer täglichen Lebensführung dar?
☐ gar nicht ☐ etwas ☐ mäßig ☐ ziemlich ☐ sehr

Wer unterstützt Sie zurzeit in der täglichen Lebensführung?
☐ selber ☐ Angehöriger ☐ Nachbar ☐ Pflegedienst

Sind Sie bei der Auswahl Ihrer Kleidung / Schuhe noch durch Ihre Wunde eingeschränkt?
☐ gar nicht ☐ etwas ☐ mäßig ☐ ziemlich ☐ sehr

Wer wechselt jetzt den Verband?
☐ selber ☐ Angehöriger ☐ Nachbar ☐ Pflegedienst

Haben Sie noch das Gefühl von anderen Abhängig zu sein?
☐ gar nicht ☐ etwas ☐ mäßig ☐ ziemlich ☐ sehr

Sind Sie noch in Ihrer Urlaubsplanung wegen Ihrer Wunde eingeschränkt?
☐ gar nicht ☐ etwas ☐ mäßig ☐ ziemlich ☐ sehr
☐ betrifft mich nicht

Sind Ihre Kontakte zu Freunden und Verwandten noch eingeschränkt?
☐ gar nicht ☐ etwas ☐ mäßig ☐ ziemlich ☐ sehr

Empfinden Sie sich wegen Ihrer Wunde noch als krank?
☐ gar nicht ☐ etwas ☐ mäßig ☐ ziemlich ☐ sehr

Fühlen Sie sich aufgrund Ihrer Wunde im Vergleich zu einem Gesunden noch als behindert?
☐ gar nicht ☐ etwas ☐ mäßig ☐ ziemlich ☐ sehr

Leiden Sie noch unter Ihrer Wunde?
☐ gar nicht ☐ etwas ☐ mäßig ☐ ziemlich ☐ sehr

Sind Sie in letzter Zeit wegen Ihrer Wunde noch häufig niedergeschlagen?
☐ gar nicht ☐ etwas ☐ mäßig ☐ ziemlich ☐ sehr

Sind Ihre Verdienstmöglichkeiten durch Ihre Wunde noch eingeschränkt?
☐ gar nicht ☐ etwas ☐ mäßig ☐ ziemlich ☐ sehr
☐ betrifft mich nicht

Haben Sie noch Angst, dass Sie sich wegen Ihrer Wunde eines Tages einer Amputation unterziehen müssen?
☐ gar nicht ☐ etwas ☐ mäßig ☐ ziemlich ☐ sehr
☐ betrifft mich nicht

Haben Sie noch Angst, dass Sie wegen Ihrer Wunde operiert werden müssen?
☐ gar nicht ☐ etwas ☐ mäßig ☐ ziemlich ☐ sehr

Meinen Sie, dass Ihre Wunde Ihre Lebenserwartung einschränkt?
☐ gar nicht ☐ etwas ☐ mäßig ☐ ziemlich ☐ sehr

Sind Sie jetzt davon überzeugt, dass Ihre Wunde zuheilen wird?
☐ gar nicht ☐ etwas ☐ mäßig ☐ ziemlich ☐ sehr

Was glauben Sie, wie lange es noch dauern wird?
☐ Tage ☐ Wochen ☐ Monate ☐ Jahre

Wie groß etwa ist jetzt der zeitliche Aufwand pro Tag, den Sie zur Versorgung Ihrer Wunde benötigen?
☐ 15 Min. ☐ 30 Min. ☐ 45 Min. ☐ 60 Min. ☐ 90 Min.
☐ länger als 90 Min.

Wie häufig müssen Sie jetzt im Monat wegen Ihrer Wunde Ärzte, Therapeuten oder andere Einrichtungen aufsuchen?
☐ 1 x in der Woche ☐ 2 x in der Woche ☐ 3 x in der Woche
☐ 1 x im Monat ☐ 2 x im Monat ☐ 1 x im Quartal

T T M M J J J J

Datum _____ Unterschrift _____

Anhang 5 – WAS-VOB

© Panfil & Evers 2003

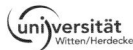

Wittener Aktivitätenkatalog der Selbstpflege bei venös bedingten offenen Beinen (WAS-VOB)

Menschen, die an einem durch Venenerkrankungen bedingten offenen Bein leiden, verfügen über Erfahrungen im Umgang mit ihrer Erkrankung. Sie führen täglich bestimmte Maßnahmen durch, damit das offene Bein heilt, die Entstehung einer neuen Wunde verhindert wird und sie ihren Alltag bewältigen können.

Im Folgenden finden Sie eine Liste von Maßnahmen, die Menschen mit einem offenen Bein durchführen können. Mit dieser Liste wollen wir erfragen, welche Maßnahmen Sie im **vergangenen Jahr gewöhnlich** zur Wundheilung und zur Verhinderung eines neuen offenen Beines durchgeführt haben. Bitte kreuzen Sie in jeder Zeile die Aussage an, die für Sie am meisten zutreffend ist.

Ein Beispiel:

	ja, stimmt genau	eher ja	eher nein	nein, stimmt überhaupt nicht
41. ich trage schwere Einkaufstaschen	☐	☒	☐	☐

Die einzelnen Maßnahmen sind in Themen zusammengefasst. Am Ende jeder Fragenreihe zu dem Thema können Sie als Text die Maßnahmen eintragen, die Sie regelmäßig durchführen, aber in der Liste nicht gefunden haben.

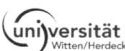

I. Maßnahmen zur Verhinderung eines Blutstaus in den Beinen

1. Maßnahmen zur Kompression

1 a. allgemein	ja, stimmt genau	eher ja	eher nein	nein, stimmt überhaupt nicht
1. wenn ich ein *geschlossenes* Bein habe, ziehe ich einen Kompressionsstrumpf an	☐	☐	☐	☐
2. ich lege den Kompressionsverband/-strumpf morgens sofort beim Aufstehen an	☐	☐	☐	☐
3. wenn das Bein vor dem Anlegen der Kompression geschwollen ist, lege ich das Bein hoch oder dusche ich das Bein kalt ab	☐	☐	☐	☐
4. nach dem Anlegen der Kompression bewege ich mich mindestens 20 Minuten oder massiere ich mein Bein	☐	☐	☐	☐
5. wenn die Kompression tagsüber zu fest wird, lege ich meine Beine hoch oder bewege ich mich	☐	☐	☐	☐
6. ich trage eine Kompression (Verband oder Strumpf) jeden Tag	☐	☐	☐	☐
7. ich trage eine Kompression (Verband oder Strumpf) nur tagsüber	☐	☐	☐	☐

- Wenn Sie in den vergangenen 12 Monaten einen **Kompressionsverband aus Binden** getragen haben, gehen Sie bitte **weiter zu Frage 8**.

- Wenn Sie in den vergangenen 12 Monaten einen **Kompressionsstrumpf** getragen haben, gehen Sie nun bitte **weiter zu Frage 14**.

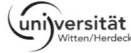

1b. Kompressionsverband aus Binden	ja, stimmt genau	eher ja	eher nein	nein, stimmt überhaupt nicht
8. ich lege den Kompressionsverband selber an	☐	☐	☐	☐
9. ich wickle das Bein mit zwei Binden	☐	☐	☐	☐
10. ich polstere die offenen Stellen unter den Binden ab	☐	☐	☐	☐
11. ich wickle die Binden so, dass der Druck vom Fußgelenk zum Knie hin abnimmt	☐	☐	☐	☐
12. wenn der Kompressionsverband sich lockert, wickle ich das Bein neu	☐	☐	☐	☐
13. ich sorge dafür, dass die Binden nicht verrutschen	☐	☐	☐	☐

andere Maßnahmen, die ich durchführe:

1c. Kompressionsstrümpfe	ja, stimmt genau	eher ja	eher nein	nein, stimmt überhaupt nicht
14. ich ziehe mindestens jeden 2. Tag einen frischen Kompressionsstrumpf an	☐	☐	☐	☐
15. wenn der Kompressionsstrumpf ausleiert, ziehe ich ihn nicht mehr an	☐	☐	☐	☐
16. ich lasse Sitz und Qualität der Kompressionsstrümpfe mindestens alle 6 Monate von einem Arzt überprüfen	☐	☐	☐	☐
17. ich besorge mir alle 6 Monate neue Kompressionsstrümpfe	☐	☐	☐	☐

andere Maßnahmen, die ich durchführe:

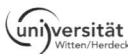

2. Maßnahmen zur Bewegung

	ja, stimmt genau	eher ja	eher nein	nein, stimmt überhaupt nicht
18. ich vermeide langes Stehen	☐	☐	☐	☐
19. ich vermeide langes Sitzen	☐	☐	☐	☐
20. ich laufe viel	☐	☐	☐	☐
21. ich lege **tagsüber** so oft wie möglich meine Beine hoch	☐	☐	☐	☐
22. ich lege **abends** so oft wie möglich meine Beine hoch	☐	☐	☐	☐
23. ich lege meine Beine so hoch, dass die Füße höher als das Herz liegen	☐	☐	☐	☐
24. ich schlafe mit erhöhtem Fußteil	☐	☐	☐	☐
25. ich beuge und strecke mehrmals täglich gezielt meine **Füße**	☐	☐	☐	☐
26. ich beuge und strecke mehrmals täglich gezielt meine **Zehen**	☐	☐	☐	☐
27. ich führe täglich mindestens 15 Minuten am Stück venengymnastische Übungen durch	☐	☐	☐	☐
28. ich führe venengymnastische Übungen vor dem Einschlafen durch	☐	☐	☐	☐
29. ich gehe täglich mindestens eine halbe Stunde spazieren	☐	☐	☐	☐
30. ich kaufe meine Schuhe nur nachmittags oder abends	☐	☐	☐	☐

andere Maßnahmen, die ich durchführe:

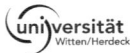

3. Maßnahmen zum Umgang mit Wärme

	ja, stimmt genau	eher ja	eher nein	nein, stimmt überhaupt nicht
31. ich halte mich in der kälteren Jahreszeit in sehr warmen Räumen auf	☐	☐	☐	☐
32. ich wasche die Beine mit sehr warmen Wasser	☐	☐	☐	☐
33. ich trage **Strümpfe**, in denen meine Füße schwitzen	☐	☐	☐	☐
34. ich trage **Schuhe**, in denen meine Füße schwitzen	☐	☐	☐	☐
35. ich schlafe unter einer sehr warmen Bettdecke	☐	☐	☐	☐

andere Maßnahmen, die ich durchführe:

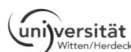

4. Maßnahmen zum Umgang mit einer Venenüberlastung

	ja, stimmt genau	eher ja	eher nein	nein, stimmt überhaupt nicht
36. ich trage einengende Sockenbündchen	☐	☐	☐	☐
37. ich trage einengende Miederhosen	☐	☐	☐	☐
38. ich trage einengende Hosen	☐	☐	☐	☐
39. ich schlage beim Sitzen die Beine übereinander	☐	☐	☐	☐
40. ich **trage** schwere Getränkekisten	☐	☐	☐	☐
41. ich trage schwere Einkaufstaschen	☐	☐	☐	☐
42. ich tage schwere Wäschekörbe	☐	☐	☐	☐
43. ich trage schwere Gegenstände in meinem Beruf	☐	☐	☐	☐
44. ich **hebe** schwere Gegenstände	☐	☐	☐	☐
45. ich lasse mir bei Arbeiten, die mir körperlich zu anstrengend sind, von anderen helfen	☐	☐	☐	☐

andere Maßnahmen, die ich durchführe:

Anhang

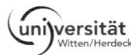

II. Maßnahmen zur Verhinderung eines Hautdefektes

	ja, stimmt genau	eher ja	eher nein	nein, stimmt überhaupt nicht
46. ich achte darauf, mich nicht zu stoßen	☐	☐	☐	☐
47. ich fette meine Beine regelmäßig mit Olivenöl, Hautcreme oder einer Fettsalbe ein	☐	☐	☐	☐
48. ich schütze meine Haut vor dem Scheuern des Kompressionsstrumpfes/-verbandes	☐	☐	☐	☐
49. ich untersuche meine Beine jeden Tag auf Hautschäden	☐	☐	☐	☐
50. ich polstere die gefährdeten Stellen unter der Kompression ab	☐	☐	☐	☐
51. wenn ich mich gesundheitlich nicht wohl fühle, achte ich besonders auf meine Beine	☐	☐	☐	☐

andere Maßnahmen, die ich durchführe:

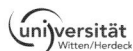

III. Maßnahmen zur Wundheilung

	ja, stimmt genau	eher ja	eher nein	nein, stimmt überhaupt nicht
52. ich untersuche bei jedem Verbandwechsel meine Wunde auf Entzündungszeichen	☐	☐	☐	☐
53. ich messe regelmäßig die Länge und Breite meiner Wunde	☐	☐	☐	☐
54. ich wasche mir vor jedem Verbandwechsel die Hände	☐	☐	☐	☐
55. ich entferne den alten Verband so, dass keine Haut oder neu gebildetes Gewebe abgerissen wird	☐	☐	☐	☐
56. ich achte darauf, dass meine Wunde immer feucht ist	☐	☐	☐	☐
57. ich gehe zum Arzt, wenn sich die Wunde entzündet	☐	☐	☐	☐
58. zum Abtrocknen der Beine verwende ich täglich frische Handtücher	☐	☐	☐	☐
59. ich trage immer Verbandsmaterial mit mir	☐	☐	☐	☐

andere Maßnahmen, die ich durchführe:

Anhang 6 – Interprofessionelle Verfahrensregelung Wundmanagement

© Diakonie Düsseldorf, Stand 2008

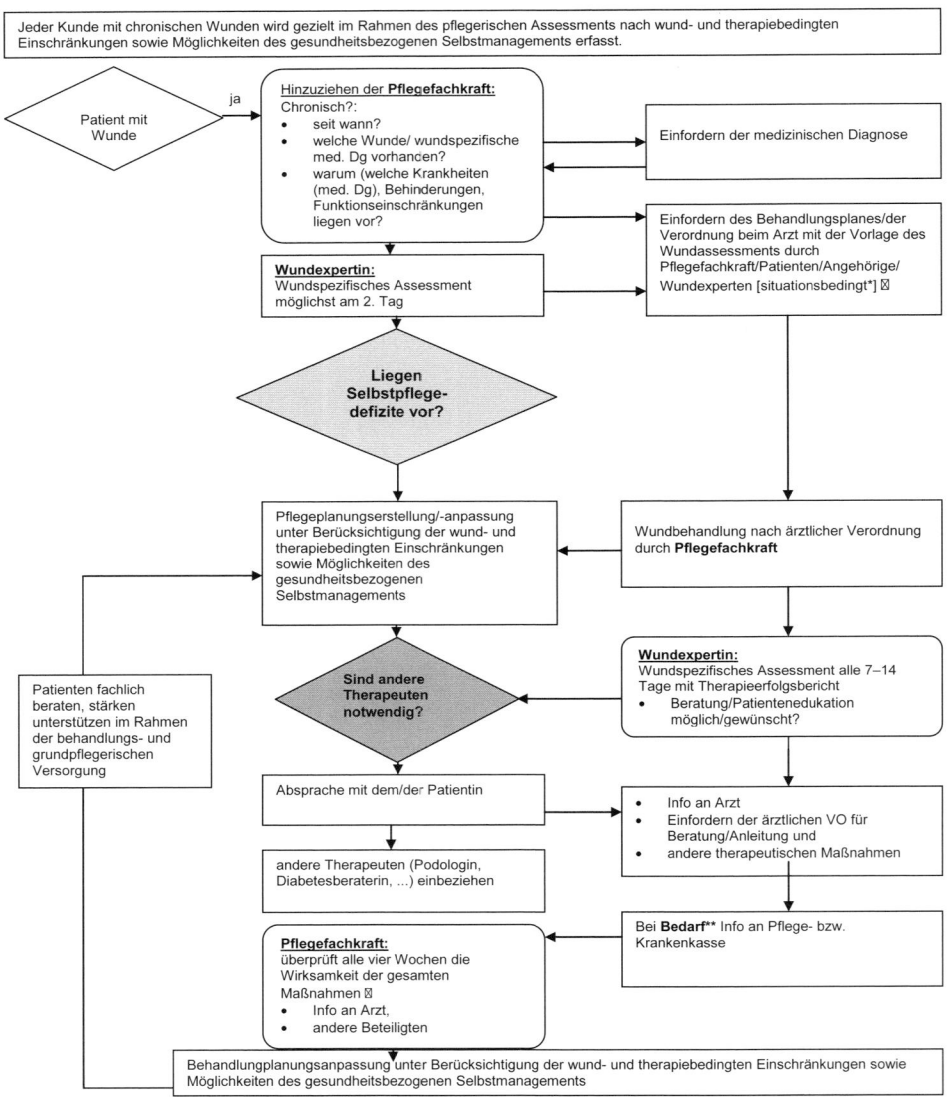

- ** = es hängt von der Selbstpflegekompetenz des Patienten ab, von der Fachlichkeit und Erfahrung der Mitarbeiters, von der Kooperationsbereitschaft des behandelnden Arztes, von der Schwere der Erkrankung sowie von den Möglichkeiten im häuslichen Umfeld
- ** = Bedarf wird individuell eingeschätzt, z.B. dem Patienten fehlt die Einsicht, ist nicht kooperativ, der Arzt ist nicht kooperativ etc.

Quelle: Diakonie Düsseldorf, Stand 2008.

Anhang 7 – Pflege von Menschen mit chronischen Wunden – Kompressionsverband mit zwei Kurzzugbinden

© Lohmann & Rauscher GmbH & Co. KG

Ganz einfach: Kurzzugbinden unter vollem Zug anlegen

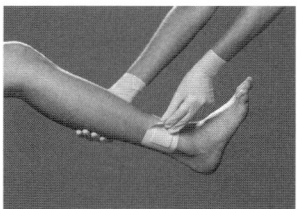

1. Schritt: Wundabdeckung

Individuelle und phasengerechte Wundversorgung, z. B. mit Suprasorb®-Produkten (im Set nicht enthalten).

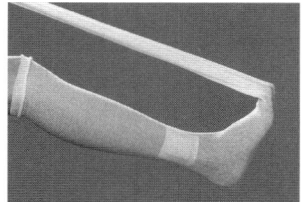

2. Schritt: tg® Schlauchverband

Zur Fixierung der Wundabdeckung und als Hautschutz; liegt fest an, ohne einzuschnüren.

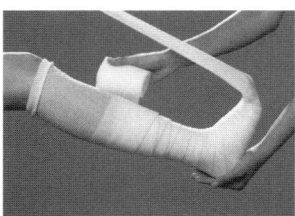

3. Schritt: Polsterung mit Rosidal® soft

Der Polsterverband verteilt den Druck gleichmäßig, vermeidet Einschnürungen und Rutschen des Verbandes.

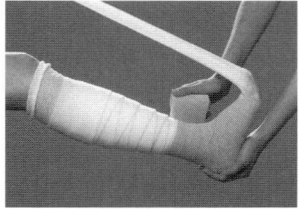

4. Schritt: Kompression mit Rosidal® K-Kurzzugbinden 8 cm

Die kräftig komprimierende Kurzzugbinde wird unter vollem Zug angelegt.

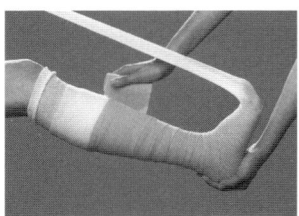

5. Schritt: Kompression mit Rosidal® K-Kurzzugbinden 10 cm

Die breitere Rosidal® K wird ab Wadenansatz bis unterhalb des Kniegelenks angelegt.

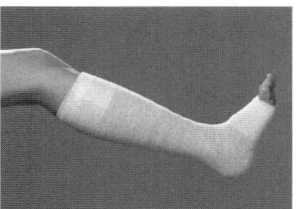

6. Schritt: Fixieren der Verbandenden mit Mollelast® haft

Nachdem der tg® Schlauchverband über den fertigen Kompressionsverband gezogen wurde, fixiert die Mollelast® haft die Verbandenden am Vorfuß und unterhalb des Knies.

Anhang

Anhang 8 – Pflege von Menschen mit chronischen Wunden – Pütterverband

© PAUL HARTMANN AG, Heidenheim

Bei der hier dargestellten Verbandtechnik handelt es sich um einen modifizierten Pütterverband mit zwei gegenläufig angelegten Kurzzugbinden. Diese Technik sichert eine hohe Festigkeit und eine bessere Haltbarkeit des Verbandes.

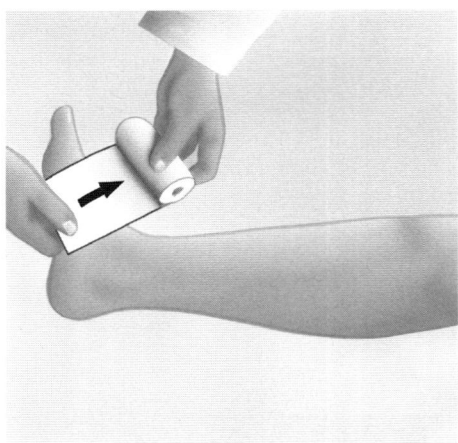

Die erste Bindentour beginnt an den Zehengrundgelenken von innen nach außen. Der Fuß ist dabei rechtwinklig gestellt.

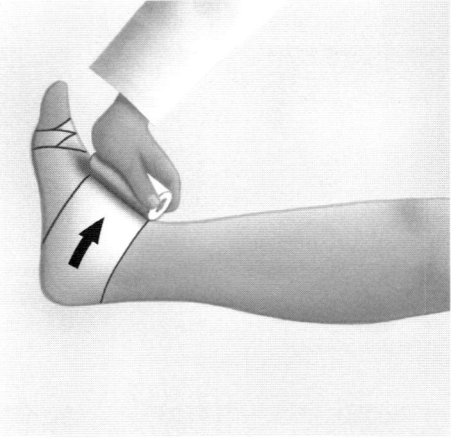

Nach 2–3 zirkulären Touren um den Mittelfuß umschließt die nächste Tour die Ferse und führt über den Innenknöchel zum Rist zurück.

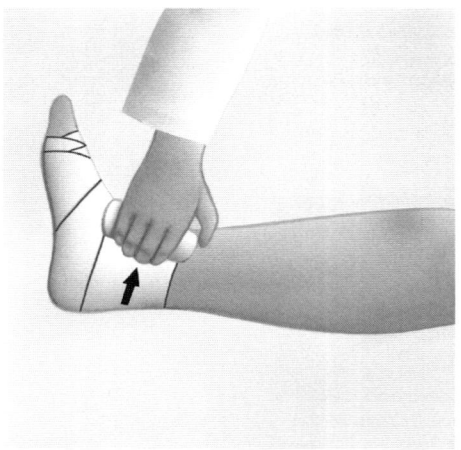

Mit zwei weiteren Touren werden die Ränder der ersten Fersentour zusätzlich fixiert. Dabei läuft die Binde zuerst über den oberen Rand um die Fessel herum ...

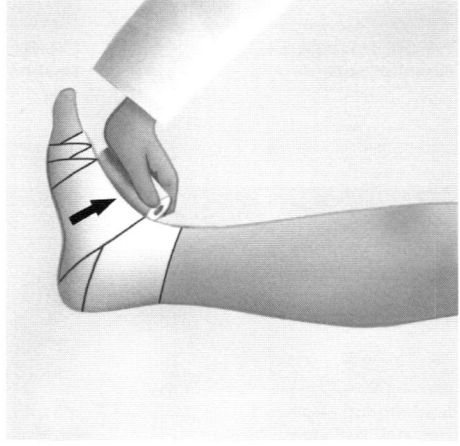

und dann über den unteren Rand in die Fußwölbung.

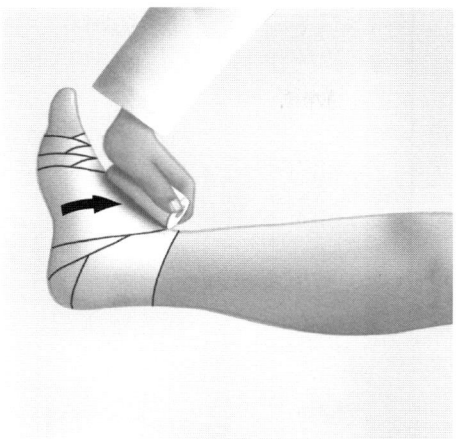

Nach einer weiteren Tour um den Mittelfuß führt die Binde über die Sprunggelenksbeuge zur Fessel zurück, ...

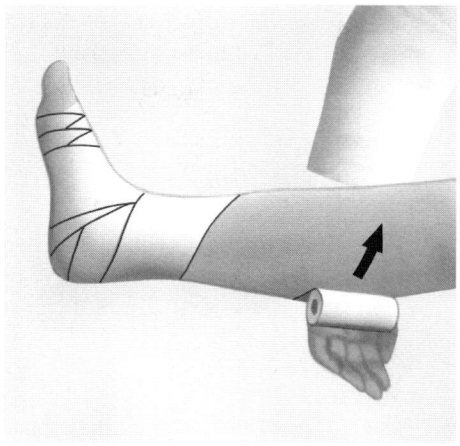

um dann der Form des Beines folgend in steilen Touren die Wade zu umschließen.

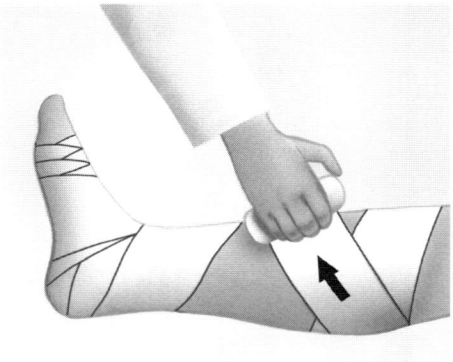

Von der Kniekehle läuft die Binde über das Fibulaköpfchen zur Wade zurück, führt dann, der Beinform entsprechend, wieder nach unten und schließt vorhandene Lücken im Verband.

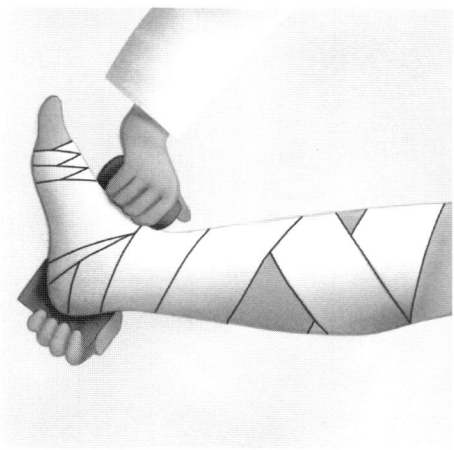

Die 2. Binde wird gegenläufig von außen nach innen am Knöchel angesetzt und führt mit der ersten Tour über die Ferse zum Fußrücken zurück.

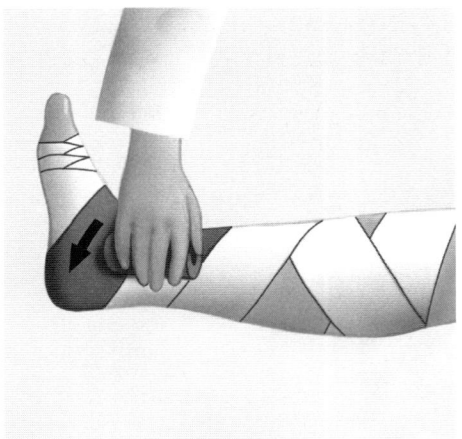

Zwei weitere Touren fixieren zuerst den oberen und dann den unteren Rand der Fersentour.

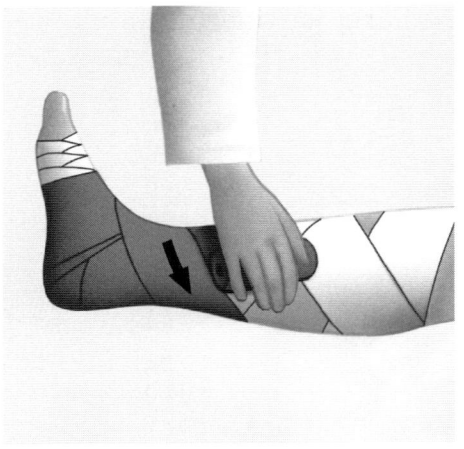

Anschließend läuft die Binde noch einmal um den Mittelfuß und dann in gleicher Weise wie die erste steil nach oben und wieder zurück.

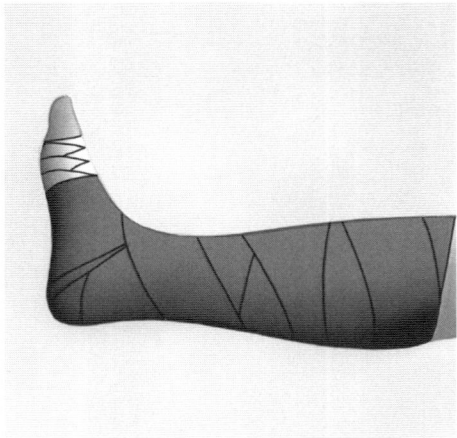

Der fertige Verband wird mit Fixierpflaster (Omniplast) fixiert.

Anhang 9 – Interdisziplinäre Verfahrensregelung zum Schmerzmanagement in der Diakonie Düsseldorf

© Diakonie Düsseldorf (angelehnt an den Algorithmus pflegerischen Schmerzmanagements von B. Strohbücher und J. Osterbrink)

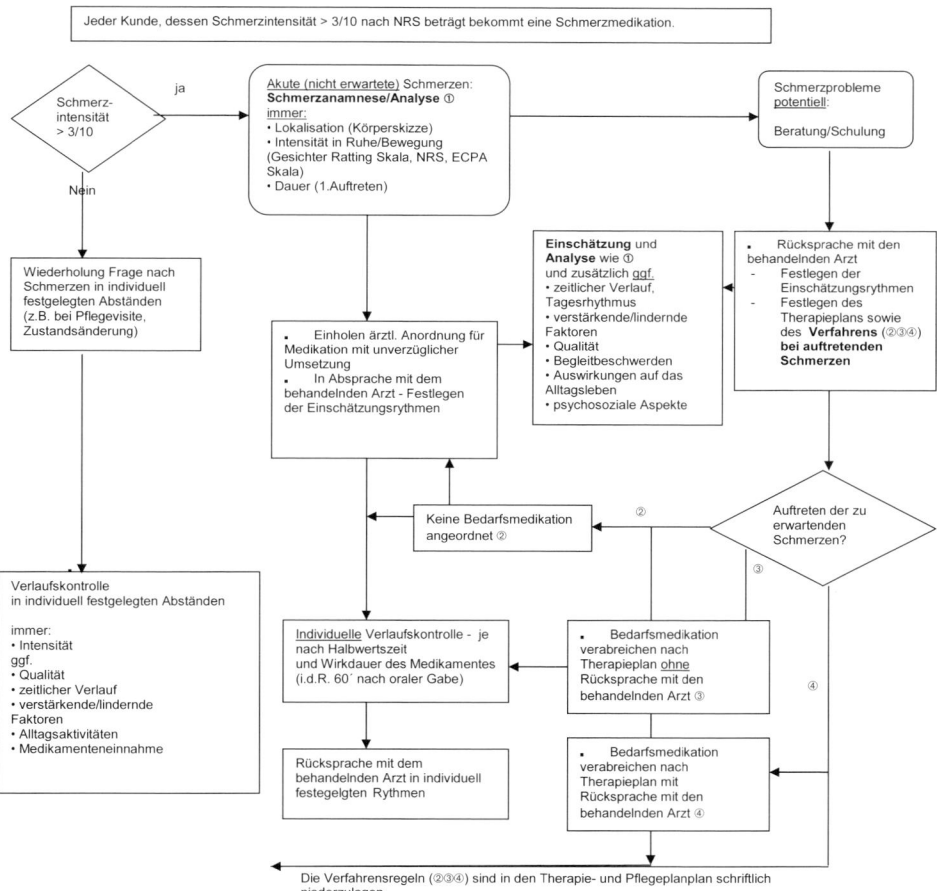

Anhang 10 – Sturzprophylaxe: Checkliste für die eigenen Wohnung

© www.aktiv-in-jedem-alter.de

Checkliste für die eigene Wohnung

Nachfolgend haben wir für Sie eine Liste zusammengestellt, anhand derer Sie überprüfen können, welche Bereiche der Wohnung bzw. des Hauses zum Erhalt Ihrer Bewegungssicherheit verbessert werden können.
Entscheidend bei allen Punkten ist immer die individuelle Überprüfung, ob der oder die Betroffene in den genannten Bereichen Schwierigkeiten hat. Dies ist wichtiger als der Augenschein durch eine dritte Person.

Sollten Sie hinsichtlich der Planung und des Baus Interesse haben detaillierte Angaben zum risikofreien Wohnen zu lesen, verweisen wir auf die Checkliste für Altersheime. Hier sind Hinweise für behinderten- oder rollstuhlgerechtes Wohnen genannt, die auch auf den Privathaushalt übertragen werden können.

Folgende Bereich sollten Sie überprüfen:

Zugang zum Haus   Ja   Nein

1) Treppengeländer vorhanden   ☐   ☐
2) Licht vorhanden   ☐   ☐

Hausflur und Treppen
1) Treppen mit rutschhemmendem Belag   ☐   ☐
2) Handlauf innen und außen vorhanden   ☐   ☐
3) Sitzmöglichkeit zwischen den Etagen   ☐   ☐
4) Licht, ggf. mit Bewegungsmelder, vorhanden   ☐   ☐

(Anmerkung: die Handläufe sollen jeweils über den Anfang und das Ende der Treppen hinaus gehen.)

Technische Ausstattung

1) Türglocke ist hörbar   ☐   ☐
2) Telefon ist gut erreichbar   ☐   ☐
3) drahtloses Telefon zusätzlich vorhanden   ☐   ☐
4) Kühlschrank wird erreicht   ☐   ☐

Türen

1) Schwellen vorhanden   ☐   ☐
2) Türbreiten für Rollator oder Rollstuhl ausreichend ☐   ☐

Wohnung allgemein

1) Bodenbeläge sind gesichert   ☐   ☐
2) andere Stolperfallen sind vorhanden   ☐   ☐

www.aktiv-in-jedem-alter.de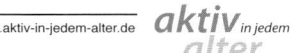

Küche

1) Sitzgelegenheit auch mit Hilfsmitteln bequem erreichbar ☐ ☐
2) Schränke werden erreicht ☐ ☐

Bad

1) Duschmöglichkeit vorhanden ☐ ☐
2) Duschhocker, ggf. schwellenloser Zugang ☐ ☐
3) Toilettensitzhöhe beträgt 46 cm (ggf. an Körpergröße anpassen) ☐ ☐
4) Toilette ist mit Nachtstuhl überfahrbar ☐ ☐
5) ausreichende Haltegriffe in Bad/Dusche und Toilette vorhanden ☐ ☐
6) Lichtschalter ist gut erreichbar, ggf. mit Bewegungsmelder kombinieren ☐ ☐

Schlafzimmer

1) Lichtschalter vom Bett aus erreichbar ☐ ☐
2) Ablagemöglichkeit am Bett vorhanden ☐ ☐
3) Bett ist auch mit Hilfsmittel, ggf. Rollstuhl zugängig ☐ ☐
4) Nachtlicht vorhanden ☐ ☐

Proben Sie folgende Bewegungen, ob diese gut ausgeführt werden können

1) Aufstehen vom Bett ☐ ☐
2) Aufstehen vom Wohnzimmerstuhl ☐ ☐
3) Aufstehen von der Toilette ☐ ☐
4) Begehen der Badewanne bzw. Aussteigen aus Badewannen ☐ ☐

(ggf. Sitz- oder Betthöhen anpassen)

Weitere zu beachtende Punkte

Überprüfen Sie bitte auch, wie die Wege innerhalb der Wohnung, z.B. von der Küche ins Wohnzimmer oder vom Schlafzimmer ins Bad, bei schlechter Beleuchtung erreichbar sind. Manchmal ist großer Zeitdruck vorhanden.

Überprüfen Sie die Notwendigkeit eines Hausnotrufes.

Falls der oder die Betroffene noch eigenständig in den Keller gehen gelten, gerade für die Kellertreppe, die oben genannten Hinweise.

www.aktiv-in-jedem-alter.de

Anhang 11 – Sturzprotokoll

© Diakonie Düsseldorf, Stand 2007

Patient:

Zeitpunkt des Sturzes (Datum, Uhrzeit)						
Ort des Sturzes (Welcher Raum, welcher Bodenbelag, Stolperfallen?)						
Situationsbeschreibung (Wer hat den Patienten aufgefunden?, Wie ist es passiert?, Kann der Patient selbst berichten oder die Angehörigen?)						
Aktivitäten vor einem Sturz						
Zustand vor einem Sturz (Unruhe, Aufregung, Unsicherheit, körperlicher und psychischer Zustand)						
Folgen des Sturzes	keine sichtbare Verletzungen	Prellungen	Verstauchung	Platzwunden	Schnittwunden	Oberschenkelhalsbruch	andere Verletzungen
Eingeleitete Folgemaßnahmen (Notarzt, Kühlung, Wundverbände, Lagerung o. Ä.)						

Anhang 12 – Miktionsprotokolle

©
A: Fringer A & Heider D (2005). In: Expertenstandard Förderung der Harnkontinenz in der Pflege. Entwicklung – Konsentierung – Implementierung 2007, S.178
B: Fringer & Heider 2005). In: Expertenstandard Förderung der Harnkontinenz in der Pflege. Entwicklung –Konsentierung – Implementierung 2007, S. 179
C: Diakonie Düsseldorf, internes Miktionsprotokoll
Auszug aus dem Miktionsprotokoll: Zur Zeit – Zur Unzeit Inkontinenz und Beckenbodenproblematik. Präsentationsfolien von Dr. Christl Reisenauer. (http://www.uni-frauenklinik-tuebingen.de/fileadmin/user_upload/pdf/Inkontinenz_11-05-06.pdf. Zugriff am 10.07.2010)

Miktionsprotokoll A

Name:

Selbsteinschätzung   Zeitraum:

Bitte zutreffendes ankreuzen + eintragen

Uhrzeit	Getränke		Harndrang	Toilettengang	Nasse Vorlage	Urinmenge	Ungewollter Urinverlust
	Art	Menge					Aus welchen Gründen (z. B. Husten/Aufregung oder auch sportliche Aktivitäten u. a.)
07:							
08:							
09:							
10:…							
01:….							
06:							

Art und Größe der Vorlage:
Notizen:

> Nasse Vorlage:
> X = kleine Menge
> XX = mittlere Menge
> XXX = große Menge
> KN = Kleidung nass

Dieses Protokoll ist zur Selbsteinschätzung geeignet. Die Selbsteinschätzung setzt die Patientenedukation und Mitwirkungswillen voraus.

Miktionsprotokoll B

Name:

Fremdeinschätzung   Zeitraum:

Bitte zutreffendes ankreuzen + eintragen

Uhrzeit	Hz.	Getränke		Toilettengang				Inkontinenzereignis		Miktionsmenge
		Art	Menge	selbständig	Hilfe	aufgefordert	Hilfsmittel	Nasse Vorlage	Ursache Situation (z.B.:)	ml
07:										
08.										
09:										
10:										
11:										
12:…										
06:										

Anhang

Art und Größe der Vorlage:
Notizen:

> Hilfsmittel:
> T = Toilettenstuhl
> U = Urinflasche
> S = Steckbecken
>
> Nasse Vorlage:
> X = kleine Menge
> XX = mittlere Menge
> XXX = große Menge
> KN = Kleidung nass

Miktionsprotokoll C

Name:				Pflegedienst:		Datum:	
Uhrzeit	Nass	Trocken	Wasser gelassen (ml)	meldet sich	aufgefordert	Trinkmenge (ml)	Bemerkungen
07:		x	300	nein	ja	100 ml	Pat. war wach, lag noch im Bett
08:							
09:				x			
10:							
11:							
01:							
06:							

Auszug aus dem Miktionstagebuch

Datum			Datum *Messung*:		
Uhrzeit	Toilette	Harnabgang	Toilette	Harnabgang	Uhrzeit
00:00–00:59	√				00:00–00:59
01:00–01:59		200			01:00–01:59
02:00–02:59					02:00–02:59
03:…			250	√	03:…
23:00–23:59	√				23:00–23:59
Aufstehzeit					Aufstehzeit
Schlafenszeit			250	√	Schlafenszeit
Anzahl verwendeten Einlagen	08:30 23:00 2		07:00 22:30 3		

Anhang 13 – Verfahrensregelung Kontinenzförderung

© Diakonie Düsseldorf

Interprofessionelle Verfahrensregelung zur differenzierten Einschätzung von Harninkontinenzrisiken und -symptomen

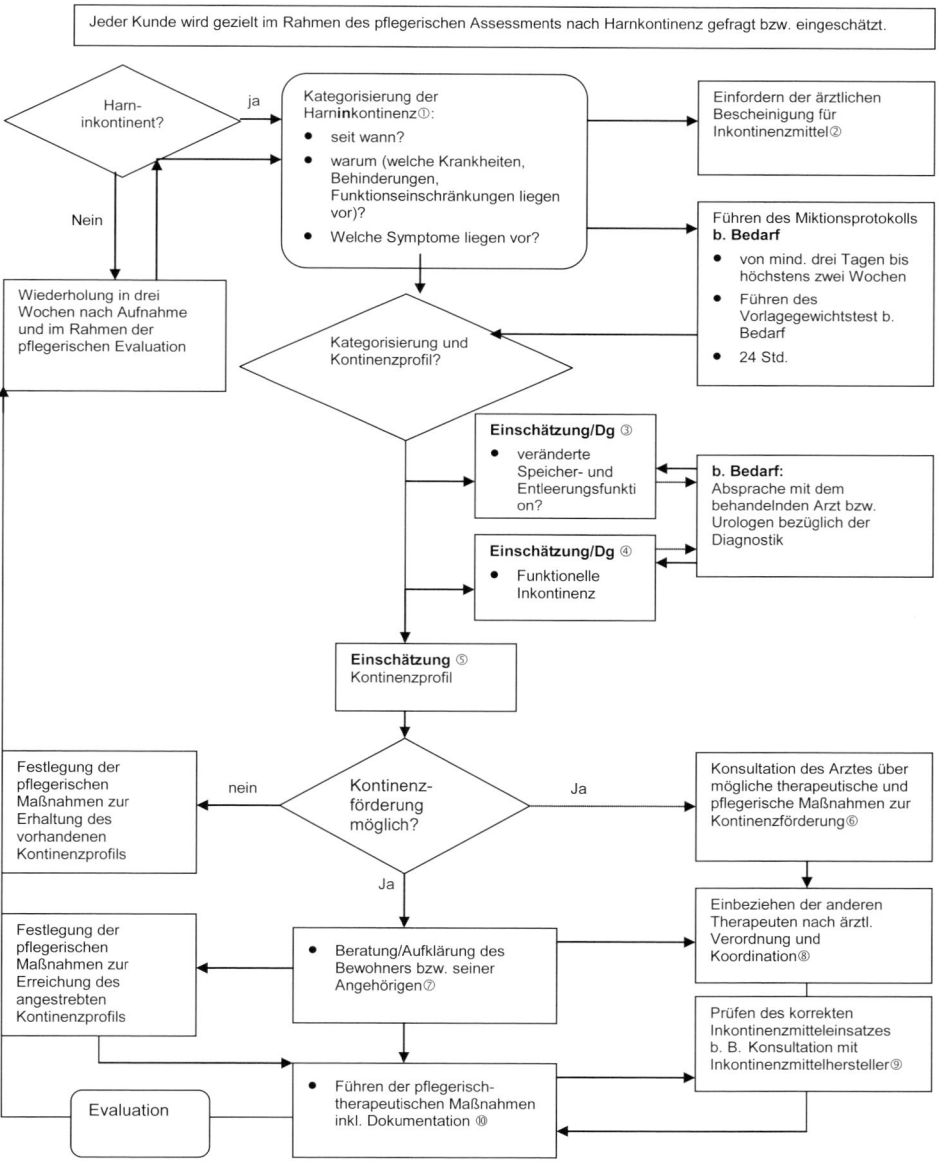

Anhang 14 – MNA

© Nestlé, 1994, Revision 2009. N67200 12/99 10M

Mini Nutritional Assessment
MNA®

Nestlé
NutritionInstitute

Name: _____ Vorname: _____

Geschlecht: _____ Alter (Jahre): _____ Gewicht (kg): _____ Größe (m): _____ Datum: _____

Füllen Sie den Bogen aus, indem Sie die zutreffenden Zahlen in die Kästchen eintragen. Addieren Sie die Zahlen, um das Ergebnis des Screenings zu erhalten.

Screening

A Hat der Patient während der letzten 3 Monate wegen Appetitverlust, Verdauungsproblemen, Schwierigkeiten beim Kauen oder Schlucken weniger gegessen?
  0 = starke Abnahme der Nahrungsaufnahme
  1 = leichte Abnahme der Nahrungsaufnahme
  2 = keine Abnahme der Nahrungsaufnahme ☐

B Gewichtsverlust in den letzten 3 Monaten
  0 = Gewichtsverlust > 3 kg
  1 = nicht bekannt
  2 = Gewichtsverlust zwischen 1 und 3 kg
  3 = kein Gewichtsverlust ☐

C Mobilität
  0 = bettlägerig oder in einem Stuhl mobilisiert
  1 = in der Lage, sich in der Wohnung zu bewegen
  2 = verlässt die Wohnung ☐

D Akute Krankheit oder psychischer Stress während der letzten 3 Monate?
  0 = ja   2 = nein ☐

E Neuropsychologische Probleme
  0 = schwere Demenz oder Depression
  1 = leichte Demenz
  2 = keine psychologischen Probleme ☐

F1 Body Mass Index (BMI): Körpergewicht (kg) / Körpergröße^2 (m^2))
  0 = BMI < 19
  1 = 19 ≤ BMI < 21
  2 = 21 ≤ BMI < 23
  3 = BMI ≥ 23 ☐

WENN KEIN BMI-WERT VORLIEGT, BITTE FRAGE F1 MIT FRAGE F2 ERSETZEN.
WENN FRAGE F1 BEREITS BEANTWORTET WURDE, FRAGE F2 BITTE ÜBERSPRINGEN.

F2 Wadenumfang (WU in cm)
  0 = WU < 31
  3 = WU ≥ 31 ☐

Ergebnis des Screenings
(max. 14 Punkte) ☐☐

12-14 Punkte: Normaler Ernährungszustand
8-11 Punkte: Risiko für Mangelernährung
0-7 Punkte: Mangelernährung

Für ein tiefergehendes Assessment (≤ 11 Punkte), bitte die vollständige Version des MNA® ausfüllen, die unter www.mna-elderly.com zu finden ist.
Wurde das Screening mit Beantwortung der Frage F2 (Wadenumfang) durchgeführt, ist die MNA® - Long Form für ein tiefer gehendes Assessment nicht geeignet, bei Bedarf ein anderes Assessment (z.B. PEMU) durchführen.

Ref. Vellas B, Villars H, Abellan G, et al. *Overview of the MNA® - Its History and Challenges.* J Nutr Health Aging 2006;10:456-465.
  Rubenstein LZ, Harker JO, Salva A, Guigoz Y, Vellas B. *Screening for Undernutrition in Geriatric Practice: Developing the Short-Form Mini Nutritional Assessment (MNA-SF).* J. Geront 2001;56A: M366-377.
  Guigoz Y. *The Mini-Nutritional Assessment (MNA®) Review of the Literature - What does it tell us?* J Nutr Health Aging 2006; 10:466-487.
  Kaiser MJ, Bauer JM, Ramsch C, et al. *Validation of the Mini Nutritional Assessment Short-Form (MNA®-SF): A practical tool for identification of nutritional status.* J Nutr Health Aging 2009; 13:782-788.
  ® Société des Produits Nestlé, S.A., Vevey, Switzerland, Trademark Owners
  © Nestlé, 1994, Revision 2009. N67200 12/99 10M
  Mehr Informationen unter: www.mna-elderly.com

Anhang 15 – Ernährungsmanagement (MUST)

© T. Schütz, L. Valentini, M. Plauth. Screening auf Mangelernährung nach den ESPEN Leitlinien 2002. Aktuel Ernaehr Med 2005; 30: 99–103.

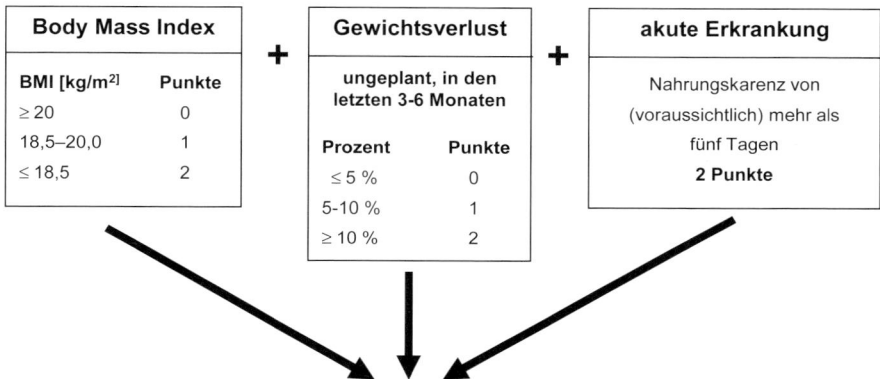

Anhang 16 – PEMU – Pflegerische Erfassung von Mangelernährung und deren Ursachen

© Instrument des Projektverbundes Institut für Pflegewissenschaft der Universität Witten/Herdecke & Institut für Ernährungs- und Lebensmittelwissenschaften der Universität Bonn. Beschrieben in: Schreier, Volkert, Bartholomeyczik: Instrument zur Erfassung der Ernährungssituation in der stationären Altenpflege: PEMU. In: Bartholomeyczik, Halek (Hrsg.): Assessmentinstrumente in der Pflege. Hannover: Schlütersche 2009, 137–149.

Pflegerische Erfassung von Mangelernährung und deren Ursachen in der stationären Langzeit-/ Altenpflege (PEMU)
(Screening mit Verzehrmengenerfassung und Assessment, incl. Leitfaden)

Screening / Risikoerfassung

Vor-/Nachname: _____ Geb.-Dat.: _____
Einrichtung: _____ Wohnbereich: _____
Datum: _____

Risiko für Nahrungsmangel

1. **Zeichen von Nahrungsmangel:**
   ⇨ **Äußerer Eindruck:** *unterernährt/untergewichtig*   ○ ja ○ nein
   ⇨ **Nur wenn ermittelbar:** BMI ≤ 20   ○ ja ○ nein
   ⇨ **Unbeabsichtigter Gewichtsverlust**   ○ ja ○ nein
   (≥ 5% in 1 Monat; ≥ 10% in 6 Monaten *oder* weit gewordene Kleidung)
2. **Auffällig geringe Essmenge**   ○ ja ○ nein
   (z. B. mehr als 1/4 Essensreste bei 2/3 d. Mahlzeiten)
3. **Erhöhter Energie-/Nährstoffbedarf u. Verluste**   ○ ja ○ nein
   (z. B. Hyperaktivität, Stresssituationen, akute Krankheit, Fieber, offene Wunden wie Dekubitus, Ulcus Cruris, Diarrhö, Erbrechen, Blutverlust)

Risiko für Flüssigkeitsmangel

1. **Zeichen von Flüssigkeitsmangel**   ○ ja ○ nein
   (z. B. plötzliche/unerwartete Verwirrtheit, trockene Schleimhäute, konzentrierter Urin)
2. **Auffällig geringe Trinkmengen**   ○ ja ○ nein
   (z. B. weniger als 1000 ml /Tag über mehrere Tage)
3. **Erhöhter Flüssigkeitsbedarf**   ○ ja ○ nein
   (z. B. Fieber, stark geheizte Räume, Sommerhitze)

Einschätzungshilfe: Zeichen für Nahrungsmangel

Körpergröße: _____ m

Körpergewicht: aktuell _____ kg

vor 1 Monat _____ kg   vor 6 Monaten _____ kg   vor 1 Jahr _____ kg

Ödeme (sichtbar oder begründete Vermutung): ○ keine ○ leicht ○ stark
Grobe äußere Einschätzung: ○ unterernährt   ○ normal ernährt   ○ überernährt
                               (untergewichtig) *(normal gewichtig)* *(übergewichtig)*
Kleidung (Rock, Hose) zu weit geworden: ○ ja ○ nein

Anhang 16

Assessment - Nahrungsmangel

Vor-/Nachname: _____ Geb.-Dat.: _____
Einrichtung: _____ Wohnbereich: _____
Datum: _____

Gründe für eine geringe Nahrungsaufnahme
- Warum isst die/der Betroffene zu wenig? -

1. Körperlich oder kognitiv (geistig) bedingte Beeinträchtigung

a.	Kognitive Überforderung (z. B. durch Demenzerkrankung; weiß nichts mit Essen anzufangen, vergisst zu schlucken etc.)	
b.	Funktionseinschränkungen der Arme oder Hände (z. B. Erreichbarkeit von Speisen, kann Besteck nicht greifen, kann nicht schneiden)	
c.	Schlechter Zustand des Mundes (z. B. Mundtrockenheit, Schleimhautdefekte)	
d.	Beeinträchtigung der Kaufunktion/Zahnprobleme	
e.	Schluckstörungen (z. B. verschluckt sich leicht, hustet oft beim Essen, vermeidet bestimmte Konsistenz)	
f.	Müdigkeit beim Essen (z. B. Verdacht auf Medikamentennebenwirkung, veränderter Schlaf-/Wachrhythmus)	
g.	Beeinträchtigung der Seh- oder Hörfähigkeit	
h.	Andere Gründe/Ursachen	

2. Fehlende Lust zum Essen, kein Appetit, Ablehnen des Essens

a.	Besondere psychische Belastung (z. B. Einsamkeit, Depressivität)	
b.	Akute Krankheit	
c.	Schmerzen	
d.	Bewegungsmangel	
e.	Verdacht auf Medikamentennebenwirkungen (z. B. Art, Anzahl der verschiedenen Präparate)	
f.	Auffallend reduzierter Geschmacks- und Geruchssinn	
g.	Keine ausreichenden Informationen über Speisen und ihre Zusammensetzung	
h.	Kulturelle, religiöse Gründe	
i.	Individuelle Abneigungen, Vorlieben, Gewohnheiten	
j.	Angst vor Unverträglichkeiten oder Allergien	
k.	Andere Gründe/Ursachen	

3. Umgebungsfaktoren

a. Esssituation wird als unangenehm empfunden (z. B. Geräusche, Gerüche, Tischnachbarn)
b. Inadäquate Essenszeiten (z. B. Zeitpunkt, Dauer, Anpassungsmöglichkeit)
c. Hilfsmittelangebot
d. Beziehung zu den Versorgungspersonen
e. Andere Gründe/Ursachen

4. Essensangebot

a. Unzufriedenheit mit dem üblichen Angebot (z. B. Gewohnheiten, soziale, kulturelle, religiöse Bedürfnisse hinsichtlich Lebensmittelauswahl, Menge, Geschmack, Temperatur, Aussehen)
b. Unangemessene Konsistenz (z. B. hart, weich)
c. Nicht akzeptierte verordnete Diät (welche?)
d. Verdacht auf inadäquate Diät
e. Einschätzung des Angebots (Speisenplanung hinsichtlich Abwechslung, Menüzusammenstellung, Angemessenheit etc.)
f. Andere Gründe/Ursachen

Gründe für einen erhöhten Energie- und Nährstoffbedarf bzw. Verluste

a. Krankheit (z. T. Fieber, Infektion, Tumor, offene Wunden, Dekubitus, psychischer Stress, Blutverlust, Starkes Erbrechen, Anhaltende Durchfälle)
b. Hyperaktivität (z. B. ständiges Umherlaufen, evtl. in Verbindung mit kognitiven Erkrankungen)
c. Andere Gründe/Ursachen

Assessment - Flüssigkeitsmangel

Vor-/Nachname: _____ Geb.-Dat.: _____
Einrichtung: _____ Wohnbereich: _____
Datum: _____

Gründe für eine geringe Flüssigkeitsmenge
- Warum trinkt die/der Betroffene zu wenig? -

1. Körperlich oder kognitiv (geistig) bedingte Beeinträchtigung

a. Kognitive Überforderung (z. B. durch Demenzerkrankung; weiß nichts mit Getränk anzufangen, vergisst zu schlucken etc.)

b. Funktionseinschränkungen der Arme oder Hände (z. B. Erreichbarkeit von Getränken, kann Tasse/Becher nicht greifen)

c. Schluckstörungen (z. B. verschluckt sich leicht, hustet oft beim Trinken, vermeidet bestimmte Konsistenz)

d. Andere Gründe/Ursachen

2. Fehlende Lust zum Trinken

a. Schmerzen

b. Reduziertes Durstgefühl

c. Wunsch nach geringer Urinausscheidung (z. B. Angst vor Inkontinenz, häufige Toilettengänge)

d. Keine ausreichenden Informationen über Getränke und Ihre Zusammensetzung

e. Kulturelle, religiöse Gründe, Gewohnheiten

f. Angst vor Unverträglichkeiten oder Allergien

g. Andere Gründe/Ursachen

3. Umgebungsfaktoren	
a. Hilfsmittelangebot b. Beziehung zu den Versorgungspersonen c. Andere Gründe/Ursachen	

4. Trinkangebot	
a. Allgemeine Unzufriedenheit (z. B. nicht beachtete Gewohnheiten, kulturelle Bedürfnisse, Art der Getränke, Menge, Geschmack, Temperatur, Aussehen) b. Andere Gründe/Ursachen	

Gründe für einen erhöhten Flüssigkeitsbedarf/-verlust

1. Starkes Schwitzen	
a. Hitze (z. B. stark geheizte Räume, Sommerhitze) b. Unzweckmäßige Kleidung c. Andere Gründe/Ursachen	

2. Krankheitsbedingter Flüssigkeitsverlust	
a. Fieber b. Starkes Erbrechen c. Blutverlust d. Anhaltende Durchfälle (Häufigkeit) e. Medikamente zur Entwässerung oder zum Abführen f. Andere Gründe/Ursachen	

Leitfaden zum Instrument

Das Instrument sieht vor, zunächst die Menschen zu identifizieren, die eine Gefahr für eine Mangelernährung haben oder bereits Ernährungsdefizite aufweisen.

Bei den als gefährdet eingeschätzten Menschen sollen in einem tiefer gehenden, fokussierten Assessment ernährungsrelevante Problembereiche aufgedeckt und so präzise wie möglich ausformuliert werden, damit Handlungen/Maßnahmen davon abgeleitet werden können.

Bei der Erfassung der Ernährungssituation sind Autonomie und Selbstbestimmung zu berücksichtigen und das Bedürfnis nach Ruhe und Passivität muss oberste Priorität haben (z. B. in der Sterbephase kann auf die Gewichtserfassung verzichtet werden, ebenso könnten festgelegte Trinkmengen neu definiert werden).

1. **Screening**
   - Bei allen Bewohner/innen im Rahmen der Pflegeanamnese (z. B. Einzug) und danach **alle drei Monate**.
   - **Umgehende Wiederholung, des Screenings,** wenn Ereignisse eintreten, die sich negativ auf den Ernährungszustand auswirken könnten (z. B. verminderte Essmengen, fieberhafte Infektionskrankheiten).
   - **Wöchentliche Gewichtserfassung,** wenn nicht anders festgelegt (z. B. häufigere Überwachung bei medikamentöse Diurese), bis ein als bedenklich erachteter Zustand mit Auswirkungen auf den Ernährungszustand sich stabilisiert hat bzw. ein festgelegtes Gewicht erreicht ist (z. B. auffälliger Gewichtsverlust, erhöhter Energie-/Nährstoffbedarf).
   - Das Screening wird in die Themenbereiche 'Risiko für Nahrungsmangel' und 'Risiko für Flüssigkeitsmangel' unterteilt; diese Unterteilung findet sich auch im Assessment wieder; somit ist auch die einzelne Betrachtung bzw. Untersuchung der beiden zusammengehörenden Themenbereiche möglich.
   - Die Erfassung der Punkte unter ‚Aktueller Ernährungszustand' soll optional erfolgen, d. h. nur die Werte sind zu erfassen, die erfassbar sind (z. B. wenn keine Informationen über den Gewichtsverlauf des letzen halben oder ganzen Jahres zu erhalten sind, kann die Frage nach zu weit gewordener Kleidung hilfreich sein, wenn die Körpergröße nicht zu ermitteln ist bzw. Störvariablen wie Ödeme oder fehlende Gliedmaßen die korrekte BMI-Berechnung verhindern, kann auf dem BMI-Wert verzichtet werden).
   - Die tiefergehende Untersuchung der Ernährungssituation (über Ess-/Trinkprotokoll und ein Assessment) soll dann erfolgen, wenn ein Punkt im Screening mit ja beantwortet wurde.

2. Ess-/Trinkprotokoll

- Soll bei Bewohner/innen durchgeführt werden, die eine auffällig geringe Ess-/Trinkmenge aufweisen oder wenn ein Punkt im Screening zutrifft und mit Ja ☒ angekreuzt wird.
- Fortlaufend und so genau wie möglich, an sieben aufeinander folgende Tage durchzuführen
- Weiterführen, um Auswirkungen eingeleiteter Maßnahmen zu überprüfen bzw. angestrebte Erhöhung der Verzehrmengen kontrollieren zu können

Erfassung der verzehrten Speisen:

- Bitte Größe der angebotenen Portionen (O klein O mittel O groß) und

    Verzehrmenge (nichts = O, ¼ = ◐, ½ = ◑, ¾ = ◕, alles = ●) ankreuzen

Tiefergehendes Assessment, wenn angebotenen Speisen nicht oder nicht vollständig verzehrt werden!

Bemerkungen

- Angaben zu Art und Menge der Speisen bei bemerkenswerten Abweichungen zu den täglichen Speisenangeboten (z. B. 5x täglich Grießbrei)

Erfassung der Trinkmenge:

z. B.:

Flüssigkeitsmenge pro Trinkgefäß	Anzahl der geleerten Trinkgefäße
☒ 150 ml	I I I I
☐ 200 ml	
☒ 100 ml	I I I I I I I
Trinkmenge gesamt: 1300 ml	

Assessment, wenn weniger 1000 ml /Tag über mehrere Tage

- Jeweils zugeordnet zur Mengenangabe (150 ml, 200 ml oder andere Menge), Anzahl der geleerten Trinkgefäße mit einem Strich pro geleertes Gefäß in die Spalte Getränke eintragen
- Bei unterschiedlich großen Gefäßen jeweils die entsprechende Spalte nutzen, von den Vorgaben abweichende Menge entsprechend angeben
- Am Ende des gesamten Tages zusammengerechnete Flüssigkeitsmenge unter „Trinkmenge gesamt" eintragen (24 Stunden protokollieren)
- Zur Bilanzierung der Flüssigkeitsaufnahme/-ausscheidung kann bei Bedarf die Spalte „Ausscheidungsmenge" genutzt werden

3. Assessment

- **Durchführung** nötig, wenn **ein Punkt im Screening** zutrifft und mit **Ja** ☒ angekreuzt wird
- Eintragungen und Informationen der **Pflegeanamnese bzw. Pflegedokumentation** der Bewohner/innen sowie die **Informationen/Kenntnisse anderer** am Betreuungsprozess beteiligter **Berufsgruppen** (z. B. ärztliche Anamnese, Informationen von Logopädie, Hauswirtschaft, Sozialdienst etc.) sollen genutzt und nötigenfalls ergänzt werden
- **Wichtige Aspekte (Probleme und Ressourcen)** mit Einfluss auf Ernährung sollen präzisiert und ausformuliert in den Bogen eingetragen werden, damit ein **genaues Bild entsteht** und **Handlungen/Maßnahmen ableitbar** sind z. B.:

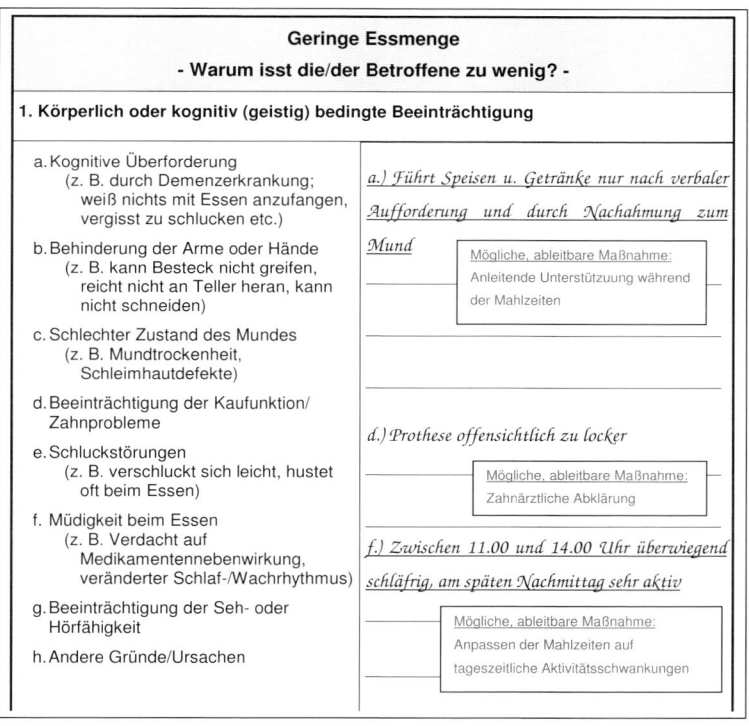

Geringe Essmenge
- Warum isst die/der Betroffene zu wenig? -

1. Körperlich oder kognitiv (geistig) bedingte Beeinträchtigung

a. Kognitive Überforderung (z. B. durch Demenzerkrankung; weiß nichts mit Essen anzufangen, vergisst zu schlucken etc.)

b. Behinderung der Arme oder Hände (z. B. kann Besteck nicht greifen, reicht nicht an Teller heran, kann nicht schneiden)

c. Schlechter Zustand des Mundes (z. B. Mundtrockenheit, Schleimhautdefekte)

d. Beeinträchtigung der Kaufunktion/ Zahnprobleme

e. Schluckstörungen (z. B. verschluckt sich leicht, hustet oft beim Essen)

f. Müdigkeit beim Essen (z. B. Verdacht auf Medikamentennebenwirkung, veränderter Schlaf-/Wachrhythmus)

g. Beeinträchtigung der Seh- oder Hörfähigkeit

h. Andere Gründe/Ursachen

a.) Führt Speisen u. Getränke nur nach verbaler Aufforderung und durch Nachahmung zum Mund

Mögliche, ableitbare Maßnahme: Anleitende Unterstützung während der Mahlzeiten

d.) Prothese offensichtlich zu locker

Mögliche, ableitbare Maßnahme: Zahnärztliche Abklärung

f.) Zwischen 11.00 und 14.00 Uhr überwiegend schläfrig, am späten Nachmittag sehr aktiv

Mögliche, ableitbare Maßnahme: Anpassen der Mahlzeiten auf tageszeitliche Aktivitätsschwankungen

Anhang 17 – Verfahrensregelung Ernährungsmanagement

© Diakonie Düsseldorf, Stand 2010

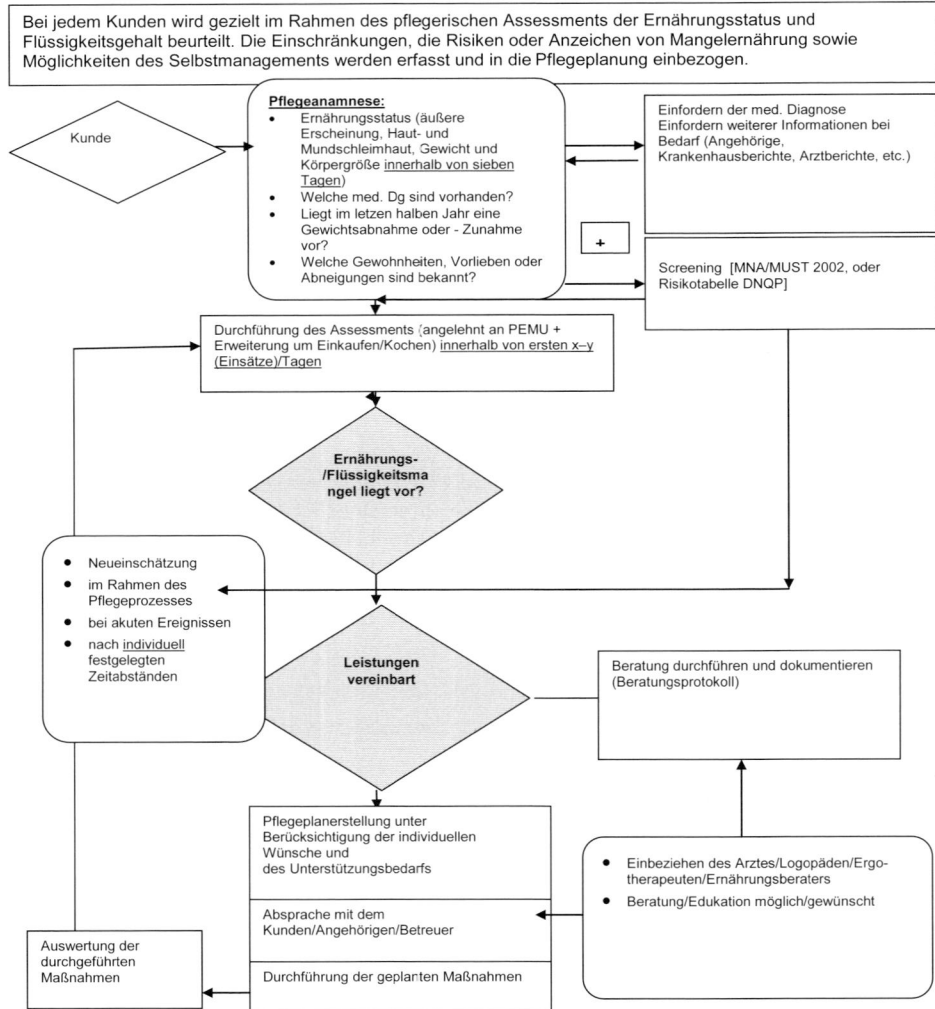

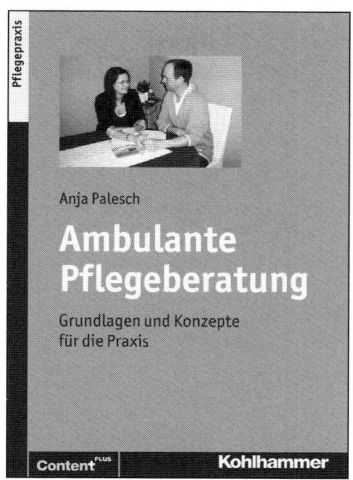

Anja Palesch

Ambulante Pflegeberatung

Grundlagen und Konzepte
für die Praxis

2012. 244 Seiten. Kart. € 35,–
ISBN 978-3-17-022045-4

Das Buch – ausgestattet mit Abbildungen, Musterbriefen, Tipps, Checklisten und Formularen – gewährt einen Überblick über die gesetzlichen Grundlagen, zeigt anhand von Fallbeispielen, wo Pflegeberatung ansetzt und welches Handwerkszeug benötigt wird. Prozessbeschreibungen verdeutlichen den Ablauf von Pflegeberatung. Es wird auf viele unterschiedliche Faktoren eingegangen, die Pflegeberatung beeinflussen. Es ist sowohl für den Einstieg in die Thematik als auch als schnelle Nachschlagemöglichkeit für die Praxis geeignet. Es bietet notwendiges Fachwissen und unterstützt zugleich die Beratungskompetenz der Beratungsperson. Ausführlich erläutert werden Themen wie z.B. „Persönliches Budget", „Beratung von Privatversicherten" und „Case Management im Rahmen der Pflegeberatung".

Content+PLUS beinhaltet ausdruckbare Formulare, Tabellen und Checklisten.

Anja Palesch, exam. Krankenschwester, Pflegewissenschaftlerin (FH), Qualitätsmanagementbeauftragte (TÜV), Ehrenamtskoordinatorin, arbeitet als Teamleiterin der Pflegeberatung vor Ort bei COMPASS Private Pflegeberatung GmbH.

▶ **www.kohlhammer.de**

W. Kohlhammer GmbH · 70549 Stuttgart
Tel. 0711/7863 - 7280 · Fax 0711/7863 - 8430 · vertrieb@kohlhammer.de

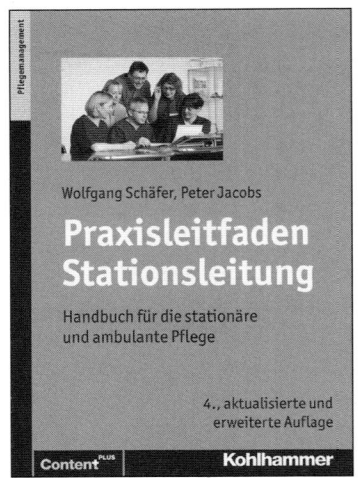

Wolfgang Schäfer/Peter Jacobs

Praxisleitfaden Stationsleitung

Handbuch für die stationäre
und ambulante Pflege

4., aktualisierte und erweiterte Auflage
2011
402 Seiten, 23 Abb., 10 Tab. Kart. € 36,–
ISBN 978-3-17-021945-8

Stationsleitungen nehmen eine Fülle von Aufgaben wahr: Sie leisten Führungsarbeit, tragen Organisationsverantwortung und sind administrativ tätig. Dieses erfolgreiche Handbuch gibt eine komprimierte Zusammenfassung des umfangreichen Wissens einer Stationsleitung wieder und behandelt umfassend und praxisnah das Aufgabenspektrum der Stationsleitung.

Neu in der 4. Auflage: Zertifizierung am Beispiel eines Darmzentrums, Personalgewinnung und Mitarbeiterbindung. Sämtliche zeitbezogenen Daten wie zum Beispiel Statistiken und Budgetpläne wurden komplett aktualisiert. Mit zahlreichen Fallbeispielen, Checklisten, Musterschreiben etc.

Content+PLUS beinhaltet farbige Abbildungen, ein Muster für einen Kostenstellenbericht sowie eine Musterdienstplanung.

Wolfgang Schäfer ist Stationsleiter einer gastroenterologischen Allgemeinstation des Klinikums der Universität München. **Peter Jacobs** ist Pflegedirektor des Klinikums der Universität München.

▶ www.kohlhammer.de

W. Kohlhammer GmbH · 70549 Stuttgart
Tel. 0711/7863 - 7280 · Fax 0711/7863 - 8430 · vertrieb@kohlhammer.de